Imitators of Epilepsy, Second Edition

Peter W. Kaplan, MB, FRCP
Robert S. Fisher, MD, PhD

てんかん鑑別診断学

訳　吉野 相英　防衛医科大学校准教授・精神科学講座
　　立澤 賢孝　防衛医科大学校・精神科学講座

医学書院

献辞
この本を私たちの家族に捧げる．
Nora, Emma, Alexander, Lenna, Martin, そして Donna に．

Authorized translation of the original English language edition,
"Imitators of Epilepsy, 2nd Edition", edited by Peter W. Kaplan・Robert S. Fisher
Copyright © 2005 by Demos Medical Publishing, LLC, New York 10016
Peter W. Kaplan, M. B., Robert S. Fisher, M. D., Editors
© First Japanese edition 2010 by Igaku-Shoin Ltd., Tokyo

Printed and bound in Japan

てんかん鑑別診断学

発　行	2010 年 10 月 15 日　第 1 版第 1 刷
	2012 年 7 月 1 日　第 1 版第 2 刷
編集者	Peter W. Kaplan・Robert S. Fisher
訳　者	吉野相英・立澤賢孝
発行者	株式会社　医学書院
	代表取締役　金原　優
	〒113-8719　東京都文京区本郷 1-28-23
	電話　03-3817-5600（社内案内）
印刷・製本	三報社印刷

本書の複製権・翻訳権・上映権・譲渡権・公衆送信権（送信可能化権を含む）は（株）医学書院が保有します．

ISBN978-4-260-01028-3

本書を無断で複製する行為（複写，スキャン，デジタルデータ化など）は，「私的使用のための複製」など著作権法上の限られた例外を除き禁じられています．大学，病院，診療所，企業などにおいて，業務上使用する目的（診療，研究活動を含む）で上記の行為を行うことは，その使用範囲が内部的であっても，私的使用には該当せず，違法です．また私的使用に該当する場合であっても，代行業者等の第三者に依頼して上記の行為を行うことは違法となります．

JCOPY〈(社)出版者著作権管理機構　委託出版物〉
本書の無断複写は著作権法上での例外を除き禁じられています．複写される場合は，そのつど事前に，(社)出版者著作権管理機構（電話 03-3513-6969, FAX 03-3513-6979, info@jcopy.or.jp）の許諾を得てください．

訳者まえがき

本書は Imitators of Epilepsy, Second Edition の全訳である．初版は 1994 年に出版され，この第 2 版が出版されたのは 2005 年である．編者の Peter W. Kaplan と Robert S. Fisher はそれぞれ Johns Hopkins 大学，Stanford 大学で神経内科教授を務めるかたわら，大学病院付属のてんかんセンターの所長を兼務している．言わずと知れた臨床てんかん学の重鎮である．また，Fisher は 2001 年から 2006 年まで国際抗てんかん連盟の学術誌 Epilepsia の編集主幹を務めていた．

本書はてんかんの鑑別診断に特化した唯一の教科書である．目次をご覧になればわかるように，まさに「発作」の総覧である．主なものだけを列挙しても，失神，片頭痛，めまい，発作性ジスキネジア，過剰驚愕症，脳症，褐色細胞腫，ナルコレプシー，REM 睡眠行動障害，周期性四肢運動，一過性脳虚血，一過性全健忘，過換気症候群，転換性障害，パニック発作など，ほぼ考えうるすべての非てんかん性発作が網羅的に取り上げられている．てんかん発作との鑑別が問題となることの多い失神については独立した章立てとはなっていないが，第 7 章で詳細に論じられているので，ご安心いただきたい．また，てんかん発作と誤診しやすいけいれん性失神については第 4 章でも詳しく解説されている．

てんかん鑑別診断において，てんかん発作自体の臨床像が正確に把握できていなければ不十分であろう．本書はその点でも抜かりはなく，てんかん発作の症候学とその解剖学的局在（第 2 章）と「非てんかん性発作」と誤診する可能性のあるてんかん発作（第 3 章）について 2 章を割いて詳しく解説している．また，全般性強直間代発作については第 4 章に詳細な説明がある．さらに，実地の臨床で常に問題となるてんかんと心因性発作の併発の問題も独立した章を設けて取り上げている（第 20 章）．

てんかん専門医は必ずしも非てんかん性発作についても詳しいとはかぎらない．めまいや失神の専門医についても同様のことがいえるだろう．各発作性障害の境界領域についても幅広い知識を有するてんかん専門医が求められている所以である．本書を翻訳する機会を得て，てんかん発作の視点からだけではあいまいな部分が残されていた鑑別診断の境界域が，非てんかん性発作の陣地からながめ直すことによってだいぶはっきりしてきたのではないかと感じている．

本書は分担執筆であるために，用語の使用に関して若干不統一の部分があった．気づいた範囲で修正したが，至らぬ部分も少なくないだろう．翻訳にあたっては日本語として自然であることを心がけたが，理解しにくい部分があるとすれば，それはすべて訳者の責任

である．

　防衛医科大学校小児科学講座の松本浩先生には第6章と第7章について，同耳鼻咽喉科学講座の松延毅先生には第11章について貴重なご意見をうかがうことができた．この場を借りて御礼申し上げる．また，同精神科学講座教授の野村総一郎先生の暖かい見守りがなければ，この翻訳作業は完成しなかっただろう．

　本書はてんかん発作の診断に悩む実地臨床家に対し鑑別点を照らし出し，明確な鑑別診断を指南してくれるはずである．本翻訳がてんかん専門医を目指す医師のみならず，てんかん学とかかわりのある様々な分野の専門家，医師，学生の一助となれば幸いである．そして，実地のてんかん臨床における手引きとして本書が活用されればと思う．

　2010年9月

吉野相英・立澤賢孝

序

　本書「てんかん鑑別診断学」の改訂を思い立ったのは，研修医や医学生の教育，外来診療を通じて本書の必要性をあらためて痛感したからにほかならない．神経学の専門書をいくら紐解いても，オンライン情報をどんなに検索しても，「この発作はてんかん性なのか」という診断上のジレンマから逃れられないことがある．てんかん発作の鑑別でなければ，診断に結びつきそうな身体所見をいくつか見つけ出し，正しい答えを探し求めるだろう．実地臨床において最も知りたいことは個々の臨床症状のもつ感度と特異度であり，それがわかれば，症状の組み合わせから似たような診断確率をもつ複数の疾患の鑑別診断が可能となる．しかしながら，このような手法はてんかん発作の鑑別診断には利用できない．臨床の知恵をかき集めることが次善の策となろう．

　専門外来にはてんかんを疑われた患者が次々と紹介されてくる．そして，その発作がてんかん発作なのか，てんかん発作でないとすれば，どの非てんかん性発作なのかを決定しなくてはならない．この鑑別診断こそが本書の関心の的であり，それは初版と変わらない．

　てんかん発作の鑑別においてまず問題となるのは，ふらつき，めまい，失神，片頭痛である．頻度は若干低くなるが，睡眠障害，一過性脳虚血，発作性運動障害，代謝内分泌疾患，せん妄，精神障害，一過性全健忘もてんかん発作と見紛うことがある．過換気発作，パニック発作をはじめとする心因性発作については十分認知されているとは言いがたい．百科事典のような医学教科書でなければ，この鑑別診断のすべてを網羅することはできないだろう．本書の目的はてんかん発作の鑑別診断を総覧することにある．具体的には，種々の非てんかん性発作の症状，鑑別診断につながる特徴的な経過，診断に有用な検査について述べてある．

　この第2版では初版を発展させ，4部構成とした．序章では発作症状の鑑別手順について簡単に触れてある．第1部では「てんかん発作にはみえない」てんかん発作と「てんかん発作にみえる」非てんかん性発作を取り上げる．また，てんかん発作と非てんかん性発作双方の脳波所見，血清プロラクチン検査の意義に関する章も設けてある．第2部では年齢別にみた非てんかん性発作について解説する．乳児，小児，高齢者にみられる非てんかん性発作には実に様々なものがある．第3部ではめまいからびっくり病まで様々な非てんかん性発作を疾患別に取り上げる．これにはよくみられるものもあれば，まれなものもある．第4部は過換気症候群，心因性発作，パニック障害についての解説となっている．

　各章では，それぞれが主題としている非てんかん性発作について，その定義と病態生理

の基礎およびてんかん発作との鑑別点について解説してある．もちろん，似たような非てんかん性発作との鑑別についても触れている．症例検討や発作の比較表を数多く取り入れたが，読者の理解を深めるのに役立てばと思う．各執筆者は自らの経験に裏打ちされた診断と治療に関する見解を示しているはずである．

　本書はてんかん診断学に根差している．てんかん診断でまず問題になるのは発作の多様性である．同じ患者であれば発作症状は毎回同じではあるが，同じ脳領域から生じるてんかん性発作であっても患者が違えば発作症状も違う．さらに，てんかん発作は幻視や片手のうずきなど，実に多彩な症状を呈する．繰り返し指摘されているように，てんかんの「国境」は広大であり，その地図も完全にはほど遠い．本書がてんかん発作と非てんかん性発作の鑑別点についての認識を深め，てんかんが疑われる症例を診療する際の手引きとなることを願ってやまない．

Peter W. Kaplan, MB, FRCP
Robert S. Fisher, MD, PhD

執筆者

Eva Andermann, MD, PhD, FCCMG, Professor of Neurology and Genetics, Department of Neurology, Montreal Neurological Institute and Hospital, Montreal, Quebec, Canada

Frederick Andermann, MD, FRCP (C), Professor of Neurology and Pediatrics, Department of Neurology, McGill University, Director, Epilepsy Services, Montreal Neurological Institute and Hospital, Montreal, Quebec, Canada

Carl W. Bazil, MD, PhD, Associate Professor of Clinical Neurology, Columbia University College of Physicians and Surgeons, Director, Clinical Anticonvulsant Drug Trials, Comprehensive Epilepsy Center, The Neurological Institute, New York, NY

Michael Benatar, MBChB, DPhil, Assistant Professor, Department of Neurology, Emory University School of Medicine, Atlanta, GA

Warren T. Blume, MD, FRCP (C), Professor, Department of Clinical Neurological Sciences, The University of Western Ontario, London Health Sciences Centre, London, Ontario, Canada

Louis Caplan, MD, Professor of Neurology, Department of Neurology, Harvard Medical School, Beth Israel Deaconess Medical Center, Boston, MA

Orrin Devinsky, MD, Professor of Neurology, Neurosurgery, and Psychiatry, NYU School of Medicine, New York, NY, Saint Barnabas Institute of Neurology and Neurosurgery, Livingston, NJ

Sidney P. Diamond, MD, Professor of Medicine, Mount Sinai School of Medicine, New York, NY

Frank W. Drislane, MD, Associate Professor of Neurology, Department of Neurology, Beth Israel Deaconess Medical Center, Boston, MA

Randolph W. Evans, MD, Clinical Associate Professor, Department of Neurology, University of Texas at Houston Medical School, Clinical Associate Professor, Department of Family and Community Medicine, Baylor College of Medicine, Chief of the Neurology Section, Park Plaza Hospital, Houston, TX

Ross FineSmith, MD, Clinical Instructor, NYU School of Medicine, New York, NY, Attending Pediatric Neurologist, Saint Barnabas Institute of Neurology and Neurosurgery, Livingston, NJ

Robert S. Fisher, MD, PhD, Masiah Saul MD Professor of Neurology, Department of Neurology, Director, Comprehensive Epilepsy Center, Stanford University Medical Center, Stanford, CA

John R. Gates, MD, President, The Minnesota Epilepsy Group, Department of Neurology, University of Minnesota School of Medicine, Saint Paul, MN

Eric B. Geller, MD, Director, Adult Epilepsy Program, Saint Barnabas Institute of Neurology and Neurosurgery, Livingston, NJ

Robin L. Gilmore, MD, Neurology Center of Middle Tennessee, PLLC, Columbia, TN

Martin Gizzi, MD, PhD, New Jersey Neuroscience Institute, Edison, NJ

Monisha Goyal, MD, Assistant Professor of Pediatrics and Neurology, Division of Pediatric Neurology, Rainbow Babies and Children's Hospital, Case Western Reserve University, University Hospitals of Cleveland, Cleveland, OH

Meghan M. Grady, BA, Editorial Assistant, Carlsbad, CA

Audrey L. Halpern, MD, Neuroscience Associates in Medicine, Staten Island, NY

Ann Helms, MD, Department of Neurology, Medical College of Wisconsin, Milwaukee, WI

Barbara C. Jobst, MD, Assistant Professor of Medicine (Neurology), Section of Neurology, Dartmouth Epilepsy Program, Dartmouth-Hitchcock Medical Center, Lebanon, NH

Don W. King, MD, Professor Emeritus, Department of Neurology, Medical College of Georgia, Augusta, GA

Linda Laux, MD, Assistant Professor of Pediatrics, Feinberg School of Medicine, Northwestern University, Pediatric Epileptologist, Children's Memorial Epilepsy Center, Chicago, IL

Peter W. Kaplan, MB, FRCP, Professor of Neurology, Department of Neurology, Johns Hopkins University School of Medicine, Chairman, Department of Neurology, Johns Hopkins Bayview Medical Center, Baltimore, MD

Allan Krumholz, MD, Professor of Neurology, Department of Neurology, University of Maryland Medical School, Director, University of Maryland Epilepsy Center, Baltimore, MD

Douglas R. Nordli, Jr., MD, Associate Professor of Clinical Neurology and Clinical Practice, Feinberg School of Medicine, Northwestern University, Director, Epilepsy Center, Childrens Memorial Hospital, Chicago, IL

Paul B. Pritchard, III, MD, Professor of Neurology, Department of Neurology, Medical University of South Carolina, Charleston, SC

A. James Rowan, MD, Professor of Neurology, Department of Neurology, Mount Sinai School of Medicine, Chief, Neurology Service, Department of Veterans Affairs Medical Center, New York, NY

Lisa Shulman, MD, Associate Professor, Department of Neurology, University of Maryland School of Medicine, Baltimore, Baltimore, MD

Stephen D. Silberstein, MD, Professor of Neurology, Thomas Jefferson University Hospital, Jefferson Headache Center, Philadelphia, PA

Stephen Stahl, MD, PhD, Adjunct Professor of Psychiatry, University of California, San Diego, Neuroscience Education Institute, Carlsbad, CA

John B. P. Stephenson, MA, BM, FRCP, HonFRCPCH, Fraser of Allander Neurosciences Unit, Royal Hospital for Sick Children, Yorkhill, Glasgow, Scotland, UK

Barbara E. Swartz, MD, PhD, Medical Director, Epilepsy Center, Hoag Memorial Hospital Presbyterian, Newport Beach, CA

Tricia Ting, MD, Assistant Professor, Department of Neurology, University of Maryland Medical School, Baltimore, MD

Robert T. Wechsler, MD, PhD, Fellow, Department of Neurology, Stanford University Medical Center, Comprehensive Epilepsy Center, Stanford, CA

Peter D. Williamson, MD, Professor of Medicine and Clinical Neurology, Dartmouth Medical School, Director, Dartmouth Epilepsy Program, Dartmouth Hitchcock Medical Center, Lebanon, NH

Paul Zarkowski, MD, Acting Assistant Professor, Department of Psychiatry and Behavioral Sciences, University of Washington, Harborview Medical Center, Seattle, WA

Sameer Zuberi, MB, ChB, MRCPH, FRCP, Consultant Paediatric Neurologist, Fraser of Allander Neurosciences Unit, Royal Hospital for Sick Children, Yorkhill, Glasgow, Scotland UK

目次

序章　紛らわしい発作症状の鑑別方法 ……………………………………… 1
Robert T. Wechsler, MD, PhD and Robert S. Fisher, MD, PhD

1. 発作の評価：病歴　2
    1. 発作時の状況と誘発因子　2
    2. 前駆症状　3
    3. 時間経過　4
    4. 常同性　4
    5. 発作の改善因子　4
    6. 発作中の意識とアウェアネス　5
    7. 発作中の行動　5
    8. 発作の回復過程　6
2. 発作の評価：身体診察　6
3. 発作の誘導　7
4. ルーチン検査　9
    1. 血清プロラクチン　9
    2. 脳波　9
5. てんかん診断の落とし穴　10

まとめ　11

I　概論：てんかん診断のジレンマ

第1章　脳波所見に基づく鑑別診断の進め方 ……………………………………… 18
Warren T. Blume, MD, FRCP（C）

1. てんかんと脳波　18
    1. 脳波の生物物理学的特性　18
    2. 発作間欠期脳波とてんかん原性　19
    3. 鋭波形　19
    4. 棘波放電に基づくてんかん診断の信頼性　19
    5. 脳波とてんかん類型　21
    6. 長時間脳波記録　23
2. 非てんかん性発作の脳波所見　23
    1. 片頭痛　23
    2. 一過性全健忘　25
    3. 失神　25
    4. 心因性発作　25
    5. 睡眠障害　26

3　紛らわしい発作の脳波評価：実用的なポイント　26

第2章　発作症状に基づく解剖学的局在診断　34

Barbara C. Jobst, MD and Peter D. Williamson, MD

1　部分発作の症状と解剖学的局在　35
2　前頭葉発作　35
　1．典型的な前頭葉発作　37
　2．その他の発作症状　40
3　側頭葉発作　41
　1．内側側頭葉発作　41
　2．外側側頭葉新皮質発作　42
　3．その他の発作症状　43
4　頭頂葉発作　44
　1．体性感覚発作　44
　2．疼痛発作　44
5　後頭葉発作　44
　1．視覚発作　44
6　脳深部構造由来の発作　46
　1．笑い発作　46
まとめ　46

第3章　てんかん発作とは思えない奇抜なてんかん発作　52

Monisha Goyal, MD, Paul Zarkowski, MD, and Barbara E. Swartz, MD, PhD

1　新生児期の奇抜なてんかん発作　52
2　乳幼児期の奇抜なてんかん発作　52
3　学童期以降の奇抜なてんかん発作　53
　1．陰性発作　53
　2．運動亢進性発作　53
　3．感覚発作　56
　4．自律神経発作　56
　5．認知障害発作　57
4　反射発作　60
5　精神発作　61
　1．感情発作　61
　2．錯記憶発作　62
　3．幻覚　62
　4．錯覚　64
　5．思考症状　64
6　精神症状を伴うてんかん発作　64
　1．躁状態　64
　2．緊張病症候群　65

   3. パニック発作　*66*
まとめ　*66*

第 4 章　非てんかん性けいれん発作 …………………………………… *71*
Don W. King, MD

1 **てんかん性けいれん発作**　*71*
 1. 全般性強直間代発作　*71*
 2. 間代発作の病態生理　*72*
2 **けいれん性失神**　*72*
 1. 失神の定義と症状　*73*
 2. けいれん性失神　*74*
 3. 診断　*74*
 4. 治療　*75*
3 **心因性発作**　*75*
4 **発作性ジスキネジア**　*77*
5 **周期性四肢運動**　*78*
6 **REM 睡眠行動障害**　*79*

第 5 章　血清プロラクチンを用いたてんかん発作の補助診断 ……… *82*
Paul B. Pritchard, III, MD

1 **薬物による血清プロラクチン濃度の変動**　*82*
2 **血清プロラクチン濃度の病的変動**　*83*
3 **脳刺激による血清プロラクチン濃度の変動**　*83*
4 **てんかん発作に伴う血清プロラクチンの変動**　*83*
 1. 全般性強直間代発作　*83*
 2. その他の全般発作　*84*
 3. 部分発作　*84*
 4. 発作重積と反復発作の影響　*84*
 5. 小児と新生児の反応　*85*
5 **非てんかん性発作**　*85*
 1. 心因性発作　*85*
 2. 失神　*85*
 3. 運動障害　*85*
 4. 片頭痛　*86*
6 **血清プロラクチン検査：その有用性と限界**　*86*

II 年齢別にみた非てんかん性発作

第 6 章　新生児と乳児の非てんかん性発作 ……… 90
Linda Laux, MD and Douglas R. Nordli, Jr., MD

- **1　新生児のてんかん発作**　*90*
    1. 微細発作　*90*
    2. 間代発作　*90*
    3. 強直発作　*91*
    4. ミオクロニー発作　*91*
- **2　新生児の非てんかん性発作**　*91*
    1. 無呼吸　*92*
    2. ジッタリネス　*92*
    3. 良性新生児睡眠ミオクローヌス　*92*
    4. 病的ミオクローヌス　*93*
    5. 過剰驚愕症　*93*
- **3　乳児のてんかん発作**　*93*
- **4　乳児の非てんかん性発作**　*94*
    1. 過剰運動を伴う非てんかん性発作　*94*
    2. 強直発作に似た非てんかん性発作　*95*
    3. 異常眼球運動を伴う非てんかん性発作　*96*
- まとめ　*97*

第 7 章　小児期と思春期にみられる非てんかん性発作 ……… 99
John B. P. Stephenson, MA, BM, DM. FRCP, HonFRCPCH and Sameer Zuberi, MB, ChB, MRCPH, FRCP

- **1　小児・思春期にみられる非てんかん性発作**　*99*
- **2　非てんかん性発作の分類**　*99*
- **3　失神と酸素欠乏性発作**　*100*
    1. 反射性心静止性失神　*100*
    2. 血管迷走神経性失神　*101*
    3. 迷走神経反射性失神　*103*
    4. 過換気性失神　*103*
    5. 起立性低血圧　*103*
    6. QT 延長症候群　*103*
    7. その他の心原性失神　*104*
    8. 息止め発作　*105*
    9. Valsalva 強迫　*105*
    10. 胃食道逆流　*106*
    11. 窒息　*106*
    12. 過剰驚愕症　*106*

13. 家族性直腸痛症候群　*106*
　　　14. その他の失神　*107*
4　心因性発作　*107*
　　　1. 白昼夢　*107*
　　　2. 欲求充足行為　*107*
　　　3. 体外離脱体験　*107*
　　　4. パニック発作　*108*
　　　5. 転換性障害　*108*
　　　6. 発作の捏造　*108*
5　睡眠障害　*108*
　　　1. 睡眠時随伴症　*109*
　　　2. Non-REM 睡眠覚醒障害　*109*
　　　3. REM 睡眠期障害　*109*
　　　4. 睡眠覚醒移行期障害　*110*
　　　5. 良性新生児睡眠ミオクローヌス　*110*
　　　6. 睡眠時ひきつけ　*111*
　　　7. むずむず脚症候群　*111*
　　　8. ナルコレプシー・カタプレキシー症候群　*111*
6　発作性運動障害　*111*
　　　1. 発作性ジスキネジア　*112*
　　　2. 発作性運動失調症　*113*
7　片頭痛関連障害　*113*
　　　1. 家族性片麻痺性片頭痛　*113*
　　　2. 小児良性発作性めまい　*114*
　　　3. 小児良性夜間交代性片麻痺　*114*
　　　4. 交代性片麻痺　*114*
8　その他の発作性障害　*115*
　　　1. チック　*115*
　　　2. ミオクローヌス　*115*
　　　3. カタプレキシー　*115*
　　　4. Coffin-Lowry 症候群　*115*
　　　5. 点頭　*115*
　　　6. 頭部振戦　*115*
　　　7. 機能的瞬目　*115*
　　　8. 頭頸接合部障害　*116*
　　　9. 急性頭蓋内圧亢進　*116*
　　　10. テタニー　*116*
　　　11. Sandifer 症候群　*116*
　　　12. 強直性反射発作　*116*
　　　13. 乳児期早期の良性ミオクローヌス　*116*

9 酸素欠乏性てんかん発作　117
1. 失神としての性質　117
2. てんかん発作としての性質　118

まとめ　118

第 8 章　老年期にみられる非てんかん性発作 …………………… 124
A. James Rowan, MD

1. 鑑別診断の進め方　124
2. ブラックアウト　125
3. 転倒発作　126
4. 失神　126
5. 記憶障害　126
6. 認知症　127
7. めまい　127
8. 一過性脳虚血　127
9. 一過性全健忘　128
10. 振戦およびクローヌス　128
11. ミオクローヌス　128
12. 脳症　129
13. 非けいれん性発作重積　129
    1. 非けいれん性発作重積の脳波所見　130

III　てんかん発作をまねる様々な疾患

第 9 章　片頭痛 ……………………………………………………… 134
Audrey L. Halpern, MD and Stephen D. Silberstein, MD

1. 片頭痛発作の臨床症状　135
    1. 予兆期　135
    2. 前兆期　135
    3. 頭痛期　137
    4. 回復期　137
2. 異型片頭痛　137
    1. 脳底型片頭痛　137
    2. 錯乱性片頭痛　137
    3. その他の異型片頭痛　138
3. 頭痛とてんかん発作の併発　138
    1. 発作前，発作時，発作後頭痛　138
    2. 片頭痛誘発性てんかん　139
    3. 片頭痛てんかん症候群　139

4. 片頭痛の病態生理　*139*
5. 片頭痛の脳波　*140*
6. 片頭痛治療における原則　*141*
7. 片頭痛の神経薬理　*141*
8. 片頭痛，てんかん発作，一過性全健忘の鑑別診断　*142*

第10章　自覚症状　………………………………………………………………… *148*

Ross FineSmith, MD, Eric B. Geller, MD, and Orrin Devinsky, MD

1　てんかん性前兆　*148*
2　非てんかん性発作の原因　*149*
1. 脳血管障害　*149*
2. 片頭痛　*150*
3. 睡眠障害　*150*
4. 中毒　*150*
5. 感染症・炎症性疾患　*151*
6. 代謝障害　*151*
7. 多発性硬化症　*151*
8. 脳腫瘍・脊髄腫瘍　*151*
9. 末梢感覚器障害　*151*
10. 精神障害　*152*

3　非てんかん発作の自覚症状　*152*
1. 体性感覚症状　*152*
2. 視覚症状　*152*
3. 聴覚症状　*154*
4. 嗅覚症状　*154*
5. 味覚症状　*155*
6. 回転性めまい　*155*
7. 自律神経症状　*156*
8. 精神現象　*156*
9. 失神　*156*

まとめ　*157*

第11章　めまい　……………………………………………………………………… *160*

Martin Gizzi, MD, PhD and Sidney P. Diamond, MD

1　前庭系の解剖学と生理学　*161*
1. 前庭系皮質　*161*
2. めまいの生理学　*162*

2　病歴聴取　*163*
1. 術語の定義　*163*
2. 促進因子　*164*
3. めまいの持続時間　*165*

　　　　4. てんかん発作でみられる前庭症状　*166*
　3　神経学的診察　*166*
　4　回転性めまいを来す耳鼻科疾患　*168*
　　　　1. 難聴　*168*
　　　　2. 耳鳴　*169*
　　　　3. Tullio 現象　*169*
　5　めまいの検査　*169*
　　　　1. 電気眼振計を用いた温度眼振検査　*169*
　　　　2. 回転椅子検査　*170*
　　　　3. 聴性脳幹反応　*170*
　　　　4. 重心動揺検査　*170*
　　　　5. MRI　*171*
　6　てんかん性めまい発作　*171*
　7　てんかん性眼振発作　*172*
　8　前庭誘発性てんかん発作　*173*
　9　てんかん性めまい発作の特徴　*173*
　　　　1. てんかんの既往　*173*
　　　　2. 神経学的局所徴候　*174*
　　　　3. 非要素性幻聴　*174*
　　　　4. 錯視・幻視　*174*
　　　　5. 鑑別診断の鍵となる BPPV　*174*
　　　　6. 血管性病因を忘れずに　*175*
　まとめ　*175*

第12章　発作性運動障害　*179*
Ann Helms, MD and Lisa Shulman, MD

　1　脳卒中後てんかん　*180*
　2　脳卒中後運動障害　*180*
　3　舞踏運動，アテトーゼ，バリスムス　*181*
　4　ジストニア　*182*
　5　筋痙直とスパズム　*184*
　6　ミオクローヌス　*185*
　　　　1. 本態性ミオクローヌス　*186*
　　　　2. 症候性ミオクローヌス　*187*
　　　　3. ミオクロニーてんかん　*187*
　　　　4. てんかん性ミオクローヌスの分類　*188*
　7　発作性ジスキネジア　*189*
　8　心因性発作　*190*
　9　遅発性ジスキネジア　*191*
　10　遅発性ジストニア　*192*

11　チック　*193*
12　常同症　*194*
13　片側顔面けいれん　*195*
14　眼瞼けいれんとMeige症候群　*195*
まとめ　*196*

第13章　過剰驚愕症と関連障害　*207*
Frederick Andermann, MD, FRCP（C）and Eva Andermann, MD, PhD, FCCMG

1　過剰驚愕症　*207*
2　驚愕てんかん　*209*
3　文化結合症候群　*210*

第14章　脳症と非けいれん性発作重積　*212*
Michael Benatar, MBChB, DPhil and Frank W. Drislane, MD

1　覚醒維持機構　*212*
2　脳症の病態生理　*213*
3　脳症の臨床症状　*214*
4　脳症の脳波所見　*217*
5　てんかん性脳症とその関連障害　*218*
　　1．非けいれん性発作重積　*218*
　　2．てんかん性精神病状態　*220*
　　3．発作後脳症　*221*
　　4．てんかん性陰性ミオクローヌス　*221*
6　脳症と非けいれん性発作重積の鑑別診断　*221*
まとめ　*223*

第15章　内分泌代謝障害と薬剤性障害　*227*
Robin L. Gilmore, MD

1　代謝障害　*227*
　　1．肝性脳症　*227*
　　2．尿毒症　*228*
　　3．骨髄移植　*228*
　　4．低ナトリウム血症　*228*
　　5．低カルシウム血症　*229*
　　6．低マグネシウム血症　*229*
　　7．低血糖　*229*
　　8．神経内分泌腫瘍　*229*
　　9．ポルフィリン症　*230*
2　消化器疾患　*230*
　　1．セリアック病　*230*
　　2．Whipple病　*231*

3 薬剤性脳症と薬剤関連性障害　231
1. 抗うつ薬　231
2. 抗精神病薬　232
3. その他の薬物　232
4. 悪性症候群　232
5. コカイン　233
6. MDMA　233
7. ガンマヒドロキシ酪酸　233
8. 中枢性抗コリン症候群　234
9. 薬剤誘発性運動障害　234

4 血管炎に伴う脳症　234

第16章　睡眠関連障害 … 238
Carl W. Brazil, MD, PhD

1 正常睡眠の生理学　238
2 睡眠とてんかんの関係　240
3 てんかん発作と見紛う睡眠現象と睡眠障害　242
1. 正常睡眠現象　242
2. 不眠症と日中の眠気　242
3. 睡眠時無呼吸　243
4. Non-REM 睡眠でみられる異常　243
5. REM 睡眠でみられる異常　246

4 診断と治療　247
1. 携帯型脳波計とビデオ脳波検査　248
2. ポリソムノグラフィとビデオ脳波ポリソムノグラフィ　248
3. 睡眠障害とてんかんを併発している場合の治療　248

まとめ　249

第17章　脳血管障害 … 252
Louis R. Caplan, MD

1 一過性脳虚血，てんかん発作，片頭痛の鑑別　252
1. 「陽性症状」対「陰性症状」　252
2. 発作症状の広がり方　253
3. 発作の持続時間　254
4. 次の発作までの間隔　254
5. 発症年齢　254
6. 家族歴　254
7. 危険因子と併発疾患　254
8. 発作の誘発因子　254
9. 発作中の意識とアウェアネス　255
10. 一過性脳虚血の症状　255

11. 片頭痛　*256*
12. 発作時，発作後の随伴症状　*257*
13. 脳画像と脳血管画像　*257*
2　その他の脳血管障害　*257*
1. 一過性全健忘　*257*
2. 発作性めまい　*258*
3. 転倒発作　*258*
4. くも膜下出血でみられるスパズム　*258*
5. 脳虚血でみられる不随意運動　*259*
6. 脳底動脈閉塞と橋・被殻出血でみられる異常運動　*259*
7. 発作性ジスキネジア　*259*

IV　てんかん発作をまねる精神障害

第18章　過換気症候群　*262*
Randolph W. Evans, MD

1　疫学　*262*
2　歴史的背景　*262*
1. 心臓過敏症　*262*
2. てんかんの境界領域　*262*
3. 強制換気とテタニー　*263*
4. 過換気症候群　*263*
5. 非典型的な臨床像　*263*

3　診断　*263*
4　神経症状　*264*
1. 感覚異常　*264*

5　精神症状　*266*
6　症例検討　*266*
7　病態生理　*269*
1. 脳血流量の減少　*269*
2. 脳波の徐化　*269*
3. その他の機序　*270*
4. 感覚異常の発現機序　*270*

8　鑑別診断　*270*
1. 身体疾患　*270*
2. 神経疾患　*270*
3. 誤診しやすい疾患　*270*
4. 多発性硬化症による強直性けいれん　*272*

9　治療　272
　　10　予後　272

第19章　心因性発作 …………………………………………………… 276
John R. Gates, MD

　　1　術語について　276
　　2　疫学　278
　　3　鑑別診断　278
　　4　ビデオ脳波記録　279
　　5　心理検査と神経心理検査　280
　　6　治療　280
　　まとめ　281

第20章　てんかんと心因性発作の併発 …………………………… 283
Allan Krumholz, MD and Tricia Ting, MD

　　1　心因性発作の歴史　283
　　2　非てんかん性発作の定義　285
　　3　非てんかん性発作の疫学　286
　　4　てんかんと心因性発作の併発　286
　　　　1．続発型と同時併発型　288
　　　　2．てんかん外科治療と心因性発作　288
　　5　誘発因子　288
　　6　診断　289
　　　　1．臨床症状　289
　　　　2．ビデオ脳波記録　290
　　　　3．血清プロラクチン濃度　290
　　　　4．神経心理学的評価　291
　　7　心因性発作に酷似したてんかん発作　291
　　　　1．前頭葉てんかん　291
　　　　2．発作性運動誘発性ジスキネジア　292
　　　　3．常染色体優性夜間前頭葉てんかん　293
　　　　4．頭頂葉てんかん　293
　　　　5．後頭葉てんかん　294
　　8　治療　294
　　9　予後　295

第21章　パニック発作 …………………………………………………… 300
Meghan M. Grady, BA and Stephen Stahl, PhD, MD

　　1　パニック発作　300
　　　　1．夜間のパニック発作　300
　　　　2．状況因　301

- **2 パニック障害** *301*
- **3 広場恐怖** *301*
- **4 パニック障害の原因** *301*
    1. 心理学的理論 *302*
    2. 生物学的理論 *302*
    3. 神経解剖学的知見 *305*
    4. 遺伝 *305*
- **5 鑑別診断** *306*
    1. 精神科鑑別診断 *306*
    2. 内科鑑別診断 *306*
    3. てんかん発作 *307*
- **6 治療** *308*
    1. 選択的セロトニン再取り込み阻害薬 *308*
    2. その他の抗うつ薬 *308*
    3. GABA作動薬と抗てんかん薬 *308*
    4. 認知行動療法 *308*
    5. 併用療法 *309*
    6. 治療抵抗性について *309*
- **7 予後** *309*

● **索引** *315*

謝辞

　本書は様々な分野の専門家による共同作業の賜物である．長期に及んだ改訂作業にもかかわらず辛抱強く協力してくださった各分担著者に心より感謝する．また，原稿の校正を手伝ってくださったJoyce Caplanにも謝意を表したい．編者のRobert S. Fisherは本書編集中にMasiah Saul医学部長とJames and Carrie Andersonてんかん研究所から支援をいただいた．

序章 紛らわしい発作症状の鑑別方法

　意識や動作，あるいは感覚運動機能が発作的に変化する患者の診断には課題が多い．なぜなら，鑑別診断は膨大であり，病歴は所々抜け落ち，身体診察はほとんど役に立たないからである[1,2]．こうした状況に対処するためには，断片的な情報からある種のパターンを認識する力を身につけなくてはならない．そのパターンに基づいて発作の病因を絞り込み，さらに必要となる情報を整理していくのである．

　この分野では術語の用法を巡って混乱が続いている[3]．本書で「てんかん発作 seizure」という術語を用いるときは，脳神経細胞の過剰興奮または過剰同期によって生じる一過性の症状や徴候を指すものとする．しかし，発作時脳波は記録できないことがほとんどなので，異常な電気活動を証明できないことのほうが多い．てんかん以外の発作を記載するときには 'seizure' という術語は使用せずに，別の表現を用いる．紛らわしい表現は極力避けなければならない．患者は自分の身に起きた最悪のエピソードを「発作」とよぶことが多く，「心臓発作があった」「かんしゃく発作を起こした」などと訴える．医師も患者の面子を保つためにあえて「それは非てんかん性のてんかん発作ですね」などと説明することがある．しかし，安易に 'seizure' という言葉を用いてしまうと患者は基礎疾患についてますます理解できなくなる可能性がある．また，「心因性てんかん発作」という術語は文字どおり心理的な要因によって惹起されるてんかん発作を指し，元来はまれである（訳注：認知活動によって誘発される反射てんかん発作を指している）．「偽発作 pseudoseizure」はニセモノ 'pseudo' という語感が悪く，現在ではほとんど用いられていない．「機能性 functional」という術語は心因性，身体表現性の同義語として定着しているが，機能性だからといって障害が軽いわけではない．一過性の神経症状について記載する場合は，できるかぎり疑われる病態生理を念頭において記述すべきである．なお，意識変容を来す発作はてんかん以外の原因で生じるものが大半である．

　てんかんと鑑別すべき主な病態を**表1**に列挙した．一過性の意識変容は失神によるものが最も

表1　てんかんと鑑別すべき病態

失神
　　心原性
　　　　不整脈
　　　　冠動脈疾患，その他の心疾患
　　　　大動脈弁狭窄症
　　非心原性
　　　　血管迷走神経反射性失神
　　　　反射性失神症候群
　　　　血管虚脱性失神（循環血液量減少，低血圧）
一過性脳虚血
一過性全健忘
異型片頭痛
めまい
中毒性疾患と代謝性疾患
　　低血糖
　　せん妄
　　アルコール・薬物関連症候群
睡眠障害
発作性運動障害
息止め発作
胃けいれんと食道攣縮
精神障害
　　心因性発作
　　転換性障害
　　パニック発作，過換気症候群
　　詐病

多く，脳血流減少を来す機序により心原性と非心原性に大別される．心原性失神には不整脈，大動脈弁狭窄症，冠動脈疾患，心筋症，肺塞栓症，肺動脈高血圧症，心タンポナーデ，大動脈解離，QT延長症候群，Brugada症候群などがある[4〜6]．

非心原性失神のほうが心原性失神よりも頻度が高い．非心原性失神は神経反射を通じて二次的に血圧低下と徐脈を来す疾患群であり，様々な誘発因子が知られている．たとえば，血管迷走神経反射性失神，頸動脈洞過敏症候群，機会性失神（咳嗽，排尿，排便，嚥下）などがある[4〜8]．

起立性低血圧も失神の重要な原因のひとつであり，自律神経機能不全に随伴する場合と単独で出現する場合がある[8]．前大脳動脈あるいは後大脳動脈の一過性脳虚血[9]だけでなく，一過性全健忘[10]，転倒発作[11〜13]，異型片頭痛[14]などもてんかん発作と間違えやすい．せん妄の原因は様々であり，低血糖症[15]などの代謝性脳症，アルコール[16]や依存性薬物[17]などによる中毒がある．睡眠時随伴症，ナルコレプシー，日中の過度の眠気はいずれも行動面の変化を伴うことがある[18〜20]．チック[21]，振戦，発作性運動誘発性ジスキネジア[22]などの運動障害もてんかん発作と見誤ることがある．

浮動性めまい，回転性めまい[23〜25]が一過性に出現し，しかも反復する場合はてんかんとの鑑別が必要である．乳児期にみられる息止め発作[26]と胃食道逆流反射[27]もてんかんとの鑑別が問題となる．心因性発作[28]，転換性障害，パニック発作，過換気症候群[29〜31]，詐病は発作性に症状が変化する精神障害である．これらについては各章を参照されたい．

1

発作の評価：病歴

発作の病歴聴取では，状況，前駆症状，時間経過，常同性，誘発因子と改善因子，発作中の行動，回復過程などに注目する（**表2**）．

表2 発作診断において考慮すべき因子

発作時の状況と誘発因子
前駆症状
発作の時間経過
発作の常同性
発作の改善因子
発作中の意識とアウェアネス
発作中の行動
発作の回復過程

病歴は患者からだけでなく目撃者からも聴取する．発作中に意識レベルが変化していれば，患者の報告だけでは十分な情報は得られない．複雑部分発作や欠神発作，ある種の一過性脳虚血に伴う意識喪失では，目撃者は患者の反応性の低下や動作の停止に気づいているのに患者自身は全く自覚していないことがよくある．目撃者には直接電話をかけてでも様子を聞き出したほうがよい．

1. 発作時の状況と誘発因子

発作を診断する際には，発作開始時の自覚症状をできるだけ詳しく聴取する姿勢が重要である．また，そのときの状況についても詳しく情報を集めておく必要がある．情緒不安，瀉血，咳嗽，排尿，排便に引き続く血圧低下や徐脈は反射性失神に特徴的な状況である[7,8,32]．転換性障害も行動面の変化を伴う．気を失ったときに体が数回ぴくついたのであれば，てんかんよりもけいれん性失神，すなわち一過性の低酸素症が疑われる[33〜36]．初発の全般性強直間代けいれんでは心原性の遷延性脳虚血の可能性もある[34]．空腹時のもうろうであれば，低血糖症が疑わしい．床から起き上がったときに意識を喪失したのであれば，循環血液量低下や低血圧が疑われる．小児の息止め発作が生じるときの状況も特徴的である．かんしゃくがだんだん激しくなり，息を止め，顔面蒼白になったときにだけ発作が現れる[26]．不安感や恐怖感が昂じて発作が生じたのであれば，過換気症候群，パニック発作，転換性障害などの機能性の原因が疑わしい．回転性めまいであれば，天井の電球を交換するときのような急激な頭位変換によって誘発され

ることがある．水頭症[37]，第三脳室コロイド囊胞[38]，Chiari奇形[39,40]などではまれに頭位変換によって頭蓋内圧が変化し，意識喪失に至ることがある．破局的状態である脳幹ヘルニアがてんかん発作に酷似することもある[41]．炭水化物の過剰摂取後に意識や行動が変化した場合は，空腹時と同様にまずは低血糖症を疑う[15]．病歴から飲酒量を推定することは難しいが，意識障害の原因としてアルコール性ブラックアウトや急性アルコール中毒を見逃すわけにはいかない[16]．

てんかん発作の予知はほぼ不可能であり，せいぜい睡眠覚醒周期や月経周期と関連するにすぎない．睡眠中になんらかの発作が生じ，その結果本人が覚醒したとすれば機能的な原因は考えにくい．ただし，この原則を適用する場合には，発作が生じたのが間違いなく睡眠中であり，覚醒直後ではなかったことを証明する必要がある．

発作の直前にいったい何が起こっていたのか，あるいは前触れがあったのかどうかについて，患者と目撃者の双方から聞き出すべきである．無差別的な暴力行為の発作とその件に関する健忘を訴えて受診した精神遅滞の若者について考えてみよう．担当カウンセラーからの情報によって，一連の発作が現れるのは日課や対人葛藤などの欲求不満が高まったときだけであり，普段は穏やかであることが判明したとする．こうした経過であれば，てんかん発作よりも精神的原因による可能性が高いと判断できるだろう．

不安の高まりとともに息遣いが荒くなったのであれば過換気症候群が疑わしい[29〜31,42]．しかし，呼吸が増えていることには気づきにくいので，過換気症候群は見過ごされやすい．立ちくらみ，口周囲や手指のしびれなどの前駆症状は過換気症候群を疑う手がかりとなる．

経験を積んだ臨床家であれば，患者が述べる発作の誘因に対して懐疑的な姿勢を崩すことはない．満月の夜にだけ発作が現れる，決まった曜日にだけ発作が現れる，便秘になると発作が出る，暑くなると発作が出る，配偶者が一緒に居るときだけ発作に見舞われる，診察室を出ると発作になる，などと訴える患者がてんかん専門外来にはあふれている．機能性の発作の場合，出現状況や誘因は多様であり，非常に風変わりなことが多い．転換症状や不安発作は不安に呼応して出現するものだが，平穏な状況でも生じることがある．「ストレス関連性」の発作であるという説明を聞いたとたん，「くつろいでテレビを見ていたときにも発作が起きていた」と反論する患者がいかに多いことか．一方，ストレス状況下でのみ生じる発作であれば，機能性の発作あるいは片頭痛の可能性が高い．ストレス状況に曝露されたとたんにてんかん発作が誘発されるとは考えにくい．

風変わりな誘発因子があれば機能性の発作を疑うのが原則だが，「反射てんかん reflex epilepsy」は例外である[43]．てんかん患者の約3%は5〜20 Hzの閃光刺激によって発作が誘発される[44]．反射てんかんでは珍しい誘発因子が報告されている．それには音[45]，音楽[46,47]，歌唱[48]，読書[49,50]，描画[51]，執筆[52]，食事[53〜55]，水曝露[56]，温浴[57,58]，瞬目[59]，輻輳[60]，電話での通話[61]，特定の常同的な思考パターン[62]などがある．自験例の検討では，珍しい誘発因子を訴えた症例の大多数は機能性の発作であった．誘発因子を明らかにするためにはビデオ脳波記録が必要となる．

詐病 malingering は，訴訟，不快な義務の回避，薬物探索，保険争議などに関連した状況で生じる．問診では詐病に関連した病歴を尻込みせずに聴取する．ただし，外傷後てんかん[63]や外傷後片頭痛[64]などの身体疾患が隠れていることもあるので，偏見をもたずに評価しなくてはならない．

暗示によって発作を再現できるのであれば，転換性障害にほぼ間違いない．しかし，発作の誘導については慎重に判断すべきであり，この点については後で触れる．

2. 前駆症状 prodrome

発作の前駆症状ほど有用な情報はない．まずは患者から発作の始まり方について詳しく聴取する．ある種の前兆は複雑部分発作を示唆するだけでなく，発作焦点の局在決定にも役立つ．これには上腹部不快感，体熱感，しびれ，知覚変容，既視感，場にそぐわない感情などがある[65〜68]．血管

迷走神経性失神ではふらつき，不安，皮膚冷感，顔面蒼白，心拍数低下などの前駆症状を認める[8]．不整脈では動悸を自覚することがあるが，特異的ではない．動悸は低血糖発作の初期徴候でもあるが，低血糖であれば絶え間ない空腹感の自覚を伴うことが多い[15]．ナルコレプシーの睡眠発作は日中の耐えがたい眠気で始まる．前庭疾患では周囲が回転したり傾いたりする感覚が現れる．めまいを訴える場合は，前庭疾患を示唆する回転性めまい vertigo なのか，失神性めまい，片頭痛，機能性を示唆するふらつき lightheadedness なのかを明確にしておく必要がある．回転性めまい自体は様々な状況下で生じうる．頻度の高いものには，医薬品の副作用，アルコール，良性頭位めまい，前庭神経炎，Ménière 症候群，聴神経腫瘍，前庭神経損傷，脳幹疾患，小脳疾患，前庭神経症状を伴う片頭痛発作などがある[24]．

片頭痛では多彩な前駆症状を認めるが，閃光，閃輝暗点，かすみ目などの視覚症状が最も一般的である．片頭痛発作では典型的な症状として頭痛，嘔気，ふらつき，視覚過敏などを認める．典型例では視覚症状の後に頭痛が出現するが，実際には様々であり，頭痛が視覚症状に先行したり，両者が同時に現れることもある．頭痛を伴わない片頭痛発作は診断が難しく，これを含めるとおそらく一般に考えられているよりも片頭痛の患者は多いであろう．ある種の異型片頭痛では意識が障害されうることを忘れてはならない[69,70]．

3. 時間経過

てんかん発作は開始と終了が明瞭で，持続時間は通常数秒から数分である．数時間にわたり動揺性の経過を示す場合，てんかん発作重積の非典型例かもしれないが，非てんかん性発作の可能性が高い．てんかん発作重積であれば，けいれん性か非けいれん性かを問わず重篤な機能障害を示し，意識や機能の回復には時間がかかる．診断が疑わしい場合には脳波検査を実施する．てんかん発作重積であれば脳波異常は必発だが，基礎活動の徐化など非特異的な異常しか示さないこともある．いわゆる「反復現象 reprise phenomenon」とは発作が止まり比較的正常な状態に戻った後に再び発作が出現するもので，機能性の原因が疑わしい．画家ゴッホは弟テオに宛てて，数日間続いたもうろう，めまい，知覚変容，気分変動について記した手紙を送っている[71]．ゴッホはてんかんを患っていたとされるが，少なくともこのエピソードは双極性障害[72]か，あるいは可能性は低いが前庭疾患[73]によるものだろう．時間経過から判断して，てんかん発作とは考えにくい．

やっかいなことに，てんかんと鑑別すべき疾患の中にはてんかん発作に酷似した時間経過を示すものがある．失神，一過性脳虚血，錯乱性片頭痛，睡眠障害では数秒間から数分間の経過を示すことも珍しくない．こうした場合は別の基準による鑑別診断が必要となる．

4. 常同性 stereotypy

同じ患者であれば同じようなてんかん発作が繰り返し出現する．すなわち，てんかん発作には常同性がある．てんかん発作の前兆として体熱感，顔面紅潮を経験したというのであれば，その後に経験する前兆もやはり同じ体熱感，顔面紅潮であろう．逆に前兆などの症状が毎回異なるのであれば，てんかん発作の可能性は低い．前兆はてんかん発作焦点の局在決定に役立つ．てんかん発作が多焦点性のこともあるが，この場合，患者の機能障害は重篤であり，てんかんの診断に迷うことはない．しかし例外もある．薬物治療，環境，意識水準，生理学的変動などの影響によって複雑部分発作の常同性が変化することがある．

5. 発作の改善因子

発作の改善因子には環境要因と患者自身が行う対処行動がある．後者の代表例は過換気発作に対するペーパーバッグ法である．ほかにも午睡は日中の過度の眠気の抑制や片頭痛の緩和に有効であり，食事摂取は低血糖発作に有効である．頭部を低くした仰臥位である Trendelenburg 体位は循環血液量減少性失神，血管迷走神経反射性失神に有効である．良性発作性頭位めまいでは健側の耳を下にして横たわると回転性めまいが改善する．

不安発作に対してはリラクゼーション運動が有効な場合がある．またアルコールや非合法薬物の使用中止は物質関連発作の診断に有用であるばかりでなく治療にもなる．まれではあるが，感覚刺激によっててんかん発作を抑制できることがある[74]．入院環境そのものにもてんかん発作の頻度を下げる効果がある[75]．

6. 発作中の意識とアウェアネス

てんかんの診断にとって発作の見かけほど当てにならないものはない．芸能界にはてんかん発作を巧みに演じる俳優が大勢いるし，患者の中にも卓越した俳優がいる．さらに，複雑部分発作でみられる症状があまりにも多彩であるために，てんかん発作が疑われたとしても外見だけでは判断することができない．第３章ではビデオ脳波記録によって捕捉された様々な発作時行動とそれに対応する発作時脳波を一覧する．

てんかん発作を鑑別するための戦略はいくつもあるが，その中で病歴聴取をしのぐものは依然としてビデオ脳波記録しかない[76]．William Gowers卿[77]の時代から認識されているとおり，てんかん発作では生じることがまれな運動症状がある．この脳波変化を伴わない発作の目録がビデオ脳波記録によって作られてきた．突然無反応となり，体をまとまりなくバタバタさせたり，揺らしたり，あるいは腰振りを続けるような動作は心因性発作で特によくみられる[28,78〜81]．

全般性強直間代発作では意識を保つことは不可能である．逆に，全身性のけいれん発作の最中の出来事や会話が想起可能であれば，それは心因性などの非てんかん性発作である．ただし，この原則は全般化している発作の最中にのみ適用される．二次性全般化発作の場合，前兆や焦点性運動発作の徴候は想起可能である．まれではあるが，両側性の強直性あるいは間代性運動発作の最中にアウェアネスが維持されていることがある．これはおそらく左右の運動皮質をつなぐ発作焦点によるものだろう．大発作が終了した後の想起もしばらくあいまいである．複雑部分発作は定義に従えば意識の変容があれば十分であり，意識喪失にまで至る必要はない．したがって，発作中のアウェアネスが多少なりとも保たれていて，後からそのときの様子について想起（たいていは歪んだ想起ではある）できたからといって複雑部分発作を除外することはできない．欠神発作でも開始直後のアウェアネスが保たれていて，後からそのときの様子を部分的に想起できることがある．Penryら[82]の研究によると，棘徐波放電の開始後数秒以内に提示した刺激は想起できるが，10〜20秒以上後に提示した刺激は想起できないという．

7. 発作中の行動

全般発作の最中に随意運動が生じることはない．全身性のけいれん発作の最中に強制的な開眼に抵抗したり，上肢を顔の上に落とす際に抵抗したり，対象を追視したり，検者に繰り返し背を向けたり，着衣が乱れていなかったり，大きな雑音に驚いたり，くすぐりをかわしたりする患者は転換性障害である可能性が高い．とはいえ，これらの行動がすべて否定できても転換性障害を除外することはできない．部分発作では随意性が保たれていることがあるが，その場合も基本的な能力についてだけのことが多い．

診察中の誘導尋問によってうっかり患者に発作症状を学ばせてしまうことがある．患者側にも治療者側にも積極的な意図がないにもかかわらず，転換症状にますます磨きがかかり，てんかん発作と見極めがつかなくなることがある．このような場合，経験豊富な臨床家であっても観察された発作がてんかん発作であったのか，それとも転換症状であったのか，判断を誤ることがある．

てんかん発作の経過中に合目的的な暴力行為が生じることはない．おびただしい数の被告人が犯罪行為を弁解するためにいわゆる「てんかん性防衛説」を唱えてきた[83]．ほとんどの犯罪行為はかなりの計画性を要する複雑な行動に基づいているので，このような主張の大半は却下されてきた．発作中であれば拳銃を購入することもできないし，被害者宅まで運転することもできず，狙いを付けて発砲することもできない．しかし，押したり，叩いたり，つかんだり，叫んだりするような

ほとんど思考を要しない攻撃的行動であれば，発作中や発作後もうろう状態において生じる可能性がある．

自動化されている行動であれば複雑部分発作の最中でも遂行可能である．皿洗いのような作業は出来不出来を別とすれば発作中でも可能であろう．複雑部分発作の最中に車や徒歩で家までたどり着いたり，あるいは発作後になじみのない場所にいる自分に気づいたりすることはよく知られている．複雑部分発作によって記憶の獲得が中断されるために，このようなことが生じるのだろう．反応性と行動能力は比較的保たれていて，単に思い出せないだけなのである．同じような現象は一過性全健忘でもみられる．

前頭葉 frontal lobe 由来のてんかん発作では診断上特別ないくつかの問題が発生する[67,84,85]．この問題の最もよい例は常染色体優性夜間前頭葉てんかん autosomal dominant nocturnal frontal lobe epilepsy（ADNFLE）であろう[86]．以前は夜間発作性ジストニア nocturnal paroxysmal dystonia とよばれていたこの家族性のてんかん症候群もまた夜驚症や心因性発作とよく勘違いされてきたが，最終的には神経細胞のニコチン性アセチルコリン受容体のアルファ4サブユニットの変異によるものであることが確定した[87]．前頭葉発作の場合，発作の持続は短く，意識の消失はわずかですぐに元に戻り，一風変わった表情，ねじれ，姿勢（補足運動皮質発作）[88]，奇妙な発声のような特殊な行動を呈することが多い．発作頻度は日に数十回を超えることがある．深部前頭葉焦点由来の発作の場合，発作時脳波を記録しても変化を検出できないことがあり，血清プロラクチン値も上昇するとはかぎらない[89,90]．診断が難しい症例ではビデオ脳波記録による注意深い観察が必要である．

8. 発作の回復過程

見かけ上は強直間代発作であっても瞬時に回復する場合は機能性の発作の疑いがある．しかし，この原則は意識消失を引き起こすすべての発作に当てはまるわけではない．失神や頭位めまいであれば一般的に回復は速やかである．てんかん発作後の機能障害は持続時間によって短期，中期，遷延性の3つに大別できる．発作後短期障害は複雑部分発作後に多く，傾眠，失見当，記憶障害，頭痛，さらには麻痺などの局在徴候を示し，たいていは1時間以内に回復する[91,92]．発作後中期障害は数時間から数日間持続する．Todd麻痺ともよばれる発作後麻痺も中期障害のひとつである[92,93]．遷延性発作後障害は発作群発やてんかん発作重積の後にみられるもので，脳症患者や高齢者に多く，発作後脳症[94]，遷延性発作後麻痺[95]，発作後精神病[96]などを示す．一方，局所徴候の回復が著しく遅い場合はてんかん発作よりも脳虚血のほうが疑わしい．高齢発症のてんかんでは脳血管障害を原因とするものが最も多いため，脳虚血病変とてんかんが併存することも珍しくない．やっかいなのは，肢の筋力低下が遷延した場合に，脳虚血とTodd麻痺を簡便に鑑別する方法がないことである．片麻痺を発作症状とするてんかん発作がまれながら存在するため，この問題はますます複雑になる[97,98]．

2

発作の評価：身体診察

病歴は発作を診断するうえで欠かせない．てんかんに関していえば，身体診察は発作中でないかぎりその意義は限られる．それでも，鋭い観察眼の持ち主であれば，てんかんと関係しそうな所見を見つけ出すかもしれない．たとえば，結節性硬化症[99]を示唆する多発性のカフェオレ斑や脂腺腫（血管線維腫），頭蓋内圧亢進を示唆する乳頭浮腫などである．しかし，身体診察が役立つのはむしろてんかんと鑑別すべき疾患のほうである．表3に主な診察手技を示す．失神の原因には様々なものがあるが，いずれの場合も身体診察が役に立つ[4,8]．循環血液量低下や自律神経機能不全が疑わしい場合には，必ず1分以上起立させてから血圧を測定する．不整脈，弁膜疾患の検索には聴診が有用である．緊張性気胸，心タンポナーデ，肺

表 3　発作の鑑別に有用な診察手技

手技	鑑別疾患
起立時血圧測定	失神
血管性雑音の聴取	脳血管障害
心音聴取	不整脈，塞栓源検索
眼振検査	前庭疾患
Dix-Hallpike法	良性発作性頭位めまい
過換気	過換気発作
眠気の観察	過眠症
チック，振戦，舞踏様運動	運動障害
意識レベルの評価	せん妄
生理学的に説明できない所見	機能性障害
精神医学的評価	感情障害，思考障害

塞栓など閉塞性循環障害はまれに失神を来すことがあるが，いずれも呼吸循環器系の診察によって検索が可能である．一過性脳虚血が疑われた場合，血管性雑音や脈拍異常が確認できれば，脳血管障害の間接的な証拠となる．病的な眠気による発作が疑われる場合，鎮静作用のある常用薬の量を調整するのもひとつの方法である．せん妄状態ではアウェアネスや認知機能が時間とともに大きく変動する．前庭疾患であれば眼振や閉眼時の偏示検査（訳注：両上肢を前方に伸展させる検査．前庭機能異常があれば元の位置から指先がずれていく）によって検索できる．

　抗てんかん薬はたとえ治療量であっても眼振を引き起こすことがある．この場合，左右差を認めない注視方向性眼振を来すことが多い．これに対し，前庭疾患ではほとんどの場合，左右差を伴う定方向性眼振を示し，回旋性成分を含んでいることが多い[24,100]．Dix-Hallpike法は後方または側方への急激な頭位変換によって眼振を検出する手技で，頭位めまいの検索に用いる[100]．検眼鏡を用いた眼振検査も有用である[101]．なお，前庭症状が複雑部分発作の前兆として現れることもある．とはいえ，前庭疾患だけでは意識は減損しない．

　てんかん発作と紛らわしい運動障害の検索には神経学的診察が有用である．チック，振戦，姿勢異常，ジストニア，舞踏様運動，アテトーゼ，バリスムス，ミオクローヌスは基底核疾患や運動疾患を疑わせる徴候である．これらの運動症状はしばしば発作的に出現するので，単純部分運動発作との見極めに困ることがある．

　転換性障害や詐病では生理学的に説明のつかない身体所見を示すことがある．これには中心線を境界とする半身の感覚異常，協調運動障害を伴わない無感覚症，皮膚分節・神経叢・末梢神経分布に一致しない知覚鈍麻，管状視野，固視可能な盲，不注意性麻痺をはじめ，多彩な症状がある．

3

発作の誘導

　発作の誘導を試みるのもひとつの方法である．まずは発作の開始時に現れる症状を患者や目撃者から聴取し，その後で症状の再現を目指す．立ち上がったとき，あるいは後方や左右へ頭位を変換したときに発作が生じたのであれば，患者に同じ姿勢を取るように指示する．起立性低血圧や回転性めまいの診断はこれによってはっきりする．恐怖症に伴うパニック発作は患者をその恐怖状況の下に置くことで誘発できることがある．

　過換気症候群 hyperventilation syndrome が疑われる場合，過換気誘発試験は必須である．前もってやり方をわかりやすく説明しておくとよい．筆者の場合，呼吸の回数や深さを少し増やすだけで血液中の二酸化炭素が少なくなり，それによって脳の血液循環や性質が変化すると説明している．患者が気づかぬうちに過換気になっていることがあり，この場合はてんかん発作と見誤りやすい．患者には最低4分間，症状が十分持続するようになるまで深く早く口で呼吸するよう指示する．ほとんどの場合，頭がくらくらして，口周囲や指先がしびれるようになる．自発発作の自覚症状が再現されれば，過換気検査陽性である．検査陽性の場合はペーパーバッグ反復呼吸法によって発作が頓挫できるかどうかも確認したほうがよい．口と鼻を覆ったペーパーバッグ（ビニール袋ではない）は呼気中の二酸化炭素を再循環させ，過換気による低炭酸血症を改善する．長時間の

ペーパーバッグ反復呼吸は低酸素血症の潜在的危険を伴うので[102]，慎重に実施する．ペーパーバッグ反復呼吸によって症状が消失すれば，過換気発作の診断はほぼ確実なものとなり，治療法の選択にも直接つながる．欠神発作も過換気によって誘発することができる．ほかの発作型も誘発されることがあるが可能性は低い．反応が紛らわしい場合は脳波を記録しながら過換気試験を実施する．

誘導は「心因性発作 psychogenic episode」の診断にも利用できる[103,104]．転換症状を示す患者は非常に暗示にかかりやすいので，外来で発作を誘導することも可能である．暗示によって発作を惹起させたり終結させたりすることができれば，その発作が機能性であることを裏付ける強力な証拠となる．発作の誘導にはいくつかの手技がある．手技を正確に踏襲する必要はないが，以下に述べる原則を遵守することが重要である．第一に，トリックや騙しのテクニックは用いるべきでない．筆者の場合，プラセボ注射は用いないことにしている．この手法を用いれば転換症状を証明することはできるだろうが，その代償として患者の信頼を損なうことになる．信頼の喪失は診療の中断を招くだろう．第二に，患者の同意を得たうえで実施すべきである．発作誘導は催眠の一種である[104]．催眠は発作を強引に生じさせるものではなく，誘導するものである．発作の観察が診断に役立つこと，発作の原因がわかれば治療の見通しが立てられることを患者に説明することが大切である．そうすれば，最良の治療法を選択できるのなら発作を起こしてもよいと進んで受け入れるだろう．てんかん発作，血液循環の問題，意識下の心理的原因（ストレス関連）など，鑑別診断の簡単なリストを前もって示すのもよいだろう．発作誘導に拒否的な患者に対しては，失敗は目に見えているのでしつこく言わないことにしている．一方，協力的な患者では発作の誘導に成功することが多い．

われわれの施設では発作誘導に過換気と暗示を組み合わせて用いている．過換気には二重の意味がある．ひとつは過換気症候群の検査としてであり，もうひとつは解離刺激として過換気を用いることで転換症状を誘導しやすくするためである．過換気によって「夢様・めまい」状態が生じると患者は暗示を受容しやすくなる．過換気の最中に患者が安心できるような肯定的なメッセージを伝える．「あなたはすぐにくらくらしてきます」「指の感覚がなくなっていきます」「いまに不思議な感じがしてきます」．こうしたメッセージは過換気に伴う変化を単に伝えているのにすぎないが，何かが起きるという予感を患者に与えることになる．そして，発作が来そうな感覚になったら肯くように伝えれば，準備は完了である．肯定的なメッセージを伝えるタイミングは患者が実際に症状を感じ始めた時点であり，その前ではない．実際の発作の症状をアドリブとして使うのもよい．左手の震えで発作が始まるのであれば，「左手が震えているようです」とコメントしてみたり，左手をゆすり始めるのもよいだろう．発作が十分に誘導され，その特徴が確認できたら，今度は元に戻るように暗示をかける．リラックスして，ゆっくり呼吸し，発作をやり過ごすように教示し，症状は必ず治まると励ます．具体的なイメージを暗示で与える発作誘導法もある．

発作誘導直後にデブリーフィング debriefing を行い，診断を検討することも重要である．奇妙な発作が誘発されたからといって，てんかんではないと断言するのは早計すぎる．本来のてんかん発作は誘発された発作とは別のものかもしれない．患者が発作症状を十分に把握しているときには，誘発された発作が自発発作の典型例とどの程度似ているのか，あるいは似ていないのかを報告させる．0点（自発発作と全く似ていない）から10点（自発発作と同じ）までの10段階で評価させるのもよいだろう．症状の強弱を除くとすべて同じであったと報告することもある．家族などに誘発発作と自発発作の類似性について意見を求めてみるのもよい．

誘導の後は速やかに結果を患者に還元する．典型的な発作に似たものが何も生じなかったのであれば，過換気はその発作の誘発因子ではなかったようだと見解を伝える．心因性発作が誘導されたのであれば，観察された発作は外見上てんかん発

作ではなく，追加的な評価が必要であることを伝える．心因性発作が疑われた場合，追加評価を行うかどうかという問題がもち上がる．誘発された発作がてんかん発作でないだけであって，てんかんではないと断定することはできない．この問題については第4章で詳しく論じる．

4

ルーチン検査

発作の鑑別には一般的な検査から始めるのがよい．血液尿検査や神経画像検査を行えば，発作の原因を絞り込むことができる．心疾患に由来する発作の診断には心電図，ホルター心電図，胸部X線，肺血流シンチグラフィが有用である．空腹時低血糖の可能性があれば血糖測定を行い，反応性低血糖が疑われる場合には耐糖能異常を確かめればよい．耐糖能試験の適応は病歴に基づいて判断し，疑いが濃厚な症例にだけ実施する．アルコール乱用，薬物乱用が疑わしい場合は血液，尿を用いた薬物スクリーニング検査を行う．前庭疾患の疑いがあれば，カロリック試験，電気眼振図検査を実施する．片頭痛には確立された血液検査や特殊検査はなく，ヒスタミン誘発試験が一部で実施されているにすぎない．

1. 血清プロラクチン serum prolactin

てんかん発作の診断に血清プロラクチン測定は役に立つ．プロラクチンは下垂体前葉で産生されるポリペプチドホルモンであり，乳汁分泌と内分泌機能に関与している．プロラクチンはそれ以外の下垂体ホルモンとは異なり視床下部から抑制性の制御を受けている．この制御はプロラクチン抑制因子を介して行われている．てんかん発作時に血清プロラクチン値が上昇するのは，視床下部下垂体系に発作が波及することによってプロラクチン抑制因子の分泌抑制が生じるためと考えられている．この現象を最初に見出したTrimble[105]は全般性強直間代発作の後には血清プロラクチンが上昇するのに対し，心因性発作では上昇しないことを報告した．複雑部分発作でも血清プロラクチンが上昇することが多い．強直間代発作に対する感度は90％，複雑部分発作に対する感度は70％である[106]．しかし，前頭葉由来の複雑部分発作では血清プロラクチンはまれにしか上昇しないため[80,90]，前頭葉てんかんの診断には役立たないことを強調しておく．血清プロラクチンを測定する際には偽陽性に注意する（第5章を参照）．血清プロラクチンの上昇には様々な要因が絡んでいる．これにはストレス，手術，全身麻酔，激しい運動，睡眠，オーガズム，乳房刺激，エストロゲン，子宮内膜症，原発性甲状腺機能低下症，プロラクチン産生下垂体腺腫，多発性硬化症，フェノチアジン，ブチロフェノン，オピエート，レボドパ，ブロモクリプチン，麦角アルカロイド，アポモルヒネ，メトクロプラミド，一部の抗てんかん薬などがある．このため，てんかん発作の診断を担保するためには，1回だけの測定ではなく，基準値と比較し，2～3倍に急上昇していることを確認したほうがよい[106]．

血清プロラクチン値はてんかん発作後10～20分で頂点に達し，60分以内に基準値に戻る[107]．このため血清プロラクチンによるてんかん診断はあまり実用的とはいえない．なぜなら，ほとんどのてんかん発作は医療機関から離れた場所で生じるからである．筆者らは指先を穿刺して毛細管血をフィルター紙に吸収させる方法でも血清プロラクチンの精密測定が可能であることを確認している[108]．この検体は室温で1週間保存可能であり，採血後にゆっくりと分析できる．この診断キットが実用化できれば，たまにしか生じない発作が自宅や職場で起きたとしても鑑別が可能となる．ただし，この検査法には限界もある．一過性脳虚血や片頭痛などのてんかんと鑑別すべき疾患で血清プロラクチン値が変動するかどうかが不明なのである．

2. 脳波

発作の鑑別に脳波検査が有用であることはいうまでもないが，所見の解釈には慎重でなければな

らない．非対称性頭蓋頂鋭波，ウィケット棘波（ミュー律動），小鋭棘波，6＆14Hz陽性棘波，うとうと状態時律動性側頭部シータ波群発（精神運動発作異型）などの正常変異は発作間欠期の棘波や鋭波と見誤りやすい（第1章参照）[109]．また，発作間欠期てんかん様放電は一般人口でもその数％にみられる[110,111]．したがって，病歴がはっきりしないうえに脳波が正常変異を示した場合には特に注意が必要である．その一方で，てんかんの多くは発作間欠期に脳波異常を示さない[112]．脳波を4回まで繰り返し測定した研究によると，測定回数が多いほど脳波異常の検出力は高くなる[113]．検出力を高める方法としては他に断眠などの脳波賦活法，頭皮上電極の追加[114]，蝶形骨電極の追加などがある[115]．携帯型デジタル脳波計を用いた長時間記録も有用である[116]．携帯型脳波計では動きに関連したアーチファクトが混入しやすいため，所見の解釈には慎重さが要求される．

詳細は第16章に譲るが，意識減損発作の原因として過眠が疑わしい場合には睡眠脳波検査が有用である[18,19]．てんかんに酷似した睡眠障害を睡眠周期に関連したてんかん発作と見誤ることがある[117,118]．

入院環境で行うビデオ脳波記録は最強の検査法である[119〜121]．これによって発作を直接観察することができる．検査の目的にもよるが，ビデオ脳波を長時間記録することによって，てんかん類型と発作型の確定，発作焦点の術前評価，発作活動の定量化が可能となる[121]．ただし，ビデオ脳波を記録したからといって非てんかん性発作の鑑別までできるわけではない．

5 てんかん診断の落とし穴

発作間欠期にてんかん様脳波異常を示し，複雑部分発作あるいは強直間代発作を反復しているような典型的な例であれば，診断に迷うことない．しかし，その病歴が不完全なこともあれば，併発

表4 てんかん診断の落とし穴

不適切な病歴聴取
まれで不確実な症状の過大評価
病歴の誘導尋問
重複発作と心因性発作
脳波の過大解釈
治療結果の過大解釈
因果関係の誤った分析

疾患によって臨床像が複雑になっていることもある．こうした場合の診断は医師の見識と経験が頼りである．回避すべき陥りやすい診断上の落とし穴を表4に示す．

最も基本的な誤りは不適切な病歴の聴取である．病歴は発作の目撃者から直接聞き出す．本人が「めまい発作」で意識ははっきりしていたと報告しても，同僚の情報から間違いなく強直間代発作であったことが判明することもある．教科書に書いてあるような病歴を語れるように患者を仕向けてもいけない．発作が始まるときに「ゴムの焦げるような」臭いを感じたことがないかと何人もの医師から質問されると，その臭いを感じたことがあると思い込んでしまうものである．

脳波の良性あるいは正常変異パターンをてんかん様放電と過大に解釈してしまうこともある[109]．不確かな病歴と脳波の過大解釈の組み合わせは特に致命的である．因果関係を見誤るとこれもまた誤診につながる．部分発作では発作後に片麻痺[92,93]が一過性に生じることがあるが，脳血管障害は片麻痺とてんかん発作両方の直接的原因となりうる[122]．両側性頸動脈閉塞症では短時間の意識喪失を来すことがある[123]．てんかん発作と脳血管障害による急性症候性発作の鑑別は困難なことが多い．脳血管障害の危険因子，回復速度（てんかん発作のほうが回復が早い），てんかん発作の既往，一過性脳虚血や脳卒中の既往に関する情報が重要となる．また，てんかん発作によって不整脈が生じることもあれば[124]，不整脈によって発作（訳注：けいれん性失神）が生じることもある[125]．

経験の浅い医師はまれな現象にとらわれすぎる傾向がある．ほとんどの凝視発作は単なる白昼夢

だし，かんしゃく発作のほとんどは子供の感情爆発にすぎない．健康だった人が発作的に意識を失って倒れた場合，そのほとんどは失神である．もちろん，既にてんかんの診断が確定している場合は鑑別診断の順位が変化する．側頭葉てんかんと診断されている患者が意識を喪失したのであれば，まずは複雑部分発作を考えて当然である[78,126]．しかし，てんかん発作の既往がなければ，まずは失神を鑑別診断にあげ，側頭葉発作の順位は下げるべきである．原発性疼痛はてんかん発作の症状としてはまれであり[127〜129]，疼痛の鑑別診断にてんかん発作を最初から加えるべきではない．

診断が最もやっかいなのは重複障害 mixed disorder である．心因性発作であってもてんかん発作を併発していることがある．てんかん発作と心因性発作の併発率は最大で37％[130]と見積もられているが，10％程度[131,132]と考えるほうが妥当だろう．こうした重複障害ではてんかん発作とその余波がなんらかの形で「鋳型」となり，後になって心因性発作を引き起こすと考えられる．外見上は全般性発作に似ていても，ビデオ脳波記録で発作中の脳波変化を全く認めなければ，その発作は心因性であろう．しかし，それ以外の発作もすべて心因性であると断言することはできない．類似点からの推測は精緻さに欠ける．心因性発作の診断が確立した後でも，重複障害の可能性に気を配ることを忘れてはいけない．実際に重複障害の可能性を検討するときは抗てんかん薬を中止するだけで十分である．重複障害であれば，てんかん発作が出現し，再評価が必要になることを承知しておけばよい．

抗てんかん薬 antiepileptic drug によって発作が軽減したからといって，てんかん発作であることを完璧に証明したことにはならない．どのような疾患にもプラセボ効果は認められ，特に心因性発作では顕著である．また，抗てんかん薬の効果はてんかん発作に限定されない．カルバマゼピンとバルプロ酸は気分安定薬として有用であることが長い間認識されている[133,134]．新世代薬のラモトリギンについても気分安定作用が実証されている[135〜137]．トピマラート，oxcarbazepine，ゾニサミド，tiagabine についても気分安定作用を示唆する報告がある[137]．なお，ガバペンチンの気分安定作用については意見が分かれている[138,139]．フェノバルビタールとベンゾジアゼピンは抗てんかん作用だけでなく鎮静作用も有している．フェニトインは心室性不整脈を抑制する．抗てんかん薬が奏効したとしても，てんかん以外の何かが治療されている可能性を忘れてはならない．反対に，抗てんかん薬の増量によって発作が増悪することもある．その場合，心因性発作が背後に潜んでいるのかもしれない[140]．

まとめ

「発作」の診断には詳細な病歴聴取，身体診察，検査結果の慎重な解釈が必要である[141]．その際，てんかん発作に酷似する種々の状態を把握できているかどうかが鍵となる．そして，発作症状の詳細とその誘発因子から鑑別診断を絞り込んでいく．ルーチン脳波検査やビデオ脳波記録も重要だが，これらは必要に応じて実施すべきである．注意深く病歴を聴取すること，鋭く観察すること，多くの可能性に対して虚心坦懐であること，諦めないこと，そして的確な判断を目指すことが正しい診断へと導いてくれるはずである．

文献

1) Cascino GD. Complex partial seizures. Clinical features and differential diagnosis. Psychiatry Clin North Am 1992；15：373-82.
2) Morrell MJ. Differential diagnosis of seizures. Neurol Clin 1993；11：737-54.
3) Oxman TE, Rosenberg SD, Schnurr PP, et al. The language of altered states. J Nerv Ment Dis 1988；176：401-08.
4) Kapoor WN. Current evaluation and management of syncope. Circulation 2002；106：1606-09.
5) Antzelevitch C, Brugada P, Brugada J, et al. Brugada syndrome：1992-2002, a historical perspective. J Am Coll Cardiol 2003；41：1665-71.
6) Moss AJ. Long QT syndrome. JAMA 2003；289：2041-44.

7) Sarasin FP, et al. Prospective evaluation of patients with syncope: a population-based study. Am J Med 2001; 111: 177-84.
8) Weimer LH, Williams O. Syncope and orthostatic intolerance. Med Clin N Am 2003; 87: 835-65.
9) Ferro JM, Falcão I, Rodrigues G, et al. Diagnosis of transient ischemic attack by the non-neurologist. Stroke 1996; 27: 2225-29.
10) Lewis SL. Aetiology of transient global amnesia. Lancet 1998; 352: 397-99.
11) Meissner I, Wiebers DO, Swanson JW, et al. The natural history of drop attacks. Neurology 1986; 36: 1029-34.
12) Rapoport S. The management of drop attacks. Dis Mon 1986; 32: 121-162.
13) van Norel GJ, Verhagen WIM. Drop attacks and instability of the degenerate cervical spine. J Bone Joint Surg Br 1996; 78: 495-96.
14) Buchholz DW, Reich SG. The menagerie of migraine. Semin Neurol 1996; 16: 83-93.
15) Cryer PE. Symptoms of hypoglycemia, thresholds for their occurrence, and hypoglycemia unawareness. Endocrinol Metab Clin North Am 1999; 28: 495-500.
16) Jennison KM, Johnson KA. Drinking-induced blackouts among young adults: results from a national longitudinal study. Int J Addict 1994; 29: 23-51.
17) Smith KM, Larive LL, Romanelli E. Club drugs: methylenedioxymethamphetamine, flunitrazepam, ketamine hydrochloride, and gamma-hydroxybutyrate. Am J Health Syst Pharm 2002; 59: 1067-76.
18) Mihaescu M, Malow BA. Sleep disorders: a sometimes forgotten cause of nonepileptic spells. Epilepsy Behav 2003; 4: 784-87.
19) Brooks S, Kushida CA. Behavioral parasomnias. Curr Psychiatry Rep 2002; 4: 363-68.
20) Avidan AY. Insomnia in the geriatric population. Clin Cornerstone 2003; 5: 51-60.
21) Leckman JF. Phenomenology of tics and natural history of tic disorders. Brain Dev 2003; 25 Suppl 1: S24-S28.
22) Lotze T, Jankovic J. Paroxysmal kinesigenic dyskinesias. Semin Pediatr Neurol 2003; 10: 68-79.
23) Baloh RW. Dizziness: neurological emergencies. Neurol Clin 1998; 16: 305-21.
24) Baloh RW. Vertigo. Lancet 1999; 352: 1841-46.
25) Ishiyama G, Ishiyama A, Baloh RW. Drop attacks and vertigo secondary to a non-Ménière otologic cause. Arch Neurol 2003; 60: 71-75.
26) Breningstall GN. Breath-holding spells. Pediatr Neurol 1996; 14: 91-97.
27) Theodoropoulos DS, Lockey RE. Sandifer's syndrome and gastro-oesophageal reflux disease. J Neurol Neurosurg Psychiatry 1999; 66: 805-06.
28) Reuber M, Elger CE. Psychogenic non-epileptic seizures: review and update. Epilepsy Behav 2003; 4: 205-16.
29) Thompson SA, Duncan JS, Smith SJM. Partial seizures presenting as panic attacks. Br Med J 2000; 321: 1002-03.
30) Dratcu L. Panic, hyperventilation and perpetuation of anxiety. Prog Neuropsychopharmacol Biol Psychiatry 2000; 24: 1069-89.
31) Brodtkorb E, Gimse R, Antonaci F, et al. Hyperventilation syndrome: clinical, ventilatory, and personality characteristics as observed in neurological practice. Acta Neurol Scand 1990; 81: 307-13.
32) Trouern-Trend JJ, Cable RG, Badon SJ, et al. A case-controlled multicenter study of vasovagal reactions in blood donors: influence of sex, age, donation status, weight, blood pressure, and pulse. Transfusion 1999; 39: 316-20.
33) Passman R, Horvath G, Thomas J, et al. Clinical spectrum and prevalence of neurologic events provoked by tilt table testing. Arch Intern Med 2003; 163: 1945-48.
34) Zaidi A, Clough P, Cooper P, et al. Misdiagnosis of epilepsy: many seizure-like attacks have a cardiovascular cause. J Am Coll Cardiol 2000; 36: 181-84.
35) Battaglia A, Guerrini R, Gastaut H. Epileptic seizures induced by syncopal attacks. J Epilepsy 1989; 2: 137-45.
36) Kempster PA, Balla JI. A clinical study of convulsive syncope. Clin Exp Neurol 1986; 22: 53-55.
37) Haan J, Jansen EN, Oostrom J, et al. Falling spells in normal pressure hydrocephalus: a favourable prognostic sign? Eur Neurol 1987; 27: 216-20.
38) Desai KI, Nadkarni TD, Muzumdar DP, et al. Surgical management of colloid cyst of the third ventricle: a study of 105 cases. Surg Neurol 2002; 57: 295-302.
39) Cirignotta F, Coccagna G, Zucconi M, et al. Sleep apneas, convulsive syncopes and autonomic impairment in type I Arnold-Chiari malformation. Eur Neurol 1991; 31: 36-40.
40) Weig SG, Buckthal PE, Choi SK, et al. Recurrent

syncope as the presenting symptom of Arnold-Chiari malformation. Neurology 1991 ; 41 : 1673-74.
41) Kissoon N. Seizure activity mimicking brainstem herniation. Crit Care Med 1989 ; 17 : 712.
42) Evans RW. Neurologic aspects of hyperventilation syndrome. Semin Neurol 1995 ; 15 : 115-25.
43) Dreifuss FE. Classification of reflex epilepsies and reflex seizures. Adv Neurol 1998 ; 75 : 5-13.
44) Zifkin BG, Kasteleijn-Nolst TD. Reflex epilepsy and reflex seizures of the visual system : a clinical review. Epileptic Disord 2000 ; 2 : 129-36.
45) Beran W. Sound-precipitated convulsion : 1947 to 1954. Psychol Bull 1955 ; 52 : 473-504.
46) Avanzini G. Musicogenic seizures. Ann NY Acad Sci 2003 ; 999 : 95-102.
47) Kaplan PW. Musicogenic epilepsy and epileptic music : a seizure's song. Epilepsy Behav 2003 ; 4 : 464-73.
48) Herskowitz J, Rosman NP, Geschwind N. Seizures induced by singing and recitation. A unique form of reflex epilepsy in childhood. Arch Neurol 1984 ; 41 : 1102-103.
49) Ramani V. Reading epilepsy. Adv Neurol 1998 ; 75 : 241-62.
50) Saenz-Lope E, Herranz-Tanarro FJ, Masdeu JC. Primary reading epilepsy. Epilepsia 1985 ; 26 : 649-56.
51) Brenner RP, Seelinger DE. Drawing-induced seizures. Arch Neurol 1979 ; 36 : 515-16.
52) Chifari R, Piazzini A, Turner K, et al. Reflex writing seizures in two siblings with juvenile myoclonic epilepsy. Acta Neurol Scand 2004 ; 109 : 232-35.
53) Ahuja GK, Pauranik A, Behari M, et al. Eating epilepsy. J Neurol 1988 ; 235 : 444-47.
54) Koul R, Koul S, Razdan S. Eating epilepsy. Acta Neurol Scand 1989 ; 80 : 78-80.
55) Seneviratne U, Seetha T, Pathirana R, et al. High prevalence of eating epilepsy in Sri Lanka. Seizure 2003 ; 12 : 604-05.
56) Menon R, Ryan S, Congdon P. Water induced epilepsy. J R Soc Med 1989 ; 82 : 301.
57) Bebek N, Gürses C, Gokyigit A, et al. Hot water epilepsy : clinical and electrophysiologic findings based on 21 cases. Epilepsia 2001 ; 42 : 1180-84.
58) Satishchandra P. Hot-water epilepsy. Epilepsia 2003 ; 44 Suppl 1 : 29-32.
59) Terzano MG, Parrino L, Manzoni GC, et al. Seizures triggered by blinking when beginning to speak. Arch Neurol 1983 ; 40 : 103-06.
60) Vignaendra V, Lim CL. Epileptic discharges triggered by eye convergence. Neurology 1978 ; 28 : 589-91.
61) Michelucci R, Gardella E, de Haan GJ, et al. Telephone-induced seizures : a new type of reflex epilepsy. Epilepsia 2004 ; 45 : 280-83.
62) Kalina P, Pristasova E, Papayova M. Reflex epilepsy evoked by specific psychic activity. A case report. Acta Neurol Belg 1984 ; 84 : 204-08.
63) Frey LC. Epidemiology of posttraumatic epilepsy : a critical review. Epilepsia 2003 ; 44 Suppl 10 : 11-17.
64) Weiss HD, Stern BJ, Goldberg J. Post-traumatic migraine : chronic migraine precipitated by minor head or neck trauma. Headache 1991 ; 31 : 451-56.
65) Kotagal P, Lüders HO, Williams G, et al. Psychomotor seizures of temporal lobe onset : analysis of symptom clusters and sequences. Epilepsy Res 1995 ; 20 : 49-67.
66) Fogarasi A, Jokeit H, Faveret E, et al. The effect of age on seizure semiology in childhood temporal lobe epilepsy. Epilepsia 2002 ; 43 : 638-43.
67) Kotagal P, Arunkumar G, Hammel J, et al. Complex partial seizures of frontal lobe onset statistical analysis of ictal semiology. Seizure 2003 ; 12 : 268-81.
68) Gil-Nagel A, Risinger MW. Ictal semiology in hippocampal versus extrahippocampal temporal lobe epilepsy. Brain 1997 ; 120 : 183-92.
69) Jacobson SL, Redman CW. Basilar migraine with loss of consciousness in pregnancy. Case report. Br J Obstet Gynaecol 1989 ; 96 : 494-95.
70) Kempster PA, Lansek R, Balla JI. Impairment of consciousness in migraine. Clin Exp Neurol 1987 ; 23 : 171-73.
71) Ravin JG. Van Gogh's illness. Ohio State Med J 1981 ; 77 : 699-702.
72) Finkelstein BA. Van Gogh's suicide. JAMA 1971 ; 218 : 1832.
73) Arenberg IK, Countryman LF, Bernstein LH, et al. Van Gogh had Ménière's disease and not epilepsy. JAMA 1990 ; 264 : 491-93.
74) Rajna P, Lona C. Sensory stimulation for inhibition of epileptic seizures. Epilepsia 1989 ; 30 : 168-74.
75) Riley TL, Porter RJ, White BG, Penry JK. The hospital experience and seizure control. Neurology 1981 ; 31 : 912-15.
76) Cragar DE, Berry DT, Fakhoury TA, et al. A review of diagnostic techniques in the differential diagnosis of epileptic and nonepileptic seizures. Neuropsychol Rev

    2002 ; 12 : 31-64.
77) Gowers WR. Epilepsy and Other Chronic Convulsive Diseases : Their Cause, Symptoms and Treatment. New York : Dover, 1964.
78) Delgado-Escueta AV, Bascal FE, Treiman DM. Complex partial seizures on closed-circuit television and EEG : a study of 691 attacks in 79 patients. Ann Neurol 1982 ; 11 : 292-300.
79) Selwa LM, Geyer J, Nikakhtar N, et al. Nonepileptic seizure outcome varies by type of spell and duration of illness. Epilepsia 2000 ; 41 : 1330-34.
80) Groppel G, Kapitany T, Baumgartner C. Cluster analysis of clinical seizure semiology of psychogenic nonepileptic seizures. Epilepsia 2000 ; 41 : 610-14.
81) Arturo Leis A, Ross MA, Summers AK. Psychogenic seizures : ictal characteristics and diagnostic pitfalls. Neurology 1992 ; 42 : 95-99.
82) Penry JK, Porter RJ, Dreifuss RE. Simultaneous recording of absence seizures with video tape and electroencephalography. A study of 374 seizures in 48 patients. Brain 1975 ; 98 : 427-40.
83) Treiman DM. Violence and the epilepsy defense. Neurol Clin 1999 ; 17 : 245-55.
84) Broglin D, Delgado-Escueta AV, Walsh GO, et al. Clinical approach to the patient with seizures and epilepsies of frontal origin. Adv Neurol 1992 ; 57 : 59-88.
85) Williamson PD. Frontal lobe seizures : problems of diagnosis and classification. Adv Neurol 1992 ; 57 : 289-309.
86) Scheffer IE, Bhatia KP, Lopes-Cendes I, et al. Autosomal dominant frontal epilepsy misdiagnosed as sleep disorder. Lancet 1994 ; 343 : 515-17.
87) Steinlein OK, Mulley JC, Propping P, et al. A missense mutation in the neuronal nicotinic acetylcholine receptor alpha 4 subunit is associated with autosomal dominant nocturnal frontal lobe epilepsy. Nat Genet 1995 ; 11 : 201-03.
88) Kanner AM, Morris HH, Lüders H, et al. Supplementary motor seizures mimicking pseudoseizures : some clinical differences. Neurology 1990 ; 40 : 1404-07.
89) Meierkord H, Shorvon S, Lightman S, et al. Comparison of the effects of frontal and temporal lobe partial seizures on prolactin levels. Arch Neurol 1992 ; 49 : 225-30.
90) Sperling MR, Pritchard PB III, Engel J Jr, et al. Prolactin in partial epilepsy : an indicator of limbic seizures. Ann Neurol 1986 ; 20 : 716-22.
91) Helmstaedter C, Elger CE, Lendt M. Postictal courses of cognitive deficits in focal epilepsies. Epilepsia 1994 ; 35 : 1073-78.
92) Rolak LA, Rutecki P, Ashizawa T, et al. Clinical features of Todd's post-epileptic paralysis. J Neurol Neurosurg Psychiatry 1992 ; 55 : 63-64.
93) Binder DK. A history of Todd and his paralysis. Neurosurgery 2004 ; 54 : 480-86.
94) Biton V, Gates JR, dePadua Sussman L. Prolonged postictal encephalopathy. Neurology 1990 ; 40 : 963-66.
95) Godfrey JW, Roberts MA, Caird FI. Epileptic seizures in the elderly : II. Diagnostic problems. Age Ageing 1982 ; 11 : 29-34.
96) Logsdail SJ, Toone BK. Post-ictal psychoses. A clinical and phenomenological description. Br J Psychiatry 1988 ; 152 : 246-52.
97) Oestreich LJ, Berg MJ, Bachmann DL, et al. Ictal contralateral paresis in complex partial seizures. Epilepsia 1995 ; 36 : 671-75.
98) Noachtar S, Lüders HO. Focal akinetic seizures as documented by electroencephalography and video recordings. Neurology 1999 ; 53 : 427-29.
99) Kandt RS. Tuberous sclerosis complex and neurofibromatosis type 1 : the two most common neurocutaneous diseases. Neurol Clin 2003 ; 21 : 983-1004.
100) Lanska DJ, Remler B. Benign paroxysmal positioning vertigo : classic descriptions, origins of the provocative positioning technique, and conceptual developments. Neurology 1997 ; 48 : 1167-77.
101) Zee DS. Ophthalmoscopy in examination of patients with vestibular disorders. Ann Neurol 1978 ; 3 : 373-74.
102) Callaham M. Hypoxic hazards of traditional paper bag rebreathing in hyperventilating patients. Ann Emerg Med 1989 ; 18 : 622-28.
103) Iriarte J, Parra J, Urrestarazu E, et al. Controversies in the diagnosis and management of psychogenic pseudoseizures. Epilepsy Behav 2003 ; 4 : 354-59.
104) Barry JJ, Atzman O, Morrell MJ. Discriminating between epileptic and nonepileptic events : the utility of hypnotic seizure induction. Epilepsia 2000 ; 41 : 81-84.
105) Trimble MR. Serum prolactin in epilepsy and hysteria. Br Med J 1978 ; 2 : 1682.
106) Yerby MS, van Belle G, Friel PN, et al. Serum prolactins in the diagnosis of epilepsy : sensitivity, specificity, and predictive value. Neurology 1987 ; 37 :

107) Collins WCJ, Lanigan O, Callaghan N. Plasma prolactin concentrations following epileptic and pseudoseizures. J Neurol Neurosurg Psychiatry 1983；46：505-08.
108) Fisher RS, Chan DW, Bare M, et al. Capillary prolactin measurement for diagnosis of seizures. Ann Neurol 1991；29：187-90.
109) Klass DW, Westmoreland BE. Nonepileptogenic epileptiform electroencephalographic activity. Ann Neurol 1985；18：627-35.
110) Goodin DS, Aminoff MJ. Does the interictal EEG have a role in the diagnosis of epilepsy? Lancet 1984；1：837-38.
111) Hughes JR. The significance of the interictal spike discharge：a review. J Clin Neurophysiol 1989；6：207-26.
112) Niedermeyer E. Epileptic seizure disorder. In：Niedermeyer E, Lopes da Silva F eds. Electroencephalography：Basic Principles Clinical Applications and Related Fields, 2nd ed. Baltimore Munich：Urban & Schwarzenberg, 1987；405-510.
113) Salinsky M, Kanter R, Dasheiff RM. Effectiveness of multiple EEGs in supporting the diagnosis of epilepsy：an operational curve. Epilepsia 1987；28：331-34.
114) Lesser RP, Fisher RS, Kaplan P. The evaluation of patients with intractable complex partial seizures. Electroencephalogr Clin Neurophysiol 1989；73：381-88.
115) Risinger MW, Engel J, Vanness PC, et al. Ictal localization of temporal lobe seizures with scalp sphenoidal recordings. Neurology 1989；39：1288-93.
116) Gilliam F, Kuzniecky R, Faught E. Ambulatory EEG monitoring. J Clin Neurophysiol 1999；16：111-15.
117) Eisenman LN, Attarian HP. Sleep epilepsy. Neurologist 2003；9：200-06.
118) Niedermeyer E. Awakening epilepsy ('Aufwach Epilepsie') revisited. Epilepsy Res 1991；Suppl 2：37-42.
119) Lagerlund TD, Cascino GD, Cicora KM, et al. Longterm electroencephalographic monitoring for diagnosis and management of seizures. Mayo Clin Proc 1996；71：1000-06.
120) Cascino GD. Video-EEG monitoring in adults. Epilepsia 2002；43 Suppl 3：80-93.
121) Legatt AD, Ebersole JS. Options for Long-Term Monitoring. In：Engel J., Pedley TA, eds. Epilepsy：A Comprehensive Textbook. Philadelphia：Lippincott Williams & Wilkins, 1999.
122) Daniele O, Mattaliano A, Tassinari CA, et al. Epileptic seizures and cerebrovascular disease. Acta Neurol Scand 1989；80：17-22.
123) Yanagihara T, Klass DW, Piepgras DG, et al. Brief loss of consciousness in bilateral carotid occlusive disease. Arch Neurol 1989；46：858-61.
124) Howell SJL, Blumhardt LD. Cardiac asystole associated with epileptic seizures：a case report with simultaneous EEG and ECG. J Neurol Neurosurg Psychiatry 1989；52：795-98.
125) Gospe SM, Choy M. Hereditary long Q-T syndrome presenting as epilepsy：electroencephalography laboratory diagnosis. Ann Neurol 1989；25：514-16.
126) Jacome DE. Temporal lobe syncope：clinical variants. Clin Electroencephalogr 1989；20：58-65.
127) Nair DR, Najm I, Bulacio J, et al. Painful auras in focal epilepsy. Neurology 2001；57：700-02.
128) Siegel AM, Williamson PD, Roberts DW, et al. Localized pain associated with seizures originating in the parietal lobe. Epilepsia 1999；40：845-55.
129) Young GB, Blume WT. Painful epileptic seizures. Brain 1983；106：537-54.
130) Krumholz A, Niedermeyer E. Psychogenic seizures：a clinical study with follow-up data. Neurology 1983；33：498-502.
131) Benbadis SR, Agrawal V, Tatum WO 4th. How many patients with psychogenic nonepileptic seizures also have epilepsy? Neurology 2001；57：915-17.
132) Martin R, Burneo JG, Prasad A, et al. Frequency of epilepsy in patients with psychogenic seizures monitored by video-EEG. Neurology 2003；61：1791-92.
133) Post RM, Altshuler LL, Ketter TA, et al. Antiepileptic drugs in affective illness. Clinical and theoretical implications. Adv Neurol 1991；55：239-77.
134) Post RM, Weiss SR, Chuang DM. Mechanisms of action of anticonvulsants in affective disorders：comparisons with lithium. J Clin Psychopharmacol 1992；12 Suppl 1：23S-35S.
135) Calabrese JR, Shelton MD, Rapport DJ, et al. Long-term treatment of bipolar disorder with lamotrigine. J Clin Psychiatry 2002；63 Suppl 1：18-22.
136) Goldsmith DR, Wagstaff AJ, Ibbotson T, et al. Lamotrigine：a review of its use in bipolar disorder. Drugs 2003；63：2029-50.
137) Evins AE. Efficacy of newer anticonvulsant medications in bipolar spectrum mood disorders. J Clin

Psychiatry 2003；64 Suppl 8：9-14.
138) Pande AC, Crockatt JG, Janney CA, et al. Gabapentin in bipolar disorder：a placebo-controlled trial of adjunctive therapy. Gabapentin Bipolar Disorder Study Group. Bipolar Disord 2000；2：249-55.
139) Frye MA, Ketter TA, Kimbrell TA, et al. A placebo-controlled study of lamotrigine and gabapentin monotherapy in refractory mood disorders. J Clin Psychopharmacol 2000；20：607-14.
140) Niedermeyer E, Blumer D, Holscher E, et al. Classical hysterical seizures facilitated by anticonvulsant toxicity. Psychiatr Clin（Basel）1970；3：71-80.
141) Devathasan G, Fisher RS, Krumholz A, et al. Approach to "spells" or recurrent transient neurologic dysfunction of uncertain etiology：a prospective study of 101 Epilepsy Center patients. Epilepsia 1988；29：696.

I

概論：てんかん診断のジレンマ

1 脳波所見に基づく鑑別診断の進め方　　*18*
2 発作症状に基づく解剖学的局在診断　　*34*
3 てんかん発作とは思えない奇抜なてんかん発作　　*52*
4 非てんかん性けいれん発作　　*71*
5 血清プロラクチンを用いたてんかん発作の補助診断　　*82*

I 概論：てんかん診断のジレンマ

1 脳波所見に基づく鑑別診断の進め方

本章ではてんかん発作と非てんかん発作の診断と鑑別における脳波の意義について考えてみたい．脳波を最大限に活用するためにはその長所と短所を理解したうえで，適応を見極めることが重要である．

脳波によって脳の機能が正常か異常かを明らかにすることができる．これは脳の構造的異常から機能異常を推し量る神経画像検査とは対照的である．また，脳波所見の中には急性の病態を反映するものがある．これには局在性非律動性デルタ波，投射性デルタ波，周期性放電，発作時脳波などがある．さらに，診察では異常を把握しがたい前頭葉皮質，頭頂葉皮質の活動を捉えることもできる．また，脳波は簡単に繰り返し測定できるので，現在進行中の疾病過程や断続的に生じる現象には特に有用である．

しかし，頭皮上脳波には欠点もある．皮質内側面と皮質底面の機能異常や限局した機能異常は捉えにくい．病変がゆっくりと拡大していく場合も脳波上全く変化を認めないか，認めたとしても最小限にとどまる可能性がある．まれにしか生じない発作や特殊な状況下でしか生じない発作の場合，通常の脳波検査では異常を検出できないことがある．こうした場合には反復測定，長時間記録，あるいは特殊脳波検査で対応するとよいだろう．

本章は「てんかんと脳波」と「非てんかん性発作の脳波所見」の二部から成るが，その中でこの古くて新しい検査技術の有用性と限界について論じていきたい．

1

てんかんと脳波

脳波はてんかん性放電に対して感度と特異度がともに優れた検査であり，発作の鑑別診断に極めて有用である．

また，発作症状と脳波所見に基づいててんかん症候群が定義され，てんかん症候群に基づいて治療が行われる点からも，てんかん診断に最も役立つ検査であることは間違いない．したがって，脳波を活用するためにはその利点と限界をわきまえておかなければならない．

1. 脳波の生物物理学的特性

脳波は微弱な電気信号である．そのうえ，大脳皮質自体が脳回構造をもち，電源と頭皮上電極との間に様々な構造が介在するために，得られる信号の波形と局在は歪み，振幅は減衰してしまう．

電源から頭皮上電極までの距離を考えると，以下のような条件が揃っているときに最もよく脳波が検出されるだろう．すなわち，神経細胞の配列が電極に対し垂直方向に並列していること，多数の神経細胞が同期して脱分極，過分極していることである．この条件を満たすのは新皮質，海馬の神経細胞であり，これらは開電場 open field[1] を形成している．これに対して，扁桃体小核群のように神経細胞が円形に配列している場合は互いの信号を打ち消しあう閉電場 close field が形成され，検出は困難となる．さらに，新皮質の脳回構造によって頭皮上の電位分布は歪められ，その結果，電極間の電位差は電場の位置だけでなく電場の向

```
FP1-F7
F7-T3
T3-T5
T5-O1
```

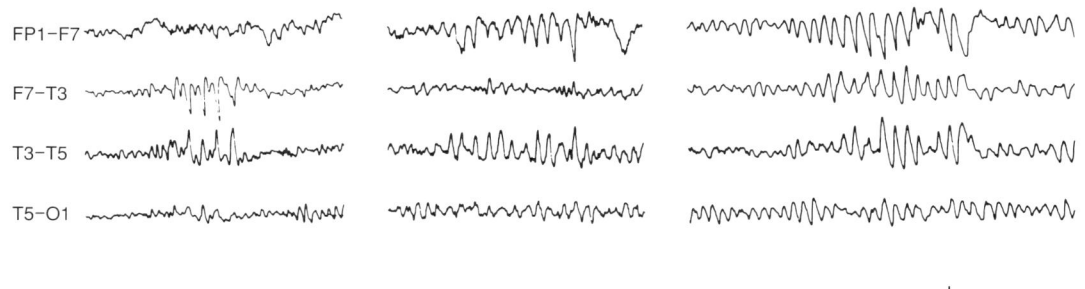

70 μV
1 second

図1 ウィケット棘波
左側頭領域（F7-T3）に広がるこの鋭い律動波は正常現象であり，背景活動から徐々に浮かび上がってくるので棘波ではない．

きと形状によって変化してしまうことになる[1]．

電源と頭皮上電極の間には伝導率の異なるいくつかの層が挟まっている[1,2]．頭蓋骨は電気抵抗が高く，皮質から発生する電気信号を減弱させ，水平方向に電場を拡散させる[2]．皮質と頭皮上電極の両方で同一の棘波を記録したBlumeとLemieux[3]によると，頭皮上では電位が1/5から1/6に減衰していたという．頭蓋骨に開いた穴は，それが解剖学的な孔（耳孔，眼窩）であれ術後の骨欠損であれ，電流を引き寄せて電場の歪みを引き起こす[2]．眼窩は電流を前方に引き寄せ，耳孔は下方へ引き寄せる[4]．

皮質電位は微弱なため，頭皮筋肉，網膜，舌，心臓から生じる電位に覆われてしまうことがある．しかも，こうした電位は臨床発作の開始時など最も重要な局面で特に目立ちやすい．こうした事情もあり，発作焦点の評価における発作間欠期の脳波の意義が改めて見直されている．

2. 発作間欠期脳波とてんかん原性 epileptogenesis

臨床発作と発作時脳波が同時に捕捉できれば最もよいのだが，実際には発作間欠期のてんかん性放電にしかお目にかかれないことのほうがはるかに多い．このため，発作間欠期のてんかん性放電を実用的な脳波所見とみなすことによって，てんかんの診断や分類に活かしてきた．発作間欠期棘波が有用となるにはいくつかの条件がある．すなわち，①必ず生じること，②必ず検出できること，③視察または自動判定によって識別可能であること，④他の突発性鋭波形と峻別可能であること，⑤臨床的意義が見出せること，である．

3. 鋭波形 apiculate wave form

脳波判読の初心者はてんかん原性棘波と見紛う波形の地雷を踏まないように常に注意を払わなくてはならない．それらの多くは神経細胞の異常放電を反映するものではない．最初に注意すべきはアーチファクトである．電極，筋肉，心臓，金属に由来するアーチファクトは棘波放電によく似た外観を示す[5]．

また，重畳した波形はしばしば輪郭が鋭くなり，棘波に似る[6,7]．たとえば，ミュー律動，ウィケット棘波 wicket spike（図1），精神運動発作異型 psychomotor variant などがこれに相当する．V波，ラムダ波，さらにはアルファ波などの正常波形でさえ，際立って鋭くなることがある（図2）．なお，6 & 14 Hz陽性棘波，小鋭棘波 small sharp spike は棘波に分類されてはいるが，てんかん原性を示唆する所見ではない．

4. 棘波放電に基づくてんかん診断の信頼性

BinnieとStefan[8]は健常成人1,000人の脳波を

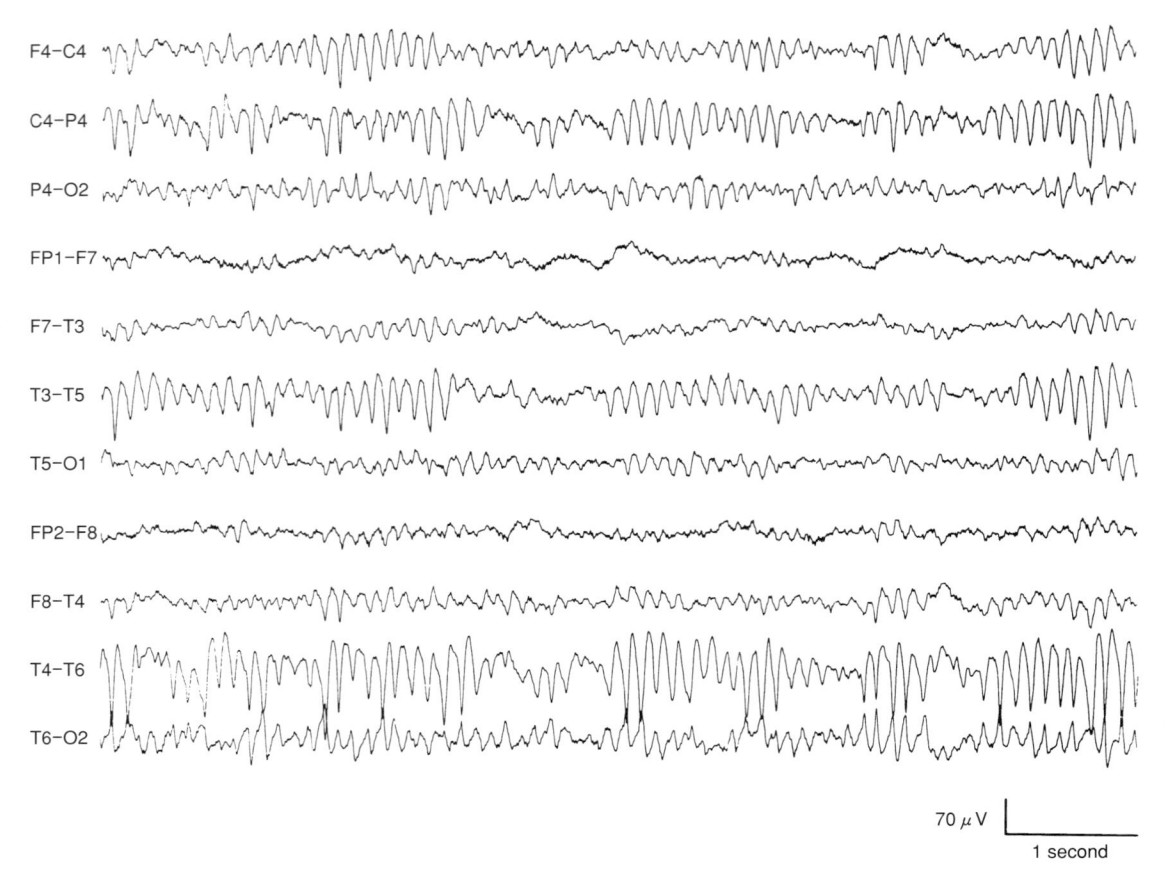

図2 アルファ活動
鋭波様にみえるが正常な背景活動である．

測定し，そのうち4名で棘波を認めたと報告している．一方，Ajmone-MarsanとZivin[9]はてんかんの既往のない患者の2～3%に棘波を認めたことを報告している．

「てんかん患者だからといって四六時中発作を起こしているわけではない」この示唆に富んだDreifuss[10]の言葉はまさに発作間欠期棘波のもつ意義を表している．これは自明の理の帰結ではあるが，発作時よりも発作間欠期棘波のほうがてんかんの診断や定義に役立っているのである．

てんかん患者の脳波を1回だけ記録した場合の棘波放電 spike discharge の検出率は対象となる患者集団によって大きく異なる．てんかんセンターの患者を対象とした研究では，初回脳波検査での棘波検出率は30～50%であったが，脳波検査を2回実施すると検出率は80～90%にまで上昇した[8,9,11,12]．軽症のてんかん患者の場合，検出率は12～50%である[13]．ここでいう軽症とは発作が単発であるか，抗てんかん薬の中止が可能な場合を指す．こうした軽症例でも反復して脳波を測定すれば検出率は高くなる．一方，前頭葉底面や前頭葉内側面など電極から離れた位置にてんかん原性領域が存在する場合は，発作間欠期棘波を検出しづらい．成人の場合，発作間欠期棘波を最も高率に検出できるのは側頭葉てんかんである[9,14]．

睡眠脳波を記録すれば棘波放電の検出率を80～85%に引き上げることができる[8]．全般てんかんの50～80%は過呼吸によって棘徐波複合が賦活される．閃光刺激による賦活率は10～50%と報告されているが，賦活効果はてんかん症候群

によって異なるだろう[15〜19]．

一方，脳波検査によって棘波放電を検出できない例も存在する．たとえば，棘波放電の出現頻度が極端に低い場合やてんかん発作源が小さく限局していたり潜伏している場合，また抗てんかん薬が奏効している場合などは検出しにくい．

発作間欠期棘波を認めたからといって，必ずしも発作が生じやすいことを反映しているわけではない．多焦点性棘波，前頭棘波，前側頭棘波であれば，てんかん発作を伴うことが多いが[20〜23]，ローランド棘波の場合は発作を伴う確率は40％にすぎない[24]．幼児期に視覚異常が生じた場合，それだけで後頭棘波が出現することがある[25,26]．代謝性脳症ではてんかん様放電を伴うことがあるし[27]，低分化型脳腫瘍では棘波を認めることがある[28]．

5. 脳波とてんかん類型

発作症状だけでは部分てんかんと全般てんかんを見極めることができない場合がある．たとえば，側頭葉発作の場合，何の前触れもなく突然意識を喪失することがあるので欠神発作と見誤りやすい．幸いにも，両者の脳波所見は全く異なる．また，全般性けいれん発作の場合，症状だけでは一次性の全般発作なのか，前頭葉焦点由来の二次性全般化なのかを診断することは難しく，脳波を記録して一次性両側同期なのか二次性両側同期 secondary bilateral synchrony なのかを決定しなければならない[29]．

発作が急速に伝播する場合，てんかん原性領域ではなく伝播先の脳葉を反映した発作症状が目立つことがある．こうした例は後頭から側頭への伝播でよくみられる．この場合，後半部の背景活動の異常，後頭棘波，後頭由来の発作症状を認めれば，側頭葉由来の発作ではないと考えて差し支えない．

(1) 全般てんかん generalized epilepsy

一連の研究結果をまとめると，全般てんかんの97〜98％は全般性棘徐波放電を示す[30〜33]．また，遅棘徐波を示した場合，98％はてんかん発作を来している[34,35]．てんかん原性についていえば，6 Hz 棘徐波は境界線上に位置する．Thomas と Klass[36] は脳波検査を受けた患者のうち21％がてんかんと診断されていたのに対し，6 Hz 棘徐波を示した場合は36％がてんかんと診断されていたと報告している（図3）．

症候性全般てんかんと Lennox-Gastaut 症候群を鑑別するうえでも脳波は重要な役割を果たしている[37,38]．

(2) 側頭葉てんかん temporal lobe epilepsy

局在関連てんかんの中で発作間欠期棘波の検出率が最も高いのが側頭葉てんかんである[9,39]．側頭棘波の検出率は発作コントロールの良好な場合で60〜75％[40,41]，難治性の場合は82〜91％とさらに高率となる[42,43]．側頭棘波と発作源の側性が一致する確率は90〜95％である[42,44]．また，側頭部デルタ活動の側性も発作源と一致することが多い[42,44]．ただし，側頭部デルタ活動は側頭棘波を伴うことが多く，単独での側性一致率は低い[45]．長時間脳波記録によると，左右の側頭領域から棘波を検出する確率は20〜56％である[42,45]．ただし，一側の棘波出現率が75％以上を示す場合，同側からてんかん発作が生じる確率は78〜98％である[45]．

側頭葉てんかんであれば高い確率で側頭棘波を検出しうるということは，検出できない場合には眼窩前頭皮質などの側頭葉外のてんかん焦点や，非てんかん性発作の可能性も考えなくてはならないことを意味する．MRIで一側の側頭葉になんらかの異常を認め，同側に側頭棘波を繰り返し認める場合には外科的切除術が有効であり，治療選択肢のひとつとなっている[44,46,47]．

(3) 新皮質てんかん neocortical epilepsy

新皮質てんかんの場合，側頭葉てんかんに比べて発作間欠期棘波の検出率は低く，発作時脳波の側性も明確ではない．しかし，てんかん原性領域の特定につながる手がかりが隠されていることがある．まず，一側性の波形の歪みや低振幅はてんかん原性の側性決定に役立つことがあるので，覚醒時のアルファ律動，ベータ律動，睡眠時の紡錘

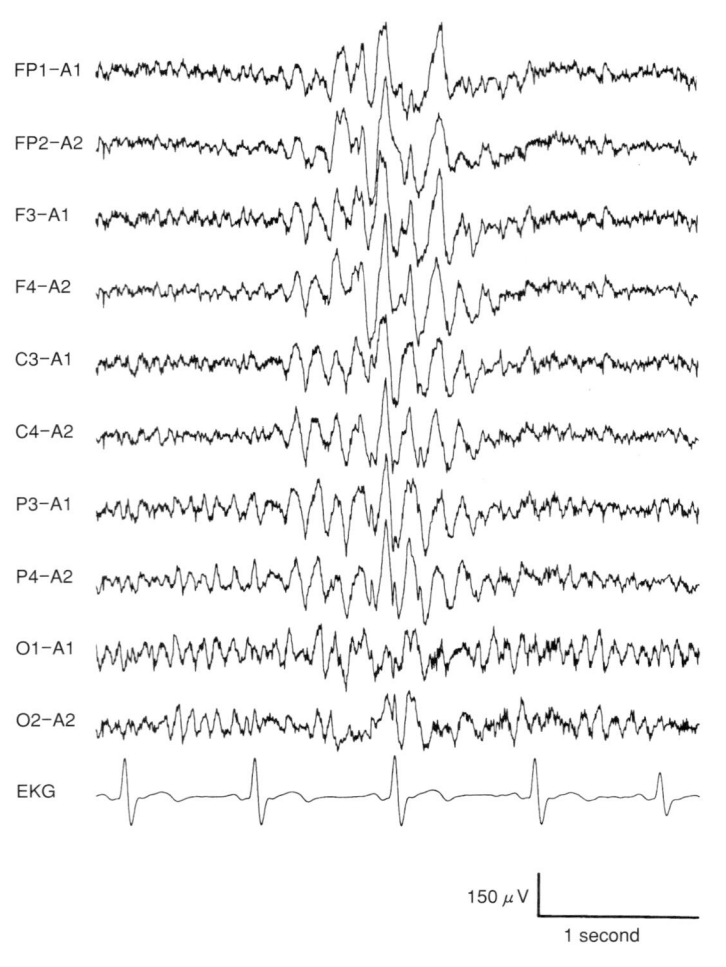

図 3　6 Hz 棘徐波，てんかんと関連しないこともあるてんかん様放電
この突発波は後半部優位に低電位で出現すると見すごされやすい．双極誘導の場合はなおさらである．

波，頭蓋頂鋭波の左右差には注意する[28,48〜50]．また，焦点性デルタ活動も側性決定に役立つ．小児の場合，焦点性デルタ活動の側性とてんかん原性が一致する確率は70〜90％である[51,52]．焦点性デルタ活動だけではてんかん原性の局在まではわからないが，側性決定に役立つ点は無視できない．

難治性前頭葉てんかんでは多くの場合，眼窩面あるいは内側面から発作が生じるため，側頭葉てんかんに比べると発作間欠期棘波の検出率は著しく低く，仮に検出し得てもてんかん原性の側性決定には役立たないことが多い．発作症状からは前頭葉てんかんが疑われるのに，長時間脳波を記録しても発作時はおろか発作間欠期にもてんかん様放電が検出されないのであれば，前頭葉背外側面由来の発作である可能性は低く，眼窩面または内側面に由来する発作である可能性が高い．前頭棘波は焦点性に出現することはまれで，両側同期性または脳葉性に出現することが多い[53]．

後頭葉てんかんの棘波出現率については意見が分かれる．Williamsonら[54]の報告では後頭棘波を認めたのは25名中6名（24％）にすぎなかったが，筆者ら[55]の検討では後頭部に最も活発な発作間欠期棘波を認めたのは19名中15名（79％）であった．

側頭葉外てんかんの場合は発作時脳波であっても側頭葉てんかんに比べると側性決定に役立たないことが多い[56]．さらに，視察上明らかな脳波変化を示さないことも少なくない[57]．この原因として，前頭葉発作と後頭葉発作では発作源が底面に位置していることが少なくないこと，内側前頭葉発作と頭頂葉発作では等価電流双極子の向きが頭皮に対して水平方向を示すことなどが考えられる．

側頭葉外のてんかん原性領域を特定するには侵襲的な脳波記録が必要になることがある．しかし，頭蓋内電極をどこに配置すべきかを決定するためにはてんかん原性の局在について仮説を立てておかなくてはならない．このような仮説を考案するうえで発作症状と頭皮上脳波の所見は必須である．

6. 長時間脳波記録

頭部MRIで側頭葉損傷を片側にだけ認め，同側に発作間欠期脳波異常を示す側頭葉てんかんの場合，術前に長時間脳波を記録する必要はないと考えられる．というのも，長時間脳波記録を追加しても側性診断の信頼性はそれ以上には高くならないからである[58]．しかし，最近明らかにされたように，発作症状に基づく側頭葉てんかんの側性決定の信頼性も高い[59]．つまり，診断学的に意味のある発作症状を捕捉するという点においてビデオ脳波記録の価値が失われることはない．

側頭葉てんかんではてんかん原性に関する諸検査の結果が必ずしも一致するとはかぎらないが，それだけで外科治療の適応がなくなりはしない．とはいえ，実際に脳波所見も構造異常も両側性ということがある[45]．こうした場合には非侵襲的長時間脳波と侵襲的長時間脳波の両方が必要となるだろう．

(1) 携帯型脳波計
　　ambulatory electroencephalograph

診察と外来脳波検査だけで発作症状の診断がつくとはかぎらない．また，症例によってはある種の状況や活動によって発作が誘発されることがある[60]．携帯型脳波計を用いれば，自宅で普段どおりに生活しながら脳波を長時間記録することができる．携帯型脳波計の欠点といえば電極や動作に由来するアーチファクトの混入であった．しかし，こうした問題点は新しい電極の開発によって克服されつつある[61]．音声，映像，心拍数，静脈血酸素飽和度の同時記録が可能な16チャネルないし32チャネルの携帯型脳波計も作られている[62]．発作の自動検出機能と押しボタン式アラーム機能によって必要な部分だけを取り出せるようにもなっている．

携帯型脳波計と標準的な覚醒・睡眠脳波検査を比較した研究によると，携帯型脳波計は発作間欠期の脳波異常の検出率だけでなく，発作の検出率においても優れていたという[63]．別の研究は74％で診断上有用であったと報告している[64]．したがって，携帯型脳波計は発作頻度や治療効果の評価にも使えるかもしれない[65]．

たしかに携帯型脳波計には数多くの利点があるが，保険適用の承認を得るためには実証的な研究が必要であり，携帯型脳波計記録群と外来脳波検査群の費用対効果を比較しなければならないだろう．

2

非てんかん性発作の脳波所見

てんかんの鑑別診断を進めていくうえで，てんかんに酷似する疾患の脳波所見についても知っておいたほうがよい．鑑別疾患とその脳波所見を**表1，2**に示す．

1. 片頭痛 migraine

片頭痛発作の最中や直後にも脳波変化が生じる．しかし，これまでの報告には不完全なものが多いために，誤って理解されているように思える．たとえば，患者群の選択に偏りがあったり，対照群が欠如していたり，脳波異常の定義があいまいであったりする．

表 1　てんかん発作に酷似する非てんかん性発作

てんかん発作	酷似する非てんかん性発作
側頭葉発作	日中の居眠り，ナルコレプシー，夜驚症，一過性全健忘，パニック発作，遁走，心因性発作，過換気
焦点性感覚発作	TIA，過換気
焦点性運動発作	心因性発作，TIA，運動障害
後頭葉発作	片頭痛
欠神発作	日中の居眠り
脱力発作	失神，心不整脈，カタプレキシー，TIA，過換気
ミオクロニー発作	失神，心不整脈
全般性運動発作	心因性発作，失神，過換気

TIA：一過性脳虚血

表 2　非てんかん性発作の脳波所見

非てんかん性発作	脳波
日中の居眠り	アルファ消失　シータ，ベータ，頭蓋頂鋭波の出現
ナルコレプシー	日中の居眠りと同様　入眠時急速眼球運動
パニック発作，遁走	特異的脳波変化なし
一過性全健忘	正常あるいは軽度の非てんかん性非特異的異常
心因性発作	運動・筋アーチファクトの混入した正常脳波
過換気	汎性シータ・デルタ
一過性脳虚血	一過性焦点性デルタ・シータ
前兆のある片頭痛	背景活動の減衰に続くシータ・デルタ　発作間欠期の正常脳波あるいは孤発性シータ

　少なくとも前兆のある片頭痛では拡延性抑制 cortical spreading depression とよばれる脳血流の変化に伴って急性の脳波異常が出現すると考えられている．SPECT, 経頭蓋 Doppler 超音波法，MRI 灌流強調画像などを用いた研究を通じて，片頭痛発作時には片側性または両側性に脳血流が低下することが明らかにされている[66〜71]．
　高灌流を示した例も少数ながら報告されているが，たいていは低灌流の後に続いて生じている[67,68]．拡延性抑制は片頭痛前兆の有望な発現機序と考えられてきた．拡延性抑制とは神経細胞の興奮期に引き続く脱分極の波であり，毎分 3〜5 mm の速度で皮質を伝播し，神経細胞の活動を抑制する．一連の過程を通じて NMDA 受容体作動性の興奮性アミノ酸が放出される[72]．一方，一般的な頭痛では脳血流は変化しない[73]．異型片頭痛のひとつである小児の交代性片麻痺では患側の血流増加が観察されている[74]．これについては高灌流の後に低灌流が毎分 2 mm の速度で伝播する拡延性抑制に類似した現象が Olesen ら[75]によって報告されている．
　Hooker と Raskin[76]は片頭痛患者では前兆の有無にかかわらず対照群に比して神経心理検査の成績が低かったと報告している．一方，Wray ら[77]の研究では片頭痛患者の視覚処理機能は正常であった．

　前兆のある片頭痛では脳波異常を認めることが多く，しかもそのほとんどは前兆期の最中か直後に生じる．前兆期にはアルファ律動や紡錘波の振幅が急激に減衰し，同時に焦点性シータ・デルタ活動が出現する．こうした現象は頭痛後数日以内に軽減するが，軽度の変化は数日から数週間持続する[78]．このシータ・デルタ活動はその後も 1 年以上にわたって間欠的に出現することがある．Wessely ら[78]は片頭痛の 8% に棘波放電を認めたと報告している．また，Smyth と Winter[79]は片頭痛の 45% に徐波群発あるいは「一過性鋭波」を認めたと報告している．
　Golla と Winter[80]は片頭痛では 20 Hz 以上の閃光刺激に対して光駆動反応を示すという興味深い現象を報告している．Smyth と Winter[79]によるその後の比較対照研究によると，光駆動反応の出現率が片頭痛患者群では 95% であったのに対し，対照群では 20% にすぎず，片頭痛に特異的な現象であることが確認されている．
　Andermann[81]は異型片頭痛に共通する発症機序として片頭痛前兆期にみられる興奮性アミノ酸放出を想定している．異型片頭痛のひとつである脳底型片頭痛はてんかん様放電を示すことが多

い[82]．主な脳波所見は，後頭・後側頭部の焦点性棘波またはデルタ波，全般性棘徐波，後方優位の棘徐波である．これらのてんかん様放電は過呼吸によって賦活され，開眼によって減弱または消失する．

前兆期に片麻痺や失語を伴う異型片頭痛では一側性のデルタ活動やシータ活動が急性に出現し，発作後にも軽度の一側性脳波異常がしばらく続くことがある[83〜85]．

小児の頭痛における脳波検査の意義について議論を重ねてきた米国神経学会診療ガイドライン策定小委員会と小児神経学会診療委員会は以下のような結論を出している．「脳波検査は頭痛の診断・分類にも片頭痛の鑑別診断にも役立つとはいえず，ルーチン検査として実施することは推奨しない．突発性の脳波異常を認めたとしても，てんかん発症の危険率は無視できるほど低い」[86]．成人に対しても同様の結論が下せるだろう．

2. 一過性全健忘 transient global amnesia

Bender[87]，Fisher と Adams[88] が最初に報告したこの発作性健忘症候群は椎骨脳底動脈循環不全に伴う海馬虚血によって生じ，逆行性健忘だけが数時間持続する．

一過性全健忘について最大規模の検討を行っているのは Miller ら[89] であろう．かれらによると，発作中に脳波を記録しえた13名のうち8名は正常であり，残りは軽度のてんかん様放電を示したという．発作後に脳波を記録した96名については60％が正常，残りは軽度の全般性異常であり，棘波は認めなかった．Jaffe と Bender[90] も27名中26名が正常脳波であったと報告している．したがって，脳波所見から複雑部分発作重積や欠神発作重積を鑑別することができる．

小児の錯乱性片頭痛は一過性全健忘に似ることがある[91]．この片頭痛では発作中に全般性あるいは後方優位のデルタ活動を認めることがある．

3. 失神 syncope

失神は往々にして強直間代発作と誤診されてしまう．これは失神の最中に出現する派手な運動症状による．鑑別点は失神の初期徴候，顔面蒼白，速やかな回復などである．

失神では脳波が連続的に変化する．アルファ抑制，低振幅ベータ活動に続いて，全般性シータ活動が漸増し，高振幅デルタ活動となり，その後漸減し，全般性抑制に至る．デルタ活動漸減期と抑制期には強直から間代に移行する筋活動を伴うことがある[92]．脳血流の回復時には上記と逆の順に脳波が変化する．比較的軽い失神の場合は脳波変化の一部が短縮されることがある．息止め発作や啼泣によって誘発される小児の無呼吸発作でもよく似た脳波変化を認める[92,93]．これらの発作の診断には脳波よりも症状のほうが重要である．小児，成人を問わず，失神の発作間欠期に脳波異常を認めたとしてもほとんど意味がないと考えてよい[94]．

4. 心因性発作 psychogenic episode

真性のてんかん発作とは異なる様相を呈する発作の診断には難渋することがある．従来，心因性発作といえば強直間代発作に似たものが定番であった．しかし，誰もが簡単に医学情報を入手できるようになってからは，ありとあらゆる種類の心因性発作が現れてきた．心因性発作はてんかん発作に比べて持続が長いといわれているが，現実には前頭葉発作と区別のつかない心因性発作も珍しくない．さらに，てんかん発作と心因性発作が合併することもある．Krumholz と Niedermeyer[95] は心因性発作の患者44名のうち18名（37％）がてんかん発作を併発していたと報告している．

心因性発作におけるてんかん様放電の出現率については10〜12％と報告されている[96,97]．てんかんの既往のない患者群の脳波異常を2〜3％と見積もった Ajmone-Marsan と Zivin[9] の報告に比べると，この出現率は高い．てんかんを併発していない心因性発作では非特異的脳波異常を認めることが多く，約半数に上ったとする報告もある[98]．

電極数をさらに増やし，ビデオ脳波記録を行ったとしても，てんかん発作と心因性発作の鑑別には以下のような問題点が残る．①焦点が小さい発作は脳波では捉えられない．②発作焦点が前頭葉

の底面や内側面に潜んでいることがある．③発作時脳波が動作や筋に由来するアーチファクトに覆われてしまうことがある．

　てんかん発作に特徴的な脳波は振幅・周波数が漸増する律動波やてんかん性放電の連続であり，発作後には減衰する[99]．そして，生理学的原則に則った電位分布を示す．対照的に，心因性発作では，①漸増性の所見を欠き，②筋，運動，電極由来のアーチファクトに由来する電位がありえない分布を示し，③発作後にも減衰しない，あるいは発作後デルタ活動を示さない．

　心因性発作を誘発させるために音叉などを利用している施設もある．しかし，これには医療チームの信頼が損なわれる危険性が潜んでいる．また，心因性発作でなくても，紛らわしい反応や疑陽性反応が誘発されることがある[100]．誘発法を用いなくても，臨床所見と脳波所見にミネソタ多面人格検査 Minnesota Multiphasic Personality Inventory（MMPI）[101]の結果を加えることによって診断がつくことも少なくない．

　心因性無反応も心因性発作の一種であり，正常覚醒脳波を示しているにもかかわらず刺激に全く反応を示さない．脳波検査を行えば，欠神発作重積でも側頭葉発作重積でもないことが明らかとなる．

5. 睡眠障害 sleep disorder

　睡眠障害の中にはてんかん発作に似た症状を示すものがある．Broughton[102]は，複雑部分発作との鑑別が必要な睡眠障害として錯乱性覚醒，夜驚症，睡眠遊行症の3つを取り上げている．錯乱性覚醒 confusional arousal では睡眠早期のステージ3またはステージ4から突然覚醒する[103]．脳波所見は中等度電位の全般性シータ律動を示し，頭蓋頂鋭波や非反応性アルファを認めることもある．REM 睡眠から直接覚醒した場合は夢の残滓と考えられる幻視を伴うことがある．夜驚症 sleep terror は小児に多く，non-REM 睡眠のステージ3またはステージ4に出現する．慰めてもきかないほどの強い不安にかられることが多く，叫び声を上げたり，主観的な「静止画像」を訴えたりする．夜驚症の最中に脳波を記録すると，睡眠ステージ3ないし4から非てんかん性の低電位速波活動への移行が観察される．睡眠遊行症 sleep walking も健常にみえる小児の non-REM 睡眠中に生じる．着替えや食事などの常同的な行動を示す一方で刺激に対しては注意を向けることができない．脳波では汎性シータまたは非反応性アルファを認める．

　情動負荷，アルコール，薬物（処方薬および違法薬物），断眠によって REM 反跳が引き起こされると，悪夢にうなされる．この場合，入眠直後に REM 睡眠が出現し，REM 睡眠率も正常よりも高くなる．

　脱力を伴わない REM 睡眠は高齢者や Parkinson 病などでよくみられる．睡眠の後半部分に好発し，蹴る動作，ベッドから飛び降りる動作，殴る動作，歩く動作などを示す．これはおそらく夢の内容に対する反応であり，脳波は REM と低振幅活動を示し，その後覚醒時脳波に移行する．

　詳しく病歴を聴取しても症状が判然としない場合には睡眠ポリソムノグラフィを実施するとよいだろう．それでもなお，確率は低いとはいえ，てんかん発作が前頭葉に隠れている可能性を払拭できないかもしれない．しかし，前頭葉てんかんであれば，二次性全般化発作を来した時点で謎が解けるだろう．

3

紛らわしい発作の脳波評価：実用的なポイント

- 患者や目撃者の陳述があいまいであったり不完全であったりすると，その発作は虚偽性のものに違いないと片付けられてしまうことがある．意識混濁が不完全なてんかん発作では筋の通らない症状が陳述されるものである[104]．こうした筋の通らない訴えの意味を明らかにするためにもビデオ脳波記録は有用である．
- 非てんかん性発作は代謝性要因，中毒性要因，血管性要因のいずれによっても生じうる．この

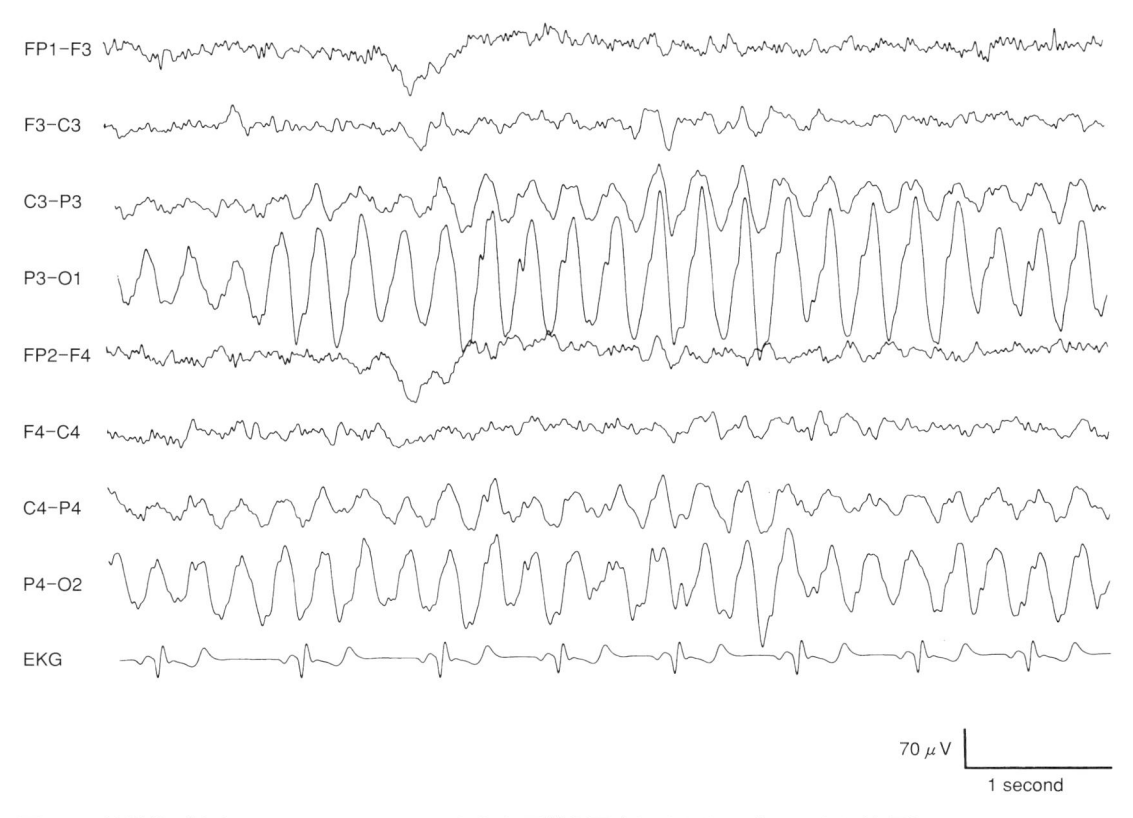

図 4a 律動性デルタ rhythmic delta．てんかん原性を否定しきれない非てんかん性現象

この律動波は正常所見のこともあるが，実は棘波が隠れていて，再検すれば棘徐波が認められるかもしれない．

場合，汎性あるいは焦点性の非てんかん性脳波異常を伴うことがある．

- 汎性の脳波異常は慢性の脳症ではなく単に薬剤の過量摂取を反映しているにすぎないことがある．
- 脳波異常の判定は偽陰性に傾くよりも偽陽性に傾くことのほうが多い．これはアーチファクトの見落としよりも重要な脳波所見の見落としを恐れる判読者の姿勢を反映しているのだろうが，「脳波は特異度の低い検査である」という一般臨床家の思いこみを助長してしまうことになる．
- 非てんかん性発作であっても，脳波を繰り返し測定しているうちにてんかんを疑わせる所見が現れてしまうことがある．たとえば，前半部あるいは後半部の律動性デルタ[105]（図4）や小児の覚醒時の後半部非律動性デルタなどがある（図5）．
- 投射性デルタや反復性・偽周期性の脳波所見を頻繁に認めた場合は，医学的評価をせずに患者を帰宅させてはならない．これらの所見は中枢神経系の進行性疾患を反映していることがある[49,106,107]．

文献

1) Gloor P. Neuronal generators and the problem of localization in electroencephalography: Application of volume conductor theory to electroencephalography. J Clin Neurophysiol 1985; 2: 327-54.
2) Nunez PL. Electric Fields of the Brain. The Neurophysics of EEG. New York: Oxford University Press, 1981: 467.
3) Blume WT, Lemieux JE. Morphology of spikes

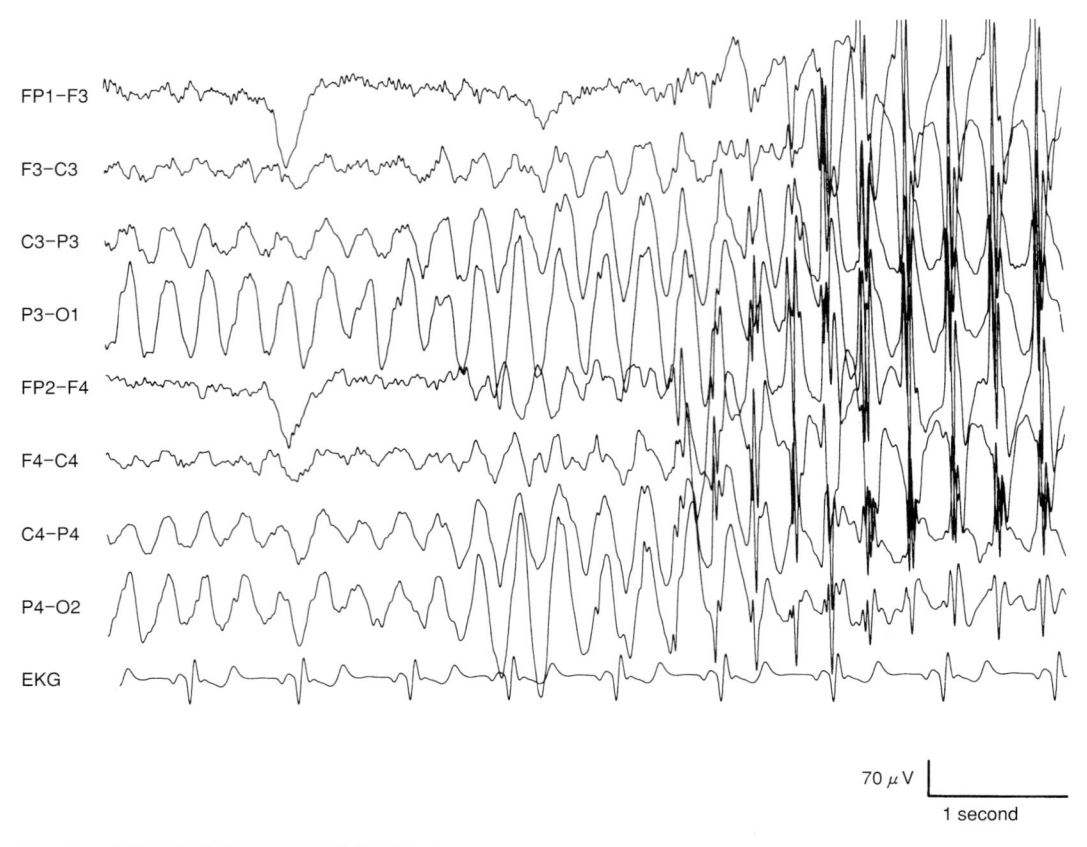

図 4b　全般性棘徐波に至る律動性デルタ

recorded simultaneously by subdural and scalp electrodes. In：Engel J Jr, Ojemann GA, Lüders HO, Williamson PD eds. Fundamental Mechanisms of Human Brain Function. New York：Raven Press, 1987；171-85.
4) van der Drift JHA. The Significance of Electroencephalography for the Diagnosis and Localization of Cerebral Tumours. Leiden：Stenfert-Kroese NV, 1957.
5) Blume WT, Kaibara M, Young GB. Atlas of Adult Electroencephalography, 2nd Edition. Philadelphia：Lippincott Williams & Wilkins, 2002：7.
6) Walter WG. Technique-interpretation. In：Hill D, Parr G eds. Electroencephalography, 2nd Edition. London：Macdonald & Co, 1963；65-98.
7) Blume WT, Kaibara M, Young GB. Atlas of Adult Electroencephalography, 2nd Edition. Philadelphia：Lippincott Williams & Wilkins, 2002；283-351.
8) Binnie CD, Stefan H. Modern electroencephalography：its role in epilepsy management. Clin Neurophysiol 1999；110：1671-97.
9) Ajmone-Marsan C, Zivin LS. Factors related to the occurrence of typical paroxysmal abnormalities in the EEG records of epileptic patients. Epilepsia 1970；11：361-81.
10) Dreifuss FE. The epilepsies：clinical implications of the international classification. Epilepsia 1990；31 Suppl 3：S3-S10.
11) Goodin DS, Aminoff MJ. Does the interictal EEG have a role in the diagnosis of epilepsy? Lancet 1984；1：837-39.
12) Salinsky M, Kanter R, Dasheiff RM. Effectiveness of multiple EEGs in supporting the diagnosis of epilepsy：an operational curve. Epilepsia 1987；28：331-34.
13) Walczak TS, Jayakar P. Interictal EEG. In：Engel J Jr, Pedley TA eds. Epilepsy：A Comprehensive Textbook, Vol 1. Philadelphia, PA：Lippincott-Raven

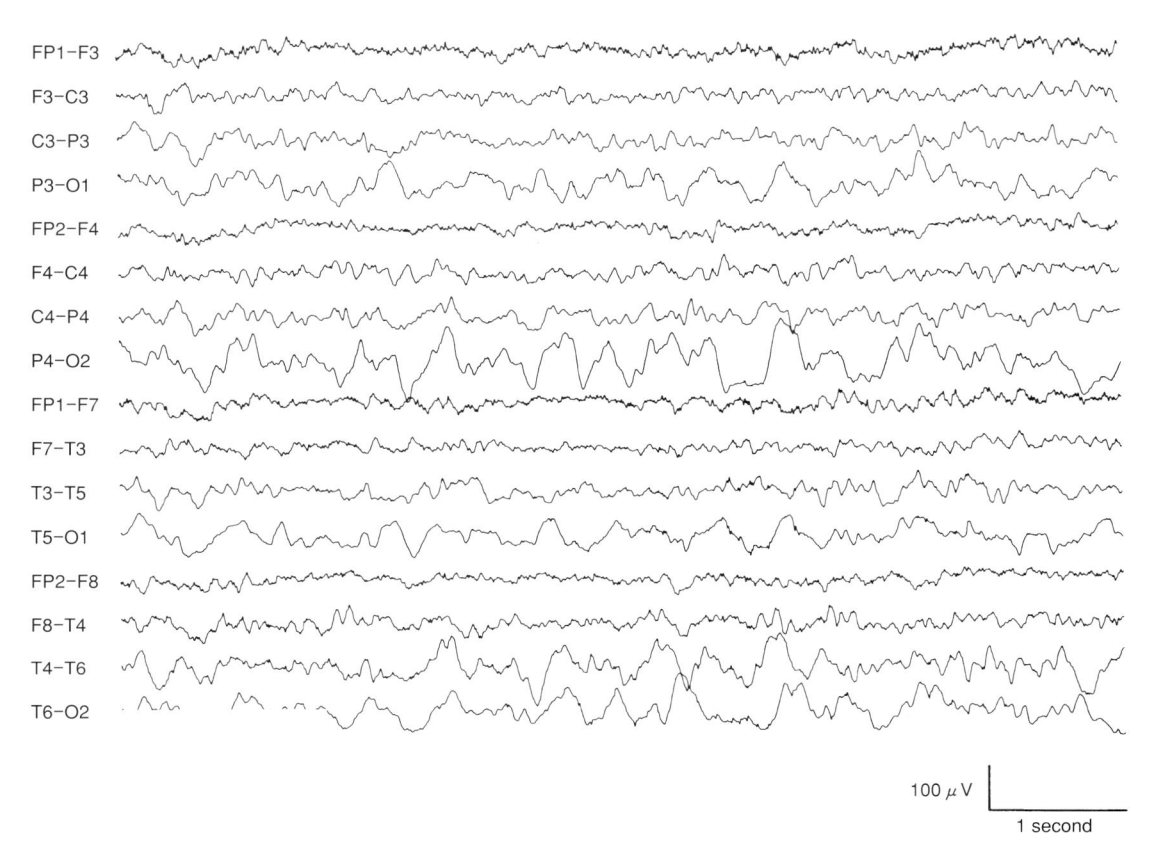

図 5 小児期の後半部非律動性デルタ posterior arrhythmic delta. てんかん発作の直後を反映していることもある非てんかん性現象

後頭部デルタ（O1, O2, T5, T6）の量は健常な2歳児よりも多い．このデルタの原因としては直近のてんかん発作あるいは軽度の頭部外傷が多いが，これが脳損傷を反映していることはまずない．

Publishers, 1997 ; 831-48.
14) Walczak TS, Scheuer ML, Resor S, et al. Prevalence and features of epilepsy without interictal epileptiform discharges. Neurology 1993 ; 43 : 287-88.
15) Daly DD. Epilepsy and syncope. In : Daly DD, Pedley TA eds. Current Practice of Clinical Electroencephalography, 2nd Edition. New York : Raven Press, Ltd, 1990 ; 269-334.
16) Rodin E. Sleep deprivation and epileptological implications. Epilepsy Res 1991 ; Suppl 2 : 265-273.
17) Ellingson RJ, Wilken K, Bennett DR. Efficacy of sleep deprivation as an activation procedure in epilepsy patients. J Clin Neurophysiol 1984 ; 1 : 83-101.
18) Saito F, Fukushima Y, Kubota S, et al. Clinico-electroencephalographical significance of small sharp spikes. No To Shinkei 1983 ; 35 : 221-27.
19) Wolf P, Gooses R. Relation of photosensitivity to epileptic syndromes. J Neurol Neurosurg Psychiatry 1986 ; 49 : 1386-91.
20) Blume WT. Clinical and electroencephalographic correlates of the multiple independent spike foci pattern in children. Ann Neurol 1978 ; 4 : 541-47.
21) Gibbs FA, Gibbs EL. Atlas of Electroencephalography, 2nd Edition, Vol 3 : Neurological and Psychiatric Disorders. Reading, Massachusetts : Addison-Wesley, 1964 ; 54.
22) Sadler M, Desbiens R. Scalp EEG in temporal lobe epilepsy surgery. Can J Neurol Sci 2000 ; 27 Suppl 1 : S22-S28.
23) Noriega-Sanchez A, Markand ON. Clinical and

24) Kellaway P. The incidence, significance and natural history of spike foci in children. In : Henry CE, ed. Current Clinical Neurophysiology : Update on EEG and Evoked Potentials. Elsevier : North Holland, 1980 ; 151-75.
25) Stillerman ML, Gibbs EL, Perlstein MA. Electroencephalographic changes in strabismus. Am J Ophthalmol 1952 ; 35 : 54-63.
26) Smith JMB, Kellaway P. The natural history and clinical correlates of occipital foci in children. In : Kellaway P, Petersen I eds. Neurological and Electroencephalographic Correlative Studies in Infancy. New York : Grune & Stratton, 1964 ; 230-49.
27) Jacob JC, Gloor P, Elwan OH, et al. Electroencephalographic changes in chronic renal failure. Neurology 1965 ; 15 : 419-29.
28) Daly DD, Markand ON. Focal brain lesions. In : Daly DD, Pedley TA eds. Current Practice of Clinical Electroencephalography, 2nd Edition. New York : Raven Press, 1990 ; 335-70.
29) Blume WT, Pillay N. Electrographic and clinical correlates of secondary bilateral synchrony. Epilepsia 1985 ; 26 : 636-41.
30) Dalby MA. Epilepsy and 3 per second spike and wave rhythms. A clinical, electroencephalographic and prognostic analysis of 346 patients. Acta Neurol Scand 1969 ; Suppl 40.
31) Lundervold A, Henriksen GF, Fegersten L. The spike and wave complex ; a clinical correlation. Electroencephalogr Clin Neurophysiol 1959 ; 11 : 13-22.
32) Silverman D. Clinical correlates of the spike-wave complex. Electroencephalogr Clin Neurophysiol 1954 ; 6 : 663-69.
33) Blume WT. Abnormal EEG : epileptiform potentials. Atlas of Pediatric Electroencephalography. New York : Raven Press, 1982 ; 140.
34) Blume WT, David RB, Gomez MR. Generalized sharp and slow wave complexes. Associated clinical features and long-term follow-up. Brain 1973 ; 96 : 289-306.
35) Markand ON. Slow spike-wave activity in EEG and associated clinical features : often called 'Lennox' or 'Lennox-Gastaut' syndrome. Neurology 1977 ; 27 : 746-57.
36) Thomas JE, Klass DW. Six-per-second spike-and-wave pattern in the electroencephalogram. A reappraisal of its clinical significance. Neurology 1968 ; 18 : 587-93.
37) Blume WT. Lennox-Gastaut syndrome and secondary bilateral synchrony : A comparison. In : Wolf P, ed. Epileptic Seizures and Syndromes. London : John Libbey & Company Ltd., 1994 ; 285-97.
38) Genton P, Guerrini R, Dravet C. The Lennox-Gastaut syndrome. In : Meinardi H, ed. Handbook of Clinical Neurology, Vol 73 : The Epilepsies, Part Ⅱ. Amsterdam : Elsevier, 2000 : 211-22.
39) Blume WT. Limitations of noninvasive electroencephalographic evaluation. In : Lüders HO, Comair YG eds. Epilepsy Surgery, 2nd Edition. Philadelphia : Lippincott Williams & Wilkins, 2001 ; 463-67.
40) Gastaut H. So-called "psychomotor" and "temporal" epilepsy. Epilepsia 1953 ; 2 : 59-76.
41) Currie S, Heathfield KWG, Henson RA, et al. Clinical course and prognosis of temporal lobe epilepsy. Brain 1971 ; 94 : 173-90.
42) Blume WT, Borghesi JL, Lemieux JE. Interictal indices of temporal seizure origin. Ann Neurol 1993 ; 34 : 703-9.
43) Gambardella A, Gotman J, Cendes F, et al. Focal intermittent delta activity in patients with mesiotemporal atrophy : a reliable marker of the epileptogenic focus. Epilepsia 1995 ; 36 : 122-29.
44) Pataraia E, Lurger S, Serles W, et al. Ictal scalp EEG in unilateral mesial temporal lobe epilepsy. Epilepsia 1998 ; 39 : 608-14.
45) So NK. Interictal electroencephalography in temporal lobe epilepsy. In : Lüders HO, Comair YG eds. Epilepsy Surgery, 2nd Edition. Philadelphia : Lippincott Williams & Wilkins, 2001 ; 393-402.
46) Cendes F, Li LM, Watson C, et al. Is ictal recording mandatory in temporal lobe epilepsy? Not when the interictal electroencephalogram and hippocampal atrophy coincide. Arch Neurol 2000 ; 57 : 497-500.
47) Moser DJ, Bauer RM, Gilmore RL, et al. Electroencephalographic, volumetric, and neuropsychological indicators of seizure focus lateralization in temporal lobe epilepsy. Arch Neurol 2000 ; 57 : 707-12.
48) Blume WT. Interictal electroencephalography in neocortical epilepsy. In : Lüders HO, Comair YG eds. Epilepsy Surgery, 2nd Edition. Philadelphia : Lippincott Williams & Wilkins, 2001 ; 403-12.
49) Zifkin BG, Cracco RQ. An Orderly Approach to the

Abnormal EEG. In : Daly DD, Pedley TA eds. Current Practice of Clinical Electroencephalography, 2nd Edition. New York : Raven Press, Ltd., 1990 ; 253-67.
50) Blume WT, Kaibara M. Atlas of Pediatric Electroencephalography, 2nd Edition. Philadelphia : Lippincott-Raven, 1999 ; 299-360.
51) Blume WT. Clinical profile of partial seizures at less than four years. Epilepsia 1989 ; 30 : 813-19.
52) Blume WT, Kaibara M. Localization of epileptic foci in children. Can J Neurol Sci 1991 ; 18 : 570-72.
53) Quesney LE. Preoperative electroencephalographic investigation in frontal lobe epilepsy : electroencephalographic and electrocorticographic recordings. Can J Neurol Sci 1991 ; 18 : 559-63.
54) Williamson PD, Thadani VM, Darcey TM, et al. Occipital lobe epilepsy : clinical characteristics, seizure spread patterns, and results of surgery. Ann Neurol 1992 ; 31 : 3-13.
55) Blume WT, Whiting SE, Girvin JP. Epilepsy surgery in the posterior cortex. Ann Neurol 1991 ; 29 : 638-45.
56) Foldvary N. Ictal electroencephalography in neocortical epilepsy. In : Lüders HO, Comair YG eds. Epilepsy Surgery, 2nd Edition. Philadelphia : Lippincott Williams & Wilkins, 2001 ; 431-39.
57) Van Ness PC. Frontal and parietal lobe epilepsy. In : Wyllie E, ed. The Treatment of Epilepsy : Principles and Practices. 1st Edition Philadelphia : Lea & Febiger, 1993 ; 525-32.
58) van Emde Boas W, Parra J. Long-term noninvasive video-electroencephalographic monitoring in temporal lobe epilepsy. In : Lüders HO, Comair YG eds. Epilepsy Surgery, 2nd Edition. Philadelphia : Lippincott Williams & Wilkins, 2001 ; 413-29.
59) Blume WT. Are Sphenoidal Electrodes Essential in the Presurgical Evaluation of Temporal Lobe Epilepsy? New Orleans, Louisiana, American Clinical Neurophysiology Society Meeting, September 20, 2002.
60) Kaplan PW, Lesser RP. Long-term monitoring. In : Daly DD, Pedley TA eds. Current Practice of Clinical Electroencephalography, 2nd Edition. New York : Raven Press, Ltd., 1990 ; 513-34.
61) Chang BS, Ives JR, Schomer DL, et al. Outpatient EEG monitoring in the presurgical evaluation of patients with refractory temporal lobe epilepsy. J Clin Neurophysiol 2002 ; 19 : 152-56.
62) Gilliam F, Kuzniecky R, Faught E. Ambulatory EEG monitoring. J Clin Neurophysiol 1999 ; 16 : 111-15.
63) Liporace J, Tatum W, Morris GL 3rd, et al. Clinical utility of sleep-deprived versus computer-assisted ambulatory 16-channel EEG in epilepsy patients : a multi-center study. Epilepsy Res 1998 ; 32 : 357-62.
64) Morris GL 3rd, Galezowska J, Leroy R, et al. The results of computer-assisted ambulatory 16-channel EEG. Electroencephalogr Clin Neurophysiol 1994 ; 91 : 229-31.
65) Worrell GA, Lagerlund TD, Buchhalter JR. Role and limitations of routine and ambulatory scalp electroencephalography in diagnosing and managing seizures. Mayo Clin Proc 2002 ; 77 : 991-98.
66) Woods RP, Iacoboni M, Mazziotta JC. Bilateral spreading cerebral hypoperfusion during spontaneous migraine headache. N Engl J Med 1994 ; 331 : 1689-92.
67) Soriani S, Feggi L, Battistella PA, et al. Interictal and ictal phase study with Tc 99m HMPAO brain SPECT in juvenile migraine with aura. Headache 1997 ; 37 : 31-36.
68) La S, Vignati A, Porazzi D. Basilar artery migraine : transcranial Doppler EEG and SPECT from the aura phase to the end. Headache 1997 ; 37 : 43-47.
69) Totaro R, De Matteis G, Marini C, et al. Sumatriptan and cerebral blood flow velocity changes during migraine attacks. Headache 1997 ; 37 : 635-39.
70) Cutrer FM, O'Donnell A, Sanchez DR. Functional neuroimaging : enhanced understanding of migraine pathophysiology. Neurology 2000 ; 55 : S36-S45.
71) Calandre EP, Bembibre J, Arnedo ML, et al. Cognitive disturbances and regional cerebral blood flow abnormalities in migraine patients : their relationship with the clinical manifestations of the illness. Cephalalgia 2002 ; 22 : 291-302.
72) Lauritzen M. Pathophysiology of the migraine aura. The spreading depression theory. Brain 1995 ; 118 : 307-8.
73) Diener HC. Positron emission tomography studies in headache. Headache 1997 ; 37 : 622-25.
74) Aminian A, Strashun A, Rose A. Alternating hemiplegia of childhood : studies of regional cerebral blood flow using 99mT-hexamethylpropylene amine oxime single-photon emission computed tomography. Ann Neurol 1993 ; 33 : 43-47.
75) Olesen J, Lauritzen M, Tfelt-Hansen P, et al. Spreading cerebral oligemia in classical- and normal cerebral blood flow in common migraine. Headache

76) Hooker WD, Raskin NH. Neuropsychologic alterations in classic and common migraine. Arch Neurol 1986 ; 43 : 709-12.
77) Wray SH, Mijović-Prelec D, Kosslyn SM. Visual processing in migraineurs. Brain 1995 ; 118 : 25-35.
78) Wessely P, Mayr N, Goldenberg G. EEG findings in complicated migraine. EEG EMG Z Elektroenzephalogr Elektromyogr Verwandte Geb 1985 ; 16 : 221-26.
79) Smyth VOG, Winter AL. The EEG in migraine. Electroencephalogr Clin Neurophysiol 1964 ; 16 : 194-202.
80) Golla FL, Winter AL. Analysis of cerebral responses to flicker in patients complaining of episodic headache. Electroencephalogr Clin Neurophysiol 1959 ; 11 : 539-49.
81) Andermann E. Clinical features of migraine-epilepsy syndromes. In : Andermann F, Lugaresi E eds. Migraine and Epilepsy. Boston : Butterworths, 1987 ; 3-30.
82) Camfield PR, Metrakos K, Andermann E. Basilar migraine, seizures, and severe epileptiform EEG abnormalities. Neurology 1978 ; 28 : 584-88.
83) Degen R, Degen H-E, Palm D, et al. Die migraine hemiplegique in kindesalter. Dtsch Med Wochenschr 1980 ; 105 : 640-45.
84) Isler W. Akute Hemiplegien und Hemisyndrome im Kindesalter. Stuttgart : Thieme, 1969.
85) Niedermeyer E. The EEG in patients with migraine and other forms of headache. In : Niedermeyer E, Lopes da Silva F eds. Electroencephalography. Basic Principles, Clinical Applications, and Related Fields. Baltimore, Maryland : Williams & Wilkins, 1999 ; 595-602.
86) Lewis DW, Ashwal S, Dahl G, et al. Practice parameter : evaluation of children and adolescents with recurrent headaches : report of the Quality Standards Subcommittee of the American Academy of Neurology and the Practice Committee of the Child Neurology Society. Neurology 2002 ; 59 : 490-98.
87) Bender MB. Syndrome of isolated episodes of confusion with amnesia. J Hillside Hosp 1956 ; 5 : 212-15.
88) Fisher CM, Adams RD. Transient global amnesia syndrome. Acta Neurol Scand 1964 ; 40 Suppl 9 : 7-82.
89) Miller JW, Yanagihara T, Petersen RC, et al. Transient global amnesia and epilepsy. Electroencephalographic distinction. Arch Neurol 1987 ; 44 : 629-33.
90) Jaffe R, Bender MB. EEG studies in the syndrome of isolated episodes of confusion with amnesia "transient global amnesia." J Neurol Neurosurg Psychiatry 1966 ; 29 : 472-74.
91) Sheth RD, Riggs JE, Bodensteiner JB. Acute confusional migraine : variant of transient global amnesia. Pediatr Neurol 1995 ; 12 : 129-31.
92) Niedermeyer E. Nonepileptic Attacks. In : Niedermeyer E, Lopes da Silva F eds. Electroencephalography. Basic Principles, Clinical Applications, and Related Fields. Baltimore, Maryland : Williams & Wilkins, 1999 ; 586-94.
93) Andriola M. Pseudo-seizures secondary to cardiac asystole and apnea. Electroencephalogr Clin Neurophysiol 1983 ; 56 : 7
94) Blume WT, Kaibara M. Atlas of Pediatric Electroencephalography, 2nd Edition. Philadelphia : Lippincott-Raven, 1999 ; 364.
95) Krumholz A, Niedermeyer E. Psychogenic seizures : a clinical study with follow-up data. Neurology 1983 ; 33 : 498-502.
96) Lesser RP, Lueders H, Dinner DS. Evidence for epilepsy is rare in patients with psychogenic seizures. Neurology 1983 ; 33 : 502-4.
97) Cohen SJ, Suter C. Hysterical "seizures"-Suggestion as a provocative EEG test. Ann Neurol 1982 ; 11 : 391-95.
98) Reuber M, Fernandez G, Bauer J, Singh DD, Elger CE. Interictal EEG abnormalities in patients with psychogenic nonepileptic seizures. Epilepsia 2002 ; 43 : 1013-20.
99) Blume WT, Young GB, Lemieux JF. EEG morphology of partial epileptic seizures. Electroencephalogr Clin Neurophysiol 1984 ; 57 : 295-302.
100) Gumnit RJ. Psychogenic seizures. In : Wyllie E, ed. The Treatment of Epilepsy, Principles & Practice, 3rd Edition. Philadelphia : Lippincott Williams & Wilkins, 2001 ; 699-703.
101) Derry PA, McLachlan RS. The MMPI-2 as an adjunct to the diagnosis of pseudoseizures. Seizure 1996 ; 5 : 35-40.
102) Broughton RJ. Polysomnography : principles and applications in sleep and arousal disorders. In : Niedermeyer E, Lopes da Silva F eds. Electroencephalography, Basic Principles, Clinical Applications, and Related Fields, 4th Edition. Baltimore : Williams & Wilkins, 1999 ; 858-95.

103) Gastaut H, Broughton R. A clinical and polygraphic study of episodic phenomena during sleep : academic address. Recent Adv Biol Psychiatry 1965 ; 7 : 197-221.
104) Howell DA. Unusual centrencephalic seizure patterns. Brain 1955 ; 78 : 199-208.
105) Blume WT, Kaibara M. Atlas of Pediatric Electroencephalography, 2nd Edition. Philadelphia : Lippincott-Raven, 1999 ; 184-86.
106) Schaul N, Gloor P, Gotman J. The EEG in deep midline lesions. Neurology 1981 ; 31 : 157-67.
107) Gross DW, Wiebe S, Blume WT. The periodicity of lateralized epileptiform discharges. Clin Neurophysiol 1999 ; 110 : 1516-20.

I 概論：てんかん診断のジレンマ

2 発作症状に基づく解剖学的局在診断

　てんかんの発作症状を脳の機能障害の表れとみなす考えは，既に古代ギリシャのガレノス学派（西暦129〜216年）の時代にみられる[1]．しかし，発作症状を脳内の解剖学的局在に関連付ける試みが始まったのは19世紀後半である．Jackson[2]とGowers[3]はてんかん発作を繰り返し観察しえた症例の剖検所見から発作症状と脳損傷部位を対応させる方法を確立させた．かれらの臨床観察能力は傑出していて，その局在診断の精度の高さはビデオ脳波やMRIなどの先進的技術を駆使した現代のものと変わらない[4,5]．当時の知見はいまだにその妥当性を失っていないのである．

　発作はいつ現れるか予測がつかない．したがって，その解剖学的局在を決定するのは至難の業である．これは機能欠損と脳損傷を対応させる分野とは対照的である．発作症状と大脳皮質の電気的活動の関連付けは1929年，Bergerによる脳波の発見によって可能となった．Ajmone-Marsan[4]はてんかん発作誘発剤であるpenthylenetetrazolを用いて発作を繰り返し誘発させる方法を編み出し，発作症状を標準化し，脳波所見と対応させた．

　局所麻酔下で患者の脳を直接刺激する研究はモントリオール神経研究所のPenfieldによって始められた[6]．彼は術中に脳波を記録することによって発作症状と特定の皮質領域を対応させることに成功した．その部位を切除することによって発作が消失すれば，発作症状と切除領域の対応関係はさらに確かなものになる．BancaudとTalairachも同様の研究を行っている（図1）．初期の先駆的な研究に続いて，長時間脳波記録にも頭蓋内電極が用いられるようになった．その後，グリッド電極や帯状電極を用いた多チャンネル脳波記録が普及し，現在では世界中のてんかんセンターで発作症状の局在診断に活用されている．皮質電位マッピングは発作症状や皮質機能の局在を探るうえで不可欠である．MRI，fMRI，SPECT，PETなど，次々と開発された新しい技術は先行研究の補完にとどまらず，機能局在に関する新たな知見をもたらしている[7〜9]．

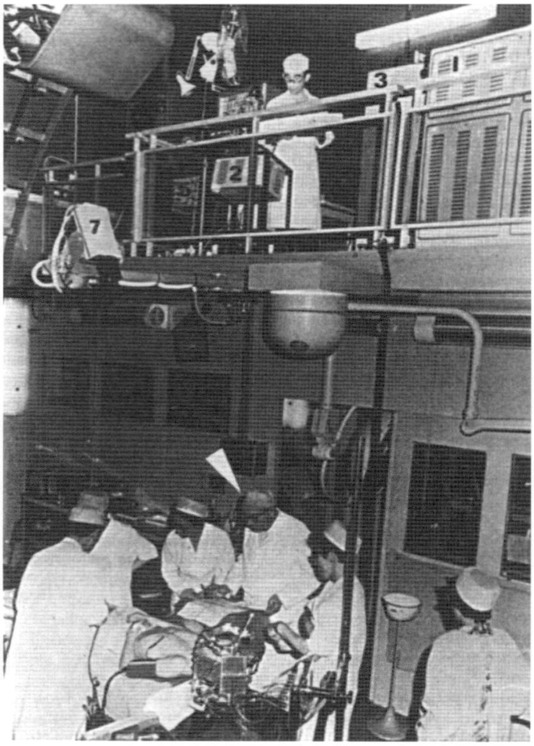

図1　パリ，サンタンヌ病院手術室の光景

白い矢印が J. Bancaud．バルコニーの上に脳波記録装置がみえる．
〔Talairach J, Bancaud J, Szirka G et al.：Approche Nouvelle de la neurochirurgie de l'épilepsie. Méthodologie stéréotaxique et résultants thérapeutiques. Neurochirurgie 1974 20（Suppl 1）より〕

本章では，典型的な発作症状とその解剖学的局在について述べる．これらの知見は以下の原則に従って導き出されたものである．

- 発作症状と脳構造異常部位には対応関係があり，てんかん発作源と考えられる．
- 発作症状と頭皮脳波および頭蓋内脳波所見には対応関係がある．
- 刺激によって誘発された発作症状と刺激部位には対応関係がある．
- 外科的切除によって発作が消失したのであれば，発作症状と切除領域には対応関係がある．

これらの原則にはどれも限界があり，以下のような事実から大きな系統誤差が生じうる．まず，発作起始部から症状発現領域に発作活動が伝播してから臨床症状が出現することがある．また，てんかん原性領域が構造異常部位や切除部位の近傍に位置していることがある．さらに，脳内にはてんかん発作に巻き込まれても臨床症状を呈さない沈黙野が広く存在する．加えて，頭皮脳波に基づく発作焦点の推定には誤りが多い[10,11]．また，皮質刺激によって生じる症状は自発発作のそれとは完全には一致しないことがある．発作症状の解剖学的局在に関する知見は飛躍的に増えたとはいえ，現実にはまだまだ多くの不確実な部分が残されている．

発作症状を捕捉し，それを特定の脳領域に対応させることは重要な課題である．外科治療の適応を検討する場合，誤診があればその影響は甚大である．てんかん発作を正確に診断できて初めて最適な薬物療法や外科治療の選択が可能となる．逆に，てんかん発作ではないことが正確に判断できれば，必要のない抗てんかん薬を処方せずにすむ．てんかん発作と非てんかん性発作を鑑別するには，診察と観察を通じてその発作症状を見極めなくてはならない．てんかん症候群と発作型に関する知識があれば，この鑑別診断を進めやすくなる．診断が確定しない場合や治療が奏効しない場合には，ビデオ脳波記録が最終手段として残されている．

しかし，ビデオ脳波記録の結果にまどわされることもある．たとえば，前頭葉内側面から生じるてんかん発作の場合，頭皮上脳波は全く異常を示さない．常同的で持続の短い発作であれば，それがいかに珍妙で奇抜なものであっても，常にてんかん発作の可能性を念頭において診断を進めるべきである．とはいえ，奇抜な発作を診断する際にはビデオ脳波記録を過信しないことである．

1

部分発作の症状と解剖学的局在

部分発作 partial seizure あるいは焦点性発作 focal seizure は限局した脳領域から生じ，その局在に従った症状を呈する．したがって，発作症状の解剖学的局在に関する価値ある情報がもたらされる．

2

前頭葉発作 frontal lobe seizure

前頭葉発作は心因性発作と誤診されやすい．これは前頭葉発作では意識減損を来すとはかぎらず，さらに情動的あるいは性的な激しい発作症状を示すことがあるためである[12～14]．実際，前頭葉てんかんに関する初期の報告には年余にわたり精神科治療を受けていた患者がしばしば登場する[13,15]．

前頭葉は機能的にも解剖学的にも複数の領域に分けることができる（図2, 3）．すなわち，一次運動皮質（中心前回），補足運動野，前内側前頭葉（帯状回を含む），背外側前頭穹窿部，眼窩前頭皮質，弁蓋部の各領域である．一次運動皮質と補足運動野より前方の領域を前頭前皮質 prefrontal cortex とよぶことがある．

実行機能を司る前頭前皮質から発作が始まる場合，起始直後には臨床症状を示さず，発作が拡延して初めて症状が現れる．したがって，発作症状の局在決定には困難がつきまとうことが多い．

図 2 発作症状と脳解剖（外側面）

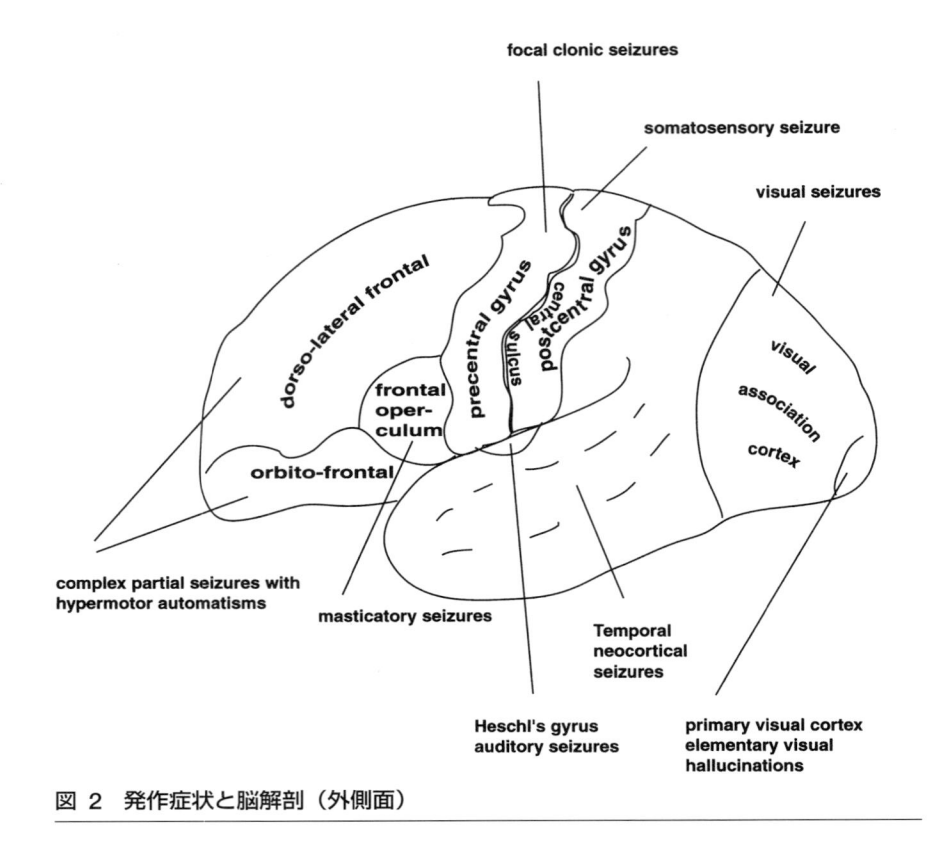

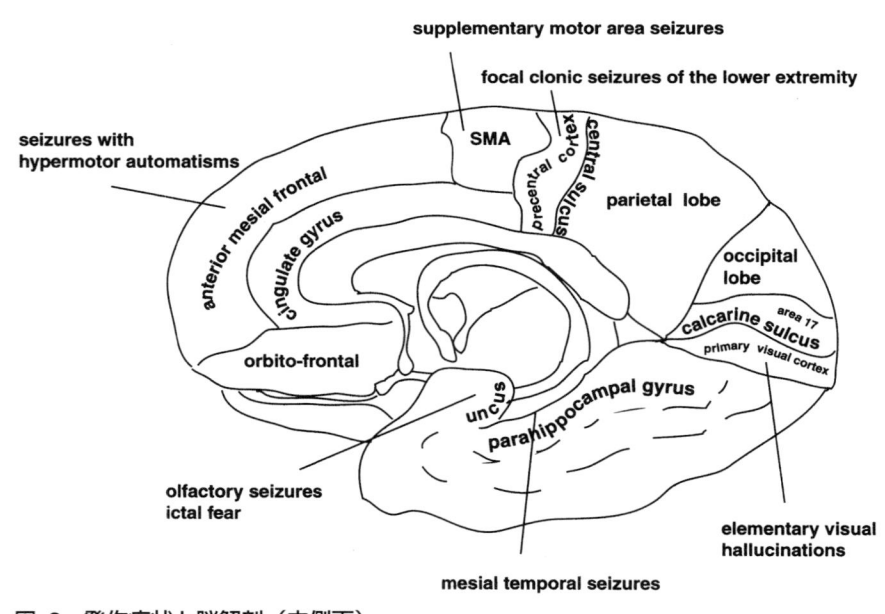

図 3 発作症状と脳解剖（内側面）

前頭葉由来の発作の中でよく遭遇するのは焦点性間代発作[2]，複雑部分発作[13,16〜18]，補足運動野発作[18〜21]である．咀嚼発作[14,22,23]と前頭葉性欠神発作[14]は比較的まれである．

1．典型的な前頭葉発作

(1) 焦点性間代発作 focal clonic seizure

焦点性間代発作は意識減損を伴わない一側性の筋群の律動性けいれんである．この運動発作は一次運動皮質（Brodmann 4 野）に由来し，対側に運動症状が現れる．その際，体部位再現 somatotopic representation（ホムンクルス homunculus，図4）に対応した筋群に間代性運動発作が生じる．顔と手はこの運動部位再現の中で最も広範な領域を占めるので，発作に巻き込まれることが多い．手の領域から始まるてんかん性活動は吻側，尾側に拡延することがあり，これは手から始まり顔あるいは足に広がる間代性運動に変換される．

ホムンクルスの運動部位再現に沿って拡延する焦点性間代発作は Jackson のマーチ[2]とよばれる．意識が減損することなく長時間にわたって続く焦点性間代発作は持続性部分てんかん epilepsia partialis continua とよばれる．この運動発作は数日，数カ月，あるいは数年にわたって続くことがある．一次運動皮質の病変を伴う焦点性間代発作は抗てんかん薬に反応しないことがある．

焦点性間代発作は中心側頭部に棘波を示す良性てんかん（良性ローランドてんかん）と Rasmussen 脳炎でよくみられる．中心側頭部に棘波を示す良性小児てんかん benign childhood epilepsy with centrotemporal spikes は 5〜10 歳の間に発症する[24]．顔面の間代性けいれん，咽頭の収縮，流涎を主徴とする発作が夜間に生じ，二次性全般化することもある．発作頻度は低く，治療を要しないこともあるが，カルバマゼピンが有効である．思春期には自然寛解する[24〜26]．

Rasmussen 脳炎は進行性の炎症性疾患であり，一側大脳半球を侵すことが多い．その原因としては自己免疫性の機序が推定されている[27]．病側半球の対側に生じる焦点性間代発作は，数時間，数日，数カ月にわたって遷延することがある（持続性部分てんかん）．病側半球は進行性の萎縮を示し，発作の重延と脳炎のびまん性進行によって患者の認知機能は低下の一途をたどる．

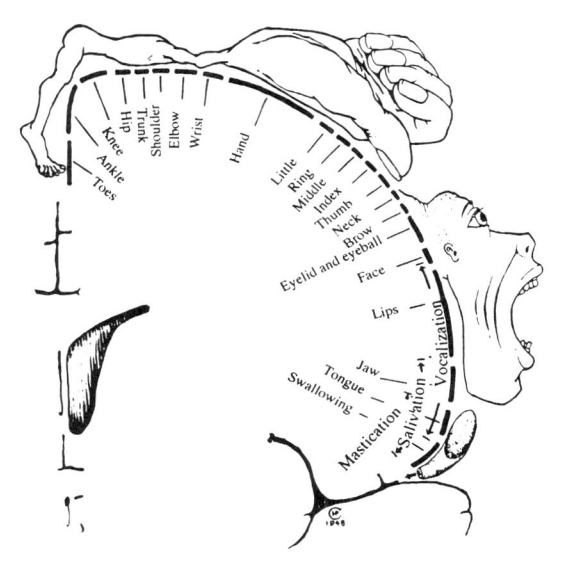

図4 前頭皮質における運動機能の体部位再現
〔Penfield W and Rasmussen T. 1995. The cerebral cortex of man より〕

(2) 非対称性強直性姿勢を示す補足運動野発作 supplementary motor area seizure

補足運動野 supplementary motor area（SMA）は一次運動皮質（Brodmann 6 野）の前方に隣接し，帯状回上方の前頭葉内側部に位置する．片側性あるいは両側性の強直姿勢を呈する発作はこの領域に由来すると考えられる．補足運動野発作の始まり方は強烈で，意識が保たれたまま腕と足の不自然な姿勢が突然現れる．発作と同側の運動機能が保たれている場合，不随意に強直した上下肢を対側の腕で掴もうとしたり抑えつけようとすることがある．頸部の筋群が発作に巻き込まれると，伸展した腕の方向に頭部が回転し，典型的な「フェンシング」姿位（図5）となる．補足運動野発作は持続が短く，夜間に好発し，群発することがある[28〜30]．

上肢，下肢，あるいは上下肢の強直性姿位は対

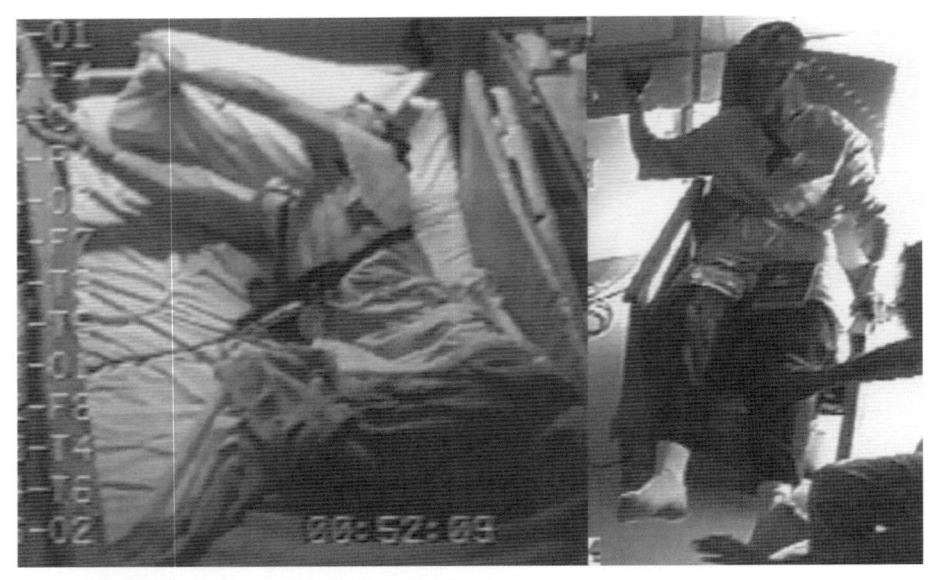

図5 補足運動野発作でみられる典型的な姿勢
左:両上肢の強直性伸展.右:「フェンシング」姿位.

側の補足運動野の発作によって生じる.刺激実験を行ったPenfield[31]は補足運動皮質内にも一次運動皮質と同じように運動部位再現があることを見出した.このことは追試によっても確認されている[30,32].補足運動野では顔の領域が最も前方に位置し,下肢の領域は後方,上肢の領域はその中間に位置している.両側性の強直性伸展は対側への急速な発作伝播の表れとも考えられるが,補足運動野内には同側上下肢の運動部位再現も存在することが刺激実験によって繰り返し確認されている[32].頭部は発作焦点の対側方向に回転することが多い[33,34].

補足運動野由来の発作に先行して体性感覚の前兆を認めることがある.この前兆は両側性,広範性,近位部優位の体性感覚であり,このことは補足運動野には運動部位再現のみならず体性感覚部位再現も存在することを示している[30,31].

補足運動野発作は意識が保たれたまま,しかも脳波変化も伴わずに両側性の運動症状を呈することがあるために,非てんかん性発作と誤診されやすい.しかし,この発作を見慣れてしまえば,てんかん性であることを見抜けるようになる.

補足運動野てんかんでは腫瘍や皮質異形成などの病変を伴うことがある.

(3) 運動亢進性自動症 hypermotor automatism を伴う複雑部分発作

前頭葉由来の複雑部分発作は複雑な行動症状を呈する.この発作を最初に報告したのはフランス学派[15,35]であり,その後にWilliamson[13],やや遅れてWaterman[17]が続いた.かれらが報告したのはいずれも奇妙で爆発的な行動症状であった.この発作はあまりにも風変わりで激しい情動表出を伴うため,心因性発作をはじめとする非てんかん性発作と誤診されることが多い.小児期であればTourette症候群などとの鑑別がたびたび問題となる(**表1**,第12章も参照).

前頭葉性複雑部分発作 frontal lobe complex partial seizure では奇妙な自動症が突然爆発的に始まる.これには足踏み動作,自転車漕ぎ動作,ベッドからの飛び降り動作,走り回る動作,激しく叩く動作,身体を揺らす動作などがあり,いずれも四肢を巻き込んだ複雑な動作である.そのうえに怒声や絶叫を伴うことが多く,ますます奇怪な様相を呈する.発声は感情的な色彩を帯び,言葉になる場合(罵り,叫び)と言葉にならない場

表1 運動亢進性自動症を伴う前頭葉性複雑部分発作の鑑別診断

	運動亢進性自動症を伴う前頭葉性複雑部分発作	心因性発作	Tourette 症候群
持続時間	短い（60秒以下）	様々	短い
頻度	頻発，群発	様々，群発が多い	様々，ときに持続性
好発時間	夜間に好発，睡眠中	覚醒中	覚醒中が多い，睡眠で消失，注意集中で悪化
運動徴候	奇妙だが常同的	様々：首振り，ピクツキが多い	単純運動性チック，複雑運動性チック，部位は様々
発語	激しい絶叫または発語停止	ゆっくりした発語	反響言語，反響動作
意識	保持	もうろう，意識変容が一般的，漸増漸減する	保持
関連徴候	二次性全般化あり，間代性または強直性の徴候を伴う	身体表現性障害，心的外傷後ストレス障害	強迫性障害
発症年齢	小児期，青年期	成人期＞＞小児期	小児期
自然寛解	まれ	あり	一般的
脳波変化	一般的にあり，ときに欠如	正常	正常
MRI	てんかん原性領域に一致	正常	正常

合（うなり，うめき）がある．意識が保持されている点も奇妙な印象を与える．患者は発作を自覚しているのに，その症状を全くコントロールできない．発作は夜間に好発し，群発する．発作症状は終始一貫して常同的であり，発作の持続も極めて短く，この点が心因性発作とは異なる．典型的な発作であれば15～30秒で終了し，発作後もうろう状態を示さずに速やかに回復する[16]．発作時脳波による鑑別は必ずしも当てにならない．特に前頭葉内側面由来の発作の場合には頭皮上電極によって発作時てんかん性放電を捉えることはほとんど不可能である．

前頭葉性複雑部分発作は前頭前皮質の様々な領域（背外側皮質，眼窩前頭皮質，内側前頭皮質）から生じる[14,15,17]．しかし，前頭前皮質の多くは臨床症状を示さないため，この領域の機能局在に関しては不明な点が多い[12]．特徴的な脳波所見は前頭葉全域への拡延パターンであるが，これはおそらく解放現象や脱抑制現象によるものだろう．したがって，画像検査で明らかな異常を認めないかぎり，てんかん発作源の同定は容易ではない．しかし，脳損傷を認めなくても，外科治療が奏効する場合がある[12]．

(4) 咀嚼発作 masticatory seizure

咀嚼発作では口部の不随意運動に流涎や舌の突出を伴う．発作中の意識は完全に保たれているが，運動失語のために会話することはできない．この発作は Broca の言語野を含む前頭葉弁蓋から生じる[22,23]．この発作は中心側頭部に棘波を示す良性小児てんかんでみられるが，脳腫瘍や皮質異形成に伴うてんかんでもみられる．

咀嚼発作の診断を下すには，意識が保たれたまま口部の不随意運動を来す疾患を除外する必要がある．これには遅発性ジスキネジア，発声チック，Sydenham 舞踏病などがある（表2）．咀嚼発作は前頭葉外側面に由来するため，脳波上の変化は捉えやすい[36]．

(5) 前頭葉性欠神発作 frontal lobe absence seizure

前頭葉発作の中には運動症状をほとんど認めず，欠神発作と見紛うものがある[37]．この発作は前頭葉内側面[14]または前頭極[37]から生じ，意識は変容するものの，外界に対する反応性は部分的に

表 2 咀嚼発作，発声チック，遅発性ジスキネジア，Sydenham 舞踏病の鑑別診断

	咀嚼発作	発声チック	遅発性ジスキネジア	Sydenham 舞踏病
持続時間と頻度	短い，間欠的，頻発	短い，間欠的，頻発，注意集中で悪化	持続性	持続性，数週間続いてから消失
運動症状	常同的な口部運動	音の発声，舌の突出，外観は様々	口周囲の咀嚼様運動	顔面，四肢を含む複数の筋群の舞踏運動
発語	発語停止	反響言語，音の産出	発語機能に大きな異常なし	口周囲の筋群の舞踏運動による障害のみ
関連所見	強直性の口部運動，流涎，咽頭の収縮	舌の突出	神経遮断薬の服用歴	溶連菌感染の既往
発症年齢	小児期，青年期	小児期	成人期	5〜15 歳
自然寛解	まれ	一般的	まれ	常に
脳波変化	多い	正常	正常	正常

保たれている．発作はかなりの時間持続し，非けいれん性発作重積に至ることがある．

この発作と解離性障害を臨床症状だけから鑑別することは不可能だが，前頭葉性欠神発作であれば不規則な全般性鋭徐波複合などの明らかなてんかん性放電を示す[38]．繰り返しになるが，正確な診断を下すためにはビデオ脳波記録が必要である．

2. その他の発作症状

(1) 性的自動症 sexual automatism

性的自動症は最近までてんかん発作とは考えられていなかった[39]．性的自動症には腰振り動作と性器いじり動作がある．この発作は性的意味合いが強いため，精神障害によるものと誤診されやすい．実際，心因性発作では腰振り動作を認めることが多い．しかし，性的自動症は常同的であり，手の自動症や間代性運動などを伴うのが一般的である．また，発作の持続時間も比較的短い．性的自動症は前頭前皮質由来と考えられており，その中でも背外側部，前頭極，眼窩前頭部との関係が深い[39]．

性的自動症後の血清プロラクチン値については系統的な研究がない．複雑部分発作後であれば，血清プロラクチンは 60% の確率で上昇する[40]．しかし，この検査は偽陽性率が高いため，てんかんと非てんかん性発作を鑑別する指標としては限界がある．

性的自動症は発作の開始時に性的快感を伴うオーガズムてんかん orgasmic epilepsy とは異なる．この性的快感発作は右半球に由来すると考えられている[41,42]．

(2) 尿失禁 urinary incontinence

前頭葉の膀胱支配領域がてんかん発作に巻き込まれると尿失禁が生じる．この場合，発作が二次性全般化しなくても尿失禁が生じることになるが，側頭葉てんかんでも同様に尿失禁を来すことがあるため，てんかん発作源の局在決定に必ずしも役立つわけではない．また，尿失禁はてんかん発作に特異的ともいえない．心因性発作の 44% は発作中に尿失禁を経験している[43]．発作時尿意は劣位半球に関連付けられている[44]．てんかん発作の症状として便失禁を認めることは極めてまれであり，もしあればほかの原因を疑うべきである．

(3) 眼球偏位 eye deviation

眼球偏位は局在診断に必ずしも役立つわけではないが，補足運動野発作でよくみられ，前頭眼野 frontal eye-field が巻き込まれた際に対側方向に偏位することが多い[45]．眼球偏位に基づいた側性決定に誤りが多いのは，この発作症状に脳幹が関与しているためと考えられている[16,45,46]．

(4) 発作後麻痺と発作時麻痺

　発作後麻痺 postictal paralysis あるいは Todd 麻痺は非常によくみられる発作後症状であり，てんかん発作源の対側に出現する[4]．この麻痺は前頭葉てんかん，頭頂葉てんかんでみられることが多く，側頭葉てんかんでは少ない[47~49]．単発の発作の後であれば，麻痺は数分間で回復するが，部分発作重積後であれば遷延することもある．発作後麻痺は必ず発作直後から出現する．

　電気刺激によって発作時片麻痺が誘発されたという報告はあるが，自発発作に伴う発作時麻痺 ictal paralysis の報告は極めてまれである[50,51]．発作時麻痺は発作後麻痺と明確に区別する必要がある．この発作もたいていすぐに終わってしまう．中心溝周辺領域の発作によって発作時麻痺が生じた症例が報告されている[52]．

3

側頭葉発作 temporal lobe seizure

　てんかん学では側頭葉を内側側頭構造，外側新皮質，島に分けて扱うことが多い．内側側頭構造には海馬体，その前方に位置する扁桃体，鉤，海馬傍回が含まれる（図3，6）．外側側頭皮質には一次聴覚野である Heschl 横回，感覚言語機能を担う Wernicke の言語野が含まれる（図3）．島発作は内側および外側側頭葉発作に比べて発作症状が明確でないために外科治療は困難なことが多い．島は味覚と自律神経機能にとって極めて重要な領域である[53]．

1. 内側側頭葉発作
　　　mesial temporal lobe seizure

　内側側頭葉発作は側頭葉発作の中で圧倒的に多く，成人でみられる単一の発作型としては最も頻度が高い．発作症状は典型的な複雑部分発作である．

　内側側頭葉発作では前兆が先行することが多く，前兆だけが単独で生じることも少なくない[54,55]．最も一般的な前兆は上腹部感覚あるいは腹性前兆であり，込み上げてくる感覚，嘔気，「胃の中を蝶が舞っている」感覚，エレベーターに乗っているような感覚などと表現される[54,56,57]．これらの前兆は内側側頭葉由来の発作であることを強く示唆するが，その正確な解剖学的局在については意見の一致をみていない[56,58~60]．前兆にはこのほかに，幻嗅，幻味，発作性恐怖，既視感，未視感などがある．

　幻嗅には快いものもあれば，ゴムの燃える臭いのような不快なものもある．その発作源は扁桃体に局在すると考えられている[61]．味覚性前兆は不快な味のことが多く，島発作でみられる[62]（第10章を参照）．発作性恐怖は側頭葉発作で最も多いが，前頭葉発作でも報告されている[12,63,64]．発作性恐怖には扁桃体が深く関わっていることが頭蓋内脳波と MRI の容積測定を用いた研究によって示唆されている[65,66]．一方，別の研究ではむしろ眼窩前頭ネットワークが関与していることを示す頭蓋内脳波記録が報告されている[67]．発作性恐怖はパニック障害と簡単に間違えられてしまうが，両者の正確な関係性については不明な部分が多い．たとえば，側頭葉てんかんではパニック障害の発症率が明らかに高い[68]．

　既視感 déjà vu と未視感 jamais vu は主観的体験に関わる前兆である．既視感では奇妙な親近感を体験し[69]，自分が以前に同じ場面あるいは同じ状況にいたように感じる．既視感の解剖学的局在については議論の余地はあるものの，おそらく海馬傍回とその新皮質結合部位であろうと推定されている[70]．頭蓋内電極を用いた研究によると，外側側頭葉皮質から始まる発作が内側側頭葉構造に拡延していく際に既視感が生じることが示唆されている[69]．一方，既視感は内側側頭葉内で完結する前兆であることを示している報告もある[71]．てんかん発作に伴う既視感を心因性発作と鑑別するためには，その体験内容について患者から詳細な陳述を得るとよい．心因性発作では既視感が錯覚であることに気づいていたり，症状のひとつとして既視感を訴えることが多い．また，既視感を言

葉でうまく表現することができなかったり，ほかの感覚として表現することがある．未視感は見慣れた状況に対して親しみのなさや見知らぬ感じを抱く症状である．てんかん発作の症状として未視感が生じるのはまれである．未視感の発生源は既視感と同じ脳構造にあると考えられている．

典型的な内側側頭葉発作では前兆に引き続いて意識減損と動作停止が生じる．発作中，不完全ながら反応することもあるが，たいていは健忘を残す．口部自動症 oroalimentary automatism としては咀嚼運動，唇鳴らし，口すぼめが一般的である．手の自動症が一側性に現れ，一見合目的的な動きを伴う場合，その同側にてんかん発作源があると推定される[72)]．これには手探り動作，いじくり動作，こすり動作がある．不自然な形に手が強直するジストニア姿位 dystonic posture は対側にてんかん発作源があることを疑わせる[72,73)]．発作時に自律神経機能の変化を伴うこともあるが，その中で最も多いのは散瞳である．発作焦点と同側の瞳孔は散大し，対光反射が消失する[72)]．発声もよくみられる．側頭葉発作の発声は前頭葉発作のように激しくはなく，情動の表出も少ない．ブツブツ言ったり，ちんぷんかんぷんで意味をなさない言葉を口にする．発作後にはもうろう状態に移行するが，優位半球由来の発作であれば，発作後失語を呈することがある．たとえば，左側頭葉発作の後では，道具や材料の用途を指し示すことができてもその名前を言い当てることができない．右側頭葉発作の後であれば，患者は比較的速やかに再び話せるようになる．発作の平均持続時間は70〜90秒である[72)]．二次性全般化は睡眠中に生じやすい[34)]．

内側側頭葉発作は内側側頭葉構造の様々な損傷によって生じるが，病理所見として最もよく観察されるのは内側側頭葉硬化である．これは海馬体のCA1とCA3領域（訳注：CAとはアンモン角Cornet d'Ammon の略称）の錐体細胞の喪失であるが，その原因はわかっていない[74)]．内側側頭葉発作では小児期早期の遷延性熱性けいれんの既往を認めることが多く，これはまた内側側頭葉硬化の危険因子でもある．MRIでは海馬萎縮を認め，患側海馬は健側海馬に比べて明らかに体積が減少している（図6）．内側側頭葉硬化を伴う側頭葉てんかんは内側側頭葉てんかん mesial temporal lobe epilepsy（MTLE）ともよばれる独立したてんかん症候群であり，てんかん外科の適応がある[75)]．

典型的な内側側頭葉発作はかなり特徴的な発作症状を示し，しかも常同的であるためにひと目でそれと判断することができる．したがって，非てんかん性発作やパニック発作などの心因性発作との鑑別は容易である．発作時脳波では患側の側頭部に漸増性シータ律動を認めるため，明確に診断することができる．しかし，前兆だけの側頭葉発作とパニック発作との鑑別はかなり難しい．というのも，この主観的な前兆体験時の脳波は正常なことが多いからである．しかし，側頭葉てんかんであれば前兆のみで終始することはまれで，いずれは複雑部分発作に進展する．

内側側頭葉発作の中には眼窩前頭の内側後方領域に由来するものがある．眼窩前頭領域は内側側頭領域と解剖学的に接続しており，この場合の発作症状は内側側頭構造への発作活動の広がりを反映している．眼窩前頭領域由来の発作では内側側頭構造に拡延するまで無症候性に経過することがある[16,76)]．

2. 外側側頭葉新皮質発作
lateral temporal neocortical seizure

外側側頭葉新皮質発作と内側側頭葉発作の発作症状には共通点と相違点がある[77,78)]．意識減損，口部自動症，手の自動症，ジストニアは両者に共通する発作症状であり，相違点は発作初期の前兆にある．外側側頭葉発作であれば上腹部性前兆を伴うことはまれで，自動症はやや遅れて出現する[77)]．

幻聴は外側側頭葉発作を示唆する徴候である．幻聴の内容は単純な音のことが多く，Heschl 横回の一次聴覚皮質から生じると考えられている．MRIで脳損傷が検出されない場合は頭蓋内脳波記録を行わないかぎりてんかん原性の局在決定は困難である．

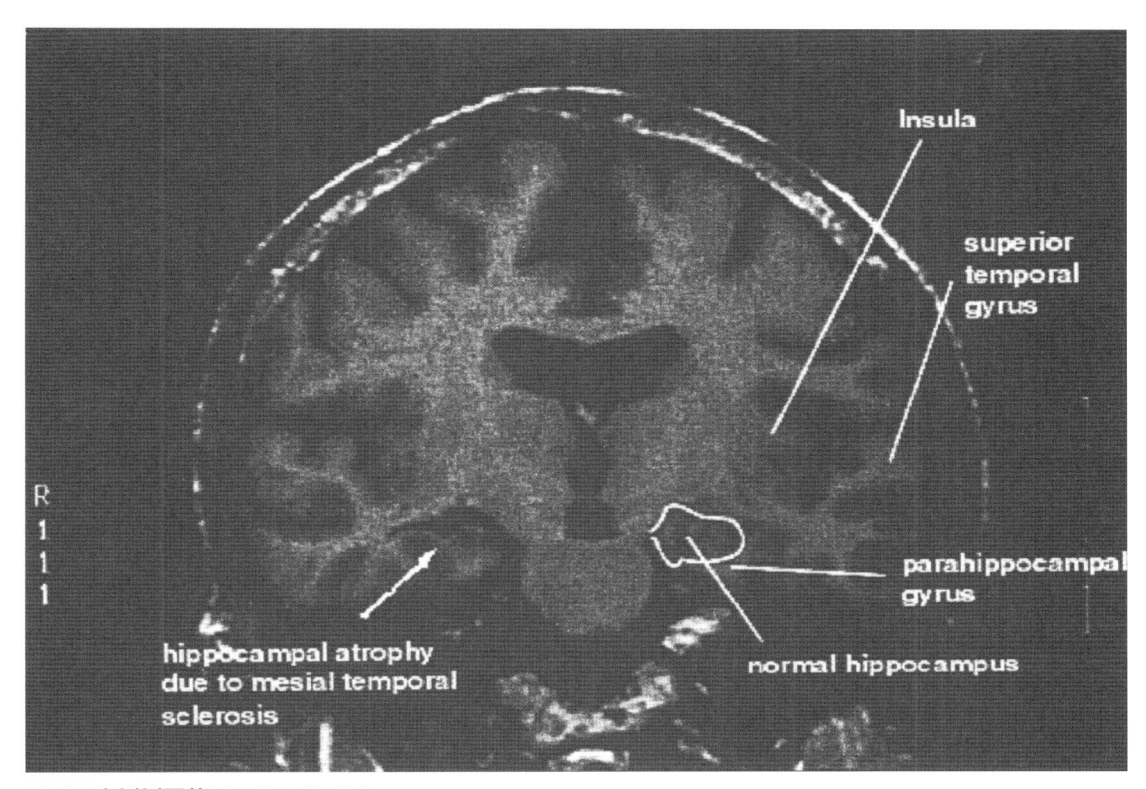

図6 内側側頭葉てんかんのMRI
右半球に典型的な海馬萎縮を認める.

3. その他の発作症状

(1) 発作時嘔吐 ictal vomiting

側頭葉てんかんではしばしば発作時嘔吐や発作時吐出を認める．これらが単独で出現することはまれであり，口部自動症や手の自動症などを伴うことが多い．嘔気は伴わず，患者も嘔吐したことに気づかないことが多い[79]．この点から非てんかん性発作と鑑別することができる．発作時嘔吐は右側頭葉発作の徴候とみなされてきたが[80]，左側頭葉発作でも生じることが報告されている[81]．

(2) 発作後の鼻こすり動作 postictal nose wiping

側頭葉てんかんでみられる発作後の鼻こすり動作が注目されるようになったのはつい最近のことである．ほとんどの場合，てんかん発作源と同側の手で鼻をこする[82]．

(3) 発作時失語と発作後失語

発作時失語 ictal aphasia はまれだが，それは発作の最中に失語症状を証明することが困難であるからにすぎない．発作時失語はその発作が言語優位半球由来であることを示している．ただし，発作時失語の確定には呼称や言語の検査を適切に行う必要がある．

発作後失語 postictal aphasia は内側および外側側頭葉てんかんで認めることが多く，発作源の側性決定に役立つ．発作後に錯語を来していれば，優位半球の側頭葉発作が示唆される．

純粋発語停止は側頭葉発作だけでなく補足運動野発作でもみられる[83]．このため，発語停止は必ずしも局在決定に役立つ症状とはいえないが，そのほとんどは優位半球由来である[46]．

発語の異常は非てんかん性発作でもよくみられるが，その中でも多い症状は不明瞭な発語や吃音である．錯語を伴った明らかな失語であれば，側頭葉発作の可能性がある．

4 頭頂葉発作 parietal lobe seizure

頭頂葉発作は側頭葉発作や前頭葉発作に比べると少ない．感覚は頭頂葉で処理されているが，一次感覚野は中心後回に，二次感覚野はシルビウス裂上堤に位置する．感覚野以外の頭頂葉領域は高次認知機能に関与しており，視空間機能や行為の遂行を司っている．したがって，これらの沈黙野から始まる発作の局在決定は極めて困難であり，報告例の多くは構造損傷の明らかな頭頂葉発作である．

1. 体性感覚発作 somatosensory seizure

頭頂葉発作は体性感覚性の前兆を伴うことがある．前兆としてはうずきやしびれのことが多い．運動感覚症状が生じることもあるが[6]，複雑な感覚症状はまれである．体性感覚症状は中心後回（Brodmann 1, 2, 3野）に由来し，体性感覚部位再現の支配領域に出現する．

体性感覚発作はてんかん焦点の対側に出現するが[47,84]，同側に出現することもある[84]．体性感覚性の前兆の後，補足運動野に拡延した場合は強直発作に進展し，一次運動野に拡延した場合は間代発作に進展する．拡延のし方によっては側頭葉発作に進展する場合もある[85,86]．

二次感覚野から始まる発作の場合，症状は四肢末端や顔面に現れ，四肢近位部には現れない．この現象はPenfieldとJasper[6]の刺激実験によって確認され，Lüders[87]によって再確認されている．体性感覚症状は補足運動野の刺激によっても生じるが，この場合は両側性，広範性であり，より近位部に現れる[32]．

2. 疼痛発作 painful seizure

発作性疼痛ictal painも頭頂葉発作の症状のひとつである[88～92]．一側性かつ皮節分布に沿った発作性疼痛であれば，対側の中心後回にてんかん発作源が局在する[88,92]．腹部の発作性疼痛もまれではない[92]．疼痛以外の発作症状を全く認めないこともあるが[90]，その場合は痛みの性状が明確で，持続時間が短く，限局した部位に現れる疼痛であることが多い．クリーブランド・クリニックの研究によると，非てんかん性発作による疼痛の場合は症状が頻発し，その部位は頭部，胸部，あるいは全身のことが多かった[93]．

自動症や運動症状などの他覚的な発作症状を伴わないかぎり，体性感覚発作や疼痛発作を診断することは難しい．診断の手がかりは症状が最初は手から始まり顔や足に広がるような典型的な拡延パターンにある．こうした拡延パターンが発作的に生じ，短時間で終了する．往々にして体性感覚発作は一過性脳虚血と誤診されるが，高齢者の場合は特に見誤りやすい．疼痛発作の痛みはかなり強いが断続的であり，長くは続かない[92]．一方，非てんかん性発作の場合はうずくような痛みのことが多い[93]．

5 後頭葉発作 occipital lobe seizure

後頭葉皮質は視覚システムを担っている．一次視覚野は鳥距溝の上下に位置するBrodmann 17野に局在する（図3）．後頭皮質の残りの大部分は視覚連合野であることが確認されており，この視覚連合野は後側頭領域および頭頂領域にも入り込んでいる．

1. 視覚発作 visual seizure

後頭葉のほとんどは視覚機能を担っているので，後頭葉発作では視覚性前兆が先行することが多い．視覚性前兆には発作性黒内障ictal amaurosis, 幻視 visual hallucination, 錯視 visual illusion がある[85,94].

発作性黒内障は発作性盲 ictal blindness ともよばれるまれな発作症状である. 発作性半盲から発作性全盲に進展することもある. 発作性半盲で始まった場合, その局在は対側の後頭葉にあることを意味している. 発作性黒内障は数秒から数分持続し, それ以外の発作症状を認めずに頓挫することもある[95]. 患者は発作性黒内障を「目の前が真っ白になった」とか「真っ黒になった」などと表現する. 発作初期には視野がぼやけるだけのこともある[96]. 発作性盲には一次視覚皮質よりも視覚連合皮質が関与している[97].

要素性幻視は形, 色, パターン, 波のイメージであり, 点滅することもある[6,98]. 要素性幻視が一側視野に現れたのであれば, その発作焦点は対側半球に局在する. 要素性幻視は一次視覚皮質と関連があり, その内容が静止イメージであれば17野に由来し, 動きを伴う発光であれば18野, 19野に由来する発作であると考えられる[6,99].

複合幻視は場面, 人物, 動物, 物体などの様々なイメージである. このイメージはいつも同じであるが, 様々な幻覚が報告されている[100]. 複合幻覚は視覚連合皮質を示唆する発作症状である.

錯視には巨視, 小視, 変形視, 残像視などがある. 巨視では対象を実際よりも大きく知覚し, 小視では小さく知覚する. 変形視では形, 大きさ, 色が歪んで知覚される. 残像視では視覚刺激が中断されてもその視覚イメージが長時間維持される[101]. 錯視は視覚連合皮質に由来すると考えられ, おそらく側頭頭頂葉接合部が関与している. 身体イメージの変形が頭頂葉由来の発作で生じたとする報告もあるが, この発作はおそらく幻視ではなく自己認知の障害であろう[47].

後頭葉発作では目が引っ張られたり動いたりする感覚が生じることがある[94,102]. Penfield[6]は後頭葉の刺激によって眼球が揺れ動くことを証明している. また, 後頭葉発作によって両側性の素早い瞬目が現れることが頭蓋内電極を用いた研究によって確認されている[94,103].

発作性眼振はまれな発作症状であるが, 後頭葉発作で生じることがあり, サッカード(跳躍性眼球運動)を担う皮質領域に由来する発作性水平眼振が数例報告されている[104]. この場合, 緩徐相は発作焦点の対側に向かう.

発作時の眼球偏位については, 後頭葉発作25例のうち, 発作焦点の対側に偏位した発作が13例, 同側に偏位した発作が3例であったという報告がある[94]. 眼球偏位は小児の後頭葉発作でもよく観察される[105].

1957年, Ajmone-Marsan[4]は後頭葉てんかんの発作拡延パターンとしてシルビウス裂上方内側型, シルビウス裂上方外側型, シルビウス裂下方型の3型を提案した. シルビウス裂上方内側型では補足運動野に発作活動が拡延するために両側性あるいは片側性の強直姿勢が生じる. シルビウス裂上方外側型では運動皮質が発作に巻き込まれるために焦点性間代発作が生じる. シルビウス裂下方型拡延では側頭葉発作に似た発作症状を示す. Ajmone-Marsan によるこの拡延理論は後年, その正しさが頭蓋内脳波記録によって証明されている[94,106〜109]. 後頭葉発作では発作起始時の症状や前兆を患者が覚えていないことがあり, そのために側頭葉発作あるいは前頭葉発作と間違えやすい.

後頭葉発作が最もよくみられるのは後頭突発波を有する良性小児てんかん benign childhood epilepsy with occipital paroxysms である[110]. 発作は視覚症状で始まり, 発作拡延パターンに従って頭部回転, 眼球偏位, 嘔吐, 半身けいれんに発展する. このてんかん発作は夜間に生じることが多い.

後頭葉発作は脳損傷や皮質異形成によっても生じるが, 明確な視覚症状を呈さないかぎり, 診断を下すことは極めて難しい.

片頭痛に伴う暗点 scotoma は後頭葉発作でみられる要素性幻視とよく似ている. てんかん性幻視は色彩に富むが, 片頭痛の暗点は白黒であるといわれている[111]. しかし, 後頭葉てんかんの発作でも嘔吐と頭痛が生じるので, 両者を鑑別するためには追加検査が必要となる(第9章参照).

6 脳深部構造由来の発作

てんかん発作の発生源として脳深部構造 deeper structure がどのような役割を果たしているかについては今のところよくわかっていない．一部の発作では視床皮質回路の関与が明らかにされているが[112]，現時点で深部脳幹構造に由来する発作と断定できるものは視床下部過誤腫による笑い発作だけである．

1. 笑い発作 gelastic seizure

笑い発作あるいは発作性笑い ictal laughter は視床下部過誤腫 hypothalamic hamartoma を伴うことが多い[113]．意思とは関係なく笑ってしまうこの発作では両上肢の強直性挙上を伴うことが多い．しかも，喜びや愉快な感情を伴わないことがほとんどであり，発作もすぐに終わってしまう．視床下部過誤腫の典型例では思春期早発症，内分泌異常[114]，発達遅滞を伴う．過誤腫を切除することによって発作を抑制することが可能だが[115]，最近では定位放射線治療による発作消失例も報告されている[116]．頭蓋内脳波記録を用いた研究では過誤腫内部から生じるてんかん性活動が確認されている[117]．笑い発作は前頭葉内側面や側頭葉焦点からも生じる[118,119]．帯状回に由来する笑い発作の場合は愉快な感情を伴わないが，側頭葉底部皮質に由来する場合には愉快な感情を伴うという[118]．非てんかん性発作で笑いが生じることはまれである．

まとめ

部分発作はそれぞれ独自の症状を呈するので，非てんかん性発作と明確に区別することができる（表3）．発作症状の解剖学的局在から発作源を突き止めることも可能である．しかし，発作症状はてんかん発作源の解剖学的局在だけによって決定されるのではない．てんかん発作の伝播や拡延のし方によっては局在診断を誤ることがある．

文献

1) Temkin O. The Falling Sickness. Baltimore : Johns Hopkins Press, 1945.
2) Jackson JH, ed. Selected Writings of John Hughlings Jackson. Reprinted in 1931 ed. London : Staples Press, 1874.
3) Gowers WR. Epilepsy and Other Chronic Convulsive Diseases : Their Causes, Symptoms and Treatment. London : J & A Churchill, 1881.
4) Ajmone-Marsan C, Ralston BL. The Epileptic Seizure. Its Functional Morphology and Diagnostic Significance. Springfield, Illinois : Charles C Thomas, 1957.
5) Jackson JH, ed. Case of a Tumor of the Right Temporosphenoidal Lobe, Bearing on the Localization of the Sense of Smell and on the Interpretation of a Particular Variety of Epilepsy. Reprinted in 1931 ed. London : Hodder and Stoughton, 1874.
6) Penfield W, Jasper H. Epilepsy and the Functional Anatomy of the Human Brain. Boston : Little, Brown & Co. 1954.
7) Roberts DW, Jobst BC, Siegel AM, et al. Investigation of extra-temporal epilepsy. Stereotact Funct Neurosurg 2001 ; 77 : 216-18.
8) O'Brien TJ, So EL, Mullan BP, et al. Subtraction peri-ictal SPECT is predictive of extratemporal epilepsy surgery outcome. Neurology 2000 ; 55 : 1668-77.
9) Lantz G, Spinelli L, Menendez RG, Seeck M, Michel CM. Localization of distributed sources and comparison with functional MRI. Epileptic Disord 2001 ; Special Issue : 45-58.
10) Shewmon A. Electroencephalography as a localizing tool. Neurosurg Clin N Am 1995 ; 6 : 481-90.
11) Foldvary N, Klem G, Hammel J, et al. The localizing value of ictal EEG in focal epilepsy. Neurology 2001 ; 57 : 2022-8.
12) Jobst BC, Siegel AM, Thadani VM, et al. Intractable seizures of frontal lobe origin. Epilepsia 2000 ; 41 : 1139-52.
13) Williamson PD, Spencer DD, Spencer SS, Novelly RA, Mattson RH. Complex partial seizures of frontal lobe origin. Ann Neurol 1985 ; 18 : 497-504.
14) So NK. Mesial frontal epilepsy. Epilepsia 1998 ; 39

表 3 発作症状の解剖学的局在

臨床症状	局在
四肢，顔面の間代性運動	一次運動皮質（中心前回）
咽喉狭窄，咀嚼運動，流涎	前頭弁蓋部
一側性・両側性強直性姿勢	内側前頭葉，補足運動野
爆発的で奇妙な情動的自動症（ステップを踏む，自転車漕ぎ，揺れ動く，ジャンプ，走り回る，叩く，わめく，叫ぶ，ののしる，うなる，うめく．たいていは意識は保たれている）	背外側前頭皮質，眼窩前頭皮質，内側前頭皮質
腰振り動作，性的自動症	背外側前頭皮質，眼窩前頭皮質，内側前頭皮質
眼球偏位	対側前頭眼野，深部脳幹構造
回転性頭部偏位	補足運動野
手足の麻痺	ローランド溝周辺の前頭領域または頭頂領域
上向性上腹部感覚，嗅覚，味覚，発作性恐怖，パニック	内側側頭葉構造
幻聴	上外側側頭皮質
口部自動症，手の自動症（いじくり，手探り），散瞳	同側側頭葉
手のジストニア運動	対側側頭葉
発作性嘔吐，発作性吐出	右（非優位側）側頭皮質
鼻こすり動作	同側側頭葉
失語	優位側側頭葉
発語停止	側頭葉あるいは補足運動野
手足のチクチク・しびれ感，運動感覚	同側あるいは対側頭頂葉
皮節痛，腹部痛，胸痛	頭頂葉
視覚性前兆，発作性黒内障，半盲，要素性幻視	後頭葉視覚皮質（Brodmann 17, 18, 19 野）
視覚イメージ，場面，小視症，巨視症，残像視，目のパチパチ，眼を引っ張られるような運動感覚，眼振	後頭葉皮質からシルビウス裂上方内側型拡延ないしシルビウス裂下方型拡延
笑い発作	深部脳幹構造（視床下部），前頭側頭皮質，帯状回，側頭葉皮質底部も関与

Suppl 4：S49-61.
15) Tharp BR. Orbital frontal seizures. A unique electroencephalographic and clinical syndrome. Epilepsia 1972；13：627-42.
16) Jobst BC, Siegel AM, Thadani VM, et al. Clinical characteristics and localizing signs in seizures of frontal lobe origin. 23rd International Epilepsy Congress, Prague, Czech Republic；1999.
17) Waterman K, Purves SJ, Kosaka B, et al. An epileptic syndrome caused by mesial frontal lobe foci. Neurology 1987；37：577-82.
18) Morris HHI, Lüders H, Dinner DS, et al. Seizures from the supplementary motor area：clinical and electrographic features. Epilepsia 1987；28：623.
19) Penfield W, Welch K. The supplementary motor area of the cerebral cortex. Arch Neurol Psychiatry 1951；66：289-317.
20) Connolly MB, Langill L, Wong PKH, et al. Seizures involving the supplementary sensorimotor area in children：a video-EEG analysis. Epilepsia 1995；36：1025-32.
21) Roberts DW, Williamson PD, Thadani VM, et al. Nonlesional supplementary motor area epilepsy：results of evaluation and surgery in four patients. Epilepsia 1995；36 Suppl 4：15.
22) Obana WG, Laxer KD, Cogen PH, et al. Resection of

dominant opercular gliosis in refractory partial epilepsy. Report of two cases. J Neurosurg 1992 ; 77 : 632-39.
23) Biraben A, Scarabin JM, de Toffol B, et al. Opercular reflex seizures : a case report with stereo-electroencephalographic demonstration. Epilepsia 1999 ; 40 : 655-63.
24) Lerman P, Kivity S. Benign focal epilepsy of childhood. A followup study of 100 recovered patients. Arch Neurol 1975 ; 32 : 261-64.
25) Fejerman N, Caraballo R, Tenembaum SN. Atypical evolutions of benign localization-related epilepsies in children : are they predictable? Epilepsia 2000 ; 41 : 380-90.
26) Morris HH, Dinner DS, Lüders H, et al. Supplementary motor seizures : clinical and electroencephalographic findings. Neurology 1988 ; 38 : 1075-82.
27) Aarli JA. Rasmussen's encephalitis : a challenge to neuroimmunology. Curr Opin Neurol 2000 ; 13 : 297-99.
28) Baumgartner C, Flint R, Tuxhorn I, et al. Supplementary motor area seizures : propagation pathways as studied with invasive recordings. Neurology 1996 ; 46 : 508-14.
29) Tuxhorn I, Van Ness PC, Lüders HO. Supplementary motor area seizures : EEG patterns with interhemispheric subdural plate electrodes. Neurology 1992 ; 42 Suppl 3 : 158.
30) Fried I, Katz A, McCarthy G, et al. Functional organization of human supplementary motor cortex studied by electrical stimulation. J Neurosci 1991 ; 11 : 3656-66.
31) Penfield W, Welch K. The supplementary motor area in the cerebral cortex of man. Trans Am Neurol Assoc 1949 ; 74 : 179-84.
32) Lim SH, Dinner DS, Pillay PK, et al. Functional anatomy of the human supplementary sensorimotor area : results of extraoperative electrical stimulation. Electroencephalogr Clin Neurophysiol 1994 ; 91 : 179-93.
33) Wyllie E, Lüders H, Morris HH, et al. Ipsilateral forced head and eye-turning at the end of the generalized tonic clonic phase of versive seizures. Neurology 1986 ; 36 : 1212-17.
34) Jobst BC, Williamson PD, Neuschwander TB, et al. Secondarily generalized seizures in mesial temporal epilepsy : clinical characteristics, lateralizing signs, and association with sleep-wake cycle. Epilepsia 2001 ; 42 : 1279-87.
35) Geier S, Bancaud J, Talairach J, et al. Automatisms during frontal lobe epileptic seizures. Brain 1976 ; 99 : 447-58.
36) Sutherling WW, Risinger MW, Crandall PH, et al. Focal functional anatomy of dorsolateral frontocentral seizures. Neurology 1990 ; 40 : 87-98.
37) Bancaud J, Talairach J. Clinical semiology of frontal lobe seizures. In : Chauvel P, Delgado-Escueta AV, Halgren E, Bancaud J eds. Frontal Lobe Seizures and Epilepsies. New York : Raven Press, Ltd., 1992 : 3-58.
38) Niedermeyer E, Fineyre F, Riley T, et al. Absence status (petit mal status) with focal characteristics. Arch Neurol 1979 ; 38 : 417-21.
39) Spencer SS, Spencer DD, Williamson PD, Mattson RH. Sexual automatisms in complex partial seizures. Neurology 1983 ; 33 : 527-33.
40) Bauer J. Epilepsy and prolactin in adults : a clinical review. Epilepsy Res 1996 ; 24 : 1-7.
41) Janszky J, Szucs A, Halasz P, et al. Orgasmic aura originates from the right hemisphere. Neurology 2002 ; 58 : 302-4.
42) Calleja J, Carpizo R, Berciano J. Orgasmic epilepsy. Epilepsia 1988 ; 29 : 635-39.
43) Peguero E, Abou-Khalil B, Fakhoury T, Mathews G. Self-injury and incontinence in psychogenic seizures. Epilepsia 1995 ; 36 : 586-91.
44) Baumgartner C, Groppel G, Leutmezer F, et al. Ictal urinary urge indicates seizure onset in the nondominant temporal lobe. Neurology 2000 ; 55 : 432-34.
45) Wyllie E, Lüders H, Morris HH. The lateralizing significance of versive head and eye movements during epileptic seizures. Neurology 1986 ; 36 : 606-11.
46) Marks WJ, Jr., Laxer KD. Semiology of temporal lobe seizures : value in lateralizing the seizure focus. Epilepsia 1998 ; 39 : 721-26.
47) Salanova V, Andermann F, Rasmussen T, et al. Parietal lobe epilepsy. Clinical manifestations and outcome in 82 patients treated surgically between 1929 and 1988. Brain 1995 ; 118 : 607-27.
48) Salanova V, Morris H, Van Ness P, et al. Frontal lobe seizures : electroclinical syndromes. Epilepsia 1995 ; 36 : 16-24.
49) King DW, Ajmone-Marsan C. Clinical features and ictal patterns in epileptic patients with EEG temporal lobe foci. Ann Neurol 1977 ; 2 : 138-47.

50) Dale RC, Cross JH. Ictal hemiparesis. Dev Med Child Neurol 1999 ; 41 : 344-47.
51) Tinuper P, Aguglia U, Laudadio S, Gastaut H. Prolonged ictal paralysis : electroencephalographic confirmation of its epileptic nature. Clin Electroencephalogr 1987 ; 18 : 12-14.
52) Globus M, Lavi E, Fich A, Abramsky O. Ictal hemiparesis. Eur Neurol 1982 ; 21 : 165-68.
53) Penfield W, Faulk ME. The insula : further observations on its function. Brain 1955 ; 78 : 445-70.
54) French JA, Williamson PD, Thadani VM, et al. Characteristics of medial temporal lobe epilepsy. I. Results of history and physical examination. Ann Neurol 1993 ; 34 : 774-80.
55) Sperling MR, O'Connor MJ. Auras and subclinical seizures : characteristics and prognostic significance. Ann Neurol 1990 ; 28 : 320-28.
56) Van Buren JM. The abdominal aura : a study of abdominal sensations occurring in epilepsy and produced by depth stimulation. Electroencephalogr Clin Neurophysiol 1963 ; 15 : 1-19.
57) Henkel A, Noachtar S, Pfander M, Lüders HO. The localizing value of the abdominal aura and its evolution : a study in focal epilepsies. Neurology 2002 ; 58 : 271-76.
58) Wieser HG. Electroclinical Features of the Psychomotor Seizure : A Stereoelectroencephalographic Study of Ictal Symptoms and Chronotopographical Seizure Patterns Including Clinical Effects of Intracerebral Stimulation. London : Butterworths, 1983.
59) Miller LA, McLachlan RS, Bouwer MS, Hudson LP, Munoz DG. Amygdalar sclerosis : preoperative indicators and outcome after temporal lobectomy. J Neurol Neurosurg Psychiatry 1994 ; 57 : 1099-1105.
60) Gloor P. Experiential phenomena of temporal lobe epilepsy. Facts and hypotheses. Brain 1990 ; 113 : 1673-94.
61) Fried I, Spencer DD, Spencer SS. The anatomy of epileptic auras : focal pathology and surgical outcome. J Neurosurg 1995 ; 83 : 60-66.
62) Hausser-Hauw C, Bancaud J. Gustatory hallucinations in epileptic seizures : electrophysiological, clinical and anatomical correlates. Brain 1987 ; 110 : 339-59.
63) Biraben A, Taussig D, Thomas P, et al. Fear as the main feature of epileptic seizures. J Neurol Neurosurg Psychiatry 2001 ; 70 : 186-91.
64) Manford M, Fish DR, Shorvon SD. An analysis of clinical seizure patterns and their localizing value in frontal and temporallobe epilepsies. Brain 1996 ; 119 : 17-40.
65) Cendes F, Andermann F, Gloor P, et al. Relationship between atrophy of the amygdala and ictal fear in temporal lobe epilepsy. Brain 1994 ; 117 : 739-46.
66) Wieser HG. Mesial temporal lobe epilepsy versus amygdalar epilepsy : late seizure recurrence after initially successful amygdalotomy and regained seizure control following hippocampectomy. Epileptic Disord 2000 ; 2 : 141-52.
67) Bartolomei F, Guye M, Wendling F, et al. Fear, anger and compulsive behavior during seizure : involvement of large scale fronto-temporal neural networks. Epileptic Disord 2002 ; 4 : 235-41.
68) Mintzer S, Lopez F. Comorbidity of ictal fear and panic disorder. Epilepsy Behav 2002 ; 3 : 330-37.
69) Bancaud J, Brunet-Bourgin F, Chauvel P, Halgren E. Anatomical origin of déjà vu and vivid 'memories' in human temporal lobe epilepsy. Brain 1994 ; 117 : 71-90.
70) Spatt J. Déjà vu : possible parahippocampal mechanisms. J Neuropsychiatry Clin Neurosci 2002 ; 14 : 6-10.
71) Halgren E, Walter RD, Cherlow DG, et al. Mental phenomena evoked by electrical stimulation of the human hippocampal formation and amygdala. Brain 1978 ; 101 : 83-117.
72) Williamson PD, Thadani VM, French JA, et al. Medial temporal lobe epilepsy III. Videotape analysis of objective seizure characteristics. Epilepsia 1998 ; 39 Suppl 1 : 1182-88.
73) Kotagal P, Lüders H, Morris HH, et al. Dystonic posturing in complex partial seizures of temporal lobe onset : a new lateralizing sign. Neurology 1989 ; 39 : 196-201.
74) Lewis DV, Barboriak DP, MacFall JR, et al. VanLandingham KE. Do prolonged febrile seizures produce mesial temporal sclerosis? Hypotheses, MRI evidence and unanswered questions. Prog Brain Res 2002 ; 135 : 263-78.
75) Engel JJ, Williamson PD, Wieser HG. Mesial temporal lobe epilepsy. In : Engel JJ, Pedley TA eds. Epilepsy : A Comprehensive Textbook. Philadelphia : Lippincott-Raven Publishers, 1997 : 2417-26.
76) Munari C, Tassi L, Di Leo M, et al. Video-stereoelectroencephalographic investigation of the orbitofrontal cortex. In : Jasper HH, Riggio S, Goldman-

Rakic PS eds. Epilepsy and the Functional Anatomy of the Frontal Lobe. New York : Raven Press, 1995 ; 115-26.
77) Gil-Nagel A, Risinger MW. Ictal semiology in hippocampal versus extrahippocampal temporal lobe epilepsy. Brain 1997 ; 120 : 183-92.
78) Bartolomei F, Wendling F, Vignal JP, et al. Seizures of temporal lobe epilepsy : identification of subtypes by coherence analysis using stereo-electroencephalography. Clin Neurophysiol 1999 ; 110 : 1741-54.
79) Kramer RE, Lüders H, Morris HH, et al. Ictus emeticus : an electroclinical analysis. Neurology 1988 ; 38 : 1048-52.
80) Devinsky O, Frasca J, Pacia SW, et al. Ictus emeticus : further evidence of nondominant temporal involvement. Neurology 1995 ; 45 : 1158-60.
81) Schauble B, Britton JW, Mullan BP, et al. Ictal vomiting in association with left temporal lobe seizures in a left hemisphere language-dominant patient. Epilepsia 2002 ; 43 : 1432-35.
82) Hirsch LJ, Lain AH, Walczak TS. Postictal nosewiping lateralizes and localizes to the ipsilateral temporal lobe. Epilepsia 1998 ; 39 : 991-97.
83) Wieshmann UC, Niehaus L, Meierkord H. Ictal speech arrest and parasagittal lesions. Eur Neurol 1997 ; 38 : 123-27.
84) Williamson PD, Boon PA, Thadani VM, et al. Parietal lobe epilepsy : diagnostic considerations and results of surgery. Ann Neurol 1992 ; 31 : 193-201.
85) Salanova V, Andermann F, Olivier A, et al. Occipital lobe epilepsy : electroclinical manifestations, electrocorticography, cortical stimulation and outcome in 42 patients treated between 1930 and 1991. Surgery of occipital lobe epilepsy. Brain 1992 ; 115 : 1655-80.
86) Williamson PD. Parietal lobe epilepsy. In : Oxbury T, Polkey C, Duchowny M eds. Intractable Focal Epilepsy. London : Harcourt Brace & Co. Ltd., 1999.
87) Lüders H, Lesser RP, Dinner DS, et al. The second sensory area in humans : evoked potential and electrical stimulation studies. Ann Neurol 1985 ; 17 : 177-84.
88) Young GB, Blume WT. Painful epileptic seizures. Brain 1983 ; 106 : 537-54.
89) Trevathan E, Cascino GD. Partial epilepsy presenting as focal paroxysmal pain. Neurology 1988 ; 38 : 329-30.
90) Lancman ME, Asconape JJ, Penry KT, Brotherton T. Paroxysmal pain as sole manifestation of seizures. Pediatr Neurol 1993 ; 9 : 404-06.
91) Williamson PD. Epileptic pain with parietal lobe seizure origin. Epilepsia 1995 ; 36 Suppl 4 : 158.
92) Siegel AM, Williamson PD, Roberts DW, et al. Localized pain associated with seizures originating in the parietal lobe. Epilepsia 1999 ; 40 : 845-55.
93) Najm I, Bulacio J, Klem G, Lüders H. Painful auras. In : Lüders H, Noachtar S eds. Epileptic Seizures : Pathophysiology and Clinical Semeiology. Philadelphia : Churchill Livingstone, 2000 ; 349-54.
94) Williamson PD, Thadani VM, Darcey TM, et al. Occipital lobe epilepsy : clinical characteristics, seizure spread patterns and results of surgery. Ann Neurol 1992 ; 31 : 3-13.
95) Kooi K. Episodic blindness as a late effect of head trauma. Neurology 1970 ; 29 : 569.
96) Aso K, Watanabe K, Negoro T, et al. Visual seizures in children. Epilepsy Res 1987 ; 1 : 246-53.
97) Russell WR, Whitty CWM. Studies in traumatic epilepsy. 3. Visual fits. J Neurol Neurosurg Psychiatry 1955 ; 18 : 79-96.
98) Bancaud J. Les crises epileptiques d'origine occipitale (etude stereo-electroencephalographic). Rev Oto-Neuro-Ophthalmol 1969 ; 41 : 299-314.
99) Horrax G, Putnam D. Distortions of the visual fields in cases of brain tumors : the field defects and hallucinations produced by tumors of the occipital lobe. Brain 1932 ; 55 : 499.
100) Sowa MV, Pituck S. Prolonged spontaneous complex visual hallucinations and illusions as ictal phenomena. Epilepsia 1989 ; 30 : 524-26.
101) Lefébre C, Kölmel HW. Palinopsia as an epileptic phenomenon. Eur Neurol 1989 ; 29 : 323-27.
102) Holtzman RNN, Goldensohn ES. Sensations of ocular movement in seizures originating in occipital lobe. Neurology 1977 ; 27 : 554-56.
103) Takeda A, Bancaud J, Talairach J, et al. Concerning epileptic attacks of occipital origin. Electroencephalogr Clin Neurophysiol 1970 ; 28 : 644-49.
104) Kaplan PW, Tusa RJ. Neurophysiologic and clinical correlations of epileptic nystagmus. Neurology 1993 ; 43 : 2508-14.
105) Caraballo R, Cersosimo R, Medina C, Fejerman N. Panayiotopoulos-type benign childhood occipital epilepsy : a prospective study. Neurology 2000 ; 55 : 1096-1100.
106) Bancaud J, Talairach J, Bonis A, et al. Les epilepsies

occipitales. In : La Stereo-electroencephalographic dans l'Epilepsie. Paris : Masson, 1965 ; 93-103.
107) Olivier A, Gloor P, Andermann F, Ives J. Occipitotemporal epilepsy studied with stereotaxically implanted depth electrodes and successfully treated by temporal resection. Ann Neurol 1982 ; 11 : 428-32.
108) Gloor P, Olivier A, Ives J. Prolonged seizure monitoring with stereotaxically implanted depth electrodes in patients with bilateral interictal temporal epileptic foci : how bilateral is bitemporal epilepsy? In : Wada JA, Penry JK, eds. Advances in Epileptology, Xth Epilepsy International Symposium. Xth Epilepsy International Symposium New York : Raven Press, 1980 ; 83-88.
109) Fava M, Blume W. Propagation patterns of occipital seizure recorded subdurally. Epilepsia 2002 ; 43 Suppl 7 : 53.
110) Gastaut H. A new type of epilepsy : benign partial epilepsy of childhood with occipital spike-waves. Clin Electroencephalogr 1982 ; 13 : 13-22.
111) Panayiotopoulos CP. Elementary visual hallucinations in migraine and epilepsy. J Neurol Neurosurg Psychiatry 1994 ; 57 : 1371-74.
112) Norden AD, Blumenfeld H. The role of subcortical structures in human epilepsy. Epilepsy Behav 2002 ; 3 : 219-31.
113) Striano S, Striano P, Cirillo S, et al. Small hypothalamic hamartomas and gelastic seizures. Epileptic Disord 2002 ; 4 : 129-33.
114) List C, Dowman C, Bagchi B. Posterior hypothalamic hamartomas and gangliogliomas causing precocious puberty. Neurology 1958 ; 8 : 164-74.
115) Rosenfeld JV, Harvey AS, Wrennall J, et al. Transcallosal resection of hypothalamic hamartomas, with control of seizures, in children with gelastic epilepsy. Neurosurgery 2001 ; 48 : 108-18.
116) Regis J, Bartolomei F, de Toffol B, et al. Gamma knife surgery for epilepsy related to hypothalamic hamartomas. Neurosurgery 2000 ; 47 : 1343-51.
117) Munari C, Kahane P, Francione S, et al. Role of the hypothalamic hamartoma in the genesis of gelastic fits (a video-stereo-EEG study). Electroencephalogr Clin Neurophysiol 1995 ; 95 : 154-60.
118) Arroyo S, Lesser RP, Gordon B, et al. Mirth, laughter and gelastic seizures. Brain 1993 ; 116 : 757-80.
119) Kurle PJ, Sheth RD. Gelastic seizures of neocortical origin confirmed by resective surgery. J Child Neurol 2000 ; 15 : 835-38.

I 概論：てんかん診断のジレンマ

3 てんかん発作とは思えない奇抜なてんかん発作

「てんかん発作」といえば，強直間代発作やもうろう状態を思い浮かべるものである．しかし，てんかん発作の中には容易に診断できないばかりか，非てんかん性発作と見紛うものが少なからず存在する．こうしたてんかん発作には運動症状を伴うもの，自律神経症状を伴うもの，体性感覚・特殊知覚症状を伴うもの，精神症状を伴うものがある．正確な診断を下すために必要なことは，発作症状の常同性を見逃さないこと，てんかんの可能性を早々に除外しないことである．複雑部分発作や単純部分発作の中には見たこともないような風変わりな発作症状を示すものがある．本章では奇抜なてんかん発作を年代別，症候別に論じる．そうすることでてんかん発作の変装を見破りやすくなるだろう．国際抗てんかん連盟 International League Against Epilepsy（ILAE）[1]が推奨している術語についてはイタリック体で表記し，分類番号も付記した．まずは小児のてんかん発作から始める．小児のてんかん発作を成人の発作型にならって分類することも可能ではあるが，新生児と乳幼児にしかみられないまれなてんかん発作も存在する．

を呈する．こうした発作症状は必ずしも脳波変化を伴わず，脳幹解放現象 brainstem release phenomenon とよばれる皮質下に由来するてんかん発作であると考えられている．脳幹解放現象では全身あるいは局所の筋緊張が亢進し，その後にクローヌスや筋緊張低下などの見過ごされやすい症状が続くことが多い[2]．

自律神経系の発作症状には心拍数変化，呼吸数変化，血圧変化のほか，紅潮などの血管運動変化，瞳孔散大，流涎などがある[3]．これらの症状は単独で現れることもあるし，運動徴候を伴って現れることもある．ただし，無呼吸だけが徐脈すら伴わずに単独で現れることはまれである[4]．眼球症状も多彩であり，持続的な偏視もあれば，不規則な眼球彷徨や眼振もある．運動症状には咀嚼動作，吸引動作，舌の突出などの口腔・舌運動も含まれる．上肢の運動発作には船漕ぎ動作，水泳動作があり，下肢の運動発作には足踏み動作がある．これらの運動症状は刺激によって誘発されたり，制止や体位変換によって抑制されたりすることがある[5〜6]（第6章参照）．

1 新生児期の奇抜なてんかん発作

新生児期 neonate に典型的な強直間代発作を認めることはない．おそらくこれは新生児の神経網が十分に発達していないためである．実際には新生児期のてんかん発作は多彩であり，自律神経症状，眼球運動，姿位，常同症，振戦などの症状

2 乳幼児期の奇抜なてんかん発作

言語を習得する前の乳幼児期 infant は，仮にてんかん発作があったとしてもなかなか気づきにくいものである．というのも，この時期の乳幼児には自発語がなく，意識レベルを確認するための信頼性の高い方法がないからである．したがって，部分発作を単純部分発作と複雑部分発作に明確に

二分することはまず不可能である．乳児のてんかん発作の中でも特に気づきにくい発作型は，一瞬の頭部前屈など急に姿勢が保持できなくなる失立・脱力発作である．側頭葉由来の**寡運動性発作 hypokinetic seizure**（1.2.6）は乳児でみられることの多い発作であり，顔面蒼白，口周囲のチアノーゼを伴ってわずかに活動が停止する[7~9]．

月齢4カ月の女児が強直間代けいれんを2回起こし，ビデオ脳波を記録するために入院した．覚醒中に捕捉された発作では一瞬目を見開き，左上肢がかすかにけいれんした．脳波では左半球に鋭波を交えた半律動波を認めた．発作後，乳児の動作は正常に戻った．

こうした発作にたとえ気づいたとしても胃食道逆流などの別の病因によるものとみなしてしまうかもしれない．動作停止があれば息止め発作との鑑別が必要となるが，息止め発作では痛みや啼泣が先行するのが一般的である．

乳児スパズム infantile spasm（**てんかん性スパズム epileptic spasm**, 1.1.1.1）も見逃しやすいてんかん発作のひとつである．この発作は「ひきつけ」あるいは「吃逆」の連発だとして見過ごされやすいが，脳波検査を行えば，良性夜間ミオクローヌスとも容易に鑑別できる．

良性発作性斜頸や頸部ジストニアもこの時期にみられる非てんかん性発作だが，4～6カ月で消失する．女児では下肢を律動的に屈曲させたり，顔面を紅潮させ汗をかきながら下腿を内転させることがある．こうした自慰行為に似た発作の場合，てんかん発作とは異なり，制止に対して抵抗することがある．

3

学童期以降の奇抜なてんかん発作

1. 陰性発作

陰性発作 negative seizure は注意，筋緊張，発語，感覚などの活動の中断と定義されている[10]．

これには**陰性ミオクロニー発作 negative myoclonic seizure**（1.1.2.1），**脱力発作 atonic seizure**（1.1.4），**失立発作 astatic seizure**（1.1.5）が含まれる．この発作ではけいれんなどの運動徴候を伴わずに転倒や頭部前屈が生じる．陰性発作という用語はILAEの新分類[1]において新たに提唱されたものであるが，これは広義の転倒発作に相当し，これまでは失立発作，無動発作，脱力発作，転倒発作などとよばれてきた．陰性発作は部分起始の場合もあるし，全般発作の場合もある．発作の性状を把握するためにはビデオ脳波記録と同時に筋電図を記録するとよい．筋緊張の変化を捉えることによって，強直発作と脱力発作を鑑別することが可能となる．転倒する発作では失神，カタプレキシー，前庭疾患なども鑑別診断に加える必要がある．症例1は転倒発作の例である．

症例検討1 6歳男児．バランスが保てなくなったために親に連れられ来院した．母親によると膝がガクッとなってよろめいたり倒れたりするということだった．頭皮上脳波では「ガクッとなる」発作の最中に右頭頂領域で最大振幅を示す短い棘徐波群発が記録された．

症例2は焦点性陰性運動発作の例である．

症例検討2 16歳女子．ときおり右手の力が抜け，物を落とすようになったため来院した．当初は一過性脳虚血が疑われていた．その後の脳波検査で発作に一致して中心線上のてんかん性放電が確認された．発作が終了すると握力は元に戻った（図1）．

2. 運動亢進性発作

補足運動野発作でみられるフェンシング姿位，または「M2e」姿勢（外転挙上した上肢のほうに頭部，眼球が向く姿勢）はビデオ脳波の普及に伴い幅広く知られるようになった[11]．また，激しい自動症を呈する**運動亢進性発作 hyperkinetic seizure**（1.2.5）も周知されつつある[12~15]．この発作は片手，片足，あるいは両手両足を巻き込み，

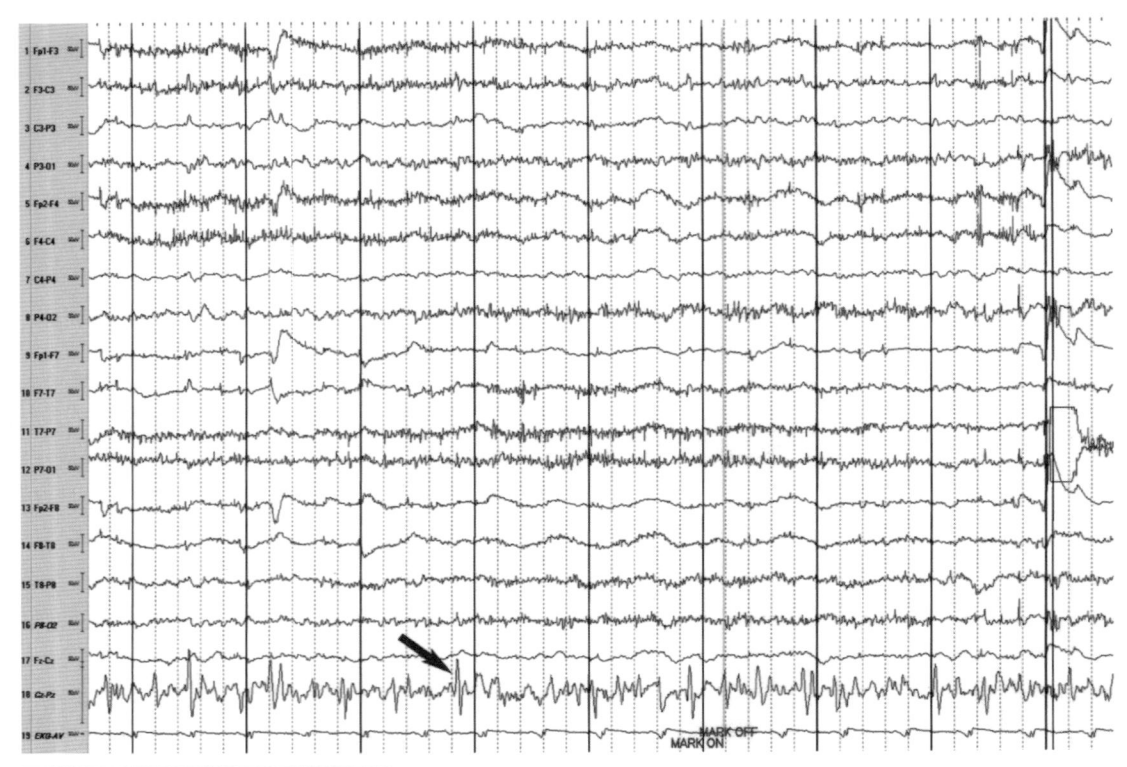

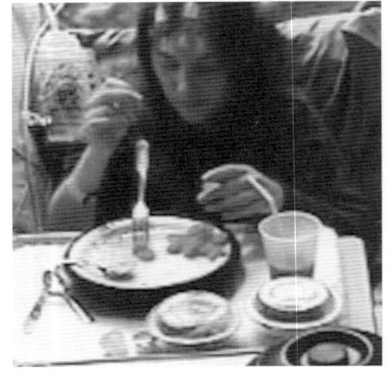

図 1　焦点性陰性運動発作のビデオ脳波記録
写真の若い女性は発作になると右手が動かせなくなる．発作中に増強現象は認められなかったが，Cz-Pz（矢印）にてんかん様放電が出現した．較正は50 μV，点線は200ミリ秒，実線は1秒を示す．LFF＝0.1，HFF＝50 Hz．

身体を揺らす動作，自転車を漕ぐ動作，蹴る動作，のたうち回る動作，殴る動作，腰を振る動作，腕を振る動作などの激しい自動症で始まる．発作はなかば合目的的にみえることがあり，ブツブツ言ったり，うめいたり，叫んだり，動物の鳴き声を出したりもする．空手をしたり，オーケストラを指揮したり，釣り糸を投げ込むようにみえることもある．運動亢進性発作は腹側前頭前野，眼窩前頭皮質，内側前頭葉深部（補足運動野と帯状回）から生じることがほとんどだが[12〜17]，頭頂葉弁蓋部から前方への伝播によって生じることもある[12]．

症例検討3　23歳男性．12歳のときにてんかん発作を初発した．発作はにらみつけるような凝視と深い吸気で始まり，吠えるような声を出し，体を揺らし，ベッド柵に足を叩きつける．この発作は普段の本人からは想像がつかないほど暴力的なものであり，母親によると部屋のカーテンを引き剝がしてしまったこともあるという．深部脳波記録によって左の運動前野と前頭前野の腹側領域か

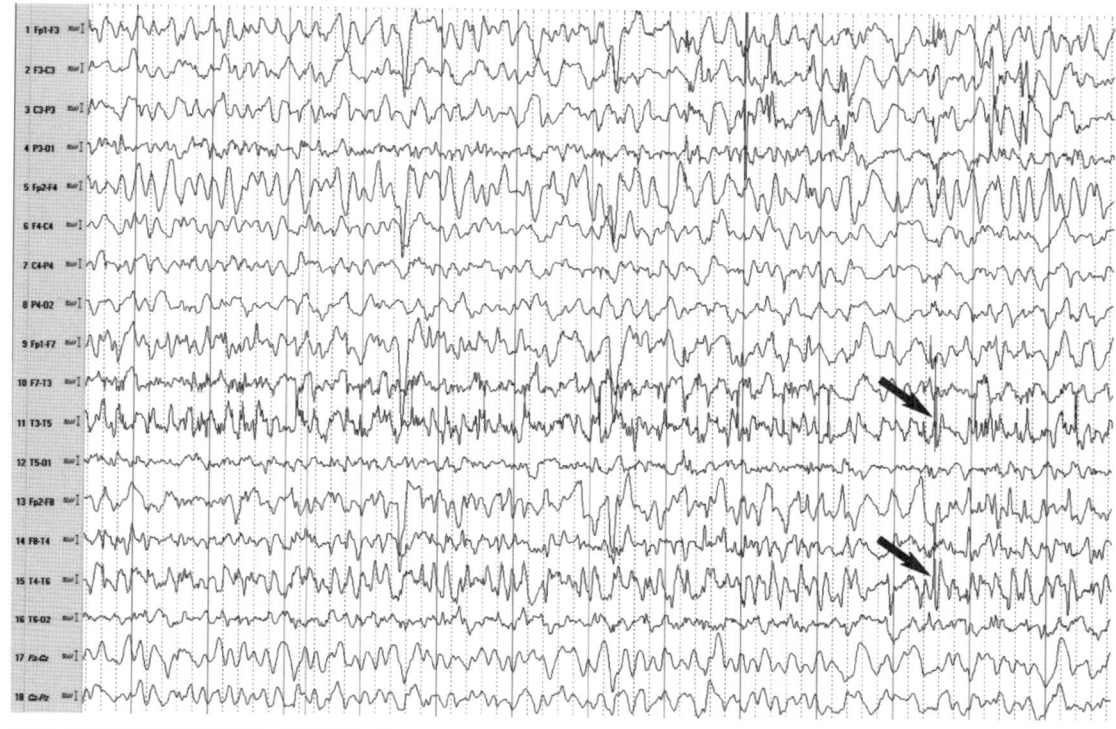

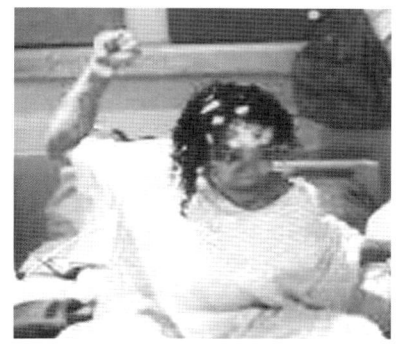

図 2 「暴力的」にみえる自動症のビデオ脳波記録

この女性は怒りの表情をあらわにし，拳を握って右腕を振り回している．一方，左腕は脇に伸ばし，目はその方向を向いている．発作症状は毎回同じで，発作放電は右半球に生じ，焦点はおそらく側頭頭頂葉接合部である．この再生画像に対応する脳波の局在ははっきりしないが，側頭葉領域（矢印）で最大となる発作活動が記録されている．LFF＝0.1 Hz，HFF＝15 Hz．

ら始まる発作が確認された[12]．

自動症が「暴力的」にみえたとしても，実際に暴力に及ぶことはまれである．ビデオ脳波記録の多数例検討によると実際に暴力をふるった発作は5％にすぎなかった[18]．暴力的行動は多くの場合，何かに抵抗する形で現れ，発作の最後に生じる．物を投げる動作やボクシング動作などを示す例もあるが[19]，首尾一貫して特定の個人に暴力を向けることは絶対にない[18]．したがって，「攻撃的なてんかん発作」という分類はありえない．症例4の腕に生じる自動症は後側頭葉皮質あるいは側頭頭頂葉接合部起源と考えられる．

症例検討4 13歳女子．発作は瞬目と威嚇的な表情で始まり，続いて拳を握ったまま右腕を素早く振り回し続けた．脳波では側頭領域で最大となる広範性律動波を認めた（図2）．

歩行発作 ambulatory seizure は，移動本能 Wandertrieb あるいは徘徊癖 poriomania（強迫的無目的徘徊）ともよばれ，解離性遁走 fugue（訳注：解離症状の一種．突然，家庭や職場から出奔し，

放浪中のことを想起できなくなること）と誤診されることがある．特に，うつ状態，被刺激性，めまいを伴う場合は誤診されやすい[20~22]．歩行発作は運動亢進性発作の特殊例なのかもしれないが，実際のところは発作症状なのか発作後症状なのかわかっていない．この症状に対応する脳波所見としては両側性の側頭葉放電が最も多い．

後弓反張姿勢 opisthotonic posturing は運動亢進性発作の一部として生じることもあれば，単独で生じることもある．この発作は内側前頭葉深部構造に由来すると考えられていて，意識消失を伴うこともあれば，伴わないこともある[12,17]．奇妙な姿勢発作はある種の緊張病症候群に似ることがあるが，これについては「精神症状を伴うてんかん発作」の項で説明する．

3．感覚発作

小児では**感覚発作 sensory seizure**（2.2）あるいは**非運動性発作 non-motor seizure**（2.0）を診断することは難しい．というのは，目に見える発作症状がないうえに主観的体験を伝える能力が限られているからである．患児はチクチク感，しびれ，痛み，熱感，冷感，電気ショックの感覚を訴えることがある．次の症例は当初は片頭痛の亜型と考えられ，その後は気を引くための行動ではないかと疑われた単純部分発作の例である．

症例検討5　6歳男児．1日に何回も頭がズキズキすると訴えて来院した．ほんの一瞬，顔をしかめて立ち止まることもあったが，たいていは何事もなく日課を続けた後に「今，ズキズキしたよ」と話すことが多かった．脳波ではP3で電位が最大となる左頭頂領域由来の発作が確認された．

大人では古典的な「マーチ」を呈する体性感覚発作が有名だが，その他の発作型となるとあまりよく知られていない．単純な知覚症状の発作が単独で生じる場合，てんかん発作であると診断がつくまでに数年を要することもある．感覚連合皮質の発作では感覚消失や異常感覚（表面の灼熱感など）が生じ[22]，運動前野外側領域の発作では疼痛を伴う姿勢発作が生じることが報告されてい

る[23,24]．ある大規模研究によれば，発作の3％が痛みを伴っていたという[25]．頭痛は大発作の後に生じることが多いが，まれに後頭葉由来の複雑部分発作の唯一の自覚症状が頭痛のことがある[26,27]．

前庭感覚の発作も報告されている．この場合，浮動性めまいや回転性めまいが突然生じるが，一定方向の回転性めまいはまれである．回転性めまいに伴って視覚性方向感覚障害や眼球あるいは全身の揺動感を自覚することもある[20,28]．前庭感覚を司る中枢神経領域は上側頭回，シルビウス裂とおそらく一次聴覚皮質の前方領域と考えられているが，聴覚に比べると不明な点が多い[29,30]．聴覚，視覚，味覚の幻覚症状については精神発作の項で述べる．

発作時あるいは発作後の視覚症状としては視野欠損から全盲まで様々な症状が報告されている[31,32]．鑑別すべき疾患には片頭痛，脳卒中，一過性脳虚血などがある．身体失認（身体の一部の自己所属意識の障害）や幻影感覚（実際とは異なる肢位の感覚）が生じることもある．

4．自律神経発作

自律神経発作 autonomic seizure（2.2.1.8, 3.0）は「てんかん発作らしくないてんかん発作」の中でもおそらく最もよくみられる発作である．幸いにも，この発作症状は複雑部分発作の経過中に生じるか，全般性強直間代発作の前兆として生じることが多い．自律神経発作の経路は求心性のこともあれば遠心性のこともある[33]．奇妙な自律神経症状だけが繰り返し出現し，しかも明らかな病因を認めない場合，自律神経発作の可能性を疑ってかかるべきである．自律神経発作の中で最も研究されているのは循環器症状についてである．頻脈は複雑部分発作と全般性強直間代発作の多くでみられる[34]．部分てんかんを対象とした脳波心電図同時記録によると，発作の92～96％で頻脈を認めた[35]．このうち，側頭葉てんかんでは内側側頭葉てんかんが最も高率（92％）で，病変を認めない側頭葉てんかんが最も低率（77％）であった[35]．初期の研究によると，頻脈と昇圧反応は左

島回の刺激によって生じることが多く，徐脈と血圧低下は右島回の刺激で生じやすいという[36]．一方，最近の総説によると，発作時徐脈の63例のうち76％は側頭葉てんかんないしは前頭葉てんかんであり，左側起始が優位であったという[37]．また，発作時徐脈は致死性となる可能性がある．とはいえ，最近の報告によれば側頭葉てんかんの発作時徐脈の出現率はわずか1.4％にすぎない．このほかの発作時不整脈としては心室性期外収縮，房室接合部結節性補充収縮（訳注：洞結節がペースメーカーとして機能しないときに下位中枢である房室接合部が興奮し，補充収縮すること），心室性頻拍が報告されている[38]．発作時不整脈には傍辺縁系皮質あるいは辺縁系皮質が関わっていると考えられるが，その正確な局在は不明である[39]．帯状回と島回のどちらかを刺激しても心拍と血圧は変化する[37,40]．

冷感と鳥肌は側頭葉発作の随伴症状としてよくみられるが，まれに単独で出現することもある[41]．その起源は海馬，扁桃体，島回にあると考えられている[42,43]．片側半身だけが紅潮した例も報告されている[44]．蒼白やうっ血色も側頭葉発作で生じる[45,46]．

散瞳も複雑部分発作や全般発作でよくみられる徴候である．非対称性あるいは一側性の瞳孔散大は対側前頭葉に起始あるいは拡延する発作を反映しており，単独で出現した例も報告されている[47,48]．尿失禁も全般発作でよくみられ，外括約筋の弛緩によって生じる[49]．まれではあるが，欠神発作で膀胱圧の上昇による尿失禁が報告されている[50]．発作時尿失禁が単独で出現することは極めてまれだが，その一例を紹介する．

症例検討6 15歳男子．複数の発作があり，難治のため入院となった．ビデオ脳波では動作（書字）が止まり，何か考え込んでいるようにみえた後，突然椅子を引き，驚いて自分の膝を見下ろした．そして「ちょっと漏らしちゃった」と看護師を呼んだ．このてんかん発作は前頭葉の広範な領域に由来し，一部は明らかに帯状回から始まっていた．頭蓋内脳波検査では遺尿だけの発作を捕捉することはできなかった[51]．

自律神経発作では消化器症状もよくみられ，鼓腸，上行性心窩部不快感，腹鳴，嘔気，嘔吐が報告されている[52〜56]．小児ではこれらの症状が単独で出現することも珍しくない．特に，発作時嘔吐に関しては島回由来の発作，前頭葉弁蓋部由来の発作，良性小児後頭葉てんかんで報告されている．発作時嘔吐はアウェアネスの障害を伴わずに単独で出現することもある[57]．腸蠕動を契機に発作が現れ，直腸の疼痛と灼熱感を自覚することがある[58]（訳注：家族性直腸痛症候群についてはてんかん性なのか非てんかん性なのか意見が分かれる）．

呼吸器症状もよくみられる．たとえば，複雑部分発作の最中に過換気となったり，大発作の最中やその後に低換気になったりすることがある[59]．また，呼吸困難，窒息感，喘鳴，無呼吸も報告されている[60〜62]．側頭葉，島回，海馬，前部帯状回，扁桃体，下位運動皮質を刺激すると呼吸抑制が生じることが報告されている[46,63,64]．自律神経症状の鑑別診断には消化器疾患，褐色細胞腫などの内分泌疾患，循環器疾患，パニック発作などの精神障害があがるだろう[65]．

性的な感覚・前兆を伴う生殖器症状は主に辺縁系や側頭葉に由来する発作でみられる[66]．発作時オーガズムや発作時勃起症も報告されている[67]．そのほかに性的自動症も報告されている[68,69]．前頭葉に由来する運動亢進性自動症（腰振り動作）や頭頂葉あるいは辺縁系に由来する性的快感の発作もある．

5. 認知障害発作

時間感覚の歪み，離人感，見当識障害は**認知障害発作** *dyscognitive seizure*（2.3）に属し，海馬傍回や紡錘状回に由来する[70]．反復性の思考促迫は前頭葉発作でみられ，発話の切迫を伴うこともある[71]．ここでは注意機能と言語機能に影響を与える発作を扱うことにする．気分や感情に関わる*感情発作*（2.2.2.1），記憶に関わる*記憶発作*（2.2.2.2），知覚の歪みに関わる*幻覚発作*（2.2.2.4）は精神発作の項で取り上げる．ILAEが提唱する新分類に従えば，これらの発作はすべ

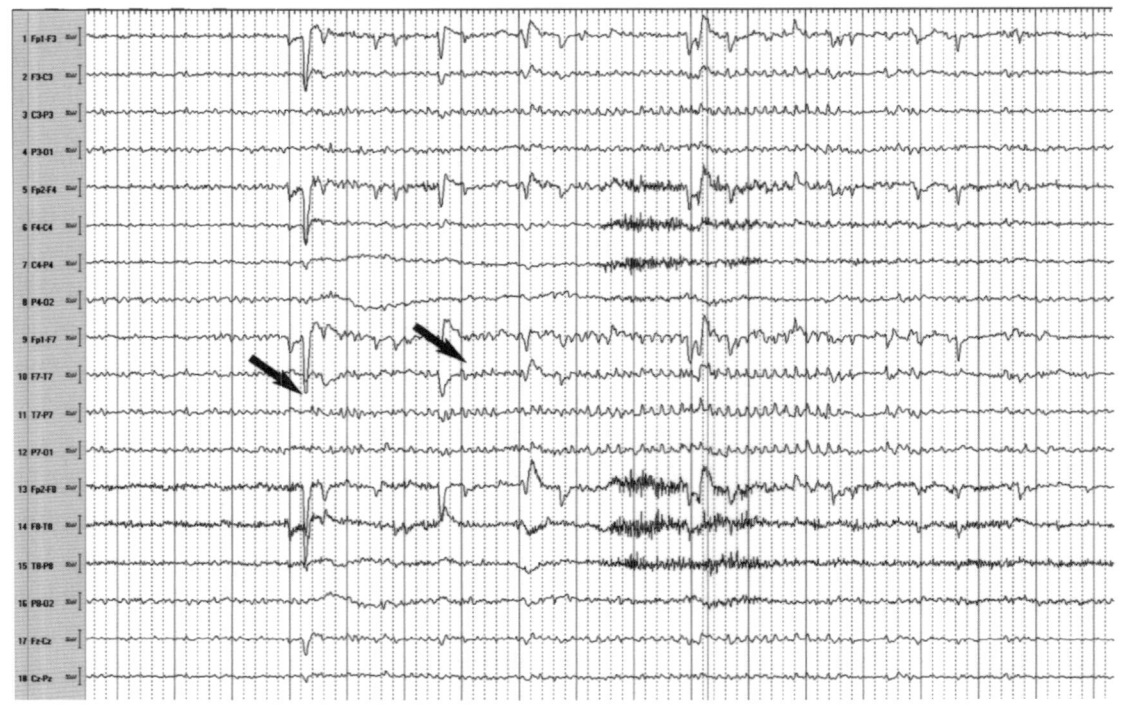

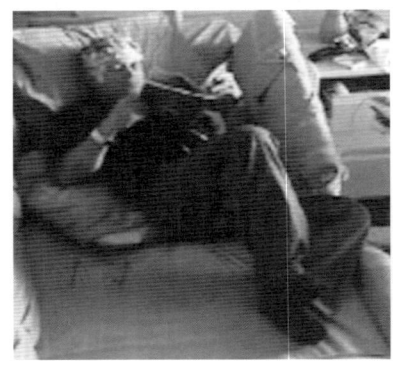

図 3 「夢様状態」を呈する複雑部分発作のビデオ脳波記録

この患者は記憶力と集中力が低下する発作を訴えていた．読書中に典型的な発作が生じた（写真）．読書を続けているようにみえるが，このときのことを思い出すことができなかった．脳波上明らかな発作活動が左半球に現れ，F7で位相逆転を認める．LFF＝0.1 Hz，HFF＝30 Hz．

て**経験性発作 experiential seizure**（2.2.2）に属すことになる．

(1) 注意

注意の欠落 attention lapse は欠神発作や複雑部分発作でみられる．欠神発作では意識消失が数秒間持続するが，前兆や発作後症状は認めない．また，似たような症状は側頭葉発作でもみられる．症例7は側頭葉由来の複雑部分発作でみられた「夢様状態 dreamy state」の一例である．

症例検討7 53歳男性．時々集中力や記憶がなくなり，奇妙な感覚に襲われていた．3年前に強直間代発作のために入院し，脳炎による続発性のものと診断されていた．脳炎はすぐに治癒したが，視野障害が残った．以前のビデオ脳波記録では確定的な所見が得られず，非てんかん性発作も疑われていた．しかし，今回は明らかな複雑部分発作を捕捉することができた．観察された発作症状は反応の緩慢化だけであった（図3）．

真性の欠神発作[72]と前頭葉に由来する「偽性欠神発作 pseudo-absence seizure」[73]の鑑別は難し

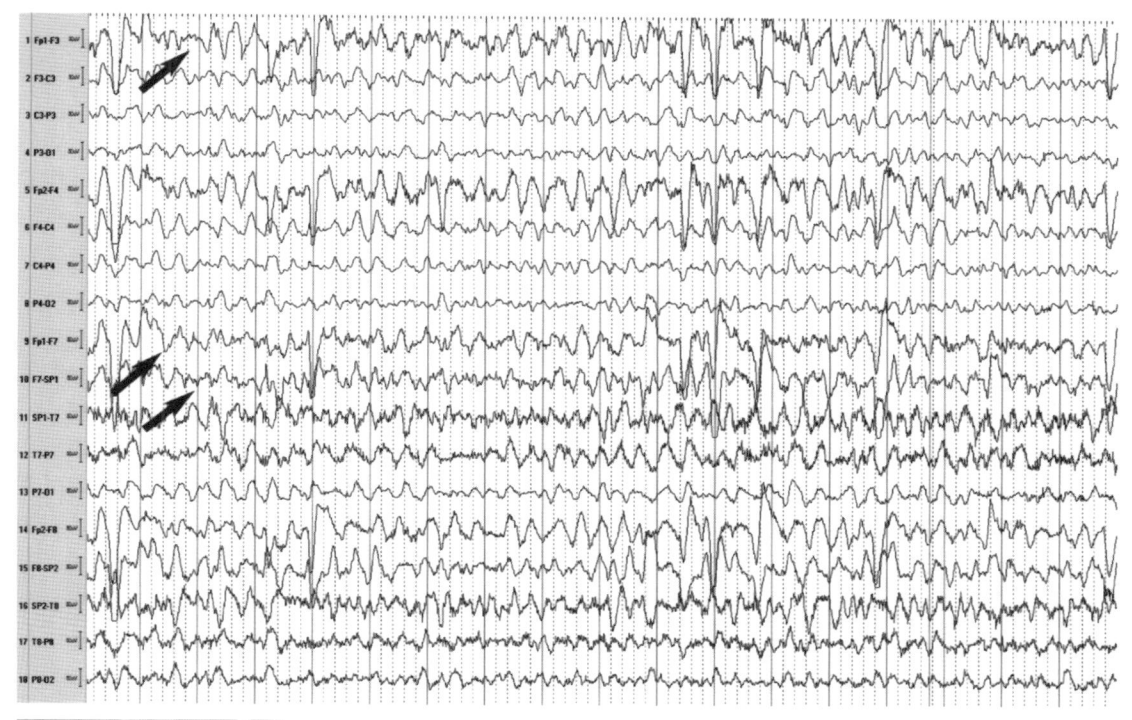

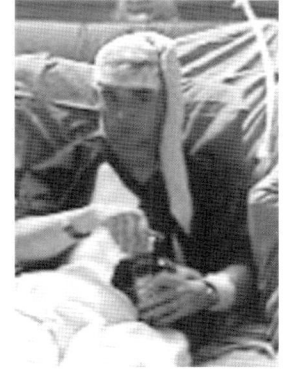

図 4　前頭葉性「偽性欠神発作」のビデオ脳波記録

患者は瓶の蓋を開けたり閉めたりしている．発作中は肯いたり，笑顔を見せたり，必要に応じて周囲を見回すことができる．この無症候性発作は 8〜10 分続いた．発作時脳波は左側（Fp1-F7）の 10 Hz 律動波で始まり，急速に右前頭葉と左側頭葉に伝播拡延した．等価電流双極子解析では，左内側前頭葉に集積する第 1 焦点と右帯状回に集積する第 2 焦点を認めた．LFF＝0.1，HFF＝30 Hz.

い．複雑部分発作のほうが長く続き，必発ではないにせよ前兆，単純部分発作，発作後症状を伴うことが多い．

症例検討8　23 歳男性．大発作のために 13 歳から抗てんかん薬を服薬し，発作は抑制されていた．最近になり学業や仕事に支障を来すことが増えたため，抗てんかん薬の中毒症状を心配して来院した．ビデオ脳波では遷延性の前頭葉発作が捕捉されたが，患者も家族もてんかん発作に気づいていなかった（図4）．

欠神発作，複雑部分発作のどちらも瞬目，舌なめずり，手を捻じる動作などの自動症を伴うことがある[72,74]．小児にみられる集中力の一過性低下に関しては，欠神発作によるものなのか，あるいは注意欠如多動性障害 attention-deficit hyperkinetic disorder（ADHD）に伴うものなのか，見極めに迷うことがある．

非けいれん性発作重積 nonconvulsive status epilepticus でも注意が欠落する．これは高齢者に多く，その発症危険因子には前頭葉損傷や小児欠神てんかんの既往がある[73,75]．もちろん若年者

にも生じることがある．かなり積極的に疑ってかからないかぎり，非けいれん性発作重積を診断することはできない．非けいれん性発作重積で初発する若年ミオクロニーてんかんもある[76]．この場合，朝のぴくつきがあれば診断がはっきりする[77]．

(2) 言語 language

発語停止はローランドてんかん Rolandic epilepsy にみられる発作症状のひとつである[77]．ローランドてんかんではこのほかに，口部の動き，顎・舌の震え，流涎を伴う嚥下運動困難，舌の運動困難などの発作症状を認める．発語停止は発作開始直後から生じるか，二言三言口にした後に突然現れる．この発語停止は言語症状というよりも単純な運動症状を反映していることのほうが多い．

発話に影響を及ぼす小児てんかん症候群にはほかにも Landau-Kleffner 症候群や徐波睡眠時に持続性棘徐波を示す症候群 syndrome of continuous spikes and waves during slow wave sleep (CSWS) がある．CSWS では広範な退行を呈するが，Landau-Kleffner 症候群では聴覚性語音失認（認知障害発作）から始まることが多い．その後，言語障害は徐々に進行するか，あるいは再発を繰り返しながら悪化していくため，聴覚障害や自閉症と誤診することがある[77]．

症例9は発作による吃音の例である．

症例検討9　9歳男児．複雑部分発作の既往がある．最近になって吃音が目立つようになったため，病院に連れてこられた．当初鑑別診断に上がったのは，抗てんかん薬の副作用，発達性言語障害，両親の心配のしすぎであった．すぐに脳波検査を実施したところ，吃音に一致して1～2秒持続する両側同期性の中心側頭棘徐波が確認された．てんかん放電を認めないときの発話は正常であった．

失語発作 aphasic seizure は Broca 領域あるいは Wernicke 領域に由来する発作でみられるが，成人の場合，一過性脳虚血や脳卒中と間違えやすい[78～82]．繰り返しになるが，発作時失語は単独でも出現しうる症状である．

一方，発声発作 phonatory seizure（*vocal seizure*, 1.2.11）が単独で現れることはまれである．発声発作は自動症の症状として生じる．同語反復や原始的音声などは前頭葉や帯状回の発作でみられる[64,71]．非流暢性発声は優位半球でも劣位半球でも生じる[80]．発話が流暢であれば，劣位半球由来の発作が疑わしい[24]．発作時に造語がみられることもある[81]．

症例検討10　55歳女性．35歳以降，てんかん発作は抑制されていた．統合失調症と診断されていたが，結婚して子供もあり，新しい発作型が現れる数年前までは元気に働いていた．その発作は自分の頭を手でつかみ，「オーマイ，オーマイ」など同じ言葉を繰り返し叫び，のたうち回るもので，心因性発作と考えられていた．ビデオ脳波を記録したところ，正真正銘のてんかん発作であることが判明した（図5）．

4

反射発作

反射発作 reflex seizure（5.1.3.2）は珍しいてんかん発作として扱われることが多い．しかし，発作を誘発する刺激が特異なものであっても，発作症状自体は別段珍しいものではない．誘因がなければ発作が生じない場合は厳密にはてんかんではないとする意見もある[82]．反射てんかんのひとつに音楽てんかん musicogenic epilepsy がある[83～85]．これは音楽によって発作が誘発されるもので，音楽性の幻聴を伴うこともある[85]．特に危険な反射発作としては水浴びてんかん bathing epilepsy が知られている[86]．そのほかには騒音による驚愕，体性感覚刺激，固有知覚刺激，発話，摂食，音，言語活動によって誘発される発作がある[87～89]．言語機能に関連した特殊なものとして読書てんかん reading epilepsy があり，読書によって顎の偏位，違和感，間代性けいれんを来す[89]．

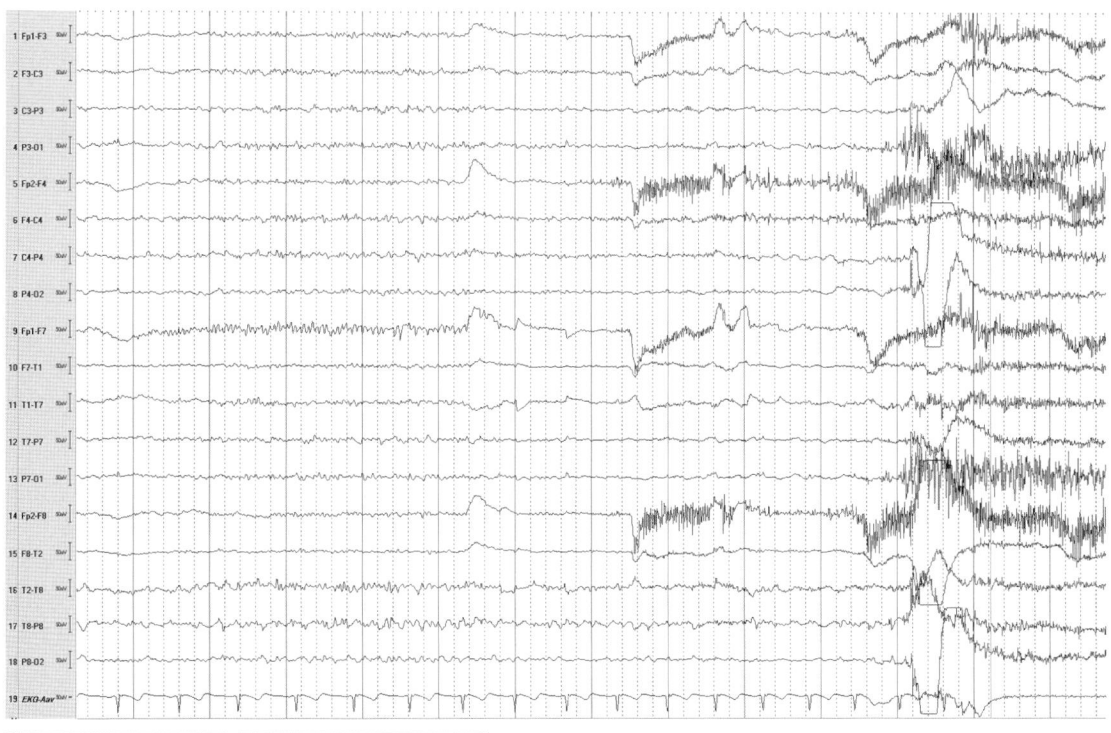

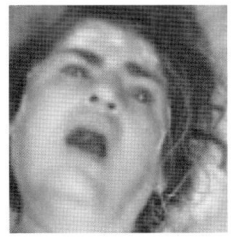

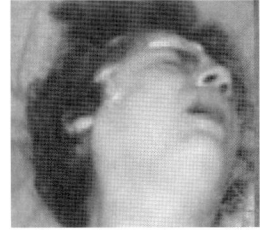

図 5 同語反復を伴う運動亢進性発作のビデオ脳波記録
この発作では絶叫しながらのたうち回る姿がみられる．発作時脳波は左前頭領域の低振幅速波律動で始まり，すぐに両側性に伝播した．

5

精神発作 psychic seizure

　精神発作では主観的症状だけを経験し，発作時の記憶は保たれている．意識も保たれ，運動徴候も伴わない．そのため，精神発作は感覚発作あるいは認知障害発作として扱われてきたこともある．ここでは以下の発作症状を扱うことにする．すなわち，感情発作，時間の歪曲を伴う錯記憶発作，幻覚発作，知覚対象の歪曲を伴う錯覚，思考内容の変化を伴う思考症状である．精神発作は精神障害に酷似するが，両者は明確に区別しなくてはならない．

1. 感情発作 affective seizure

　てんかん発作の最中に表出される感情には様々なものがある．被刺激性亢進，不安，怒りは扁桃体発作や同部位の刺激によって生じる[46,48]．恐怖感は海馬発作でみられることが多い[90]．恐怖発作はしばしば内容に欠け，非現実的なものとして知覚される[91]．恐怖感を伴わずに恐怖の表情を浮かべる発作は帯状回に由来し，幸福感を伴うことすらある[64,71]．恐怖発作では患者の感情や思考内容とは無関係に圧倒的な恐怖感が突如として湧き上がる[92]．このため，恐怖発作が単独で出現した場合，パニック障害と誤診することがある．

症例検討11　55歳男性．元来おとなしい人であったが，3年前からすぐに怒るなど感情の起伏が激しくなったという．徐々に猜疑心が増し，それまでの本人からは考えられないような激しい喧嘩をしたこともあった．その攻撃性は数秒から数十秒で消え失せ，全くその場にそぐわないものであった．脳波検査を施行したところ，右側頭部に2〜3 Hzの高振幅徐波を認めた．右側頭葉には手術不能な神経膠腫が発見された．

　笑い発作 gelastic seizure（1.2.9）あるいは泣き発作 dacrystic seizure（1.2.10）が生じることもある[93]．同一人物に両方の発作が現れることもある．

症例検討12　35歳女性．5歳のときにてんかんを発症した．最近の発作は単純に笑うもので，多幸感の後に続くことが多かった．この発作は数種類の抗てんかん薬の高用量投与によっても抑制できなかった．一般脳波検査は正常であった．ビデオ脳波記録では笑い・泣きに一致して中心線から右側頭頂頂領域にかけて出現するシータ律動を認めた．彼女は発作中に会話することができたが，後になってそれを思い出すことはできなかった．

　こうした感情発作は前頭葉や側頭葉から生じることもあるが，笑い発作は視床下部過誤腫によるものが最もよく知られている．この場合，発作は過誤腫から始まり，視床前部や帯状回皮質に広がるものと考えられている[94〜95]．

2. 錯記憶発作 dysmnestic seizure

　錯記憶発作は認知障害発作に分類することもある．錯記憶発作では記憶の感覚が歪められる．これには2つの発作型がある．既視感 déjà vuは人生が繰り返されているかのような感覚であり，未視感 jamais vuはなじみのある物，人，状況に対して初めて出会ったかのような感覚である．側頭葉てんかんにみられる既視感は有名であり，海馬とその周辺あるいは頭頂側頭新皮質を刺激すると生じることが報告されている[96〜98]．未視感に関する研究はあまり進んでいないが，既視感とは親近

性の感情が異なるだけで同じ脳構造に由来していると考えられている．「思い出したくなる感覚」と表現される前兆もある[70]．こうした錯記憶感情は右側焦点でも左側焦点でも生じる．まれではあるが，発作性にKlüver-Bucy症候群を呈することがある．両側側頭葉性の発作の最中か，あるいはその発作後に聴覚失認，視覚失認，口唇傾向，性欲亢進，感情鈍麻が現れた症例が報告されている[99]．

　Gloorら[97]による既視感の症例報告は示唆に富んでいる．この39歳の男性には2つの発作があった．ひとつは左側頭葉由来の発作であり，アウェアネスの喪失，自動症，失語を来した．もうひとつは右側頭葉に由来し，胃が痛くなるような不快感，拍動性の頭痛，既視感（あたかも予感が的中したかのような感覚）が生じるものであった．ある発作について患者は「あっという間に大勢の人に囲まれたとき，これは前にも経験したことがあるなと感じました．何もかもが再体験しているような感覚なんです．何が起きているのかがわかればわかるほどその感覚は強くなって，頭の中が混乱していきました」と述懐した．たいていはこの後に苦悶感や抑うつ感が生じていた．この発作は右辺縁系構造に由来することが刺激実験によって確認されている．実際の記憶が蘇ってくる発作もある．自験例であるが，幼い頃から「母親の財布を眺めている」前兆があると訴えていた患者がいた．その後，この前兆は「通っていたジムの扉を眺めている」ものに置き換わった．

3. 幻覚

　てんかん性幻覚 hallucinationは嗅覚，視覚，聴覚，味覚など，すべての知覚様態で報告されている[103]．刺激臭は鉤発作 uncinate fitの初期症状として有名であるが，実際にはそれほど多くはない[100]．この前兆は単独で出現することもある．Macrae[91]の症例を紹介しよう．患者は44歳の女性で，その発作は強い恐怖感が1分間ほど続いた後に，「この世のものとは思えない身の毛もよだつ臭い」がし，その数分後には臭いで窒息しそうになり，地面に吸い込まれていくような感覚に陥

るというものであった．しかし，意識は保たれていた．頭皮上脳波では右側頭葉焦点を認めた．右半球の髄膜腫を切除した後，発作は消失した．これに似た症例を最初に報告したのはHughlings Jackson[101]である．眼窩前頭葉由来の幻嗅発作も一例報告されている[102]．その幻嗅発作の解剖学的局在は深部脳波によって特定され，外科的治療によって発作は消失した．しかし，MunariとBancaud[16]が指摘しているように，この幻嗅発作は眼窩前頭葉の外に伝播することによって生じていた可能性がある．

幻嗅はてんかん発作よりも嗅粘膜の異常や精神病性の幻覚によることのほうが多い．心因性発作でみられる幻嗅は心地良いものが多く，香水，食べ物，純粋酸素の匂いなどが報告されている[103,104]．これは不快な臭いのことが多い側頭葉発作の幻嗅とは対照的であるが，ある患者は快不快にかかわらない「水のような匂い」の前兆を経験していた．

てんかん性幻視には単純幻視と複合幻視がある．単純幻視としては閃光，火花，点滅光などがある．複合幻視は明確な映像で，多くは過去の体験と関連している．治療抵抗性の単純・複雑部分発作の成人患者144名の検討では，「要素性視覚性」前兆を8.3%に認めた[105]．この単純な視覚性前兆は側頭葉外の焦点発作に多く，その頻度は側頭葉焦点発作の2倍であった．幻視だけの発作は全体の3.6%であった．前頭葉焦点例でもまれに視覚性前兆が生じることがある[106]．おそらくこれには後頭葉と前頭眼野を結ぶ双方向性の経路が関わっているのだろう．複合幻視は経験性発作にも含められるが，側頭葉発作で生じることが多い[98]．PenfieldとJasper[30]はその解剖学的局在を頭頂側頭後頭接合部に位置付けている．

てんかん性複合幻視は激烈なことがあり，精神障害と間違えることがある．Gloor[97]の症例を紹介しよう．その19歳女性の発作は強烈な恐怖，意識喪失，激しく怯えるような自動症，四肢末端のしびれからなり，足に喰い付こうとするワニの幻視を伴っていた．深部脳波では右側頭葉から始まる発作活動を認めた．薬物離脱や精神障害でみ

られる幻視もかなり複雑である．非てんかん性幻視の場合は内容が変わりやすく，長く続く（数時間から数日）ことからてんかん発作（数分）と鑑別できる[107]．

てんかん性幻聴も要素性と複雑型に分けられる．要素性幻聴はリンリン，ブンブン，シューのような単純な雑音であり，その多くは側頭葉内の焦点，おそらく一次聴覚皮質であるHeschl横回近傍から生じている．難治性側頭葉てんかん144例の検討では，要素性の聴覚性前兆を報告した患者は2.6%であった[105]．まれではあるが，聴覚の歪み（聴覚過敏と聴力低下）が生じたり，聴覚喪失を呈したりすることもある[98,104]．複雑型幻聴は単独で生じることもあるが，幻視を伴うことが多い．嘔気で始まり，続いて幻声が段々と大きくなり，最後にはロックやクラシックが聞こえてくる複雑部分発作も報告されている[108]．この症例の発作は右半球あるいは右蝶形骨電極から始まっていた．

統合失調症では幻聴を認めることが多い．症状の変わりやすさと持続時間から精神病性幻聴とてんかん性幻聴を鑑別することができる．

幻味は頭頂葉，側頭葉，側頭頭頂葉発作で生じる．味覚を司る領域の解剖学的局在の詳細は不明だが，一次感覚野の後方に位置する頭頂弁蓋部に局在している可能性が最も高い[109]．この領野に由来する発作は特定の味覚によって誘発されることがある．

症例検討13 32歳男性．23歳のときに頭部外傷を負い，その後難治性てんかん発作が生じた．発作の前兆は「オレンジジュースに似た味」がすることで，ピザを食べたりオレンジジュースを飲んだりすると発作を起こしやすかった．頭蓋内脳波ビデオ記録のために抗てんかん薬を中断したが，数日たっても発作が生じなかった．オレンジジュースとピザを用意したところ，右の頭頂弁蓋部から始まり，右外側・内側側頭葉に伝播するてんかん発作が生じた．

―――――――――――

Hausser-Hauwら[108]らによると，幻味発作をもつ患者の頭頂葉弁蓋部を電気刺激したところ，短

時間ではあるが幻味を単独で誘発することに成功したという．頭頂葉発作で味覚症状が生じる場合は凝視反応，顔の間代性収縮，眼球偏位，流涎を伴うことが多く，一方，側頭葉発作では口部運動，自律神経症状，上腹部症状を伴うことが多い．刺激実験の結果を重ね合わせると，それぞれの解剖学的局在は島回周辺の上部領域と側頭弁蓋部ということになる[110〜112]．

4. 錯覚 illusion

幻覚が対象なき知覚であるのに対して，錯覚は実在する対象に対する誤った知覚である．錯視の前兆は後頭葉と側頭葉の両方を巻き込む部分発作で報告されている．錯視では対象の大きさ，色，形が歪んで見える[112]．ある患者は印刷物の色が緋色や黄緑色に変化して見えたと報告している．ほかの歪みも生じる．たとえば，対象が離れていったり近づいてきたり，変形視のように縮んだり膨れたりする．多視や残像視（同じ視覚像が連続して繰り返し現れる）が生じたり，単眼視が生じたりすることもある．

体外離脱体験 out-of-body experience も報告されている[112]．右側頭葉てんかんのために硬膜下電極による皮質マッピングを実施中に右角回を刺激したところ，自分の意識が体から離れて頭上に浮かび上がり，ベッドに横たわる自分の胴体と足が見えたという．その足をはっきり見るように指示すると，足の大きさが変化したり，足が自分のほうにどんどん近づいてくる感覚がしたと報告した．てんかん焦点は刺激部位の5 cm前方に特定された．ただし，この体外離脱体験はこの患者のいつもの発作というわけではなかった．自験例でも同じく頭頂葉起源が疑われた．

症例検討14　20歳女性．12歳から夜間の発作が生じ始め，後年は昼間にも生じるようになった．発作型は運動亢進性発作であったが，「ものがどことなく見慣れない，違ったものに見える」という前兆から始まっていた．この前兆がなければ硬膜下電極を右中頭頂領域に置くことはなかった（ほかの証拠は前頭葉を示していた）．実際に頭頂葉が焦点であった[113]．

5. 思考症状

精神発作では思考促迫，競合思考，保続思考の感覚などが生じることがある．これらの症状は前頭極に由来すると考えられている[16,71]．また，外から自分を見ている感覚も報告されている．この場合は側頭葉あるいは前頭葉焦点から生じている可能性がある[114,115]．

6

精神症状を伴うてんかん発作

発作に伴って躁状態，緊張病症候群，関係念慮，パニック，妄想，恐怖が生じることがある．

1. 躁状態 mania

てんかんと躁状態が併発することがある[116]．報告されているその患者は脳波検査で光けいれんてんかんと診断されるまで躁状態に対してハロペリドールとリチウムで治療されていた．その後，カルバマゼピンを追加したところ，躁状態は長期の寛解を維持したという．

発作時躁状態の報告もある[117]．33歳のその女性はスキー事故で意識を喪失し，その1週間後から多弁，過活動，健忘，幻聴（神様が話しかけてくる），幻視，誇大性，不眠を呈した．脳波では左前頭側頭領域に棘徐波群発を認め，CTでは右前頭葉に硬膜下血腫を認めた．フェノバルビタールにより脳波は正常化したが，躁状態はクロルプロマジンを追加しても続き，電気けいれん療法 electroconvulsive therapy（ECT）を受けるまで改善が得られなかった．6回のECTによってその後の3年間は症状を認めなかった．その後，躁状態を伴う複雑部分発作重積を2回繰り返したが，いずれも3年間の寛解を挟んで再発し，同じ経過を示した．

発作開始直後の表情変化についても検討されている[118]．複雑部分発作27例の頭蓋内脳波記録に

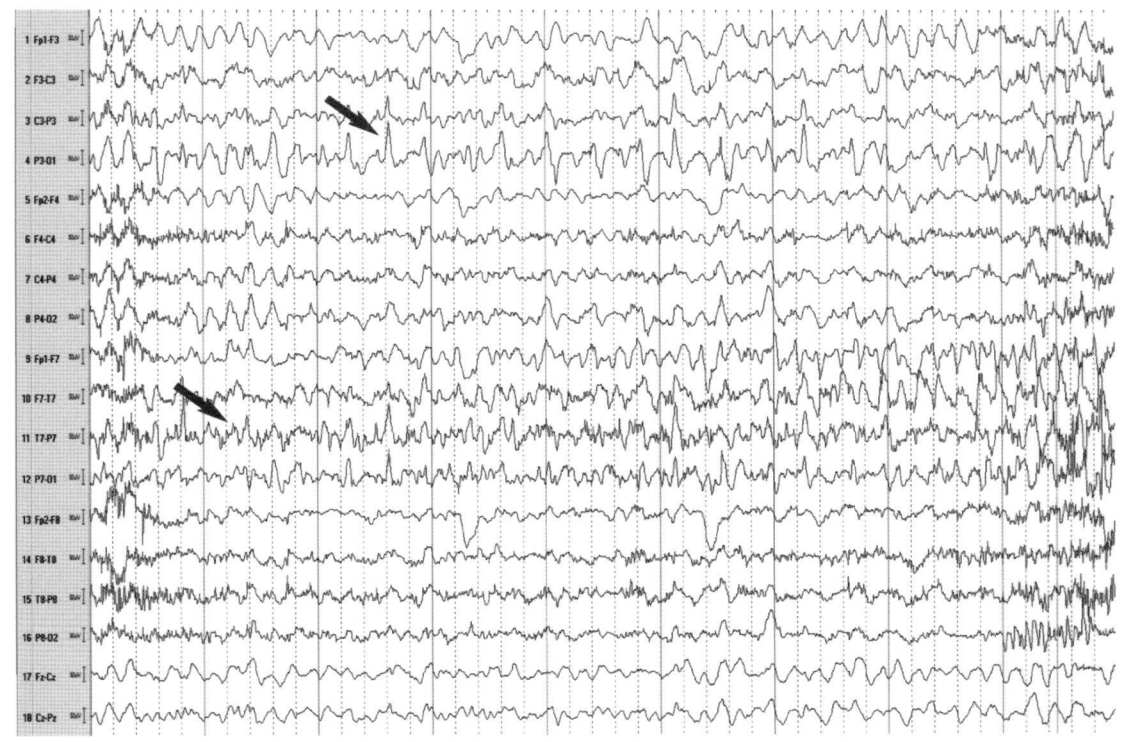

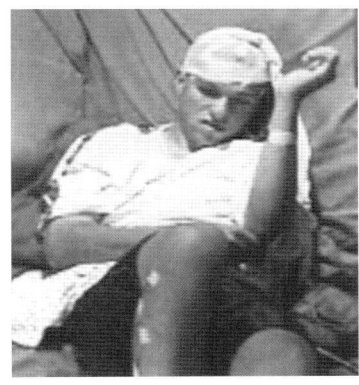

図 6 緊張病症状を呈するてんかん発作のビデオ脳波記録
患者は左腕を挙上したまま固まってしまった．脳波では両側後半部と左側頭頭頂領域に律動波を認める．LFF＝0.1 Hz，HFF＝30 Hz．

よると，外側側頭葉発作では喜びや悲しみの表情が表れることが多く，こうした発作では精神症状や感覚症状を伴いやすかった．一方，内側側頭葉発作では嫌悪の表情が表れやすく，自律神経症状を伴うことが多かった．

2. 緊張病症候群 catatonia

緊張病症候群の診断基準には蝋屈症，緘黙症，拒絶症，カタレプシーなどが含まれている[119]．次の症例のように緊張病症候群に酷似したてんかん発作を認めることがある．

症例検討15 17歳男性．視野の暗転，赤や鮮やかな閃光，健忘の発作を検査するために入院した．ビデオ脳波では眼球振動，舌なめずり，緊張病姿勢が同時に生じる発作が捕捉された．左腕を屈曲挙上させ，まるで右腕で左腕を持ち上げているようにみえた．発作中は腕を伸ばすことができず，たとえできたとしてもほんの一瞬だけであった．脳波では左側頭後頭領域から始まり前方に拡延する放電を認めた（図6）．

3. パニック発作 panic attack

情動症状については既に論じたが，精神性前兆がパニック発作に酷似することもある[91]。その患者は強烈だが数秒しか続かない一瞬の恐怖の発作に見舞われていた．しかし，その恐怖を説明できる原因は見当たらなかった．身体的徴候はいっさいなく，心因性のものと診断されていた．その後，短い失語発作が生じるようになった．パニック発作の発症から2年後，巨大な悪性神経膠腫が左側頭葉内に発見された．

まとめ

てんかん発作の症状は単独で生じることもあれば，組み合わされて生じることもある．本書で繰り返し指摘しているように，てんかん発作の臨床像は多種多様であり，それゆえに誤診することも多い．しかしながら，その突発的，常同的，一時的であるという性質は，どんなに奇妙で非定型的な症状であっても，てんかん発作だけの特徴であり，鑑別診断を進めるうえでの道標となる．正確な診断を下すために必要なことは，てんかん発作の可能性を常に疑い，ビデオ脳波を積極的に活用することである．

文献

1) Blume WT, Lüders HO, Mizrahi E, et al. ILAE Commission report. Glossary of descriptive terminology for ictal semeiology ; Report of the ILAE task force on classification and terminology. 2001 ; Epilepsia 42 : 1212-18.
2) Rufo-Campos M, Gonzalez M-L A, Rangel-Pineda C. Cerebral seizures in neonatal period ; semeiology, evolution and factors of influence. Rev Neurol 2000 ; 31 : 301-6.
3) Liporace J, Sperling M. Simple autonomic seizures. In : Engel J, Pedley TA eds. Epilepsy : a Comprehensive Textbook. Philadelphia : Lippincott-Raven Publishers, 1997 ; 549-55.
4) Fenichel GM, Olson BJ, Fitzpatrick JE. Heart-rate change in convulsive or nonconvulsive neonatal apnea. Ann Neurol 1980 ; 17 : 577-82.
5) Mizrahi E. Neonatal seizures and neonatal epileptic syndromes. Neurol Clin 2001 ; 19 : 427-63.
6) Scher M. Controversies regarding neonatal seizure recognition. Epileptic Disord 2002 ; 4 : 138-58.
7) Tharp B. Neonatal seizures and syndromes. Epilepsia 2002 ; 43 : 2-10.
8) Nordli D Jr. Infantile seizures and epilepsy syndromes. Epilepsia 2002 ; 43 : 11-16.
9) Hamer N, Wyllie E, Lüders H, et al. Symptomatology of epileptic seizures in the first 3 years of life. Epilepsia 1999 ; 40 : 837-44.
10) Meador K, Moser E. Negative seizures. J Int Neuropsychol Soc 2000 ; 6 : 731-33.
11) Ajmone-Marsan C, Abraham K. A seizure atlas. Electroencephalogr Clin Neurophysiol 1960 ; 15 Suppl 1 : 215.
12) Swartz BE. Electrophysiology of bimanual-bipedal automatisms. Epilepsia 1994 ; 35 : 264-74.
13) Ludwig B, Ajmone-Marsan C, Van Burent. Cerebral seizure of probable orbito-frontal origin. Neurology 1976 ; 26 : 1065-99.
14) Wada JA, Purves SJ. Oral and bimanual-bipedal activity as an ictal manifestation of frontal lobe epilepsy. Epilepsia 1974 ; 15 : 668.
15) Walsh GO, Delgado-Escueta AV. Type II complex partial seizures : poor results of anterior temporal lobectomy. Neurology 1984 ; 34 : 1-13.
16) Munari C, Bancaud J. In : Chauvel P, Delgado-Escueta AV, Halgren Bancaud J eds. Electroclinical symptomatology of partial seizure of orbital frontal origin ; frontal lobe seizures and epilepsies. Adv Neurology 1992 ; 57 : 257-67.
17) Morris HH, Dinner DS, Lüders H, et al. Supplementary motor seizures : clinical & electroencephalographic findings. Neurology 1988 ; 30 : 1075-82.
18) Treiman DM. Epilepsy and violence : medical and legal issues. Epilepsia 1986 ; 27 Suppl 2 : S77-S104.
19) King DW, Ajmone-Marsan C. Clinical features and ictal patterns in epileptic patients with temporal lobe foci. Ann Neurol 1997 ; 2 : 138-47.
20) Mayeux R, Alexander P, Benson DF, Brandt J. Poriomania. Neurology 1979 ; 29 : 1616-19.
21) Rowan AJ, Rosenbaum DH. Ictal amnesia and fugue

22) Williamson PD, Boon PA, Thadani VM, et al. Parietal lobe epilepsy : diagnostic considerations and results of surgery. Ann Neurol 1992 ; 31 : 193-201.
23) Geier S, Bancaud J, Talairach J, et al. The seizures of frontal lobe epilepsy : a study of clinical manifestations. Neurology 1977 ; 27 : 951-58.
24) Swartz BE, Halgren E, Delgado-Escueta AV, et al. Multidisciplinary analysis of patients with extratemporal complex partial seizures. Epilepsy Res 1990 ; 5 : 61-73.
25) Young GB, Blume WT. Painful epileptic seizures. Brain 1983 ; 106 : 537-54.
26) Newton R, Aicardi J. Clinical findings in children with occipital spike wave complexes suppressed by eye opening. Neurology 1983 ; 33 : 1526-29.
27) Lesser RP, Lüders H, Dinner DS, Morris HH. Simple partial seizures. In : Lüders H, Lesser RP eds. Epilepsy : Electroclinical Syndromes. London : Springer, 1987 ; 223-78.
28) Ludwig B, Ajmone-Marsan C. Clinical ictal patterns in epileptic patients with occipital electroencephalographic focus. Neurology 1975 ; 25 : 463-71.
29) Pantev C, Bertrand O, Eulitz C, et al. Specific tonotopic organization of different areas of the human auditory cortex revealed by simultaneous magnetic and electrical recordings. Electroencephalogr Clin Neurophysiol 1995 ; 94 : 26-40.
30) Penfield W, Jasper H. Epilepsy and the Functional Anatomy of the Human Brain. Boston : Little, Brown and Co., 1954.
31) Salanova V, Andermann F, Oliver A, et al. Occipital lobe epilepsy : electroclinical manifestations, electrocorticography, cortical stimulation and outcome in 42 patients treated between 1930 and 1991. Brain 1992 ; 115 : 1655-80.
32) Huott AD, Madison DS, Niedermeyer E. Occipital lobe epilepsy. Eur Neurol 1974 ; 11 : 325-39.
33) Freeman R, Schachter SC. Autonomic epilepsy. Sem Neurology 1995 ; 15 : 158-66.
34) Blumhardt LD, Smith PE, Owen L. Electrocardiographic accompaniments of temporal lobe seizures. Lancet 1986 ; 46 : 1169-70.
35) Leutmezer F, Schernthaner C, Lurger S, et al. Electrocardiographic changes at the onset of epileptic seizures. Epilepsia 2003 ; 44 : 348-54.
36) Oppenheimer SM, Gelb A, Girvin JP, et al. Cardiovascular effects of human insular cortex stimulation. Neurology 1992 ; 42 : 1727-32.
37) Tinuper P, Bisulli F, Cerullo A, et al. Ictal bradycardia in partial epileptic seizures : autonomic investigation in three cases and literature review Brain 2001 ; 124 : 2361-71.
38) Keilson MJ, Hauser WA, Magrill JP, et al. ECG abnormalities in patients with epilepsy. Neurology 1987 ; 37 : 1624-26.
39) Epstein MA, Sperling MR, O'Connor MJ. Cardiac rhythm during temporal lobe seizures. Neurology 1992 ; 42 : 50-53.
40) Pool JL, Ransohoff H. Autonomic effects on stimulating the rostral portion of the cingulate gyri in man. J Neurophysiol 1949 ; 12 : 385-92.
41) Ahern GL, Howard GF, III, Weiss KL. Posttraumatic pilomotor seizures : a case report. Epilepsia 1988 ; 29 : 640-43.
42) Kaada BR, Jasper H. Respiratory responses to stimulation of the temporal pole insula, and hippocampal and limbic gyri in man. J Neurophysiol 1949 ; 12 : 385.
43) Green JB. Pilomotor seizures. Neurology 1984 ; 34 : 837-39.
44) Metz SA, Halter JB, Porte D Jr, et al. Autonomic epilepsy : clonidine blockade of paroxysmal catecholamine release and flushing. Ann Intern Med 1978 ; 88 : 189-93.
45) Mulder DW, Daly D, Bailey AA. Visceral epilepsy. Arch Intern Med 1954 ; 93 : 481-93.
46) Bancaud J, Talairach J, Morel P, Bresson M. La corne d'Ammon et le noyau amygdalien : effects cliniques et électriques de leur stimulation chez l'homme. Rev Neurol (Paris) 1966 ; 115 : 329-52.
47) Zee DS, Griffin J, Price DL. Unilateral pupillary dilatation during adverse seizures. Arch Neurol 1974 ; 30 : 403-05.
48) Swartz BE, Delgado-Escueta AV, Maldonado HH. A stereoencephalographic study of ictal propagation producing anisocoria, auras of fear, and complex partial seizures of temporal lobe origin. J Epilepsy 1990 ; 3 : 149-56.
49) Gastaut H, Broughton R, Roger J, Tassinari C. Generalized nonconvulsive seizures without local onset. In : Vinken and Bruyn G eds. Handbook of Clinical Neurology, New York : 1974 ; 130-44.

50) Gastaut H, Batini C, Boughton R, et al. Polygraphic study of enuresis during petit mal absences. Electroencephalogr Clin Neurophysiol 1964；616-26.
51) Delgado-Escueta AV, Swartz BE, Maldonado H, et al. Complex partial seizures of frontal lobe origin. In：HG Wieser, CE Elger eds. Presurgical Evaluation of Epileptics. Berlin：Springer-Verlag, 1987；269-99.
52) Van Buren J. Ajmone-Marsan C. A correlation of autonomic and EEG components in temporal lobe epilepsy. Arch Neurol 1960：91；683-703.
53) Peppercorn MA, Herzog AG, Dichter MA, et al. Abdominal epilepsy. A cause of abdominal pain in adults. JAMA 1978；240：2450-51.
54) Peppercorn MA, Herzog AG. The spectrum of abdominal epilepsy in adults. Am J Gastroenterol 1989；84：1294-96.
55) Singhi PD, Kaur S. Abdominal epilepsy misdiagnosed as psychogenic pain. Postgrad Med J 1988；64：281-82.
56) Shukla GD, Mishra DN. Vomiting as sole manifestation of simple partial seizure. Acta Neurol 1985；42：626.
57) Mitchell WG, Greenwood RS, Messenheimer JA. Abdominal epilepsy. Cyclic vomiting as the major manifestation. Arch Neurol 1983；40：251-52.
58) Schubert R, Cracco JB. Familial rectal pain：a type of reflex epilepsy? Ann Neurol 1992；32：824-26.
59) Gowers WR. Epilepsy and Other Chronic Convulsive Diseases. New York：William Wood, 1885；127.
60) Walls TJ, Newman K, Cumming WJK. Recurrent apneic attacks as a manifestation of epilepsy. Postgrad Med J 1981；57：757-60.
61) Maytal J, Resnick TH. Stridor presenting as the sole manifestation of seizures. Ann Neurol 1985；18：414-15.
62) Nelson DA, Ray CD. Respiratory arrest from seizure discharges in limbic systems：report of cases. Arch Neurol 1968；19：199-206.
63) Brincotti M, Matricardi M, Pellicia A, et al. Pattern sensitivity and photo sensitivity in epileptic children with visually induced seizures. Epilepsia 1994；35：842-49.
64) Mazars G. Cingulate gyrus epileptogenic foci as an origin for generalized seizures. In：Gastaut H, Jasper H, Bancazud J, et al. eds. The Physiopathogenesis of the Epilepsies. Springfield, Ill.：Charles C Thomas, 1969；186-89.
65) Lipporace JD, Sperling MR. Simple autonomic seizures. In：Engel J Jr, Pedley TA eds. Epilepsy：A Comprehensive Textbook. Philadelphia：Lippincott-Raven Publishers, 1997；549-55.
66) Rémillard GM, Andermann F, Testa GF, et al. Sexual ictal manifestations predominate in women with temporal lobe epilepsy：a finding suggesting sexual dimorphism in the human brain. Neurology 1983；33：323-30.
67) Ruff RI. Orgasmic epilepsy. Neurology 1980；33：1252.
68) Williamson PD. Psychogenic non-epileptic seizures and frontal lobe seizures. In：Rowan AJ, Gates JR eds. Non-Epileptic Seizures. Boston：Butterworth-Heinemann, 1993；55-72.
69) Spencer SS, Spencer DD, Williamson PD, Mattson ARH. Sexual automatisms in complex partial seizures. Neurology 1983；33：526-33.
70) Ardila A, Montanes P, Bernal B, et al. Partial psychic seizures and brain organization. Int J Neurosci 1986；30：23-32.
71) Bancaud J, Talairach J. Clinical semiology of frontal lobe seizures. In：Chauvel P, Delgado-Escueta AV, Halgren E, Bancaud J eds. Frontal Lobe Seizures and Epilepsies. New York：Raven Press, 1992 pp. 3-58.
72) Lee AG, Delgado-Escueta AV, Maldonado HM, et al. Closed-circuit television videotaping and electroencephalography biotelemetry（video/EEG）in primary generalized epilepsies. In：Gumnit RJ ed. Intensive Neurodiagnostic Monitoring. New York：Raven Press Ltd., 1986
73) Swartz BE. Pseudo-absence seizures. A frontal lobe phenomenon. J Epilepsy 1992；5：80-93.
74) Delgado-Escueta AV, Bascal FE, Treiman DM. Complex partial seizures on closed circuit television and EEG：a study of 691 attacks in 79 patients. Ann Neurol 1982；11：292-300.
75) Aguglia U, Tinuper P, Farnarier G. Prolonged confusional state of frontal origin in an aged patient. Rev. Electroencephalogr Clin Neurophysiol. 1983；13：174-79.
76) Wheless J, Kim N. Adolescent seizures and epilepsy syndromes. Epilepsia 2002；43：33-52.
77) Camfield P, Camfield C. Epileptic syndromes in childhood. Epilepsia 2002；43：27-32.
78) Dreifus FE. Classification of seizures. In：Dam M, Gram L eds. Comprehensive Epileptology. New York：Raven Press, 1991；77-86.
79) Cascino GD, Westmoreland BF, Swanson TH, Sharbrough FW. Seizure associated speech arrest in

elderly patients. Mayo Clin Proc 1991 ; 66 : 254-58.
80) Morrell MJ, Phillips CA, O'Connor JM, Sperling MR. Speech during partial seizures : intracranial EEG correlates. Epilepsia 1991 ; 32 : 886-89.
81) Bell WL, Horner J, Logue P, Radtke RA. Neologistic speech automatisms during complex partial seizures. Neurology 1990 ; 40 : 49-52.
82) Lüders H, Acharya J, Baumgartner C, et al. A new epileptic seizure classification based exclusively on ictal semiology. Acta Neurol Scand 1999 ; 99 : 137-41.
83) Wieser HG, Hungerbuhler H, Siegel AM, et al. Musicogenic epilepsy : review of the literature and case report with ictal single photon emission computed tomography. Epilepsia 1997 ; 38 : 200-207.
84) Zifkin BG, Zatorre RJ. Musicogenic epilepsy. Adv Neurol 1998 ; 75 : 273-81.
85) Morocz IA, Karni A, Haut S, et al. FMRI of triggerable aurae in musicogenic epilepsy. Neurology 2003 ; 60 : 705-9.
86) Seneviratne U. Bathing epilepsy. Seizure 2001 ; 10 : 516-17.
87) Fiol ME, Leppik IE, Pretzel K. Eating epilepsy. EEG and clinical study. Epilepsia 1986 ; 27 : 441-45.
88) Reder AT, Wright FS. Epilepsy evoked by eating : the role of peripheral input. Neurology 1982 ; 32 : 1065-69.
89) Rittaccio AL. Reflex seizures. Neurol Clin 1994 ; 12 : 57-58.
90) Delgado-Escueta AV, Walsh GO. Type I complex partial seizures of hippocampal origin. Excellent results of anterior temporal lobectomy. Neurology 1985 ; 35 : 143-54.
91) Macrae D. Isolated fear : a temporal lobe aura. Neurology 1954 ; 4 : 497-505.
92) Weiser HG. Electroclinical Features of the Psychomotor Seizure. New York : Gustav, Fisher, 1983.
93) Dan B, Boyd SG. Dacrystic seizures reconsidered. Neuropediatrics 1998 ; 29 : 326-27.
94) Kuzniecky R, Guthrie B, Mountz T, et al. Intrinsic epileptogenesis of hypothalamic hamartomas in gelastic epilepsy. Ann Neurol 1997 ; 42 : 60-67.
95) Arroyo S, Lesser RP, Gordon B, et al. Mirth, laughter and tic seizures. Brain 1993 ; 116 : 757-80.
96) Halgren E, Walter Rd, Cherlow DG, Crandal PH. Mental phenomena evoked by electrical stimulation of the human hippocampal formation and amygdala. Brain 1979 ; 101 : 83-117.
97) Gloor P, Olivier A, Quesney LF, Andermann F, Horowitz S. The role of the limbic system in experiential phenomena of temporal lobe epilepsy. Ann Neurol 1982 ; 12 : 129-44.
98) Penfield W, Perot P. The brain's record of auditory and visual experience : A final summary and discussion. Brain 1963 ; 86 : 595-96.
99) Nakada T, Lee H, Kwee I, et al. Epileptic Klüver-Bucy syndrome : case report. J Clin Psychiatry 1984 ; 45 : 87-88.
100) Luther JS, McNamara JO, Carwile S, et al. Pseudoepileptic seizures : methods and video analysis to aid diagnosis. Ann Neurol 1982 ; 12 : 458-62.
101) Jackson JH, Purves S. Epileptic attacks with warning sensations of smell and with intellectual aura（dreamy state）in a patient who has symptoms pointing to gross organic disease of the right temporosphenoidal lobe. Brain 1899 ; 22 : 534-49.
102) Roper SN, Gilmore RL. Orbitofrontal resections for intractable partial seizures. J Epilepsy 1995 ; 8 : 146-50.
103) Manchanda R, Freeland A, Schaefer B, et al. Auras, seizures focus, and psychiatric disorders. Neuropsychiatry Neuropsychol Behav Neurol 2000 ; 13 : 13-19.
104) Schneider RC, Crosby EC, Bagchi BK, et al. Temporal or occipital lobe hallucinations triggered from frontal lobe lesions. Neurology 1961 ; 11 : 172-79.
105) Bazil CW. Sensory disorders. In : Engel J, Pedley TA eds. Epilepsy : A Comprehensive Textbook. Philadelphia : Lippincott Raven Publishers, 1997 ; 2739-43.
106) Lesser RP, Lüders H, Dinner DS, et al. Epilepsy : Electroclonical Syndromes. London : Springer-Verlag, 1987 ; 223-78.
107) Swanson TH, Sperling MR. Seizures that do not look like seizures. In : Kaplan PW, Fisher RS eds. Imitators of Epilepsy. New York : Demos, 1994 ; 11-26.
108) Hausser-Hauw C, Bancaud J. Gustatory hallucinations in epileptic seizures : electrophysiological, clinical and anatomical correlates. Brain 1987 ; 110 : 339-59.
109) Bornstein WS. Cortical representation of taste in man and monkey. 1. Functional and anatomical relations of taste, olfactory and somatic sensibility. Yale J Biol Med 1940 ; 12 : 719-36.
110) Penfield W, Faulk ME. The Insula : further observations on its function. Brain 1955 ; 78 : 445-70.
111) Ludwig BI, Marsan CA. Clinical ictal patterns in epileptic patients with occipital electroencephalographic foci. Neurology 1975 ; 25 : 463-71.

112) Blanke O, Ortigue S, Landis T, et al. Stimulating illusionary own-body perceptions. Nature 2002 ; 419 : 269-70.
113) Swartz BE, Delgado-Escueta AV, Walsh GO, et al. Surgical outcomes in pure frontal lobe epilepsy and foci that mimic them. Epilepsy Res 1998 ; 29 : 97-108.
114) Swartz BE, Halgren E, Delgado-Escueta AV, et al. Neuroimaging in seizures of probable frontal lobe origin. Epilepsia 1989 ; 30 : 547-48.
115) Lhermitte J. Visual hallucinations of the self. Br Med J 1951 ; 1 : 431-34.
116) Roxanas MG, Corbett AJ, Reid WG. A patient with mania and photoconvulsive epilepsy. Aust N Z J Psychiatry 1996 ; 30 : 867-70.
117) Guillem E, Plas J, Musa C, Notides C, Lepine JP, Chevalier JE. Ictal mania : a case report. Can J Psychiatry 2000 ; 45 : 493-94.
118) Hiyoshi T, Seino M, Mihara T, et al. Emotional facial expression at the onset of temporal lobe seizures : observations on scalp and intracranial EEG recordings. Jpn J Psychiatry Neurol 1989 ; 43 : 419-26.
119) American Psychiatric Association. Diagnostic and Statistical Manual of Mental Disorders, Fourth Edition, Text Revision. Washington, DC : American Psychiatric Association, 2000.

I 概論：てんかん診断のジレンマ

4 非てんかん性けいれん発作

けいれんの定義は「単発または連続的に生じる随意筋の不随意な収縮」である[1]．この定義に従うてんかん性けいれん発作 convulsive epileptic seizure には全般性強直間代発作，強直発作，ミオクロニー発作，強直性あるいは間代性の部分発作がある．

本章では非てんかん性けいれん発作 convulsive nonepileptic seizure を取り上げる．非てんかん性けいれん発作とてんかん性けいれん発作との鑑別には困難が付きまとう．誤診の結果，不要な抗てんかん薬を何年にもわたって投与されたり，場合によっては外科に紹介され手術適応の評価を受けたりすることもある．適切な治療を行うためには正確な診断が不可欠であり，まずは診断確定に向けて全精力を傾けるべきである．

非てんかん性けいれん発作を理解するためには，まずは全般性強直間代発作を知ることから始めるのがよいだろう．てんかん性間代発作の発現機序についても最近の研究結果を紹介する．次に，非てんかん性けいれん発作の中で最も多いけいれん性失神と心因性発作を取り上げ，それぞれの臨床症状，機序，原因，検査所見，治療について症例を通じて解説する．

後半部分では発作性ジスキネジア，周期性四肢運動，REM 睡眠行動障害を取り上げる．いずれも激しいけいれん症状を呈することがある．本章で紹介する症例はすべてジョージア医科大学てんかんセンターで検査を実施した患者である．

1

てんかん性けいれん発作

症例検討1 13歳でてんかん発作を初発した35歳男性．彼には2つの発作型があった．ひとつは体幹，四肢の短いけいれんで，早朝に群発することが多く，月に1〜2回生じていた．もうひとつは意識喪失を伴う全身性の強直間代けいれんであり，覚醒中あるいは覚醒直後に生じた．バルプロ酸，フェニトイン，カルバマゼピン，フェノバルビタールによる治療を受けてきたが発作は抑制されず，発作捕捉のために紹介されてきた．入院時はカルバマゼピンを服用していた．

発作間欠期には散発的な棘徐波群発あるいは多棘徐波群発を認めた．大発作が1回だけビデオ脳波に記録された．大発作の前には短いけいれんを6回繰り返し，そのたびに体幹と四肢が屈曲した．そのけいれんはそれぞれ2秒以内に終了し，30秒以上の間隔をあけて群発した．その30秒後，ミオクロニー発作が連続し始め，その直後に叫び声を上げ，顔面筋が収縮し，上肢は胸部前方へ強直屈曲し，下肢は強直伸展した．強直相が15秒間続いた後，体幹，四肢に律動的な間代性けいれんが出現した．その周期は最初は速く（5Hz），その後はしだいに遅くなった（0.5Hz）．間代相は約25秒間持続した．全般性強直間代発作，特発性全般てんかんの診断が確定した．

1. 全般性強直間代発作

Gastaut と Broughton[2]が著した全般性強直間

代発作 generalized tonic clonic seizure（GTC）の記述は完璧である．GTC は2つの異なる相，すなわち強直相と間代相からなる．強直相は体軸に沿った筋群の収縮（最初は顔面，頸部，体幹）から始まり，四肢の帯筋群へと広がる．このため上肢は外転し肩の高さまで挙上する．この時点で肘はやや屈曲した状態を保っている．強直屈曲相の後に強直伸展相が続き，頸部，背部，下肢が伸展し始める．強直相は通常 10〜20 秒間続く．

強直相から間代相への移行期には特徴的な筋収縮がみられる．これは身震いに似ていて，4〜8 Hz の周期で筋が収縮する[2]．間代相では全身性の屈曲スパズムと筋弛緩が交互に繰り返される．このスパズムの周期は次第に遅くなり，20〜50 秒続いた後に最後のミオクローヌスが現れる．

強直相の開始とともに意識喪失，開眼，眼球上転，咀嚼筋収縮による部分的な開口が生じる[2]．強直相の後半になると口を強く閉じるために舌を咬むことがある．また，強直相の最中に「てんかん性叫声 epileptic cry」を発するが，これは肺内の空気が収縮した喉頭を通過するために生じる．

呼吸は強直相の開始と同時に停止し，間代相が終了するまで回復しない[2]．そのためにチアノーゼを呈する．自律神経症状も強直相の開始とともに徐々に強まり，強直相の終わりに最大に達した後，間代相を通じて漸減していく．自律神経症状には心拍数増大，血圧上昇，散瞳，チアノーゼ，立毛筋収縮，流涎などがある．発作の終了間際に尿失禁を認めることがある．意識は発作後もうろうを経ながら緩徐に回復していく．

GTC の強直相が始まる際に共同偏視が生じることがある[3]．自験例でも部分発作を疑わせる症状がなく，特発性全般てんかん以外は考えられない症例でこの現象を確認している．部分発作が二次性全般化する直前にみられる共同偏視は発作焦点の対側に向かうことが証明されている[4〜5]．

症例1では GTC の強直相に先行してミオクロニー発作の群発を認めた．この現象は若年ミオクロニーてんかん juvenile myoclonic epilepsy（JME）でみられ，その後に続く GTC と合わせて全般性間代強直間代発作とよぶことがある[2,3,6]．

2. 間代発作の病態生理

てんかん性けいれん発作がどのような機序によって生じるのかについて，十分に解明しているとは言いがたい．焦点性間代発作の発現機序については Hamer ら[7]の刺激実験が新しい．かれらは術前評価のために埋め込んだ電極を用いて一次運動皮質を刺激し，さらに脊髄後根切断術の際に挿入した硬膜外電極を用いて脊髄を刺激した．その結果，一次運動皮質に 20〜50 Hz の高頻度刺激を加えた場合には間代性けいれんが出現したが，脊髄を刺激した場合には刺激と反応（筋群の活動電位上昇）の関係は1対1であり，高頻度刺激を与えても間代性けいれんは生じなかった．この結果は間代性けいれんの発現には脊髄よりも高位の神経系が関与していることを示している．

この実験結果などをふまえて Hamer らは，焦点性間代発作では錐体路神経細胞の脱分極と過分極が交互に生じるために筋収縮が反復するという仮説を提唱した．一度活性化した錐体路神経細胞には GABA 作動性介在神経細胞を介したネガティブフィードバックがかかり，それによって過分極が生じることもかれらによって証明されている．

2

けいれん性失神
convulsive syncope

症例検討2　41 歳女性．33 歳のときに発作を初発した．発作は吐きそうな気分や何かが起こりそうな予感で始まり，上肢のけいれんを伴って意識を失うものであった．発作の頻度は月に8回から12 回．発作のきっかけに心当たりはなかった．神経線維腫症1型の病歴があり，7歳時に後頭蓋窩腫瘍の摘出術を受けていた．

発症直後の主治医の診断は複雑部分発作および GTC であった．バルプロ酸，フェニトイン，フェノバルビタール，ガバペンチンが投与されたが，いずれも奏効しなかった．その後，われわれのて

表1 各けいれん発作の臨床所見

臨床徴候	てんかん性けいれん発作	けいれん性失神	心因性発作
発症時の体位	立位または臥位	通常立位	立位または臥位
促進因子	断眠・アルコール	恐怖・疼痛	不安・ストレス
前兆	部分発作に伴う	通常伴う	伴うことがある
眼球	GTC：上転 PS：ときに偏視	上転，下方性眼振	素早い瞬目，強制閉眼
運動症状	GTC：強直間代性 PS：複雑な動作	強直，多焦点性・全般性ミオクローヌス	非対称性運動，複雑な動作
運動パターン	GTC：強直から間代への進展が典型的	様々	非典型的な進展，間欠的な運動
持続時間	通常30秒～2分	通常30秒以下	遷延することあり
皮膚の色調	チアノーゼ	蒼白	紅潮または不変
咬舌	多い	まれ	まれ
尿失禁	多い	まれ	まれ
発作時脳波	律動性てんかん性放電，焦点性・広汎性徐化	広汎性徐化	変化なし
発作後の血中プロラクチン	上昇	上昇	正常

GTC：全般性強直間代発作，PS：部分発作

んかんセンターに紹介された．

MRIでは後頭蓋窩に術後の二次性変化を認めた．発作間欠期脳波は正常であった．ビデオ脳波の記録中に発作が2回捕捉された．1回目はソファに腰かけていたときで，2回目はベッドで仰向けになっていたときであった．1回目の発作では座位のまま横に傾き始め，そのまま崩れてしまった．右腕が5秒程度硬くなり，両上肢がビクンとけいれんした．その後，力が抜けたようにソファの肘かけに寄りかかってしまった．発作開始後18秒が経過した時点で背筋を伸ばして座り直したが，その時にミオクロニー性けいれんが生じた．その後10秒もたたないうちに受け答えも命令に従うこともできるようになった．患者と家族によるとこれが典型的な発作であるという．

脳波では一部にアーチファクトが混入していたものの，てんかん性放電は認められなかった．心電図は発作の13秒前から徐脈を示し，8秒前には完全な心静止を示していた．洞調律が回復した約5秒後に患者はソファに座り直していた．

循環器内科医に依頼してペースメーカーを埋め込み，その後18カ月にわたり発作は現れていない[8]．

1. 失神の定義と症状

失神 syncope は姿勢緊張の消失を伴う一過性の意識喪失と定義されることが多い[9〜11]．この定義は失神に特徴的な2つの臨床徴候を強調しており，鑑別診断と検査の立案に役立つ．

一方，Lampert[12]の定義は「全般的な脳虚血によって一過性に意識を喪失し，直立姿勢を保てなくなること」である．この定義には2つの長所がある．まず，その病態生理を全般的な脳血流低下に限定している点である．もう一点は姿勢緊張の消失ではなく直立姿勢を保てないとしている点である．失神では強直やミオクローヌスを伴うことがあるため，このほうがより正確な定義といえる．

失神はたいていの場合立位で生じる（**表1**）．患者の多くは失神の前になんらかの自覚症状を経験しており，これは前兆 aura とよばれる．典型的な失神では意識を失って転倒するが，なかにはこ

れらの症状が不完全な形でしか現れないこともある．軽度の失神の場合，自覚症状だけで終わることもあれば，意識を失わずに転倒することもある．意識の回復は症例2のように非常に早く，回復したときには前兆を想起できることが多い．

失神の前兆については Benke ら[13]の報告がある．前兆を自覚していたのは心原性失神群では60名中53名，非心原性失神群では40名全員であった．前兆には様々な症状が含まれていたが，嘔気・心窩部症状，めまい，体性感覚症状，聴覚症状，視覚症状，認知症状，情動症状に分類できたという．

自験例についても Benke らとほぼ同様の結果が得られている．大多数の患者は前兆を自覚しており，嘔気，めまい，ふらつき，視覚機能障害，「脱力」が多かった．てんかんと失神を前兆だけで鑑別することは難しい．とはいえ，主観的自覚症状が全くなければ，失神とは考えにくい．

Lempert と von Brevern[14]は健常ボランティア14名を対象に失神の誘発実験を行っている．失神の誘発方法は20秒間の過呼吸法，傾斜台を用いた頭部挙上試験，10秒間の Valsalva 法の組み合わせである．13名で強直性の眼球上転が生じ，そのうち6名では眼球上転に先行して下向性眼振 downbeat nystagmus が生じた．眼球の位置が変わらなかったのはわずか1名にすぎなかった．下向性眼振は失神とてんかんの鑑別に役立つ所見といえるかもしれない．しかし，ビデオ記録を用いたとしても，下向性眼振の検出は難しいだろう．なお，GTC でも眼球上転が生じるので，これによって失神と GTC を鑑別することはできない．

2．けいれん性失神

一般的な失神の定義からもわかるように，失神では筋緊張の低下を来すことが常であり，筋の強直や間代を伴うことはないと考えがちである．そして，筋の強直や間代を伴う場合には「けいれん性失神」という術語をわざわざ用いてきた．しかし，かなり以前から指摘されているように，筋強直やミオクローヌスを伴う失神は実際には非常に多い[15〜17]．したがって，筋強直，間代，ミオクロー

ヌスの有無だけから失神とてんかんを鑑別することはできない．

けいれん性失神については Lempert ら[17]の研究が参考になる．かれらは健常ボランティア56名を対象として過呼吸法，起立法，Valsalva 法を用いた失神の誘発実験を行った．42名は転倒と意識喪失の両方（完全型失神）を来したが，13名は転倒のみ，1名は意識喪失のみであった．失神の持続時間は概して短かった（12.1±4.4秒）．

完全型失神42名のうち38名でミオクローヌスが観察された．内訳は後方への転倒が83％，下肢の伸展を伴うこわばった転倒が52％，下肢が脱力し膝が屈曲する転倒が48％であった．これらのミオクローヌスは多焦点性かつ非律動性に生じる点（52％）あるいは多焦点性のけいれんに全身性ミオクローヌスが重畳する点（29％）で GTC とは異なっていた．顔面筋のけいれんは58％でみられた．それ以外の運動症状を79％に認め，これには緩徐な頭部向反，共同偏視，部分発作でみられるような反復性の自動症などがあった．1名で咬舌を認めたが，尿失禁は皆無であった．

3．診断

失神の原因は多岐にわたる[9〜11]．失神の定義が異なれば，その原因も研究ごとに異なってくる．すべての研究に共通しているのは，原因不明の失神が多くの割合を占めている点である．失神を全般的な脳血流の低下によって生じるものに限定すると，上位3位を占める診断は血管迷走神経性失神，起立性低血圧による失神（自律神経機能不全あるいは薬剤性），心原性失神（多くは不整脈）である．これらはいずれも似かよった臨床症状を呈するが，心原性失神には他の失神ではみられない特徴がある．その特徴とは，労作性失神，前兆を伴わない突然の意識消失，発作の頻発あるいは群発，臥位での失神である．

失神の診断手法も研究者によって様々である．Linzer ら[10,18]は1980年から1997年までの報告をまとめ，失神診断における病歴，身体所見，諸検査の意義について検討を加えている．この総説では意識喪失と筋緊張の低下を呈するものを失神と

定義しているので，その中には脳血流の低下を伴わないものも含まれているが，Linzerらが導き出した結論とそれに基づく診断アルゴリズムは役に立つ．かれらによると，失神の45％は病歴と身体診察によって正確に診断することが可能であり，検査項目はこの段階で絞り込まれる．心電図と追加検査によって診断が確定するのはそれぞれ5％と8％である．神経画像検査と脳波検査はほとんど役に立たない．

この結果をふまえると，失神患者の評価は詳細な病歴聴取，身体診察，心電図検査から始めるのが合理的である．病歴では発作の症状，頻度，促進因子，服用薬，心疾患を示唆する症状の有無を重点的に聴取する．身体診察では循環器系の診察と起立性低血圧の評価が重要である．

Linzerら[18]は病歴聴取，身体診察，心電図によって診断が確定しない場合について，以下のようなアルゴリズムを推奨している．失神の原因は不明だが心疾患の既往歴があり，心疾患が疑われる場合は心臓超音波検査，負荷心電図検査，24時間ホルター心電図検査，加算平均心電図検査．心疾患の既往歴もなく，したがって心疾患以外が疑われる場合は長時間携帯型ベクトルループ心電図，傾斜台試験，精神科評価．高齢者では複合的なアプローチが必要であり，状況要因の特定，頸動脈洞マッサージ，心機能評価が特に重要である．

4．治療

失神の治療は基礎疾患によって異なる．すべての患者に共通することは失神の誘因となる活動を避けるように指導することである．弾性ストッキングが有効な場合もある．保存的治療で改善が得られない血管迷走神経性失神に対してはこれまで多くの薬物療法が試みられてきた．無作為化臨床試験ではアテノロール，ミドドリン，パロキセチン，エナラプリルの有効性が示されている[11]．

薬剤性の起立性低血圧に対しては原因薬剤の除去が最も効果的である．自律神経機能不全に対してはフルドロコルチゾンを用いることがある．ミドドリンも自律神経機能不全による起立性低血圧に有効である[19]．心原性失神の場合は心機能に基づいて治療法を選択する．症例2のように，ペースメーカーが適応のこともある．

3

心因性発作 psychogenic episode

症例検討3　24歳の女性．22歳から発作が続いている．その発作は頭痛と倦怠感で始まり，意識を喪失し，躯幹と四肢がけいれんするものであった．意識喪失の持続時間は最長で5分だった．失禁もまれにあるという．発作の頻度は発症当時は週1回であったが，紹介された時点では毎日生じていた．フェニトイン，ガバペンチン，ラモトリギンによる治療を受けていたが，発作は抑制されていなかった．発作を発症する直前に自動車事故に遭っていた．事故では意識喪失を来したものの5分以内に回復し，神経学的な後遺症もなく，神経学的所見も正常であった．

MRIは正常，発作間欠期脳波では右前側頭領域の徐化を認めたが，発作間欠期てんかん様放電は覚醒時も睡眠時も認めず，夜間断眠後の記録でもてんかん様放電は認めなかった．

ビデオ脳波記録では発作が1回だけ捕捉された．まず，両下肢の内転運動の繰り返しから始まった．最初は約1Hzのかすかな運動であったが，10秒かけて徐々に動作が大きくなり，周期も早くなった．次に，背部の伸展と躯幹の激しい運動が生じ，同時に肘の屈曲・伸展運動と肩の内転・外転運動を交互に繰り返すようになったが，動きは左右で一致していなかった．発作開始後25秒の時点で運動症状は突然停止した．その後数分間は問いかけても反応せず，眼を開けようとすると強く抵抗した．

運動症状が出現している最中の脳波はアーチファクトに覆われていた．運動症状の開始直前および停止直後の脳波は正常であり，規則的なアルファ律動であった．無反応時も正常脳波であった．意識が損なわれているようにみえたときの脳波が正常であること，運動症状がてんかん発作に

合致しないことから，心因性発作と診断した．

心因性発作にはてんかん発作ではみられない数多くの特徴がある[20〜22]（表1）．たとえば，緩徐な始まり方や動揺性の始まり方を示す，長く続く，発作中の反応性が変動する，位相の合わない非対称性の間代性運動を示す，静止期を挟んで運動症状が繰り返される，などの特徴がある．

Gatesら[21]はビデオ脳波記録を用いてGTCとそれに似た心因性発作の症状を比較している．それによると，心因性発作では上下肢の位相の合わない間代性運動，前方への腰振り動作，左右に振り続ける頭部の運動が有意に多かった．一方，GTCでは同期した間代性運動，全身の強剛，一方向への頭部回転が多かった．GTCではもっぱら「てんかん性叫声」であったが，心因性発作の発声はうめき声，絶叫，豚の鳴き声，嘔吐，鼻鳴らしなどであった．

こうした特徴は心因性発作とGTCの鑑別に役立つことは確かだが，決定的といえるものはない．最も重要な鑑別点は心因性発作では強直相から間代相への移行を認めない点だが，臨床観察だけではてんかん発作と心因性発作を鑑別することができないこともある[23]．

心因性発作は前頭葉性の複雑部分発作とも鑑別しなくてはならない．この発作についてはWilliamsonら[24]による優れた報告があるが，その中で強調されているのは前頭葉発作の大半が心因性発作と誤診されていた点である．前頭葉発作でみられる複雑な運動自動症は心因性発作と間違えやすい．これには自転車漕ぎ動作，腰振り動作，のた打ち回る動作などがある．発声も前頭葉発作と心因性発作の両方でよくみられる．前頭葉発作はどちらかというと短時間で終了し，睡眠中に生じることが多く，この点が心因性発作と異なる．

腰振り動作は心因性発作でよくみられる症状だが，心因性発作と部分発作の鑑別には役立たない．Geyerら[25]によると，心因性発作の17%，前頭葉発作の24%，側頭葉発作の3%にそれぞれ腰振り動作を認めたという．

心因性発作の鑑別手順についてはRowan[26]の総説が詳しい．症候学的に診断が確定しない場合，画像検査と脳波が必要となる．このとき，心因性発作とてんかん発作が併発しうることを忘れてはならない．つまり，発作間欠期にてんかん性放電を認めたからといって，心因性発作を否定することはできない．携帯型脳波計による記録も有用である．てんかんセンターに入院させて検査する場合，ビデオ脳波記録だけでなく，発作間欠期の行動についても情報を収集するとよい．

心因性発作の脳波は筋活動，運動，瞬目によるアーチファクトに覆われてしまうことが多いが，判読可能な場合は通常正常である．過換気発作を伴っていれば，背景活動の汎性徐化が生じるかもしれないが，心因性発作の最中に発作放電が生じることはない．心電図が同時に記録されていれば，心拍数の上昇が観察されるかもしれない．

意識を失っているようにみえる場合や応答のない場合の鑑別にも脳波は有用である．てんかん発作であれば発作放電あるいは焦点性または全般性徐波活動が現れる．したがって，行動面から意識障害が疑われても，脳波が正常であればてんかん発作を除外することができる．

発作の直前，直後の脳波も鑑別に役立つ．Benbadisら[27]は心因性発作とてんかん発作の発作直前の偽睡眠pseudosleepについてビデオ脳波を用いて検討している．偽睡眠とは外見上は睡眠に似ている（目を閉じて身動きせずに臥床している）が脳波では覚醒パターンを示す状態を表す造語である．心因性発作18例のうち10例は発作の始まる少なくとも1分前から偽睡眠を示したのに対して，てんかん発作39例のうち発作前に偽睡眠を呈したものは皆無であった．したがって，発作前偽睡眠は心因性発作を強く示唆する所見と考えられる．一方，発作直前の脳波が睡眠パターンであれば，てんかん発作を指し示す強力な証拠となる．GTCと一部の部分発作では発作直後の脳波が全般性徐化あるいは焦点性徐化を示す．心因性発作の後に徐化が生じることはないのでこれも鑑別に役立つ．

既に多くの研究者が報告しているとおり，GTCでは発作後15〜20分にかけて血中プロラクチン

濃度が上昇するが，心因性発作では上昇しない[28,29]．Oribeら[30]によれば，失神の後にもプロラクチン濃度は上昇する．この結果に従えば，発作後30分以内にプロラクチン濃度が上昇していた場合，少なくとも心因性発作ではないと診断することができる．しかし，それがてんかん発作であったのか失神であったのかについては鑑別できない（第5章参照）．

ほかにも，心因性発作とてんかん発作を鑑別するのに有用な研究手法がある．たとえば，ミネソタ多面的人格検査（MMPI）を用いた心理テスト[31,32]，Quality of Life Inventory in Epilepsy（QOLIE）を用いた生活の質調査[32]，発作を引き起こさせる暗示，生理食塩水の輸液，あるいはその両方を用いた発作誘発試験[33]などがある．てんかんセンターの自験例の検討では，ほかの報告でも同様だが，心因性発作の大多数は特に誘発試験を行わなくても入院後24時間から48時間以内に発作を起こしていた[23,34]．

心因性発作の診療の手引きとなるような研究はほとんど行われていない[35]．われわれは患者に診断を率直に説明するよう努めているが，その際以下の3点を強調している．①心因による身体症状は一般的に珍しくなく，心因性発作は特に多い．②心因性発作は予後が良くて，完全回復の見込みがある．③抗てんかん薬は不要であり，長期にわたる薬物治療が必要になることはまずありえない．対照研究によるデータはないが，このような説明の後に発作が著明に改善することが多い．心因性発作が続くときは精神科専門医に紹介している．

4

発作性ジスキネジア
paroxysmal dyskinesia

1981年，LugaresiとCirignotta[36]は夜間に強直性あるいはジストニア様のけいれんや激しい運動症状が発作性に生じる一群の患者を報告した．すべての症例に共通していたのは発作間欠時と発作時脳波がともに正常であり，カルバマゼピンによく反応した点である．かれらはこの発作の発現にかかわる機序として，夜驚症，てんかん発作，発作性ジストニアの3つをあげた．これに似た症例は夜間発作性ジストニア nocturnal paroxysmal dystonia という呼称でも報告されているが，症状には様々なバリエーションがある[37~40]．最近の研究によって，夜間発作性ジストニアの大部分は前頭葉発作であると考えられるようになった[39~41]．

それ以前にも，てんかん発作に酷似した運動症状を伴う発作性障害がいくつも報告されていた[42~44]．DemirkiranとJankovic[45]はこれらの発作障害を明確に記述するための包括的な分類システムを提唱した．その特徴は運動異常を示す術語をジスキネジアに統一した点と，その誘発状況を病名に冠した点にある．これにより発作性運動障害は以下の4つに大別された．発作性睡眠誘発性ジスキネジア paroxysmal hypnogenic dyskinesia（PHD），発作性労作誘発性ジスキネジア paroxysmal exertion-induced dyskinesia（PED），発作性運動誘発性ジスキネジア paroxysmal kinesigenic dyskinesia（PKD），発作性非運動誘発性ジスキネジア paroxysmal nonkinesigenic dyskinesia（PNKD）（訳注：PHDは前述の夜間発作性ジスキネジアと同義であり，現在では常染色体優性夜間前頭葉てんかんに分類されている）．かれらによると，発作性ジスキネジアの患者45名をこの分類システムに従って再分類してみたところ，PHD 1名，PED 5名，PKD 13名，PNKD 26名であったという[45]．32名で発作が捕捉され，このうち23名はジストニアを示し，残りの9名は舞踏運動またはバリスムスを伴ったジストニアを示した．したがって，発作性ジスキネジアにみられる運動異常のうち最も多いタイプはジストニアということになる．また，45名のうち23名では発作の持続時間が5分未満であった．このように発作時間が短い場合はてんかんと誤診する可能性が高くなる．てんかんの既往をもつ患者は皆無だったが，44%にてんかんの家族歴を認めた．脳波は34名で検査されたが，いずれも正常であった．

発作性ジスキネジアの発現機序は不明である[45]．被殻，尾状核，視床，脳幹吻側の損傷に伴っ

てジストニアが続発することがある．また，Behçet病[46]，亜急性硬化性全脳炎[47]，フルオキセチン中毒[48]に併発したり，起立姿勢[49]によって惹起されることもある．ハムスターの突然変異モデルの研究によれば，PNKDはGABA神経系の障害に起因している可能性がある[45]．

発作性ジスキネジアの検査にはMRIが不可欠であるが，てんかん発作が否定できないのであれば脳波検査も実施する．夜間の発作の場合，MRIと脳波に異常を認めなければ，ビデオ脳波記録が必要となる．薬物治療中断後に二次性全般化発作が生じれば，それはてんかんの特徴である．

発作性ジスキネジアの治療には抗てんかん薬を用いるのが標準的である[45]．それ以外にはレボドパ，tetrabenazine，トリヘキシフェニジルによる治療が試されている．抗てんかん薬による治療効果はPNKDよりもPKDのほうが優れている．

5 周期性四肢運動

睡眠関連障害の中にもてんかん性けいれん発作と間違えやすいものがある．そのひとつが周期性四肢運動 periodic limb movement（PLM）である（第16章も参照）．

PLMでは睡眠中に反復性の筋収縮が生じる[50〜53]．この不随意運動は主に下肢に現れるが，上肢にも同期して現れることがある．筋収縮は群発しやすく，単発の運動が20〜30秒間隔で現れ，数分から数時間持続する．この運動症状は睡眠早期のステージ1とステージ2で生じやすく，母趾の伸展と足首，膝，殿部にかけての屈曲が特徴的である．PLMのために頻繁に中途覚醒し，不眠と日中の眠気が生じる場合は周期性四肢運動障害 periodic limb movement disorder（PLMD）と診断する．案に違わず配偶者も不眠を訴えることが多い．

PLMはむずむず脚症候群 restless legs syndrome（RLS）の患者の80〜90％にみられるが，それ以外の睡眠障害ではあまりみられない[52]．本人がPLMの症状に気づいていないこともある．自覚症状を欠く場合，配偶者の訴えで発覚したり，別の理由で検査をしているときに偶然発見されたりすることが多い．PLMの有病率は年齢とともに高くなり，30〜50歳では約5％，50〜65歳では30％，65歳を超えると30〜45％となる．

PLMの発症機序は不明である．Bucherら[54]はfMRIを用いてRLSの患者と脚の不快感のみを訴える患者を比較している．これによると，PLMでは赤核と脳幹網様体近傍の活動が亢進していたが，不快感のみの場合には亢進しなかった．また，PLMを随意的に模倣すると運動皮質と淡蒼球の活動が亢進したが，脳幹部位の活動亢進は生じなかった．この結果から，かれらは網様体の活動亢進によって脊髄路の脱抑制が引き起こされ，その結果PLMが生じるという仮説を提唱している．

PLMをじっくり観察することができれば，てんかん発作との鑑別はそれほど難しくはない．ただし，一側性のPLMは単純部分発作，特に持続性部分てんかん epilepsia partialis continua（EPC）に酷似することがある．しかし，PLMの筋収縮の周期（20〜30秒ごと）はEPCに比べて明らかに長く，皮質放電も欠くことから鑑別は可能である．両側性のPLMであってもGTCのような進展性の経過を示すことはない．

RLSを伴うPLMでは容易に診断が確定するので，それ以上精査する必要はない．RLSを伴わない場合にはポリソムノグラフィあるいはビデオ脳波・筋電図同時記録によって診断できる．

PLMの治療方針はその睡眠障害の重症度に応じて決定する．自覚症状を欠く場合は治療の必要はない．薬物治療には主にドパミン作動薬[52,55]，ベンゾジアゼピン[52,56]，麻薬製剤[52]の3つが用いられている．二重盲検比較試験によれば，カルビドパとレボドパのほうがpropoxypheneよりも有効である[57]．

6

REM 睡眠行動障害

　REM 睡眠行動障害 REM sleep behavior disorder（RBD）もてんかん発作と間違えやすい睡眠時随伴症である[58,59]．RBD では REM 睡眠中に激しい運動症状が繰り返し生じ，このために患者本人や配偶者はしばしば目を覚ます．主訴は中途覚醒と睡眠中の外傷である．RBD は高齢者に多く，たいていは 50 歳以降に生じる．また，男性によくみられ，女性の 2〜5 倍に達する．RBD は一般人口ではまれとされているが，高齢男性に限れば有病率はかなり高いのではなかろうか．実際に筆者の経験でも RBD を診察する機会は多い．

　RBD にみられる運動症状は多様である．軽微なものでは一側下肢の運動にとどまるが，激しいものになると「笑う」「叫ぶ」「ベッドから身を乗り出す」などの行動がみられる[58,59]．こうした動きは REM 睡眠中に現れる夢と関連しており，本人も夢の内容を覚えていることがある．発作の頻度は数週間に 1 回のこともあれば，毎晩数回のこともある．一晩に 2 回以上発作がみられる場合，最低 90 分以上の間隔をあけて現れることが多い．これは周期的に繰り返される REM 睡眠期に発作が生じるためだろう．

　健常者の REM 睡眠では完全な脱力が生じている．したがって，RBD ではなんらかの原因によって REM 睡眠中の筋活動が抑制できなくなっていると考えられる[59]．実際，RBD 患者ではたとえ発作が生じていなくても REM 睡眠中の筋活動が観察される．REM 睡眠中の筋活動が特に顕著になったときに発作が現れるのかもしれない．

　RBD では脳血管障害，外傷，多発性硬化症による脳幹損傷を伴っていることがある[59]．また，RBD は Parkinson 病でよくみられ[60〜62]，ナルコレプシーでも報告されている[63]．Schenk ら[60]は RBD 患者を追跡調査し，診断確定後 3.7±1.4 年の観察期間内に 38％がパーキンソン病を発病したと報告している．

　クロナゼパム（0.5〜2.0 mg 就寝前）は RBD の 80〜90％で有効である[59]．クロナゼパムを投与しても REM 睡眠中の運動症状を完全に抑制できるわけではないが，激しい運動は概ね消失するので，睡眠の改善が得られる．クロナゼパムが無効な場合や眠気が生じる場合には三環系抗うつ薬，レボドパ，カルビドパ，クロニジン，カルバマゼピンを試してみるとよい．アセチルコリンエステラーゼ阻害薬のドネペジルが有効な場合もある[64]．

文献

1) Dorland's Pocket Medical Dictionary, 26th Ed. Philadelphia：W. B. Saunders, 2001.
2) Gastaut H, Broughton R. Epileptic Seizures：Clinical and Electrographic Features, Diagnosis and Treatment, Springfield, Ill.：Charles C Thomas Publisher, 1972；26-37.
3) Zifkin B, Dravet C. Generalized convulsive seizures. In：Engel J, Pedley TA eds. Epilepsy：A Comprehensive Textbook. Philadelphia：Lippincott-Raven, 1998；567-77.
4) Kotagal P, Lüders HO. Simple motor seizures. In：Engel J, Pedley TA eds. Epilepsy：A Comprehensive Textbook. Philadelphia：Lippincott-Raven, 1998；525-32.
5) Wyllie E, Lüders HO, Morris HH, et al. The lateralizing significance of versive head and eye movements during epileptic seizures. Neurology 1986；36：606-11.
6) Janz D, Durner M. Juvenile myoclonic epilepsy. In：Engel J, Pedley TA eds. Epilepsy：A Comprehensive Textbook. Philadelphia：Lippincott-Raven, 1998；2389-2400.
7) Hamer HM, Lüders HO, Rosenow F, et al. Focal clonus elicited by electrical stimulation of the motor cortex in humans. Epilepsy Res 2002；51：155-66.
8) Verma S, Ahmed S, Gudapati S, et al. Arrhythmias in neurofibromatosis. Cardiology 2001；95：167-69.
9) Bleck TP. Syncope. In：Engel J, Pedley TA eds. Epilepsy：A Comprehensive Textbook. Philadelphia：Lippincott-Raven, 1998；2649-59.
10) Linzer M, Yang EH, Estes NAM 3rd, et al. Diagnosing syncope：Part 1. Value of history, physical examination, and electrocardiography. Ann Intern Med 1997；126：989-96.

11) Schnipper JL, Kapoor WN. Diagnostic evaluation and management of patients with syncope. Med Clin North Am 2001 ; 85 : 423-56.
12) Lempert T. Seizures and syncopes. In : Schmidt D, Schachter SC eds. Epilepsy : Problem Solving in Clinical Practice. London : Martin Dunitz Ltd., 2000 ; 19-28.
13) Benke T, Hochleitner M, Bauer G. Aura phenomena during syncope. Eur Neurol 1997 ; 37 : 28-32.
14) Lempert T, von Brevern M. The eye movements of syncope. Neurology 1996 ; 46 : 1086-88.
15) Duvoisin RC. Convulsive syncope induced by the Weber maneuver. Arch Neurol 1962 ; 7 : 219-26.
16) Lin JTY, Ziegler DK, Lai CW, et al. Convulsive syncope in blood donors. Ann Neurol 1982 ; 11 : 525-28.
17) Lempert T, Bauer M, Schmidt D. Syncope : a videometric analysis of 56 episodes of transient cerebral hypoxia. Ann Neurol 1994 ; 36 : 233-37.
18) Linzer M, Yang EH, Estes NA 3rd, et al. Diagnosing syncope : Part 2. Unexplained syncope. Ann Intern Med 1997 ; 127 : 76-86.
19) Wright RA, Kaufmann HC, Perera R, et al. A double-blind, dose response study of midodrine in neurogenic orthostatic hypotension. Neurology 1998 ; 51 : 120-24.
20) Gulick TA, Spinks IP, King DW. Pseudoseizures : ictal phenomena. Neurology 1982 ; 32 : 24-30.
21) Gates JR, Ramani V, Whalen S, et al. Ictal characteristics of pseudoseizures. Arch Neurol 1985 ; 42 : 1183-87.
22) King DW, Gallagher BB, Murro AM, et al. Convulsive non-epileptic seizures. In : Rowan AJ, Gates JR eds. Non-Epileptic Seizures. Boston : Butterworth-Heinemann, 1993 ; 31-37.
23) King DW, Gallagher BB, Murvin AJ, et al. Pseudoseizures : diagnostic evaluation. Neurology 1982 ; 32 : 18-23.
24) Williamson PD, Spencer DD, Spencer SS, et al. Complex partial seizures of frontal lobe origin. Ann Neurol 1985 ; 18 : 497-504.
25) Geyer JD, Payne TA, Drury I. The value of pelvic thrusting in the diagnosis of seizures and pseudoseizures. Neurology 2000 ; 54 : 227-29.
26) Rowan AJ. Diagnosis of non-epileptic seizures In : Gates JR, Rowan AJ eds. Non-Epileptic Seizures, 2nd Ed. Boston : Butterworth-Heinemann, 2000 ; 15-30.
27) Benbadis SR, Lancman ME, King LM, et al. Preictal pseudosleep : a new finding in psychogenic seizures. Neurology 1996 ; 47 : 63-67.
28) Trimble MR. Serum prolactin in epilepsy and hysteria. Br Med J 1978 ; 2 : 1682.
29) Yerby MS, van Belle G, Friel PN, et al. Serum prolactins in the diagnosis of epilepsy : sensitivity, specificity, and predictive value. Neurology 1987 ; 37 : 1224-26.
30) Oribe E, Amini R, Nissenbaum E, et al. Serum prolactin concentrations are elevated after syncope. Neurology 1996 ; 47 : 60-62.
31) Wilkus RJ, Dodrill CB. Factors affecting the outcome of MMPI and neuropsychological assessments of psychogenic and epileptic seizure patients. Epilepsia 1989 ; 30 : 339-47.
32) Loring DW, Meador KJ, King DW, et al. In : Gates JR, Rowan AJ eds. Non-Epileptic Seizures, 2nd Ed. Boston : Butterworth-Heinemann, 2000 ; 159-68.
33) Cohen RJ, Suter C. Hysterical seizures : suggestion as a provocative EEG test. Ann Neurol 1982 ; 11 : 391-95.
34) Ramani SV, Quesney LF, Olson D, et al. Diagnosis of hysterical seizures in epileptic patients. Am J Psychiatry 1980 ; 137 : 705-09.
35) Ramani V. Treatment of the adult patient with non-epileptic seizures. In : Gates JR, Rowan AJ eds. Non-Epileptic Seizures, 2nd Ed. Boston : Butterworth-Heinemann, 2000 ; 311-16.
36) Lugaresi E, Cirignotta F. Hypnogenic paroxysmal dystonia : epileptic seizure or a new syndrome : Sleep 1981 ; 4 : 129-38.
37) Lee BI, Lesser RP, Pippenger CE, et al. Familial paroxysmal hypnogenic dystonia. Neurology 1985 ; 35 : 1357-60.
38) Lugaresi E, Cirignotta F, Montagna P. Nocturnal paroxysmal dystonia. J Neurol Neurosurg Psychiatry 1986 ; 49 : 375-80.
39) Meierkord H, Fish DR, Smith SJM, et al. Is nocturnal paroxysmal dystonia a form of frontal lobe epilepsy? Mov Disord 1992 ; 7 : 38-42.
40) Provini F, Plazzi G, Lugaresi E. From nocturnal paroxysmal dystonia to nocturnal frontal lobe epilepsy. Clin Neurophysiol 2000 ; 111 Suppl 2 : S2-S8.
41) Provini F, Plazzi G, Tinuper P, et al. Nocturnal frontal lobe epilepsy : a clinical and polygraphic overview of 100 consecutive cases. Brain 1999 ; 122 : 1017-31.
42) Kertesz A. Paroxysmal kinesigenic choreoathetosis. Neurology 1967 ; 17 : 680-90.
43) Lance JW. Familial paroxysmal dystonic choreoathetosis and its differentiation from related syndromes.

Ann Neurol 1977 ; 2 : 285-93.
44) Plant GT, Williams AC, Earl CJ, et al. Familial paroxysmal dystonia induced by exercise. J Neurol Neurosurg Psychiatry 1984 ; 47 : 275-79.
45) Demirkiran M, Jankovic J. Paroxysmal dyskinesias : clinical features and classification. Ann Neurol 1995 ; 38 : 571-79.
46) Pellecchia MT, Cuomo T, Striano S, et al. Paroxysmal dystonia in Behçet's Disease. Mov Disord 1999 ; 14 : 177-78.
47) Ondo WG, Verma A. Physiological assessment of paroxysmal dystonia secondary to subacute sclerosing panencephalitis. Mov Disord 2002 ; 17 : 154-57.
48) Domínguez-Morán JA, Callejo JM, Fernándes-Ruiz LC, et al. Acute paroxysmal dystonia induced by fluoxetine. Mov Disord 2001 ; 16 : 767-69.
49) Sethi KD, Lee KH, Deuskar V, Hess DC. Orthostatic paroxysmal dystonia. Mov Disord 2002 ; 17 : 841-45.
50) Coleman RM, Periodic movements in sleep (nocturnal myoclonus) and restless legs syndrome. In : Guilleminault C ed. Sleeping and Waking Disorders : Indications and Techniques. Menlo Park : Addison-Wesley, 1982 ; 265-95.
51) Coleman RM, Pollak CP, Weitzman ED. Periodic movements in sleep (nocturnal myoclonus) : relation to sleep disorders. Ann Neurol 1980 ; 8 : 416-21.
52) Aldrich MS. Restless legs syndrome and periodic limb movement disorder. Sleep Medicine. New York : Oxford University Press, 1999 ; 175-85.
53) Allen RP, Earley CJ. Restless legs syndrome : a review of clinical and pathophysiologic features. J Clin Neurol 2001 ; 18 : 128-47.
54) Bucher SF, Seelos KC, Oertel WH, et al. Cerebral generators involved in the pathogenesis of the restless legs syndrome. Ann Neurol 1997 ; 41 : 639-45.

55) Brodeur C, Montplaiser J, Godbout R, Marinier R. Treatment of restless legs syndrome and periodic movements during sleep with L-Dopa : a double-blind, controlled study. Neurology 1988 ; 38 : 1845-48.
56) Ohanna N, Peled R, Rubin AHE, et al. Periodic leg movements in sleep : effect of clonazepam treatment. Neurology 1985 ; 35 : 408-11.
57) Kaplan PW, Allen RP, Buchholz DW, et al. A double-blind, placebo-controlled study of the treatment of periodic limb movements in sleep using carbidopalle-vodopa and propoxyphene. Sleep 1993 ; 16 : 717-23.
58) Schenck CH, Bundlie SR, Edinger MG, et al. Chronic behavioral disorders of human REM sleep : a new category of parasomnia. Sleep 1986 ; 9 : 293-308.
59) Aldrich MS. Parasomnias, Sleep Medicine. New York : Oxford University Press, 1999 ; 260-87.
60) Schenck CH, Bundlie SR, Mahowald MW. Delayed emergence of a parkinsonian disorder in 38% of 29 older men initially diagnosed with idiopathic rapid eye movement sleep behavior disorder. Neurology 1996 ; 46 : 388-93.
61) Rye DB, Johnston LH, Watts RL, et al. Juvenile Parkinson's disease with REM sleep behavior disorder, sleepiness, and daytime REM onset. Neurology 1999 ; 53 : 1868-70.
62) Albin RL, Koeppe RA, Chervin RD, et al. Decreased striatal dopaminergic innervation in REM sleep behavior disorder. Neurology 2000 ; 55 : 1410-12.
63) Schenck CH, Mahowald MW. Motor dyscontrol in narcolepsy : rapid-eye-movement (REM) sleep without atonia and REM sleep behavior disorder. Ann Neurol 1992 ; 32 : 3-10.
64) Ringman JM, Simmons JH. Treatment of REM sleep behavior disorder with donepezil : a report of three cases. Neurology 2000 ; 55 : 870-71.

5 血清プロラクチンを用いたてんかん発作の補助診断

プロラクチン prolactin（PRL）は下垂体の好酸性細胞で産生されるペプチドホルモンであり，その分泌はドパミン作動性の PRL 抑制因子 prolactin inhibiting factor（PIF）とセロトニン作動性の PRL 促進因子 prolactin releasing factor（PRF）の二重支配によって調節されている．また，甲状腺刺激ホルモン放出ホルモン thyrotropin releasing hormone（TRH）は甲状腺刺激ホルモン thyrotropin（TSH）の放出を促進するだけでなく，PRL の放出をも促進する．エストロゲンは下垂体を直接刺激して PRL の放出を促進する[1]．

健常成人の場合，日中の血清 PRL はほとんど変動せず，午睡直後に一過性に上昇するにすぎない[2]．夜間には何回か急上昇を示すが，成長ホルモン growth hormone（GH）のように睡眠ステージに連動することはなく[3]，覚醒後 90 分以内に日中のレベルに復帰する．

新生児期の血清 PRL は一般的に高い．女性では妊娠中，授乳前，授乳中にそれぞれ血清 PRL の生理的な上昇を認める．授乳や性行為によって乳房が刺激されると一時的に上昇する（表1）．

1 薬物による血清プロラクチン濃度の変動

血清 PRL を低下させる薬物にはドパミン作動薬（ブロモクリプチン，アポモルヒネ），ドパミン前駆体（レボドパ），中枢性交感神経作動薬（クロニジン）がある．一方，ドパミン拮抗薬は血清 PRL を上昇させる．これには視床下部のドパミンを枯渇させるもの（レセルピン，メチルドパ）

表 1 高プロラクチン血症の原因

- 生理的要因
    - 睡眠，午睡
    - 乳房刺激
    - 新生児期
    - 妊娠
    - 授乳
- 疾患
    - 前胸部皮膚損傷
    - 下垂体プロラクチン産生腫瘍
    - 視床下部損傷
    - Parkinson 病
    - てんかん発作
- 治療
    - 全身麻酔
    - 外科手術
    - 薬剤
        - ドパミン拮抗薬
            - 非定型抗精神病薬
            - フェノチアジン
            - メチルドパ
            - ハロペリドール
            - レセルピン
        - セロトニン作動薬
        - 抗てんかん薬
            - カルバマゼピン
            - フェニトイン
        - エストロゲン

とドパミン受容体を遮断するもの（ハロペリドール，フェノチアジン）がある[1]．

新世代の非定型抗精神病薬が血清 PRL にどのような影響を与えるのかは今のところ見解の一致をみていない．旧世代のフェノチアジン系抗精神病薬と比べた場合，非定型抗精神病薬はセロトニン 5-HT$_2$ 受容体に対する親和性が高く，ドパミン D2 受容体に対する親和性が低いため，高 PRL 血症や薬剤性 Parkinson 症状を来しにくいと考えら

れている．血清 PRL に対する非定型抗精神病薬の影響を個別にみると，リスペリドンでは軽度の上昇を認め，クロザピン，オランザピンでは有意な上昇を認めないとする報告が多い[4～6]．

抗てんかん薬 antiepileptic drug（AED）はほとんど血清 PRL に影響を与えないが，カルバマゼピン[7]，フェニトイン[8]では軽度の上昇が報告されている．なお，酵素誘導作用を有する抗てんかん薬は性ホルモン結合蛋白を増やすため，結果的に蛋白非結合分画のエストロゲンとテストステロンの血中濃度を下げる効果がある[7,9,10]．

2 血清プロラクチン濃度の病的変動

視床下部損傷では PIF が機能しなくなるために血清 PRL の病的な上昇を来す．下垂体腫瘍，特に PRL を産生する微小腺腫では高 PRL 血症が持続する．乳房レベル（中位胸郭の皮膚分節領域）の皮膚損傷や神経根損傷によっても高 PRL 血症が生じる．Parkinson 病ではドパミンの減少に伴って PIF が低下するために軽度の高 PRL 血症を認めることがある．外科手術や麻酔など身体的なストレスでは一過性に PRL が上昇する．

3 脳刺激による血清プロラクチン濃度の変動

てんかん発作後に PRL が一過性に上昇することに最初に気づいたのは電気けいれん療法 electroconvulsive therapy（ECT）の研究者達であるが，当初の研究目的はうつ病における ECT の治療効果の予測因子を特定することであった[11]．結局，予測因子は特定できなかったが，ECT による高 PRL 血症の再現性が確認された．統合失調症患者を対象とした研究でも同様の結果が報告されている[12,13]．

ECT 研究を皮切りに様々な脳刺激実験が行われるようになった．まず，Parra ら[14]によってヒト扁桃体を直接刺激すると血清 PRL が一過性に上昇することが報告された．しかし，辺縁系および辺縁系周辺を刺激した追試の結果から，辺縁系の広範な領域に高頻度放電が誘発されないかぎり PRL は上昇しないことが判明した[15]．この結果は生理的条件下で血清 PRL の上昇をもたらすのは扁桃体以外の皮質下構造を介したものであることを示唆している．Gallagher ら[16]は扁桃体と海馬に対する刺激実験を行い，その結果を以下のように総括している．第一に，発作閾値以上の刺激を与えないかぎり血清 PRL は上昇しない．言い換えれば，てんかん発作が誘発されるか，後発射 after-discharge が 10 秒以上続けば PRL は上昇する．第二に，PRL と同時に副腎皮質刺激ホルモン adrenocorticotropic hormone（ACTH）も上昇するが，GH は上昇しない．

また，経頭蓋磁気刺激 transcranial magnetic stimulation（TMS）を用いた研究では複雑部分発作が誘発されないかぎり血清 PRL は上昇しなかった[17]．なお，経皮的中枢性運動路刺激[18]や光けいれん反応[19]では血清 PRL は変動しない．

4 てんかん発作に伴う血清プロラクチンの変動

発作後の血清 PRL 上昇をいち早く臨床に応用し，全般性強直間代発作 generalized tonic clonic seizure（GTC）と心因性発作の鑑別を試みたのが Trimble[20]である．この報告が契機となり，それ以外の発作型や非てんかん性発作についても研究が行われるようになった（表2）．

1. 全般性強直間代発作

Abott ら[21]は GTC と模擬けいれんの後の血清 PRL と血清コルチゾールを測定し，発作後の変動を比較した．GTC の後には PRL とコルチゾールの両方が上昇したが，模擬けいれんではコルチ

表 2 血清プロラクチンの発作後変化

発作型	血清 PRL の発作後上昇
全身性強直間代発作	ほぼ100%
欠神発作	なし
ミオクロニー発作	なし
脱力発作	なし
複雑部分発作	ほとんど（>80%）
単純部分発作	一部（10〜20%）
発作重積	なし
心因性発作	なし

ゾールしか上昇しなかった。この結果から血清コルチゾールの上昇は非特異的なストレス反応にすぎず，てんかん発作に特異的なのは血清 PRL の上昇であると考えられた．

Trimble の報告では発作時脳波が記録されていなかった．しかし，発作時脳波を確認しているその後の追試の結果も Trimble の発見を裏付けるものであり，80〜100%で血清 PRL の上昇を認めている[22〜24]．ただし，その判定基準は研究者ごとに異なり，発作後に基準値の3倍を超えた場合を有意とみなしている研究もあれば，統計検定によって判定している研究もある．

GTC と複雑部分発作の前後で血中の神経細胞特異的エノラーゼ（訳注：神経内分泌細胞に特異的に存在する酵素）と PRL を測定した研究によると，神経細胞特異的エノラーゼは大半の患者で全く変動を示さなかったのに対し，血清 PRL はどちらの発作型でも80%の感度で上昇を示した[25]．

GTC 後の髄液中の PRL とベータエンドルフィンを測定した研究によると，発作後にベータエンドルフィンは上昇したものの PRL は正常のままであった[26]．しかし，髄液の採取時期が発作後2時間以内であったので，発作直後の変動を捕捉できていない可能性がある．

Fisher[27]は毛細管血を用いた診断法を考案している．これは発作後に毛細管血をフィルター紙に吸収させて後日検査に提出するというもので，家族でも行うことができる．

2. その他の全般発作

欠神発作，ミオクロニー発作，脱力発作では血清 PRL は変動しない[28,29]．また，欠神発作重積でも変動することはない[28,30]．視床下部過誤腫に伴う笑い発作では2例とも発作後の高 PRL 血症を認めたとする報告がある[31]．

3. 部分発作

側頭葉性複雑部分発作でも80〜100%の確率で発作後に PRL が上昇する[22,24,32〜34]．ただし，発作時脳波を確認していない研究もある[33]．頭蓋内脳波を用いて複雑部分発作を記録している研究によると，辺縁系領域に高頻度の放電が生じないかぎり血清 PRL は上昇しなかった[34]．

Meierkord ら[35]は前頭葉性複雑部分発作と側頭葉性複雑部分発作では血清 PRL に及ぼす影響が異なると述べている．かれらの研究では高 PRL 血症の割合は側頭葉性複雑部分発作では75%，前頭葉性複雑部分発作では12.5%であった．しかし，頭蓋内脳波記録を用いたその後の追試では前頭葉性複雑部分発作では60%，側頭葉性複雑部分発作では67%であり，高 PRL 血症を引き起こす割合に差はなかった[36]．単純部分発作後に高 PRL 血症が生じることは少ないが[34]，複雑部分発作ほど十分には研究されていない．

4. 発作重積と反復発作の影響

スウェーデンの研究者らの報告によると，欠神発作重積，複雑部分発作重積，大発作重積の最中に測定した血清 PRL はすべて正常であった[30]．Malkowicz ら[37]は側頭葉性複雑部分発作と前頭葉性複雑部分発作を繰り返し記録し，発作間隔と血清 PRL 変動の関連性について検討している．これによると，発作間隔が31時間以上の場合には発作後に顕著な高 PRL 血症を認めたものの，発作間隔が25時間以内の場合の PRL 反応は弱かった．しかし，別の研究によると，反復発作（訳注：発作間隔は9時間以内）であっても，初回の発作の後に血清 PRL が上昇した場合はその後の発作でも毎回 PRL が上昇したという[38]．

発作重積中に TRH を投与すると血清 PRL が上昇する[39]．つまり，反復発作後あるいは発作重積後の血清 PRL の反応性低下を細胞内の PRL 枯

渇によって説明することはできない．また，発作重積中にドパミン受容体遮断薬のメトクロプラミドを静注すると血清 PRL は少なくとも 5 倍以上に上昇する[40]．したがって，反復発作後あるいは発作重積後に血清 PRL が反応しない理由には PRL の細胞内枯渇以外の機序が関与しているはずである．

5. 小児と新生児の反応

14 歳未満の小児でも成人と同様に GTC または複雑部分発作に引き続いて血清 PRL が上昇する[29]．無熱性けいれんは熱性けいれんよりも顕著な上昇反応を示す[41,42]．

新生児期の血清 PRL はそもそも基準値が高いため，測定結果については慎重に解釈する必要がある．急性脳症の新生児 28 名を発作群と非発作群に分けて比較した研究がある[43]．それによると，発作群は非発作群に比べて発作前の血清 PRL 値が有意に高かったが，発作後の PRL の有意な上昇は認められなかった．また，脳波の背景活動異常を指標とした脳障害の重症度と PRL は高い相関を示した．一方，新生児発作でも発作後に PRL が上昇することを示した研究も報告されている[44]．新生児発作 19 例を対象としたその研究によると，側頭領域の脳波異常を伴う焦点性強直発作で PRL 上昇率が特に高かった．

5

非てんかん性発作

1. 心因性発作

心因性発作では PRL が変動しないことを最初に報告したのは Trimble[20] である．その後，発作時脳波によって心因性であることが確認された発作について追試が行われたが，結果は全く同じであった[45]．この結果を支持する研究はほかにもある[46,47]．しかし，心因性であっても発作後に PRL がわずかに上昇したという発作時脳波を用いた研究が一編だけ報告されている[48]．なお，血清コルチゾールはてんかん発作だけでなく心因性発作の後にも上昇することが報告されている[45,47]．

2. 失神 syncope

失神後の血清 PRL 値の変動に関しては様々な結果が報告されている．小児の失神あるいは息止め発作 breath-holding spell では PRL の変動を認めなかったことが報告されている[42]．一方，救命救急センターでの研究によると，失神後 18～60 分以内に PRL を測定したところ 11 例中 8 例で上昇を認めたという[49]．ただし，これらの報告では医療者による直接観察や脳波によって失神が確認されているわけではない．

頭部挙上試験 head-up tilt test を用いた研究が 2 つ報告されている．Oribe ら[50] によると，頭部挙上試験によって起立性低血圧と失神が生じた患者では血清 PRL が上昇し，基準値の 2.5 倍から 5 倍の値を示した．また，Theodorakis ら[51] は頭部挙上試験による失神 11 名のうちけいれん性失神を呈した 3 名では顕著な PRL 上昇を認め，有意な上昇を示さなかったのは 3 名にすぎなかったと報告している．

失神に伴って TSH は変動しないので，失神後の高 PRL 血症の発現には少なくとも TRH 分泌（TSH と PRL の放出を刺激）は関与していない．血管迷走神経性失神の発現にはセロトニン神経系の関与が想定されている．たとえば，セロトニン再取り込み阻害薬であるクロミプラミンを投与すると頭部挙上試験により失神が誘発されやすくなる[52]．したがって，失神後の血清 PRL 上昇にはセロトニン神経系が関与している可能性がある．

3. 運動障害 movement disorder

運動障害に伴う血清 PRL 変動に関しては抗精神病薬による遅発性ジスキネジア tardive dyskinesia に関する研究報告しかない．そのひとつは抗精神病薬によって高 PRL 血症と遅発性ジスキネジアを来した男女を対象とした研究である．これによると，女性の重症ジスキネジア群では軽症群に比べ PRL が高かったが，男性ではそのよう

な差は認められなかった[53]. 急性ジストニアやヘミバリスムスなどについてはこれまでのところ研究されていない.

4. 片頭痛 migraine

片頭痛発作間欠期の血清 PRL は男女ともに正常である[54]. 内因性ドパミンの利用能を増大させる l-deprenyl を用いた内分泌負荷試験によると, 片頭痛群では健常対照群に比べて血清 PRL が有意に低下した. この結果は片頭痛ではドパミン受容体の感受性が亢進していることを示唆している. また, TRH, 黄体化ホルモン放出ホルモン, インスリンを同時に投与した場合にも片頭痛群では健常対照群に比べて PRL が有意に増加した[55]. この結果は片頭痛におけるセロトニン系の過活動を示唆している. 急性片頭痛発作の影響については研究がない.

6

血清プロラクチン検査: その有用性と限界

血清 PRL 値をてんかん診断に活かすには, PRL 放出の生理学的・薬理学的機序を理解しておく必要がある. たとえば, 夜間の発作の場合, 睡眠中の PRL の生理的な急上昇を見誤らないようにしなければならない. また, 覚醒直後の発作ではその 1 時間後の血清 PRL と比較する場合, PRL の生理的な低下をてんかん発作後の回復経過によるものと見誤るおそれがある.

発作後の血清 PRL 上昇を認めるのは GTC のほぼすべて, 複雑部分発作の大部分, 単純部分発作の一部であり, PRL が全く変動しないのはミオクロニー発作, 欠神発作, 脱力発作である. 反復発作と発作重積はほとんどの場合, PRL の上昇を来さない.

心因性発作の場合, 発作後に血清コルチゾールの上昇は認めても血清 PRL はまず変動しない. したがって, 全身性のけいれんであっても血清 PRL 上昇を認めなければ, まず間違いなく心因性発作である. 無動凝視の発作では欠神発作, 複雑部分発作, 心因性発作を鑑別する必要があるが, 発作後に PRL が上昇している場合はほぼ確実に複雑部分発作である.

血清 PRL 上昇の判定基準には標準となるものがなく, 様々な定義が広く用いられている. われわれは以下の 2 つの基準を満たした場合にかぎって有意な上昇と定義している. まず, 発作後 10〜20 分の急性期の血清 PRL 値が年齢基準値の上限を超えていること. 次に, 急性期の測定値が発作後 1 時間以上経過した回復期の測定値の 2.5 倍以上であること. ただし, 覚醒後 90 分以内の測定値については慎重に解釈することにしている. また, 夜間に生じた発作の鑑別には血清 PRL 値を用いないことにしている. 血清 PRL 値だけでなく, 観察記録, ビデオ記録, 発作時脳波も併せて検討するのが最も確実である. SPECT や PET が診断の補助として役立つこともある.

てんかん発作診断における発作後高 PRL 血症の信頼性については Yerby ら[56]によってメタ解析が実施されていて, GTC と複雑部分発作に対する感度と特異度をそれぞれ 63%, 91% と推計している. 発作後高 PRL 血症による診断的中率は検査対象に占める心因性発作の割合によって変化する [訳注:計算式は次のとおり. $Sn(1-P)/\{Sn(1-P)+(1-Sp)P\}$. Sn:感度, Sp:特異度, P:心因性発作の割合]. たとえば, 同じ検査陽性であっても心因性発作の割合が 1% の施設であればてんかん発作の可能性は 99% 以上となり, 心因性発作の割合が 50% の施設であればてんかん発作の可能性は 88% となる. てんかんセンターの場合, 心因性発作の患者の割合は 10〜25% と考えられるので, 発作後高 PRL 血症によるてんかん発作の診断的中率は 95〜98% と見積もることができる. ただし, 逆に血清 PRL の反応が陰性だからといって心因性発作の可能性が高くなるわけではない.

文献

1) Martin JB, Reichlin S, Brown GM. Clinical Neuroendocrinology. Philadelphia：FA Davis, 1977；129-45.
2) Parker D, Rossman L, Vanderlaan E. Sleep-related,

nyctohemeral and briefly episodic variation in human plasma prolactin concentrations. J Clin Endocrinol Metab 1973 ; 36 : 1119-24.
3) Sassin J, Frantz A, Weitzman E, et al. Human prolactin : 24 hour pattern with increased release during sleep. Science 1972 ; 177 : 1205-07.
4) Kim KS, Pae CU, Chae JH, et al. Effects of olanzapine on prolactin levels of female patients with schizophrenia treated with risperidone. J Clin Psychiatry 2002 ; 64 : 408-13.
5) Markianos M, Hatzimanolis J, Lykouras L. Neuroendocrine serotonergic and dopaminergic responsivity in male schizophrenic patients during treatment with neuroleptics and after switch to risperidone. Psychopharmacology 2001 ; 157 : 55-59.
6) Turrone P, Kapur S, Seeman MV, et al. Elevation of prolactin levels by atypical antipsychotics. Am J Psychiatry 2002 ; 159 : 133-35.
7) Macphee FJA, Larkin JG, Butler E, et al. Circulating hormones and pituitary responsiveness in young epileptic men receiving long-term antiepileptic medication. Epilepsia 1988 ; 29 : 468-75.
8) Elwes RD, Dellaportas C, Reynolds EH, et al. Prolactin and growth hormone dynamics in epileptic patients receiving phenytoin. Clin Endocrinol 1985 ; 23 : 263-70.
9) Isojarvi JIT. Serum steroid hormones and pituitary function in female epileptic patients during carbamazepine therapy. Epilepsia 1990 ; 31 : 438-45.
10) Isojarvi JIT, Pakarinen AJ, Ylipalosaari PJ, et al. Serum hormones in male epileptic patients receiving anticonvulsant medication. Arch Neurol 1990 ; 47 : 670-76.
11) Ohman R, Walinder J, Balldin J, et al. Prolactin response to electroconvulsive therapy. Lancet 1976 ; 2 : 936-37.
12) Arato M, Erdos A, Kurcz M, et al. Studies on the prolactin response induced by electroconvulsive therapy in schizophrenics. Acta Psychiatr Scand 1980 ; 61 : 239-44.
13) Meco G, Casacchia M, Carchedi F, et al. Prolactin response to repeated electroconvulsive therapy in acute schizophrenia. Lancet 1978 ; 7 : 999.
14) Parra A Velasco M, Cervantes C, et al. Plasma prolactin increase following electric stimulation of the amygdala in humans. Neuroendocrinology 1980 ; 31 : 60-65.
15) Sperling MR, Wilson CL. The effect of limbic and extralimbic electrical stimulation upon prolactin secretion in humans. Brain Res 1986 ; 371 : 293-97.
16) Gallagher BB, Flanigin HF, King DW, et al. The effect of electrical stimulation of medial temporal lobe structures in epileptic patients upon ACTH, prolactin, and growth hormone. Neurology 1987 ; 37 : 299-303.
17) Hufnagel A, Elger CE, Klingmuller D, et al. Activation of epileptic foci by transcranial magnetic stimulation : effects on secretion of prolactin and luteinizing hormone. J Neurol 1990 ; 237 : 242-46.
18) Boyd SG, de Silva LV. EEG and serum prolactin studies in relation to transcutaneous stimulation of central motor pathways. J Neurol Neurosurg Psychiatry 1986 ; 49 : 954-56.
19) Aminoff MJ, Simon RP, Wiedemann E. The effect on plasma prolactin levels of interictal epileptiform EEG activity. J Neurol Neurosurg Psychiatry 1986 ; 49 : 702-05.
20) Trimble M. Serum prolactin in epilepsy and hysteria. Br Med J 1978 ; 2 : 1682.
21) Abbott RJ, Browning MC, Davison DL. Serum prolactin and cortisol concentrations after grand mal seizures. J Neurol Neurosurg Psychiatry 1980 ; 43 : 163-67.
22) Laxer KD, Mullooly JP, Howell B. Prolactin changes after seizures classified by EEG monitoring. Neurology 1985 ; 335 : 31-35.
23) Rao ML, Stegan H, Bauer J. Epileptic but not psychogenic seizures are accompanied by simultaneous elevation of serum pituitary hormones and cortisol levels. Neuroendocrinology 1989 ; 49 : 33-39.
24) Wyllie E, Lüders H, MacMillan JP, et al. Serum prolactin levels after epileptic seizures. Neurology 1984 ; 34 : 1601-04.
25) Tumani H, Otto M, Gefeller O, et al. Kinetics of serum neuron-specific enolase and prolactin in patients after single epileptic seizures. Epilepsia 1999 ; 40 : 713-18.
26) Pitkanen A, Jolkkonen J, Riekkinen P. Beta-endorphin, somatostatin, and prolactin levels in cerebrospinal fluid of epileptic patients after generalized convulsion. J Neurol Neurosurg Psychiatry 1987 ; 50 : 1294-97.
27) Fisher RS, Chan DW, Bare M, et al. Capillary prolactin measurement for diagnosis of seizures. Ann Neurol 1991 ; 29 : 187-90.
28) Berkovic S. Clinical and experimental aspects of complex partial seizures (Thesis), Melbourne, Aus-

tralia : University of Melbourne. Quoted in : Laidlaw J, Richens A, Oxley J eds. A Textbook of Epilepsy 3rd Ed. New York : Churchill Livingstone ; 1988 : 388.
29) Bye AM, Nunn KP, Wilson J. Prolactin and seizure activity. Arch Dis Child 1985 ; 60 : 848-51.
30) Tomson T, Lindbom U, Nilsson BY, et al. Serum prolactin during status epilepticus. J Neurol Neurosurg Psychiatry 1989 ; 52 : 1435-37.
31) Cerullo A, Tinuper P, Provini F, et al. Autonomic and hormonal ictal changes in gelastic seizures from hypothalamic hamartomas. Electroencephalogr Clin Neurophysiol 1998 ; 107 : 317-22.
32) Pritchard PB, Wannamaker BB, Sagel J, et al. Endocrine function following complex partial seizures. Ann Neurol 1983 ; 14 : 27-32.
33) Dana-Haeri J, Trimble M, Oxley J. Prolactin and gonadotrophin changes following generalized and partial seizures. J Neurol Neurosurg Psychiatry 1983 ; 46 : 331-35.
34) Sperling MR, Pritchard PB, Engel J Jr, et al. Prolactin in partial epilepsy : an indicator of limbic seizures. Ann Neurol 1986 ; 20 : 716-22.
35) Meierkord H, Shorvon S, Lightman S, et al. Comparison of the effects of frontal and temporal lobe partial seizures on prolactin levels. Arch Neurol 1992 ; 49 : 225-30.
36) Bauer J, Kaufmann P, Elger CE, et al. Similar postictal serum prolactin response in complex partial seizures of temporal or frontal lobe onset. Arch Neurol 1994 ; 51 : 645-46.
37) Malkowicz DE, Legido A, Jackel RA, et al. Prolactin secretion following repetitive seizures. Neurology 1995 ; 45 : 448-52.
38) Bauer J, Kaufmann P, Klingmuller D, et al. Serum prolactin response to repetitive epileptic seizures. J Neurol 1994 ; 241 : 242-45.
39) Lindbom U, Tomson T, Nilsson BY, et al. Serum prolactin response to thyrotropin-releasing hormone during status epilepticus. Seizure 1993 ; 2 : 235-39.
40) Lindbom U, Tomson T, Nilsson BY, et al. Serum prolactin response to metoclopramide during status epilepticus. J Neurol Neurosurg Psychiatry 1992 ; 55 : 685-87.
41) Sifianou P, Mengreli C, Makaronis G, et al. Prolactin levels in febrile and afebrile seizures. Eur J Pediatr 1995 ; 154 : 925-27.
42) Zelnik N, Kahana L, Rafael A, et al. Prolactin and cortisol levels in various paroxysmal disorders in childhood. Pediatrics 1991 ; 88 : 486-89.
43) Legido A, Lago P, Chung HJ, et al. Serum prolactin in neonates with seizures. Epilepsia 1995 ; 36 : 682-86.
44) Morales A, Bass NE, Verhulst SJ. Serum prolactin levels and neonatal seizures. Epilepsia 1995 ; 36 : 349-54.
45) Pritchard PB, Wannamaker BB, Sagel J, et al. Serum prolactin and cortisol levels in evaluation of pseudoepileptic seizures. Ann Neurol 1985 ; 18 : 87-89.
46) Collins WC, Lanigan O, Callaghan N. Plasma prolactin concentrations following epileptic and pseudoseizures. J Neurol Neurosurg Psychiatry 1983 ; 46 : 505-08.
47) Mehta SR, Dham SK, Lazar AI, et al. Prolactin and cortisol levels in seizure disorders. J Assoc Physicians India 1995 ; 43 : 726-29.
48) Alving J. Serum prolactin levels are elevated also after pseudoepileptic seizures. Seizure 1998 ; 7 : 85-89.
49) Cordingley G, Brown D, Dane P, et al. Increases in serum prolactin levels associated with syncopal attacks. Am J Emerg Med 1993 ; 11 : 251-52.
50) Oribe E, Amini R, Nissenbaum E, et al. Serum prolactin concentrations are elevated after syncope. Neurology 1996 ; 47 : 60-62.
51) Theodorakis GN, Markianos M, Livanis EG, et al. Hormonal responses during tilt-table test in neurally mediated syncope. Am J Cardiol 1997 ; 79 : 1692-95.
52) Theodorakis GN, Markianos M, Zarvalis E, et al. Provocation of neurocardiogenic syncope by clomipramine administration during the head-up tilt test in vasovagal syncope. J Am Coll Cardiol 2000 ; 36 : 179-80.
53) Glazer WM, Moore DC, Bowers MD Jr, et al. Serum prolactin and tardive dyskinesia. Am J Psychiatry 1981 ; 138 : 1493-96.
54) Elwan O, Abdella M, el Bayad AB, et al. Hormonal changes in headache patients. J Neurol Sci 1991 ; 106 : 75-81.
55) Awaki E, Takeshima T, Takahashi K. A neuroendocrinological study in female migraineurs : prolactin and thyroid stimulating hormone responses. Cephalalgia 1989 ; 9 : 187-93.
56) Yerby MS, van Belle G, Friel PN, et al. Serum prolactins in the diagnosis of epilepsy : Sensitivity, specificity, and predictive value. Neurology 1987 ; 37 : 1224-26.

II

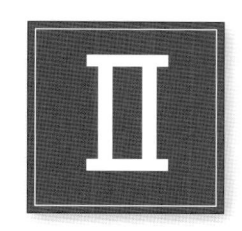

年齢別にみた
非てんかん性発作

- 6 　新生児と乳児の非てんかん性発作　　*90*
- 7 　小児期と思春期にみられる非てんかん性発作　　*99*
- 8 　老年期にみられる非てんかん性発作　　*124*

II 年齢別にみた非てんかん性発作

6 新生児と乳児の非てんかん性発作

　新生児や乳児にみられる発作症状は多彩であり，年長児，成人にみられるものとは全く異なる様相を呈する．こうした特徴は脳の未熟性を反映したものであり，多彩な発作症状を生む原因となっている．たとえば，この時期は自律神経系が不安定になりやすく，些細なことから無呼吸や失神が生じる．また，運動のレパートリーが少なく，発作性ジスキネジアのような複雑な運動症状が生じることはめったにない．逆に，発作症状があまりに単純で捉えどころがないため，それがてんかん発作なのか，あるいは非てんかん性発作なのか，判断に迷うことが多い．発作を上手に鑑別するには，まずこの時期にみられるてんかん発作の一般的な特徴を理解しておくとよい．

1 新生児のてんかん発作 neonate seizure

　新生児（生後1ヵ月まで）のてんかん発作で問題となるのはその特定方法である．従来は発作症状を臨床的に記述し，それをもとにてんかん発作型を決定してきた．ところが，長時間脳波が記録できるようになると，新生児の「てんかん発作」では必ずしも発作放電が記録されるとはかぎらないことが明らかになってきたのである．その代表例が「微細発作」と広汎性強直性姿位 diffuse tonic posturing である（**表1**）．以下に新生児てんかん発作の特徴的な臨床症状を示す[1〜4]．

1. 微細発作 subtle seizure

　この発作では動作あるいは自律神経活動がかす

表 1　新生児のてんかん発作

発作型	脳波所見
微細発作	＋／−
間代発作	＋＋
強直発作	
全般性	−
焦点性	＋＋
ミオクロニー発作	
全般性	＋／−
焦点性・多焦点性	−

かに変化するにすぎない．その運動症状は間代発作，強直発作，ミオクロニー発作のいずれとも異なる．具体的な発作症状としては異常眼球運動（水平性眼球偏位，持続的開眼），口舌頬部自動症（咀嚼運動，舌突出，しかめ顔），体肢自動症（ペダル踏み動作，ボクシング動作），自律神経系の変動（血圧上昇，心拍数増加），無呼吸などがある．これらの発作症状に対応する脳波所見も様々である[1]．ある研究によると，微細発作のうち30％では脳波変化を認めなかったという．脳波変化を伴うことが多いのは水平性眼球偏位，持続的開眼，眼球固定などの眼球症状である．

2. 間代発作 clonic seizure

　間代発作は緩徐な屈曲相と速い伸展相からなる律動的なけいれんである．新生児の間代性けいれんは一般的に周期が遅い（1秒間に1〜3回）．典型的な発作型には焦点性間代発作（身体の片側一部に生じる発作），多焦点性間代発作（不規則に遊走する発作）の2つの亜型がある．全般性間代発作はまず生じないが，生じるとすれば出生直後である．新生児間代発作はかなり高率に脳波変化を伴う（**図1**）．

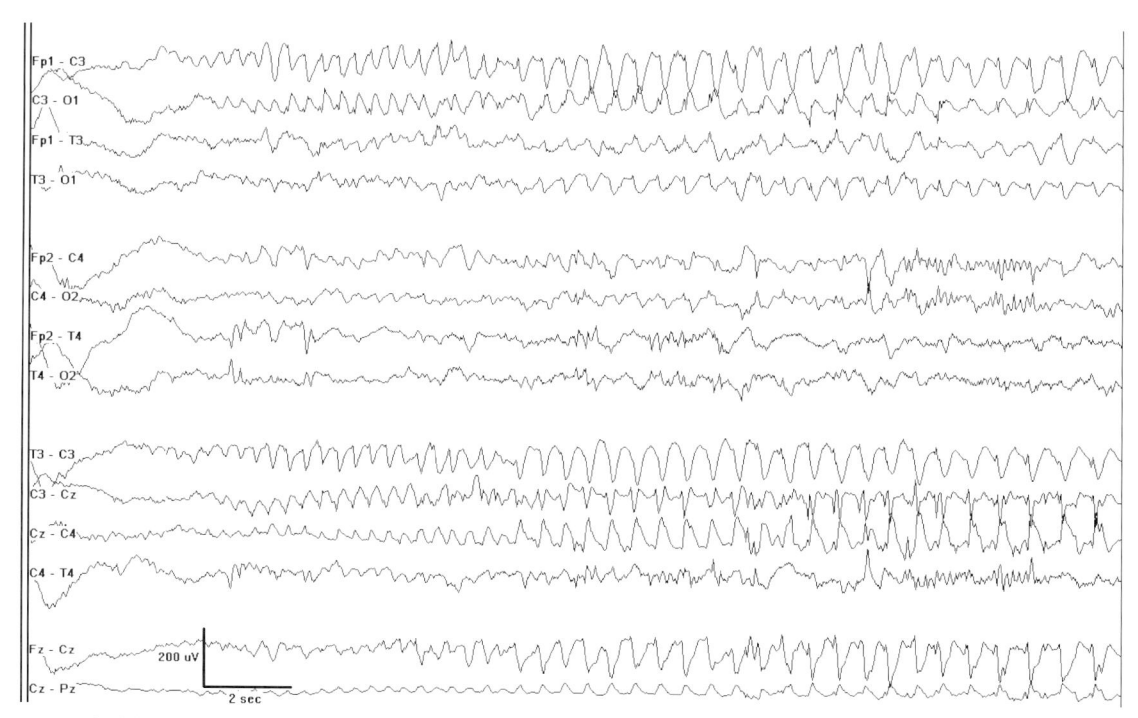

図1 新生児てんかん発作
右上下肢に焦点性間代性運動が生じる生後7日の新生児．脳波では臨床発作に伴って左傍矢状領域に律動性放電を認める．

3. 強直発作 tonic seizure

強直発作では全身のこわばりや異常な姿勢が生じる．これには全般性強直発作と焦点性強直発作がある．全般性強直発作では全身のこわばりとともに四肢が強直性に伸展するか，あるいは上肢が屈曲し下肢が伸展する．この発作の大半（85％）は脳波変化を伴わないことから，一種の前脳離断現象によるものと考えられている．脳波異常を認める場合には自律神経異常を伴うことが多い．焦点性強直発作は全般性強直発作に比べるとまれである．典型的な焦点性強直発作では一肢に限局した強直姿勢を示すか，あるいは非対称性に複数の体肢を巻き込む強直姿勢を示す．焦点性強直発作では脳波変化を伴うことが多い．

4. ミオクロニー発作 myoclonic seizure

ミオクロニー発作は非常に動きが速く，律動的反復を認めないのが特徴である．ミオクローヌスはてんかん性とはかぎらない．非てんかん性の場合は重度の神経障害（病的ミオクローヌス，非てんかん性ミオクローヌス）の可能性もあるが，病的意義をもたないものもある．ミオクロニー発作は焦点性のこともあれば，多焦点性，全般性のこともある．焦点性と多焦点性の場合は通常脳波変化を伴わない．全般性ミオクロニー発作は両上肢の伸展を示すが，必ずしも脳波変化を伴うとはかぎらない．

2

新生児の非てんかん性発作

既に述べたように，微細発作，全般性強直発作，ミオクロニー発作では必ずしも脳波変化を伴うとはかぎらない．この場合，皮質下のてんかん発作活動あるいは脳幹解放現象 brainstem-release

表 2　新生児の非てんかん性発作

無呼吸
ジッタリネス
良性新生児睡眠ミオクローヌス
病的ミオクローヌス
過剰驚愕症

phenomenon を反映している可能性がある．新生児期には病的意義の全くない周期性運動が数多くみられるが，見慣れていればてんかん発作と見間違うことはない．初めて子供を授かった両親ではこうした運動の見極めが難しい．発作が何度も繰り返し現れている場合はビデオに録画させるのもひとつの方法である．ビデオによって発作が捕捉できれば正確な診断を下すことができるし，不安を抱える両親を安心させることもできる．代表的な非てんかん性発作には非共同偏視，眼球徴候を伴わない吸啜動作，夜間ミオクローヌスなどがある．それ以外の特殊な非てんかん性発作については以下に記す（**表2**）．非てんかん性発作の年齢区分は厳密なものではなく，乳児にみられる非てんかん性発作が新生児期に始まることもある．

1. 無呼吸 apnea

新生児にみられる無呼吸（15秒以上の呼吸停止）の多くはてんかん発作によるものではない．特に，随伴症状を伴わない場合やてんかんの治療歴のない患児に無呼吸が出現した場合はてんかん発作による可能性は低い．中枢性低換気，気道閉塞性病変では二次性に無呼吸を呈することがある．また，早産児は無呼吸を起こしやすく，動睡眠中に好発する．「早産児の無呼吸」は脳幹の未熟性を反映していることが多く，たいていは徐脈を伴う．幼児に無呼吸が生じた場合には乳幼児突発性危急事態 acute life threatening event（以前は乳幼児突然死症候群とよばれていた）のこともある．無呼吸を認めた場合は，低酸素性・虚血性脳症，脳室内出血，中枢神経系感染症，低血糖症のほか，薬剤の副作用なども含めて徹底的にその病因を検索すべきである．無呼吸に開眼，偏視，口部運動，頻脈，高血圧などの随伴症状を認める場合はてんかん発作が疑わしい[5,6]．

2. ジッタリネス jitteriness

ジッタリネス（訳注：静止不能症あるいはアカシジア様症状）も新生児期によくみられ，薬物離脱，低カルシウム血症，低血糖症，低酸素脳症などに伴って現れる．一定周期，一定振幅で左右に揺れる振り子運動を示す．誘因なしに生じることもあるが，刺激によって容易に誘発され，触られたり，大きな音がしただけで生じることがある．また，あやしたり，刺激を取り除いたり，揺れている体肢の力を抜かせるようにすると収まることがある．一般的には覚醒中に生じ，自律神経症状は伴わない．ジッタリネスは間代発作や反復性のミオクロニー発作と鑑別を要することがある．ただし，これらは質的には全く異なる運動であり，ジッタリネスは間代発作のような二相性の動きを示すことはなく，ミオクロニー発作のように素早くもない．刺激感受性が顕著である点，運動が抑制できる点，自律神経症状を欠く点も非てんかん性発作であることを示唆する[7]．

3. 良性新生児睡眠ミオクローヌス
benign neonatal sleep myoclonus

Non-REM 睡眠中に生じる反復性のミオクローヌスはよく知られた現象である．このミオクローヌスは通常，生後数週後に現れ，3カ月以内に消失する．典型例では両側対称性のミオクローヌスが上下肢に現れる．しかし，焦点性に現れたり，遊走したりすることもある．脳波は正常であり，神経発達の予後も良好である．ミオクローヌスが何回も反復して現れるので間代発作に似ることもあるが，自律神経症状を欠く点，それ以外の発作症状を欠く点，神経機能と発達が正常である点などから除外診断することができる．また，このミオクローヌスは睡眠中にしか現れないため，発作中に覚醒した場合には必ずその動きが止まる．なお，入眠時ミオクローヌス hypnagogic myoclonus はどの年齢層でもみられる生理的現象であり，単発性である[8,9]．

4. 病的ミオクローヌス
pathologic myoclonus

　新生児期の重篤な脳機能障害を反映してミオクローヌスが生じることがある．病因は様々であり，対応する脳波所見は認めない．疾病過程に伴って二次的に生じるので，病的ミオクローヌスとよばれる．このミオクローヌスは焦点性，多焦点性のこともあれば，全身性のこともあり，覚醒睡眠にかかわらず生じる．この種のミオクローヌスはなんらかの刺激によって誘発されることがある．原因となる中枢神経障害には代謝性脳症（高血糖など），低酸素性・虚血性脳症，脳血管障害，感染症などがある．薬剤によって誘発されることもある[10]．

5. 過剰驚愕症 hyperekplexia

　びっくり病 startle disease あるいは stiff baby syndrome ともよばれる過剰驚愕症は5番染色体長腕にあるグリシン受容体サブユニットの遺伝子異常によって生じるが，これには常染色体優性遺伝形式を示すものと孤発性のものがある．過剰驚愕症の三徴は全身のこわばり，夜間のミオクローヌス，過剰な驚愕反射である．全身のこわばりは無呼吸を伴い，覚醒直後に生じたり，聴覚刺激や触覚刺激によって生じる．重症例では無酸素性脳損傷を来すことがある．用手的に頸部や殿部を伸展させることによって発作を頓挫させることができる．年齢とともに軽症化するが，成人に達しても些細な視覚刺激，聴覚刺激，触覚刺激によって病的な驚愕反応が惹起されることがある．クロナゼパムとバルプロ酸が有効である[11,12]（第13章を参照）．

3
乳児のてんかん発作

　国際抗てんかん連盟 International League against Epilepsy（ILAE）によるてんかん発作分

表3　乳児のてんかん発作

強直性姿位
対称性/非対称性間代性けいれん
片側性/両側性失立発作
運動低下発作
ミオクロニー発作
向反発作
乳児スパズム

類を乳児（生後1カ月から1歳まで）のてんかん発作に適用しようとすると様々な問題にぶつかってしまう．この国際分類では部分発作（単純部分発作，複雑部分発作）と全般発作（欠神発作，強直発作，間代発作，強直間代発作，脱力発作，ミオクロニー発作）を区別し，部分発作であれば脳波上の発作が局所領域から始まり，全般発作であれば脳全体でいっせいに始まることを前提としている．しかし，乳児のてんかん発作はこの分類体系になじみにくい．まず，単純部分発作と複雑部分発作を区別するには意識レベルを評価しなくてはならないが，この年齢層では簡便かつ信頼性の高い評価方法がない．次に，発作症状は捉えどころがなく，側性はおろか，部分発作と全般発作の区別さえつかないこともある．乳児てんかん発作と脳波所見の対応関係を調べてみれば，発作症状が脳波所見を反映しないことがわかる．たとえば，両側性の間代性運動の場合，脳波上は部分発作のこともあれば全般発作のこともある．さらに，乳児期とそれ以降では部分発作の症状が全く異なることにも注意したい．たとえば，乳児期の側頭葉てんかんでは自動症を認めることはまれであり，むしろ目立つのは動作の停止である．

　乳児のてんかん発作の分類を試みた研究は数多いが，今のところ国際的に認められた分類体系は確立されていない．しかし，乳児の発作にだけみられる症状があることは誰もが認識しているところである（表3）．乳児のてんかん発作の例を以下に示す．

1. 強直性姿位 tonic posturing．四肢に現れる対称性または非対称性のこわばり．発作時脳波は焦点性のこともあれば，全般性のことも

ある.
2. 間代性けいれん clonic jerking. 一肢あるいは複数の体肢に現れる. 両側性に現れたとしても成人の全般性間代発作にみられるような左右対称性の律動を示すことはない. 両側性であっても局所性の脳波所見を示すことがある. 一側性の場合は対側半球に放電が生じる.
3. 失立発作 astatic seizure. 身体の一部分または全身の筋緊張の消失.
4. 運動低下発作 hypomotor seizure. 動作が完全に停止するがあまり目立たない. 自動症は現れたとしても目立たず, 四肢の落ちつきのない動作, 咀しゃく動作, 吸啜動作などの単純な動きが多い. 複雑な身振り自動症を認めることはない.
5. ミオクロニー発作 myoclonic jerk. 単発または連発する. 脳波所見は焦点性のこともあれば全般性のこともある.
6. 向反発作 versive seizure. 最も目立つ症状は強制眼球偏位である.
7. 乳児スパズム infantile spasm. 頸部, 上肢, 躯幹が突然伸展あるいは屈曲し, 群発する. ミオクロニー発作に似ているが, 数秒間同じ姿勢を維持する点から区別できる. 文献的には乳児スパズムをミオクロニー発作に含める立場と強直発作に含める立場がある. しかし, 乳児スパズムはいずれの発作型とも症候学的特徴が異なること, 発作間欠期脳波にヒプスアリスミア hypsarrythmia を認めること, 発達面での予後が不良であることから独立した発作型として分類されている[13~16].

4

乳児の非てんかん性発作

乳児にみられる非てんかん性発作もまた多様である. 特に生後2年間は中枢神経系の成長が著しく, 成長に応じて行動が劇的に変化するため, 単

表4 乳児の非てんかん性発作

過剰運動を伴う非てんかん性発作
 ジッタリネス*
 良性新生児睡眠ミオクローヌス*
 病的ミオクローヌス*
 乳児早期の良性ミオクローヌス
 身震い発作
 良性発作性めまい
 常同症
 自慰行為
強直発作に似た非てんかん性発作
 過剰驚愕症*
 Sandifer 症候群
 薬剤誘発性ジストニア
 チアノーゼ失神（息止め発作）
 蒼白性失神
 発作性斜頸
 除皮質硬直・除脳硬直
異常眼球運動を伴う非てんかん性発作
 眼球運動失調
 点頭スパズム
 眼球クローヌス

*新生児非てんかん性発作の項で解説

なる生理的現象であっても保育者には突飛なものに映るかもしれない. さらに, この時期の非てんかん性発作はどれもてんかん発作に似たものばかりである. ここでは生後1カ月から2歳までの小児にみられる非てんかん性発作を取り上げる. これにはミオクロニー発作に似たもの, 間代発作に似たもの, 強直発作に似たものもあれば, 意識消失を呈するもの, 眼球運動異常を呈するもの, 行動異常を呈するものもある. ここでは便宜的に, 過剰運動を伴う非てんかん性発作, 強直発作に似た非てんかん性発作, 異常眼球運動を伴う非てんかん性発作に分けて扱う（表4）. もちろん, 新生児の項で述べた非てんかん性発作が乳児期にみられたとしても不思議なことではない.

1. 過剰運動を伴う非てんかん性発作

(1) 乳児期早期の良性ミオクローヌス
 benign myoclonus of early infancy

これは良性非てんかん性乳児スパズム benign

nonepileptic infantile spasm ともよばれる発達予後の良好な症候群である．生後3～8カ月に好発し，四肢の屈曲あるいは伸展運動が群発する点は乳児スパズムに似ている．しかし，乳児スパズムとは全く異なり，発作間欠期および発作時脳波はともに正常である．また，治療しなくても2～3歳までに自然に消退する．頭部MRIと神経学的所見も正常である．この良性ミオクローヌスにてんかん発作が続発することはない[17,18]．

(2) 身震い発作 shuddering attack

身震い発作は乳児期（早ければ生後4カ月）から幼児期にかけて発症する．この発作でみられる頭部，肩，躯幹の震えは文字どおり悪寒戦慄の「身震い」に似ている．持続時間は数秒と短いが，日に何回も現れることがある．この発作は食事中に生じることが多く，なんらかの刺激過剰状態を反映しているのかもしれない．発作時の脳波は正常であり，神経学的異常は認めない．20歳までに自然に消退するので治療は不要である．本態性振戦の家族歴を認めることが指摘されている[19,20]．

(3) 良性発作性めまい benign paroxysmal vertigo

良性発作性めまいは歩き始めるころに発症し，反復性に出現するが，たいていは5歳までに自然消退する．この発作が始まると平衡を失い，おびえた表情で倒れないように手を伸ばす様子が観察される．眼振，発汗，嘔気，嘔吐を伴うことが多い．神経学的異常や脳波異常は認めず，発達予後は良好である．後年の片頭痛と関係することが報告されている[21]．

(4) 常同症 stereotypy

常同症では頭を振ったり，体を揺らしたり，手をばたつかせたりする反復動作がみられる．健常児にみられることもあるが，神経障害をもつ乳児にみられることが多い．常同行動は覚醒中だけでなく，入眠時にもみられることがある．これはいわゆる「自己刺激」行動であり，気持ちを落ち着かせたり，リラックスさせる効果がある．

(5) 自慰行為 masturbation

乳児の自慰行為は突然の体揺らしやこわばりとなって現れる．座位，腹臥位，仰臥位の状態で律動的に身体を揺らす運動がみられる．乳児はその最中ずっと覚醒しているが，反応性が低下したり，「普通でない」顔つきになることがある．病歴を詳細に聴取するか，ビデオに記録すればてんかん発作との鑑別は可能である．

2. 強直発作に似た非てんかん性発作

(1) Sandifer症候群

Sandifer症候群は胃食道逆流に併発し，全身が発作性にこわばり，後弓反張を繰り返す．無呼吸，凝視，体肢の小さなけいれんを伴うこともある．授乳中に好発し，多くは授乳開始後30分以内に出現するので，詳しく病歴を聴取すれば診断はおのずと明らかになる．Sandifer症候群の半数では筋緊張低下と気管軟化症（胃酸逆流の誘因となる）を認める．この全身のこわばりは食道への胃酸逆流に対する過剰な疼痛反応であると考えられている．発作中に脳波異常を伴うことはない．Sandifer症候群が疑われる場合には，胃食道機能を精査する．

(2) 薬剤誘発性ジストニア dystonic drug reaction

ジストニアは体肢の持続的な姿勢異常であり，主動筋と拮抗筋が両方同時に収縮するために生じる．これには全般性ジストニア姿位と限局性ジストニア姿位がある．ジストニアは発作性に出現するため，強直発作との鑑別が難しい．乳児の発作性ジストニアは急性薬物反応によるものが多く，後弓反張，斜頸，注視クリーゼ oculogyric crisisなどを呈する．乳児の胃食道逆流の治療には副交感神経系作動薬のメトクロプラミドが用いられるが，ジストニアを引き起こす薬剤でもある．このほかにフェノチアジン系，ハロペリドールなどもジストニアの原因となるが，幼児に使うことはまれである．

(3) 息止め発作 breath-holding spell

息止め発作あるいはチアノーゼ失神 cyanotic syncope は生後6カ月～6歳までの乳幼児によくみられ、けが、欲求不満、あるいは怒りによって誘発される。この発作は啼泣から始まり、無呼吸、チアノーゼに至る。息を吐いた後にそのまま呼吸が停止することが多く、遷延すると意識を喪失し、ぐったりとする。低酸素状態が著しい場合、てんかん発作と見紛うほどの強直姿勢や体肢のけいれんを呈することもある。診断の決め手は啼泣とチアノーゼで始まる点である。したがって、発作開始時の目撃情報が欠かせない。この発作はけがや啼泣によって引き起こされる発達途上の不随意反応であり、予後は良好で、成長とともにみられなくなる[22,23]。

(4) 蒼白性失神 pallid syncope

蒼白性失神は息止め発作に似ている。発作の誘発因子は息止め発作と同じである。啼泣とチアノーゼの代わりに顔面蒼白と意識喪失が生じる。失神が長く続くと強直性のこわばりを呈することがある。これは徐脈あるいは心静止によって失神と蒼白が生じるものであり、アトロピンが有効である[23]。

(5) 発作性斜頸 paroxysmal torticollis

斜頸は頭頸部の持続的な姿勢異常であり、頭部が一方に傾き顔面が反対方向に回旋する。発作性斜頸の場合、開始と終了が明瞭である。発作中、患児は不快感を示したり不機嫌になったりするが、意識は清明であり、反応性も保たれていて、脳波も正常である。原因は不明だが、限局性ジストニア、前庭機能障害、片頭痛などがその候補にあがっている。片頭痛の家族歴を認めることが多く、発作性斜頸の患児はその後、典型的な片頭痛に移行することがある。発作性斜頸は生後数カ月で発症し、3歳までに消失する。治療は不要である[24]。

(6) 除皮質硬直と除脳硬直

除皮質硬直 decorticate posturing と除脳硬直 decerebrate posturing は強直発作に酷似することがある。除皮質硬直では上肢が屈曲し下肢が伸展する。一方、除脳硬直では四肢が伸展硬化する。どちらも脳幹レベルの甚大な脳損傷によって突然生じることがあり、脳ヘルニアの程度によっては片側性に現れる。昏睡状態の患者が突然強直性硬化を示した場合は切迫した脳ヘルニアを疑うべきである[25]。

3. 異常眼球運動を伴う非てんかん性発作

(1) 眼球運動失行 oculomotor apraxia

眼球運動失行ではサッカード（訳注：対象を追跡する際の衝動性眼球運動）が障害されている。眼位が固定しているようにみえるが、視覚系と眼球運動機能自体には異常を認めない。サッカードすることができないために、対象を追視しようとして突然頭部を回旋させる。この頭部の動きをてんかん発作と間違えることがある。眼球運動失行は先天性に生じることがあり、Cogan 眼球運動失行症とよばれる。また、眼球運動失行は毛細血管拡張性運動失調症やライソゾーム蓄積症でもみられる。

(2) 点頭スパズム spasmus nutans

点頭スパズムの三徴は眼振、点頭、頭位傾斜である。これらの徴候は日内変動を示すため、てんかん発作と間違えやすい。生後数カ月以内に発症することが多い。原因は不明だが、視交叉または第三脳室の粗大病変を伴うことがあるので、頭部 MRI は必須である。異常所見を認めなければそれ以上の精査、治療は必要ない。5歳までに症状は消失する。

(3) 眼球クローヌス opsoclonus

眼球クローヌスは眼球の不規則な共同振動であり、dancing eye とも称される。この異常眼球運

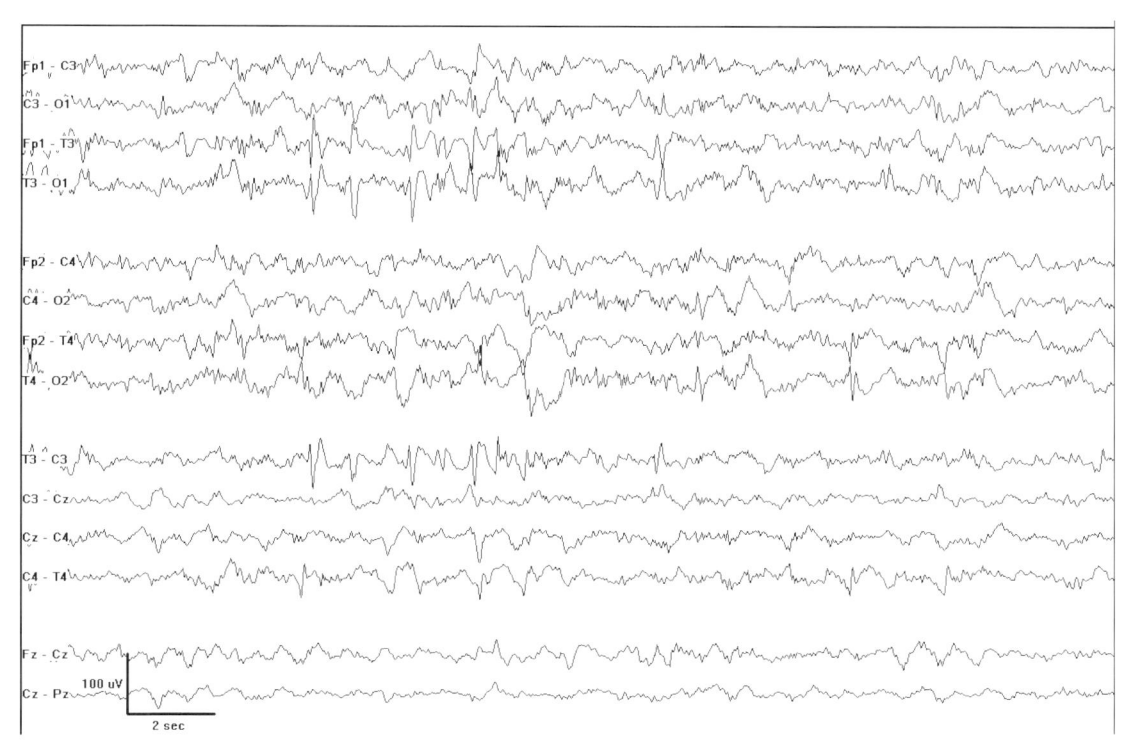

図 2 多焦点性てんかん様放電
筋緊張低下，無呼吸，てんかん発作を認める生後 8 日の新生児の脳波．フェノバルビタール投与下での記録．

動は漸増漸減を繰り返し，睡眠中も消失せず，通常ミオクローヌスと運動失調を伴う．軽症の場合は短時間だけなら対象を固視することが可能である．眼球クローヌスでは神経芽細胞腫や脳炎が潜んでいることがある[27]．

まとめ

新生児と乳児にみられるてんかん発作と非てんかん性発作には実に様々なものがあり，正確な診断を下すためにはその典型例に慣れ親しんでおく必要がある．両者を鑑別するうえで詳細な病歴聴取は欠かせない．病歴のみで診断が確定しない場合は発作を録画するか，あるいはビデオ脳波を記録するとよい[28〜30]．

新生児期と乳児期の脳波の解釈は容易ではない．新生児期から思春期へと成長に合わせて脳波所見は大きく変化するが，最も劇的な変化を示すのは新生児期である．たとえば，新生児期であれば正常とみなされる所見であっても，数週間の成長後には異常所見とみなされるものがある．さらに，棘波，鋭波などの「てんかん様放電」ですら正常脳波とみなされる時期もある．たとえば，多焦点性一過性鋭波 multifocal sharp transient は早期産児では正常所見とみなされる．これは妊娠 29〜40 週までの静眠期にみられる波形である．しかし，これが反復して現れたり，常に一側性であったり，あるいは波形が多相性である場合や，覚醒中や 40 週以降に現れたりする場合は異常である（図 2）．前頭部一過性鋭波 frontal sharp transient は妊娠 35〜46 週の静眠期にみられる．これは持続が 200 ミリ秒未満，振幅が 50〜150 マイクロボルトの陰性波形である．この鋭波も反復性，一側性であったり，46 週以降に現れたりする

場合は異常である．さらに，新生児にてんかん様放電を認めたとしても，その多くは基礎疾患の脳症を反映しているのであって，必ずしもてんかん原性 epileptogenicity を意味するわけではない．新生児の発作間欠期の棘波や鋭波については控えめに解釈することが望ましい[31]．

文献

1) Volpe JJ. Neurology of the Newborn, 4th ed. Philadelphia：WB Saunders Co, 2001；178-214.
2) Bye AME, Flanagan D. Spatial and temporal characteristics of neonatal seizures. Epilepsia 1995；36：1009-16.
3) Mizrahi EM, Kellaway P. Diagnosis and Management of Neonatal Seizures. Philadelphia：Lippincott-Raven, 1998.
4) Scher MS. Controversies regarding neonatal seizure recognition. Epileptic Disord 2002；4：139-58.
5) Watanabe K, Hara K, Hakamada S. Seizures with apnea in children. Pediatrics 1982；79：87-90.
6) Thach BT. Sleep apnea in infancy and childhood. Med Clin North Am 1985；69：1289-1315.
7) Parker S, Zuckerman B, Bauchner H. jitteriness in full-term neonates：prevalence and correlates. Pediatrics 1990；85：17-23.
8) Daoust-Roy J, Seshia SS. Benign neonatal sleep myoclonus. A differential diagnosis of neonatal seizures. Am J Dis Child 1992；146：1236-41.
9) Di Capua M, Fusco L, Ricci S, et al. Benign neonatal sleep myoclonus：clinical features and video polygraphic recordings. Mov Disord 1993；8：191-94.
10) Scher MS. Pathological myoclonus of the newborn：electrographic and clinical correlations. Pediatr Neurol 1985；1：342-48.
11) Andrew M, Owen MJ. Hyperekplexia：abnormal startle response due to glycine receptor mutations. Br J Psychiatry 1997；170：106-08.
12) Praveen V, Patole SK, Whitehall JS. Hyperekplexia in neonates. Postgrad Med J 2001；77：570-72.
13) Nordli DR Jr, Bazil CW, Scheuer ML, et al. Recognition and classification of seizures in infants. Epilepsia 1997；38：553-60.
14) Hamer HM, Wyllie E, Lüders HO. Symtomatology of epileptic seizures in the first three years of life. Epilepsia 1999；40：837-44.
15) Dravet C, Catani C, Bureau M, et al. Partial epilepsies in infancy：a study of 40 cases. Epilepsia 1989；30：807-12.
16) Fogarasi A, Jokeit H, Faveret E, et al. The effect of age on seizure semiology in childhood temporal lobe epilepsy. Epilepsia 2002；43：638-43.
17) Dravet C, Giraud N, Bureau M, et al. Benign myoclonus of early infancy or benign non-epileptic infantile spasms. Neuropediatrics 1986；17：33-38.
18) Donat JF, Wright FS. Clinical imitators of infantile spasms. J Child Neurol 1992；7：395-99.
19) Holmes G, Russman B. Shuddering attacks：evaluation using electroencephalographic frequency modulation radiotelemetry and videotape monitoring. Am J Dis Child 1986；140：72-73.
20) Vanasse M, Bedard P, Andermann F. Shuddering attacks in children：an early clinical manifestation of essential tremor. Neurology 1976；26：1027-30.
21) Drigo P, Carli G, Laverda AM. Benign paroxysmal vertigo of childhood. Brain Dev 2001；23：38-41.
22) DiMario FJ Jr, Burleson JA. Autonomic nervous system function in severe breath-holding spells. Pediatr Neurol 1993；9：268-74.
23) Francis J, DiMario Jr. Prospective study of children with cyanotic and pallid breath-holding spells. Pediatrics 2001；107：265-69.
24) Cohen HA, Nussinovitch M, Ashkenasi A. Benign paroxysmal torticollis in infancy. Pediatr Neurol 1993；9：488-90.
25) Plum F, Posner JB. The Diagnosis of Stupor and Coma, 3rd ed. Philadelphia：F. A. Davis Company, 1982.
26) Averbuch-Heller L, Remler B. Opsoclonus. Semin Neurol 1996；16：21-26.
27) Bleasel A, Kotagal P. Paroxysmal nonepileptic disorders in children and adolescents. Semin Neurol 1995；15：203-17.
28) Pedley TA. Differential diagnosis of episodic symptoms. Epilepsia 1983；24：531-544.
29) Paolicchi JM. The spectrum of nonepileptic events in children. Epilepsia 2002；43 Suppl 3：60-64.
30) Metrick ME, Ritter FJ, Gates JR, et al. Nonepileptic events in children. Epilepsia 1991；23：322-28.
31) Scher MS. Electroencephalography of the newborn：normal and abnormal features. In：Niedermeyer E, Da Silva L eds. Electroencephalography, 4th ed. Baltimore：Williams and Wilkins, 1999；869-946.

Ⅱ 年齢別にみた非てんかん性発作

7 小児期と思春期にみられる非てんかん性発作

　初発発作で小児科外来や小児神経外来を受診し，てんかんセンターに紹介されてくる患児の多くは実はてんかんではない．病歴聴取を早々に切り上げてしまうがゆえの誤謬なのだろう．たしかにこの手の問診は労力を要する面倒な作業であるし，てんかん発作だけでなく非てんかん性発作にも精通している必要がある．病歴聴取が軽んじられていることは，保健医療の整備状況にかかわらず，世界各地にてんかんと誤診されている患者がいまだに数多く存在していることからも明らかである．本書を通じて病歴聴取の重要性が見直されればと願う．

1　小児・思春期にみられる非てんかん性発作

　この時期にみられる非てんかん性発作には実に様々なものがある[1,2]．私見ではあるが，その中で最もてんかんと誤診しやすいのは酸素欠乏性発作とけいれん性失神であろう[3]．これは最近報告された観察研究とも一致する[4,5]．

　これも私見だが，2つ以上の非てんかん性発作を有しているとてんかんと誤診しやすくなる．心因性発作，失神，片頭痛，睡眠障害のうち，2つ以上を併発している小児がこれに当たる．

　てんかんが疑われて，てんかんセンターに紹介されてきても，ビデオ脳波を記録すると大半は非てんかん性発作である[6,7]．発達障害児と精神遅滞児を対象としたByeら[6]の研究によると，非てんかん性発作の中で最も多かったのは心因性発作と睡眠障害であり，脳波ではてんかん様放電と間違えやすい所見を頻繁に認めたという．Kotagalら[7]は過去6年間にクリーブランドクリニック小児てんかんセンターを紹介受診した患児134名の診断結果を年齢別に分けて報告している．まず，生後2カ月から5歳までの就学前児童では常同症，睡眠時ミオクローヌス，睡眠時随伴症，Sandifer症候群が多数を占めていた．次に，5～12歳の学童期児童では転換性障害（心因性発作），不注意または白昼夢，常同症，睡眠時ミオクローヌス，発作性運動障害が多数を占めていた．12～15歳の思春期では非てんかん性発作の80％以上が転換性障害であった．なお，調査対象の大半はてんかんを併発していた．

　今のところ抄録しか出版されていないが，最新の報告によると「間違いなくてんかん」であると診断されていた患児のおよそ40％が誤診だったという[8,9]．

2　非てんかん性発作の分類

　本章では非てんかん性発作を以下の6つに分類するが，重複している部分もある．
- 失神と酸素欠乏性発作
- 心因性発作
- 睡眠障害
- 発作性運動障害
- 片頭痛とその類縁障害
- その他の神経障害

　さらに，今のところ周知されてはいないが重要なてんかん発作を7番目の類型として取り上げ

る．これはてんかんの既往のない小児にみられるもので，失神自体によっててんかん発作が誘発される発作である．
・酸素欠乏性てんかん発作

3

失神と酸素欠乏性発作

　失神 syncope は大脳皮質へのエネルギー供給が突然停止するために生じる．そのほとんどは血液灌流の突然の低下に伴う酸素供給の停止である．失神は酸素欠乏性発作 anoxic seizure ともよばれるが，これは代謝の最も活発な神経細胞へのエネルギー供給停止に伴う臨床症状や電気現象を簡潔に表現した術語である．失神とはいっても，エネルギー供給がわずかでも保たれている場合や，ゆっくりと途絶える場合は症状が目立たなくなる．便宜的に失神は細かく分類されているが，重複することもあるし，将来見直される可能性もある．たとえば，われわれは反射性酸素欠乏性発作（反射性心静止性失神），息止め発作（遷延性呼気時無呼吸），血管迷走神経性失神，神経心臓性失神を区別しているが，循環器専門医はこれらをまとめて神経調節性失神 neurally mediated syncope とよんでいる．ただし，単なる息止め発作あるいは気絶ですよなどと説明されれば，家族は煙に巻かれたと感じたり，いらだちをあらわにするかもしれない．こうした場合は，家族支援団体のホームページを紹介するとよい（http://www.stars.org.uk）．

1. 反射性心静止性失神

　かつて Gastaut[10] は不快刺激によって誘発される若年小児の発作に反射性酸素欠乏性大脳発作という術語を用いたが，これには失神，啼泣スパズム，息止め発作のすべてが含まれていた．これに対して，1978 年に提案された反射性酸素欠乏性発作 reflex anoxic seizure という術語はもっぱら頭部打撲後にみられる若年小児の非てんかん性けいれん発作を指していた[11]．その後，蒼白型息止め発作や蒼白性乳児失神などの同義語[12] も現れたが，現時点では反射性心静止性失神 reflex asystolic syncope（RAS）という名称が最も定着している[13,14]．

　ループ記録計（訳注：発作捕捉を目的とした携帯用小型心電計．記録テープがループ状になっている）が登場する以前は，誘因なく生じる発作の発症機序はほとんど解明されていなかった．小児でもループ記録計が用いられるようになると，発作時の遷延性反射性心静止が確認されるようになったのである[15~18]．

　症例 1 は神経内科医が依頼元の小児科医に宛てた返信の抜粋である．反射性心静止が認識される以前はこの種の発作の診断がいかに困難であったのかを物語っている．

症例検討1 「この 7 歳男児を紹介していただきありがとうございます．発症は歩き始めのころで，軽く頭をぶつけただけで意識消失，強剛，眼球上転を呈しています．この発作がしばらく続いた後，最近になって尿失禁を伴う真性の強直間代発作が出現しています．母親によれば，奇妙なことに発作は頭をぶつけたときにしか現れず，いきなり発作になったことは一度もないそうです．出生時は難産でした．目立った家族歴は認めませんが，母親には幼少期に詳細不明のけいれんの既往があります．おそらくこの子の発作はある種の反射てんかんであり，バルプロ酸から始めるのがよろしいかと思います．実は，ちょうど 2 週間前から治療を始めたとのことです．脳波は 2 回とも正常でしたが，この男児は間違いなくてんかん素因を持っており，最低 2 年間治療すれば発作は消失するはずです．」

　てんかんという診断はすぐに小学校に伝えられ，母親は早速てんかん協会と連絡を取り，障害手当金を申請した．しかし，この病歴が示しているのはてんかんではなく，迷走神経反射によって心機能が抑制された結果生じた酸素欠乏性発作，すなわち反射性心静止性失神である．さすがに，この当時は小児科医も神経内科医もこの失神を認

識していなかった．おそらく，鑑別診断の筆頭にあがったのは息止め発作であろうが，7歳という年齢から除外されたものと推察される．次にQT延長症候群などの心原性失神が鑑別対象となる．しかし，当時は頭部打撲後に致死性失神を来すQT延長症候群があろうとは考えも及ばなかったに違いない[19]．

反射性心静止性失神は成長とともに完全に消退する場合と，小児期あるいは思春期以降に血管迷走神経性失神に移行する場合がある．長期観察研究は実施されていないが，老年期に失神が再発することもある．

よちよち歩きの時期を過ぎていれば，失神に伴う異常な感覚を言葉で表現できるようになる．最も劇的なのは夢に似た性質をもつ体外離脱体験 out-of-body experience である[17]．この体験は失神の最中に生じ，自分が天井にまで上り，そこから床に横たわる自分自身の姿を見下ろしているように感じる[20]．

反射性心静止性失神と息止め発作（遷延性呼気時無呼吸に伴う失神）は併発するとよくいわれる．あるときは顔色が青紫のチアノーゼになり（訳注：呼吸性失神の徴候），別のときには顔色が蒼白になる（訳注：心原性失神の徴候）患児がたしかにいるとは思うが，実はこの併発を裏付けるはっきりとした記録はないのである．

いずれにせよ，若年小児のけいれん性失神をみたら，心原性なのか，呼吸性なのかをできるかぎり鑑別するべきである．心原性であれば，反射性心静止性失神なのか，QT延長症候群などの心疾患によるものなのかを鑑別していく．呼吸器由来（すなわち無呼吸性）であれば，息止め発作によるものなのか，窒息（Meadow症候群では上部気道の変形性閉塞による窒息を呈する：106頁窒息の項を参照）によるものなのかを見極めていく．

2. 血管迷走神経性失神 vasovagal syncope

神経調節性失神の中で最も多いのが血管迷走神経性失神である．反射性心静止性失神を真の迷走神経性発作とよぶならば，血管迷走神経性失神は多彩な迷走神経症状を伴う血管緊張低下型発作ということになる．乳児期に発症する場合は反射性心静止性失神を伴うことがある．血管迷走神経性失神はすべての年齢層でみられるが，特に多いのは高齢者である[21]．

医学書やてんかん学の専門書には血管迷走神経性失神とてんかん発作の鑑別点が記載されているが，これには大きな間違いがある．こうした誤りが生じるのは失神を杓子定規に青白くなって脱力する発作とみなしているためだろう．以下の項目は従来からの失神のてんかん発作との鑑別点である．

- 姿勢：立位
- 顔面蒼白と発汗：必発
- 発症経過：緩徐
- 外傷：まれ
- けいれん：まれ
- 失禁：まれ
- 意識喪失：数秒
- 意識回復：迅速
- 発作後もうろう：まれ
- 頻度：低い
- 誘発因子：雑踏，欠食，不快な状況

実際の状況はこんなに単純ではない．たとえば，血管迷走神経性失神は立位以外でも起こりうる．静脈穿刺に伴う失神は座位でも生じることがある．ただし，この場合は迷走神経調節性の心抑制を重視し，反射性心静止性失神に含める立場もある[13]．失神では必ずしも顔面蒼白，発汗を認めるとはかぎらないし，その発症経過が緩徐であるともかぎらない．けいれん性失神で外傷を負う危険性はてんかん性けいれん発作の場合と大差がない．けいれんを伴う失神は決してまれなものではなく，血管性迷走神経性失神の50％にみられ[22]，誘発試験による失神ではさらに高率になる[23]．尿失禁もまれではなく[24]，誘発試験による失神では10％にみられた[1]．意識喪失は数秒以上持続することがあり，軽度の失神でないかぎり意識がすぐに回復するとはかぎらない[3]．発作後もうろうはたしかにまれであるが，全く生じないわけではない[3]．血管迷走神経性失神が1日に数回生じることもある．たしかに少なくとも一部の失神につい

ては誘発因子がみつかるが，みつからないこともある．

血管迷走神経性失神の場合，診断の決め手となるのは発作の状況と誘発刺激であり，警告症状や前兆まで特定できれば申し分ない．たとえば，入浴後に髪を乾かしたり，とかしている最中に発作を起こしたのであれば，血管迷走神経性のけいれん性失神であると診断でき，精査する必要はない．年長児であれば1秒ないし2秒程度の前兆であっても自覚している．しかし，すぐに忘れてしまって頭部挙上試験 head-up tilt test などで失神を誘発しないかぎり思い出せないことがある．脳虚血ではめまい，目のかすみ，耳鳴などの症状が一般的であるが，実は腹痛も重要である．ただし，腹痛は失神の誘因となる場合もあるし，迷走神経症状として現れる場合もある．血管迷走神経性失神に伴う腹痛の場合，側頭葉性複雑部分発作の心窩部性前兆と間違うことがある[1]．血管迷走神経性失神であれば，ほぼ全例に第一度親族，特に両親に家族歴を認める[25]．患児の受診を契機に親の血管迷走神経性けいれん性失神が判明することも少なくない．しかも，不幸なことに誤診とは知らずに長年てんかんの治療を受けていたりする[1]．こうした場合，不要な抗てんかん薬を中止するよう勧めても，既にてんかん患者になりきっていて，「急に止めることはできない」とか「運転免許を取り上げられたらどうするんだ」などと言われるのが関の山である．

こうした点を考慮に入れると，頭部挙上試験は単に診断に役立つだけでなく，患者に診断を納得させるためにも有用だといえる．たとえば，3歳のころから大発作てんかんと診断されてきた年長児について考えてみよう．患児が14歳に達するまで，親も家庭医も小児科医も大発作てんかんであると信じて疑っていなかったとなれば，簡単に診断を変更することはできないだろう．実は血管迷走神経性失神であったということを納得させるためにはなんらかの舞台演出が必要になるわけである．特に裏付けはないが，誤診のまま10年以上たっているとすれば，もはやその悪影響は生活の隅々にまで及んでいるはずである．

次に紹介するのは，成長とともに診断名が移り変わった患児である．乳児期に反射性心静止性失神と診断され，その少し後に疼痛誘発性血管迷走神経性失神に変わり，思春期には血液・外傷型恐怖症となった[26,27]．以下の病歴は患児が13歳のころ，母親から聴取したものである．前医ではてんかん，低血糖症，ヒステリーなどの診断を受けていた．

症例検討2 最初の発作は生後10カ月のときに頭を軽くぶつけた後に起こった．それ以後，外見上は同じような発作が現在まで続いているが，発作の強さはその都度変化し，発作の回数は年を追うごとに増えていった．典型的な発作は「お母さん，ぶつけちゃった」と訴えてから10〜20秒後に生じ，顔から血の気がなくなり，ぐったりとして，死んでしまったかのように倒れてしまう．それから全身をこわばらせ，喉を鳴らしながら手足を折り曲げ，背中を弓なりに反らした．腕や脚のけいれんは激しくはなく，まるで自転車を漕いでいるようであった．しかし，全身けいれんのように激しく体を揺らすこともあったという．その後，再び死んでしまったようになり，しばらくして深い眠りから覚めるように起き上がった．見当識は失われ，何が起こったのか，どこにいるのか全くわからない様子であった．それから数分もしないうちに我に返り，今度は横になりたいといってそのまま眠ってしまった．7歳か8歳になると前兆を説明できるようになった．たとえば，甲高い叫び声のような音が聞こえたり，言葉にならないような声が聞こえたという．「赤」が見えたこともあったが，それは嫌いな色であった．最近では，列車が自分に向かってくるような奇妙な幻覚の前兆を経験していた．発症して間もないころは発作の直後に指を後ろに引っ張られたような痛みを必ず感じたという．当初は頭をぶつけたときに失神していたが，数年後には傷跡にできた小さな痂皮や血を見ただけで失神するようになった．最近では自傷行為を想像しただけで発作が生じるようになっていた．

初診前日の夕方には鼻を鳴らして全身をこわば

らせる発作があった．診察で眼球を圧迫されるかもしれないという話（実際には誤った伝聞なのだが）を聞いただけで，2分もしないうちに発作が起きたという．母方の叔母にてんかんの既往があったが，失神の家族歴はなかった．後になって母親が思春期と妊娠中にめまいを起こして入院していたことが判明したが，「発作」ではなかったために報告しなかったとのことであった．最近の研究によると，血液・外傷型の恐怖症では体質的に自律神経機能不全のことがあるという[28]．自律神経機能不全では神経調節性失神が生じやすい．そして，失神を繰り返しているうちに血液やけがが条件刺激となって失神が生じるようになる．これはすなわち，血液・外傷型恐怖症の続発である．

3. 迷走神経反射性失神 vagovagal syncope

迷走神経反射性失神は血管迷走神経性失神に比べるとまれである．これは嚥下や嘔吐によって迷走神経反射が引き起こされ，心静止へと至る．心静止が長引けば，運動症状を伴った酸素欠乏性発作（けいれん性失神）が生じる．この失神自体は致死的ではないが，嘔吐を伴う片頭痛との鑑別に迷うことがある．迷走神経反射性失神にはペースメーカーが有効である[1]．

4. 過換気性失神 hyperventilation syncope

過換気は様々な身体症状を誘発する．その症状によって過換気がますます強まり，止まらなくなり，パニック発作に至ることもある．過換気による症状が疑われる場合には，過換気させてみるとよい．これにはろうそくの火を繰り返し吹き消す，石鹸の泡を吹き飛ばす，目の前のティッシュペーパーを吹き続ける，あるいは深呼吸を繰り返すなどの方法がある．生じた過換気を止められなければ，診断はさらに確実となる．過換気によって棘徐波を伴わない見かけだけの欠神発作（心因性発作）が生じることもある[29]．また，前頭葉由来の欠神発作があることも忘れないでほしい[30]．低炭酸血症と脳循環に関しては文献[31,32]を参照されたい．

5. 起立性低血圧 orthostatic hypotension

自律神経機能不全のために起立性低血圧が生じ，失神に至ることがある．起立不耐症の最も簡便な検出法はフィナプレス起立試験（訳注：Finapresとは手指から非観血的に血圧を連続測定できる装置の名称）である．これは心臓の高さに上肢を挙上させたまま起立させ，10分間連続して血圧を測定するもので，転倒に備え柔らかいマットの上で行う．この起立試験は頭部挙上試験が行えない小児にも実施でき，血管迷走神経性失神の誘発にも用いることができる[34]．ただし，小児では起立性低血圧による失神はまれである．こうした症状を認める場合はドパミンベータ水酸化酵素欠損症が疑われる[33]．

慢性起立不耐症では立ちくらみ，めまい，ぼやけなどの失神前駆症状 presyncope のほか，運動不耐症，慢性疲労，片頭痛様の頭痛，嘔気，腹部不快感，胸部不快感，動悸，息切れ，過換気，末梢チアノーゼ，発汗，起立時の紅潮などの症状を呈する[35]．倦怠感と極端な運動嫌いが診断の手がかりとなることがある．起立性調節障害は慢性疲労症候群の症状でもあるが，慢性起立不耐症自体は治療可能であり，特発性慢性疲労症候群の鑑別診断に加えておくとよい．

10代から若年成人では慢性起立不耐症が体位性起立性頻拍症候群 postural orthostatic tachycardia syndrome（POTS）として現れることがある[36]．起立時に著しい頻脈を伴い，日常生活は著しく障害される．POTSであれば，10分間の頭部挙上試験によって心拍数が毎分30回以上増えるか，毎分120回以上に達する[35]．

6. QT延長症候群 long QT syndrome

QT延長症候群はいわゆる多形性心室頻拍症 torsades de pointes を呈し，けいれん性または脱力性の致死性失神を引き起こす．先天性聾を伴う先天性QT延長症候群である Jervell & Lange-Nielsen症候群[37]であれば診断に迷うことはほとんどない．この症候群は常染色体劣性遺伝を示す．一方，浸透率の低い優性遺伝を示す Romano-Ward 症候群の診断は難しい[38]．ところが，正しく問診しさえすれば，Romano-Ward 症候群の診断はさほど難しくないという報告がある[39]．特に，「強直間代発作」を起こす数秒前から意識を喪失し，完全に動作が停止していた（死体のように微動だにしなかった）ことを確認すればよいという．しかし，この特徴だけでは反射性心静止性失神や血管迷走神経性のけいれん性失神を鑑別することはできない．また，必ずしも死体のような動作停止を観察できるともかぎらない．いうまでもないが，失神でみられるけいれんは強直間代発作ではなく，スパスム，ミオクローヌス，硬直の組み合わせである．神経調節性失神の誘発刺激の中には多形性心室頻拍症の引き金になるものもある．QT 延長症候群の診断の鍵となるのは，恐怖や驚愕が発作に先行していたり，次のような状況で発作が生じる場合である．

- 運動中，特に感情をかきたてる運動
- 睡眠中

自験例を通じ，QT 延長症候群の診断がいかに困難であるかを示す．

症例検討3　2歳時からけいれん性失神を繰り返している5歳の女児．両親が訴えるには「この子は別に倒れるたびにけがをするわけでもないし，決まって身体のどこかの力が抜けてしまうわけでもありません．それなのに，この子の唇はみるみるうちに紫色になっていき，体は死人のように硬くなり，白目をむいてうなだれてしまい，うめき声をあげるんです．まるで私の腕の中で死んでしまったのかと思うほどでした．」指の棘を抜いた途端に発作を起こしたこともあるという．両親ともに失神の既往があり，父親は指をけがしたときに，母親は妊娠中にそれぞれ気絶したことがあった．心電図を24時間連続記録したが，発作も異常所見も認められなかった．当時，われわれは眼球圧迫試験を行うまでもなく反射性心静止性失神であるという結論に達していた．3年後，依頼元の小児科医から以下のような報告書が届いた．

「最近1年間は発作を全く認めていなかったのですが，数週間前に発作を立て続けに2回も起こしました．2回とも身体を動かして遊んでいる最中のことで，少なくとも1回は嗅覚性前兆と思われる奇妙な臭いを自覚しています．2回とも患児は意識を失って体をこわばらせ，まだらに灰色になった後，すぐに回復したとのことです．私自身はまた迷走神経がらみの発作を起こしたのだろうと思いましたが，両親の強い希望もあり再評価を行いました．

病歴を見直してみると，発作時の状況に共通点があることに気づきました．最後の2回はボール遊びをしている最中に発作が起きていますが，それ以外の発作も犬を追いかけているとき，波打ち際で遊んでいるとき，自転車競争をしているとき，ピョンピョン競争をしているときに起こしていたのです．すぐさま心電図を取り直したところ，QT 間隔補正値（QTc）は479ミリ秒（正常では440ミリ秒未満）でした．3年前の24時間心電図記録を見直してみると，やはり470ミリ秒と延長していました．さらに，母親の QTc は449ミリ秒とわずかに延長していましたが，父親と姉の QTc は正常でそれぞれ387ミリ秒，390ミリ秒でした．」

────────────────────────────

QT 延長症候群による失神は反射性心静止性失神などの神経調節性失神に比べるとまれである．しかし，心原性失神が疑われるにもかかわらず，誘因が反射性心静止性失神の典型例（不意に頭部を打ったときに失神する）とは異なっていたり，運動や睡眠が先行する場合には QT 延長症候群を疑うべきである．このことは心原性の失神と呼吸器由来の失神を鑑別していくうえでも重要である．そうはいっても，運動中に失神を来した症例であっても，典型的な神経調節性失神の病歴を示し，心機能検査で全く異常を認めなければ，反射性心静止性失神を疑うべきである[40]．

7. その他の心原性失神

QT 延長症候群以外の心原性失神では診断に迷うことはほとんどない．ただし，これはその発作がけいれん性失神なのかてんかん発作なのかを病歴から見極めることができたうえでの話である．

QT 間隔が正常であっても心室性頻拍症を生じ

ることがある[41〜44]．たとえば，先天性心疾患の患者が運動中に失神を起こしたのであれば，突然の肺高血圧症によるものであることを詳細な病歴聴取から疑わなくてはならない[1]．

8．息止め発作 breath-holding spell

息止め発作は何世紀も前から認識されているが[45]，いまだに意見の一致をみない部分が残されている[46]．その理由のひとつは「息止め」という紛らわしいよび方にある[19,47]．かんしゃく発作 temper tantrum や悪い癖と解されることもあり，「息止め発作です」と診断を告げただけで怒り出す両親もいる．実は，一般人のみならず小児科医の中にも息止め発作は行動障害のひとつであると信じて疑わない者がいる．実際，教科書によっては息止め発作を精神障害の章で取り上げているものがある．しかし，息止め発作をどのように定義しても，健常児との行動面での違いは見つからないのである[48]．

「息止め」という術語からは「欲しいものが手に入るまで息を止めるつもり」のように多少とも自発的な行為が連想されてしまうが，息止め発作では自発的に息を止めているわけではない．蒼白型息止め発作[12]とよばれてきた発作は反射性心静止性失神の項で述べたように，今日では呼吸器由来の失神ではなく心原性のものであると認識されている．遷延性呼気時無呼吸 prolonged expiratory apnea という用語[49]はその病態生理の詳細は未解決ではあるものの，その発現機序が主に呼吸性であることを指し示すのには有用である．

また，発作中の詳細な情報が十分揃っていないことも問題である．これまでに，発作のコマ送り写真[50]，ビデオ記録[1,51]，数名のポリグラフ記録[52]が報告されているが，息止め発作の頻度から考えると，この情報量は少なすぎる．心拍出量の記録はないが，少なくとも心拍と心調律が全く変化せず，息を止めてまさしくチアノーゼを呈する真性の呼吸性息止め発作，すなわち遷延性呼気時無呼吸は実在するだろう．また，呼気時無呼吸と同時に徐脈または心静止を来す「混合型」も実在するだろう[1,51]．

チアノーゼ型息止め発作（遷延性呼気時無呼吸）の予後については議論があるが[51,52]，神経発達に異常がないかぎり特別な管理は不要である[46]．息止め発作について現時点で最も信頼できる前向き研究を行っているのは DiMario[53] である．しかし，この研究には蒼白型息止め発作（われわれの定義では反射性心静止性失神）も対象に含まれている．

9．Valsalva 強迫 compulsive Valsalva

自閉症などの発達障害では激しい失神発作を自分で誘発することがある．これは Valsalva 法ないしは Weber 法に近い一種の強迫行為である[3,54]．こうした自己誘発性失神は極めて危険であり，そのまま死に至ることもある[55]．つまり，完全に脳循環を遮断し，酸素欠乏性発作を誘発していることになる．脳障害が既に存在しているのであるから，Valsalva 強迫によって酸素欠乏性てんかん発作が生じることもありえるだろう[56〜58]．この発作が頻発している場合，診断確定にはビデオ記録やポリグラフ記録[55]を用いたきめ細かな分析が必要となる．Valsalva 強迫の診断の決め手は，「息止め」が 10 秒間前後続いていること，しかもそれが吸気時であること，心電図では QRS 波の振幅が低下すること，脳波では高電位徐波群発を認めることである．Valsalva 強迫に先行して過呼吸を認めることもある．これは症例 4[3] や Lampert ら[23]の実験失神でも観察されている．Rett 症候群で報告されている発作の多くはこのタイプのものと思われる[59]．

症例検討4 てんかん発作を繰り返しているという学童男児が連れてこられた．この患児には 1 歳ごろにヒプスアリスミアを伴う乳児スパズムの既往があった．その後，スパズムは寛解したが，言葉の意味が理解できないこと，ごっこ遊びができないこと，対人交流ができないことが次第に明らかとなった．患児はもっぱら大皿をグルグル回して遊ぶのが好きで，その合間に過換気や息止めを起こしているようであった．紹介状には「毎日強直発作が起こっている」と書かれており，ビデオには毎回同じ症状が記録されていた．まずは大皿

を回しながら過呼吸を起こす．次に，深く息を吸い，強烈な Valsalva 法を 10〜11 秒続ける．最後にうめき声を上げ，一瞬だけ両上肢を強直性に伸展挙上させて倒れる．意識はすぐに回復する．母親はビデオを見ながら「これはてんかん発作ですよね」と言った[3]．

10. 胃食道逆流 gastroesophageal reflux

乳児の胃食道逆流については数多くの報告があり，てんかんに併発した胃食道逆流も報告されている[60]．しかし，胃食道逆流を呈した「てんかん発作」のコマ送り写真，ビデオ記録，ポリグラフ記録は報告されていない．とはいえ，「覚醒時無呼吸症候群 awake apnea syndrome」は間違いなく胃食道逆流である[61]．これは食後 1 時間以内に姿勢を変えさせたときに生じることが多く，喘ぐように息を止め，体をこわばらせ，顔色が変わり，びっくりしたようにみえる[1]．胃食道逆流に続発する Sandifer 症候群については本章「その他の発作性障害」で述べる．

11. 窒息 suffocation

窒息した赤ん坊をみたら，まれではあるが母親による機械的上気道閉塞 imposed upper airway obstruction も疑うべきである．ただし，真相をつかむことは難しい[62]．この場合，「代理人による Münchausen 症候群」の能動型あるいは Meadow 症候群[63]の可能性もある（訳注：両症候群とも親が子供の症状を捏造し，無意味な治療や処置を行わせるもの）．場合によっては，てんかん発作が捏造されることもある．なお，Münchausen 症候群は現在では虚偽性障害 factitious disorder とよばれている[64]．窒息手段には手で口を塞ぐ，物で口を塞ぐ，乳房を顔に押しつけるなどの方法があり，失神を繰り返す点が特徴である[1]．窒息時間はチアノーゼ型息止め発作に比べると長く，2 分以上に及ぶこともある[65]．診断は「母親がその場に居合わせたときにしか発作が現れない」ことに気づけるかどうかにかかっている[66]．診断を確定させるためには隠し録りが必要になることもあ

る[65,67]．家族への診断告知には十分な配慮が必要である．家族と直接話し合う前に，経験の豊富な小児科医，精神科医，児童相談所職員などを交えて検討したほうがよい[1]．

12. 過剰驚愕症 hyperekplexia

びっくり病 startle disease ともよばれる過剰驚愕症はまれな疾患であるが，新生児期に発症し，けいれん性失神を呈したり，ときには致命的となる[68]．発作中に身体をほぐしてやると治るのであれば，過剰驚愕症の可能性が高い[69]．初期の報告では優性遺伝を示し，新生児期にこわばりや筋緊張亢進を認め，その後に病的驚愕に移行すると記述されていた[70]．ところが，最初の報告では病名が hyperexplexia と記されていたために若干の混乱が生じた．正しくは hyperekplexia である[71]．以前から指摘されているとおり，診断の決め手は鼻叩き試験である[72]．患児の鼻を叩くと項部硬直などの病的反応が誘発されるが，健常児の鼻を叩いてもこうした反応は現れない．驚愕反応は再現性が高いため，孤発例であっても全身のこわばりを伴う場合は容易に診断がつく．逆に，新生児期からけいれん性失神を繰り返しているのに，全身のこわばりを認めない場合は診断しづらい．こうした例では入浴時に突然けいれん性失神を来したりするが，鼻叩き試験を行えばすぐに診断が確定する．もちろん，発作時脳波も診断の役に立つ．脳波には頭皮筋肉由来のアーチファクトがみられるはずである．このアーチファクトは棘波に似ているが，脳波と心電図の両方に同時に出現し，同時に減衰する．優性遺伝例，孤発例の両方に共通した遺伝子異常としてストリキニーネ感受性グリシン受容体のアルファサブユニット[1,73]またはベータサブユニット[74]の欠損が報告されている．どちらの亜型でもクロナゼパムが発作予防に有効である（第 13 章参照）．

13. 家族性直腸痛症候群
familial rectal pain syndrome

家族性直腸痛症候群は極めてまれであり，ほとんど知られていない．われわれは家族性直腸痛症

候群の3家族を診察する機会に恵まれ，幸運にも小児3名および成人1名の発作時ビデオ脳波記録に成功した[75]．この症候群は優性遺伝形式を示すが，孤発例も報告されている．新生児期に激しい発作で初発する．SchubertとCracco[76]はこの発作にカルバマゼピンが著効する点から，てんかん発作であると報告した．しかし，自験例ではてんかんを示唆する所見は認めず，発作中にも突発性放電を認めなかった．診断の手がかりは2つある．第一に，頻発するハーリキン発赤 harlequin color change である（訳注：顔の左右が白と黒で塗り分けられた道化師になぞらえたもの）．特に顔面は一方が発赤し他方が蒼白になる．第二に，清拭など会陰部への刺激によって発作が誘発される点である．実際の発作は過剰驚愕症の発作によく似ていて，重篤な失神を来す．徐脈あるいは心静止を伴い，脳波が徐化あるいは平坦化するために致死的という印象を受ける．この失神は年齢とともに軽減していくが，成人期以降になると陰部周辺に発作的に生じる激痛を繰り返すようになる．これは宿便が通過する際の刺激などによって誘発される．

14. その他の失神

失神あるいは失神前駆症状を来す病態はほかにも存在する．たとえば，乳児の致死性発作では原発性低酸素血症がかなりの割合を占めるが，発症機序は全くわかっていない[77]．

4

心因性発作

ここで取り上げるもののいくつかは，「血管迷走神経性失神」「過換気性失神」などと見た目は変わらないが，より心理的要因の関与が強いと考えられるものである．児童思春期の非てんかん性発作についてはビデオ脳波を用いたてんかんセンターの研究がある[7]．これによると心因性発作は全年齢層にわたっていたが，圧倒的に多かったのは思春期であった．

1. 白昼夢 daydream

白昼夢は欠神発作や酸素欠乏性発作と見紛うことがある．次に取り上げる欲求充足行為と基本的には変わらないが，欲求充足行為については診断に困ることがある．

2. 欲求充足行為 gratification

欲求充足行為は幼児期以降に多かれ少なかれ現れるもので，それ自体に病的意義はない．就学前の女児に多いが，男児にもみられる[78]．茫洋としながら股関節を律動的に屈曲内転させ，その後うとうとする．この場合，性器いじりを伴うとはかぎらない．ただし，不機嫌な様子で律動的に運動を繰り返している場合，自慰行為 masturbation なのかどうか非常に迷うところである．何度も同じ行為を繰り返す場合や，特定の状況で現れる場合（退屈しているときや車に乗っているときなど）は，行動の一部始終を家庭用ビデオカメラに録画させるとよい．当然のことながら，両親は「幼児の自慰行為」という表現よりも「欲求充足行為」あるいは良性特発性乳児ジスキネジアという表現を好む．詳しくはNechayら[78]の総説を参照されたい．

この他，しばしば診断に迷うのは年長児にみられる「空中のテレビ現象」である．これは数分にわたり言葉にならない声を発しながら空中を凝視し，ピクピクしたり上肢や下肢を動かしたりする現象である．反復性の痙動やスパズムを認める場合にはてんかん性の乳児スパズムと見紛うことがある．

3. 体外離脱体験 out-of-body experience

これは自分が体から離れてしまって，上空から自分の体を眺めているような体験である．体外離脱体験を来すものにはてんかん発作，失神[20]，片頭痛があるが，病的意義を伴わないこともある．ほかには「不思議の国のアリス現象 Alice in Wonderland phenomenon」とよばれる知覚障害もある．解離状態についてはMahowaldと

Schenck[79]の総説に詳しい．

4. パニック発作 panic attack

パニック発作は成人の発作と考えられがちだが，小児用の診断基準も開発されているし，総説も出版されている[80]．ただし，てんかん発作の症状としてパニック発作が生じることもあるので注意が必要である[81〜83]．参考文献でも指摘されているとおり，正確な診断を下すためには長時間ビデオ脳波が必要になることもある．

5. 転換性障害 conversion disorder

ヒステリー hysteria という術語の使用に関しては議論があり[7]，偽発作，擬似てんかん発作，心因性非てんかん性発作，非てんかん性発作性障害，感情発作などとよばれることもあるが，どれもしっくりこない．いずれにせよ，こうした心因性発作はてんかん発作と見紛うことが多い．特に性的色彩を帯びていたり，攻撃的要素が強い場合は前頭葉発作との鑑別に苦慮することがある．ビデオ脳波で発作を捕捉し，基礎活動が変化していないことを確認できればたいていは診断がつく．転倒する発作の場合，ゆっくりと受け身の姿勢で倒れることが多く，外傷は負わない．また，頭部，四肢，体幹，あるいは腰を律動的に振ることがある．発作の背景には近親相姦や性的虐待などによる心的外傷後ストレス障害 post-traumatic stress disorder（PTSD）が潜んでいることがある[84,85]．

成人では頭部挙上試験の最中にバイタルサインが正常なまま気絶することがあり，「心因性」失神とよばれる[86]．この種の反応は小児でもよくみられる．あまりに頻繁に「倒れる」ために退学させられた児童を診察したときのことだが，頭部挙上試験で気絶するものの，心拍数，血圧，脳波は全く正常なままであった．この児童は簡単な精神療法を実施しただけですぐに回復した．心因性失神の鑑別には過換気性失神も加えておくべきだろう．

10代の子供は内省が浅く，自我が不安定になりやすい．したがって，この年代のてんかん患者は心因性発作を併発しやすい．米国精神医学会の「精神障害の分類と診断の手引」を出版順に並べてみればわかることだが，精神科ではヒステリーから転換ヒステリー，転換性障害，解離状態に術語を変えてきているが，中身は何も変わっていない．いずれにせよ，社会医学モデルを用いると理解しやすくなる．すなわち，転換性障害は「真性の病」であり，現れた症状はなんらかの「苦境」に対する避けがたい反応であるととらえるのである[87,88]．この立場に立てば患者の面目を保ちながら回復を促すことができる[89]．ヒステリーの現代的な概念については明快な総説[90]があるのでぜひ参照されたい．治療に行動療法を取り入れるとしても，保証と支持的態度を心がける．しかし，治療がうまく進まない場合は精神科医に任せるべきである．ただし，そうしたとしても心的外傷や虐待が明らかになることはまれである．

6. 発作の捏造 fabrication

症例5のように，直接手を下すことはないが，実際には存在しないてんかん発作を捏造する家族がいる[63]．これは Meadow 症候群の受動型とよばれる．

症例検討5　就学前の児童が毎日発作を起こしているという理由で入院した．入院後は発作らしきものは全く認めなかった．しかし，別の病院で精神科医の面接を受けた母親は「入院してからもこれまでと全く変わらず毎日発作が続いています」と言い切った．

5

睡眠障害 sleep disorder

日中に生じる奇妙な発作のすべてが十分に解明されているわけではない．したがって，睡眠中の発作となればなおさらである．なぜなら，睡眠特有の問題が目の前に立ちはだかるからである．睡眠中の発作はたとえ頻発していたとしても直接観察できる機会はほとんどないし，終夜ビデオ脳波

ポリソムノグラフィとなるとよほど設備の整った施設でなければ実施できない．てんかん発作の中にはかつては睡眠時随伴症と考えられていたものもある．とはいえ，すべての睡眠時随伴症が十分理解されているわけではなく，睡眠中の発作の原因を探るにはていねいな診察を心がけるべきである．

　ナルコレプシーなどの睡眠時随伴症では症状が突然現れるため，てんかん発作と見紛うことがある．また，睡眠中の非てんかん性発作は一般児童よりもてんかん児や学習障害児にみられることが多く，鑑別が難しくなる[6]．小児の睡眠障害は依然として軽視されたままで理解もほとんど進んでいない．しかし，発作の生じる時間帯と症状の特徴がつかめれば，鑑別は可能であり，その際にはビデオ脳波や終夜ポリソムノグラフィが必要となることもある（第16章も参照のこと）．

1. 睡眠時随伴症 parasomnia

　詳細に病歴を聴取すれば，睡眠時随伴症とてんかん発作の鑑別は容易である．典型的な睡眠時随伴症であれば，発作の頻度は一晩にせいぜい2回である．もし一晩に3回以上生じるようであれば，てんかん発作の可能性が高く，特に疑わしいのは前頭葉内側面あるいは眼窩面由来の発作である．てんかん発作が最も生じやすいのは睡眠ステージ2である．鑑別が困難な場合には終夜ビデオポリソムノグラフィが役に立つ．

2. Non-REM 睡眠覚醒障害
non-REM arousal disorder

　小児では短時間の中途覚醒がよくみられる．この中途覚醒は入眠後1～2時間で現れ，睡眠ステージ4からの覚醒である．その際の行動は変化に富んでおり，寝言，咀嚼動作，起立動作，凝視など正常範囲とみなされるものから，家族が驚いて飛び起きてしまうほどに病的なものまである．病的な覚醒障害 arousal parasomnia には睡眠遊行症 sleep walking のほか，錯乱性覚醒 confusional arousal から夜驚症 night terror，夜泣き pavor nocturnus に至る一連のスペクトラムがある．患児は自動的に動くが必ずしも常同的というわけではない．また，両親がいることにまるで気づいていないかのように激しく興奮し怯えた様子をみせることもある．睡眠と覚醒の中間的な状態にあるので，声をかければ反応はするがその内容は誤っている．つまり，覚醒しているようにみえても，実際には深睡眠（ステージ4）の状態のままである．こうしたエピソードはたいてい一晩に1回しか生じない．しかも，睡眠の前半部，特に入眠後1～2時間の時点で生じることが多い．患児はこのエピソードを全く思い出すことができない．典型例では10～15分間ほど続くが，それ以上長引く場合もある．

　対照的に夜間前頭葉発作であれば2分以内に終了し，群発することが多い．Non-REM睡眠覚醒障害との鑑別が困難なのは，情動症状を伴う良性部分てんかん benign partial epilepsy with affective symptoms[91] やローランドてんかんなどの特発性局在関連てんかんである．これらの発作でも覚醒して興奮しているようにみえることがある．しかしてんかん発作であれば，持続時間が短いこと，覚醒中にも生じうること，睡眠ステージ4では生じないこと，睡眠の終了間近や早朝に生じやすいこと，などの特徴を示す．

　Non-REM睡眠覚醒障害は覚醒促進因子と睡眠促進因子のバランスの乱れによって生じる．幼児の場合，不規則な睡眠，体調不良，正常な睡眠を妨げる環境があると深睡眠から覚醒しやすくなる．したがって，規則正しい睡眠習慣を確立することや睡眠環境を改善することが重要であり，親の見守りや就寝前の準備などが実際に役立つ．発作が始まるときの様子を家庭用ビデオに録画できれば申し分ない．ただし，頻度や群発傾向から考えると，ビデオに録画できる機会はnon-REM睡眠覚醒障害よりも夜間前頭葉発作のほうが多いかもしれない．

3. REM 睡眠期障害 REM sleep disorder

　REM睡眠期障害の中でてんかんと間違えやすいのは睡眠麻痺と悪夢であろう．睡眠麻痺は一般人口の10～20％が経験している．非常におぞま

しい体験で，覚醒しているにもかかわらず体を全く動かすことができない．REM睡眠では夢見の最中に体が動くことがないように筋肉が弛緩しているが，この筋弛緩が解除されないまま覚醒すると睡眠麻痺が起こる．悪夢では記憶が保たれているし，正常な覚醒状態に速やかに移行するため，夜驚症に比べるとてんかんとの鑑別は容易である．てんかん発作がREM睡眠中に起きることはまずない．まれではあるが，脳幹損傷の中にはREM睡眠期障害を初発症状とするものがあるので，神経画像検査は行ったほうがよい．

4. 睡眠覚醒移行期障害
sleep-wake transition disorder

　入眠直前の乳幼児では律動的な動作を認めることがある．これには全身を揺らす動作，ベッドや壁に繰り返し頭をぶつける動作などがある．この夜間叩頭 nocturnal head banging は夜間点頭けいれん jactatio capitis nocturna ともよばれる．これは深睡眠時や覚醒時にもみられ，学習障害児に多い．通常は5歳までに自然消退するが，成人期まで続くこともある．対応策は睡眠衛生を改善させ，ベッドのヘッドボードにパッドを当てることである．そうすれば，家族が目を覚まさないですむ．この律動性運動障害が睡眠覚醒移行期以外にも現れる場合，行動療法の効果はあまり期待できず，ベンゾジアゼピンなどの薬剤がまれに奏効する．

5. 良性新生児睡眠ミオクローヌス
benign neonatal sleep myoclonus

　良性新生児睡眠ミオクローヌスはてんかんと誤診されやすい[92]．大量の抗てんかん薬を投与された結果，集中治療室で人工呼吸器管理を余儀なくされた症例が報告されている[1]．良性新生児睡眠ミオクローヌスは睡眠中にだけ生じ，しかも特徴的な動きを示すので，一度ビデオを観ておけば鑑別に迷うことはない．一肢あるいは複数の肢に現れる反復性，律動性のミオクローヌスであるが，非律動性のこともある．覚醒時にもミオクローヌスが現れたとする報告もあるが，生後間もない新生児では睡眠状態の判定自体が困難である．この睡眠ミオクローヌスの診断に役立つ簡単な誘発法がある[93]．これは1秒間に1回，ベビーベッドを前後にゆっくりと揺らす方法で，良性新生児睡眠ミオクローヌスであれば押さえつけても止まらないミオクローヌスが現れる．ジッタリネスであれば押さえつければ治まるはずである．診断に迷う場合は長時間脳波記録が必要となる．自発発作が捕捉できない場合は脳波記録中に誘発試験を行う．その際，ミオクローヌスに伴うアーチファクトをてんかん性棘波放電と見誤らないようにする．場合によってはコロジオン（訳注：エーテルとアルコールを含んだ接着剤）を用いて電極を固定する必要がある[93]．

　小児科医あるいは小児神経科医であれば，このミオクローヌスをビデオで学習しておくべきである．われわれの病院の脳波検査室には発作時ビデオが常備してあり，脳波検査技師もこの種のミオクローヌスを識別できるように訓練を受けている．そして，良性新生児睡眠ミオクローヌスが疑われる場合には両親にビデオを観てもらっている．この効果は絶大で，「そうそう，これです！」といった言葉が上がる．

　症例6のように良性新生児睡眠ミオクローヌスに別の非てんかん性発作が併発すると，てんかんと誤診してしまう危険性はさらに高まる．

　症例検討6　2歳の女児．母親によると，生後数週目から右手に粗大なけいれんが繰り返し生じるようになり，フェニトインとフェノバルビタールの投与を受けているという．最近になって「全般発作」が現れたために前医より紹介されてきた．母親に良性新生児睡眠ミオクローヌスのビデオを観せたところ，興奮気味に「そうそう，これです！」と答えた．

　当初，母親の訴えが「右手のけいれん」であったのは単にそれが目立っていたからにすぎなかった．実際には数秒間持続する激しいミオクローヌスが常に四肢に現れていた．しかも，発作は睡眠中にしか現れなかった．最近になり，反射性失神（呼気時無呼吸あるいは反射性心静止）が現れたのだが，一歩間違えれば2つの病歴から二次性全

般化てんかんと診断してしまうところだった．

6. 睡眠時ひきつけ sleep starts

　Vigevanoら[94]は脳性四肢麻痺とてんかんを併発している患児にみられた反復性の睡眠時ひきつけのビデオ記録を報告している．そのミオクローヌスは入眠時に数分間にわたって群発していた．脳波は覚醒パターンを示すのみで，棘波放電はみられなかった．筆者らはてんかん児では睡眠時ひきつけとてんかん発作の鑑別には注意が必要であり，誤って抗てんかん薬を増量しないようにと警告している．

7. むずむず脚症候群 restless legs syndrome

　むずむず脚症候群は中高年に好発すると一般には考えられているが，小児でも注意欠如障害に併発することがあり[95]，欠神発作と誤診することがある．この場合，ドパミン作動薬が有効である[96]．白血病でみられるむずむず脚症候群は化学療法の副作用として現れることが多く，ベンゾジアゼピンが有効である．また，腎不全に併発した場合は鉄欠乏の改善が重要である．

8. ナルコレプシー・カタプレキシー症候群 narcolepsy-cataplexy syndrome

　ナルコレプシーでは日中の過度の眠気，カタプレキシー（大笑いのような強い情動に反応して筋緊張が消失する），睡眠麻痺，入眠時幻覚，夜間の睡眠障害がみられる．成人患者の発症年齢を調べてみると，16歳未満が3分の1を占め，10歳未満は約16％，5歳未満は約4％であった[97]．最近になり，ナルコレプシーではヒポクレチンが欠乏していることが確認された[98]．ヒポクレチンは視床下部で産生される神経伝達物質であり，オレキシンともよばれる．ヒポクレチンには覚醒を促す働きがあり，脳幹に投射し，筋緊張の維持に関与している．遺伝的準備性を有する個体にヒポクレチン産生システムを損傷するような自己免疫異常が加わるとナルコレプシーを発症するのではないかと考えられている．カタプレキシーの最中は目を閉じてはいても意識は保たれている．紛らわしいのはカタプレキシーが連続して現れ，そのまま床で眠り込んでしまう場合である[99]．カタプレキシーの筋緊張の喪失は顔面から始まり身体全体に広がることが多い．このため，突然転倒するのではなく，ある程度姿勢をコントロールしながら段階的に崩れ落ちるようにみえる．自験例6名のうち4名は前医の診断がてんかんであった．その内訳は過度の眠気を欠神発作と見誤ったもの，カタプレキシーをミオクロニー失立発作と見誤ったもの，非対称性のカタプレキシーを部分発作と見誤ったものなどである．また，1例では複数の抗てんかん薬が投与されていた．正確な診断を下すには，ナルコレプシーの五徴を把握すること，可能なかぎりカタプレキシーをビデオに記録させること，8歳以上であれば睡眠潜時反復検査を実施することなどが重要である[100]．

6

発作性運動障害
paroxysmal movement disorder

　てんかんと運動障害の関係は複雑であり，その境界線を引くことは難しい[101]．両者には共通する症状が多く，さらに発作性運動障害では発作間欠期にはほとんど異常を認めないため，鑑別には苦慮することが多い．発作性運動障害の診断の決め手は，促進因子が関与することが多いことと発作の最中でも意識が保たれている点にある．とはいえ，小児の場合，こうした特徴が必ずしも確認できるとはかぎらない．

　従来，発作性運動障害と特発性てんかんは別個に分類されてきたが，最近ではその両方を認める家系が報告されており，両疾患に共通する発症機序が存在するのではないかと考えられている[101〜104]．既に，イオンチャネルの機能異常によって神経細胞の興奮性が増大すること，そのチャネル蛋白の遺伝子変異が発作性運動障害とてんかんの両方でみられることが明らかにされている[105]．

信憑性の高い仮説として「変異したイオンチャネルが中枢神経系の発達過程のいつ，どこに，どの程度発現するのかによって発症する病態が異なってくる」と考えられている．つまり，同じ遺伝性チャネロパチーであっても，乳児期の大脳皮質に発現すれば部分てんかん発作を発症し，小児期から思春期にかけて小脳に発現した場合は発作性運動失調症を発症すると推測されているのである．このことは発作性運動障害に対して多くの抗てんかん薬が奏効することとも無縁ではない．

中枢神経系チャネロパチーとは多様な発作性障害によって構成される一大グループであり，その中にはてんかん，片頭痛，運動障害，過剰驚愕症などが含まれる[106]．チャネロパチーがなぜ発作症状を引き起こすのかはわかっていないが，おそらくおびただしい数の因子が複雑に絡み合いながらイオンチャネルに影響を与えているのだろう[107]．たとえば，細胞膜電位，pH，温度，細胞内外のリガンド，チャネル蛋白のリン酸化，電解質の状態，チャネルの野生型サブユニットと変異型サブユニットの発現量の違いなどが関与しているだろう．これらはいずれも年齢とともに変化しうるものである．

1. 発作性ジスキネジア
paroxysmal dyskinesia

これまでに提唱されてきた発作性ジスキネジアの分類はどれもかなり複雑である[108]．ここでは臨床的に有用で，かつ最も単純な分類方法を紹介する．発作性ジスキネジアの研究はこれまで家族例を中心に進められてきたが，これは芋づる式に診断がつき，注目を集めやすかったからにすぎない．われわれの印象からすると，ほとんどが孤発例であり，しかも典型例の症状とは必ずしも一致しないことが多い．

(1) 発作性運動誘発性ジスキネジア

発作性運動誘発性ジスキネジア paroxysmal kinesigenic dyskinesia（PKD）では随意運動によって舞踏アテトーゼ，ジストニア，あるいはその混合症状が発作的に誘発される．小児期から思春期に好発するが，成人に達すると発作頻度は減少し，寛解することもある．発作の持続時間は5分以内であり，突然の動作，姿勢の転換，運動速度の変化などによって誘発される[109]．誘発因子の中で多いのは椅子から立ち上がる動作と自動車から降りる動作である．発作中，意識は保たれている．発作の直前に短時間の非特異的な警告症状や前兆を自覚することがある．発作間欠期には所見を認めない．もっぱら病歴から診断するが，発作のビデオ記録があれば申し分ない．カルバマゼピンが有効であり，少量であっても効果を発揮する．PKDの約4分の1は家族性であり，その多くは常染色体優性遺伝を示す．PKDの責任遺伝子は今のところ同定されていないが，16番染色体の動原体近傍領域にあると推定されている[110,111]．発作性ジスキネジアの家系に乳児けいれん舞踏アテトーゼ症候群 infantile convulsions and choreoathetosis syndrome（ICCA）を認めたとする報告もあるが[102,104]，ICCAは発作性ジストニアを呈することもあるので，発作性ジスキネジアに分類すべきだろう．

(2) 発作性非運動誘発性ジスキネジア

発作性非運動誘発性ジスキネジア paroxysmal nonkinesigenic dyskinesia（PNKD）は発作性ジストニア性舞踏アテトーゼ paroxysmal dystonic choreoathetosis ともよばれることがある．発作の持続時間が長く，2分間から数時間，場合によっては2日間にも及ぶ．顕著なジストニアが自発性に生じるが，成人ではアルコール，カフェイン，ストレスが誘因になることがある．てんかん発作との鑑別は容易である．抗てんかん薬の効果はてんかんに比べると低い．常染色体優性遺伝形式を示すことが多く，2番染色体との連鎖が報告されている[112,113]．

(3) 発作性労作誘発性ジスキネジア

発作性労作誘発性ジスキネジア paroxysmal exercise induced dyskinesia（PED）では体操などの運動を始めてから10〜15分が経過した時点で発作が現れる[114]．これは運動直後に発作が誘発

されるPKDとは明らかに異なる特徴である．発作は最もよく動かした部位に生じ，運動を中止すると5〜30分かけて徐々に消退する．抗てんかん薬はあまり有効ではないが，アセタゾラミドが一部の家系で有効であったという[114]．

(4) 良性乳児発作性斜頸

良性乳児発作性斜頸 benign paroxysmal torticollis in infancy（BPT）では頭部が前屈，後屈，側屈（斜頸）する発作が数分間から数時間持続する[115]．まれに数日間持続することもある．乳児期早期に発症し，たいていは5歳までに寛解する．発作は運動によって誘発され，早朝に生じやすく，イライラ，顔面蒼白，嘔吐が先行する．年長児では運動失調が先行することがある．BPTは片頭痛類縁障害 migraine equivalent（訳注：頭痛を伴わない片頭痛）にも分類されている[116]．家族性片麻痺性片頭痛の家系に属すBPT患者2名において，19番染色体上に位置する電位依存性カルシウムチャネル遺伝子 CACNA1A の突然変異が最近発見された[117]．

(5) 良性小児発作性強直性上方視

良性小児発作性強直性上方視 benign paroxysmal tonic upgaze of childhood は生後3カ月以内の乳児に生じ，持続性ないし間欠性の上方視が数時間から数日間続く[118]．後年，運動失調を併発する．この発作自体は数年以内に寛解するが，80%近くに精神運動発達遅滞や言葉の遅れが生じる[119]．

2. 発作性運動失調症

発作性運動失調症 episodic ataxia（EA）はまれな疾患であり，ミオキミアを伴う1型（EA-1）と眼振を伴う2型（EA-2）に大別される．EA-1は12番染色体上に位置する電位依存性カリウムチャネル（Kv1.1）遺伝子の変異によって生じ，小脳失調の発作が数秒間から数分間持続する[120]．診断の決め手は，発作間欠期のミオキミア myokymia（訳注：筋波動症．皮下を虫が這うような動き）とこれに対応した筋電図所見（運動単位の連続的な活動）である．この失調発作はてんかん発作ではないが，てんかんの家族歴を認めることもある[103,121]．Kv1.1遺伝子の突然変異によって小脳失調，ミオキミア，てんかん，あるいはその組み合わせによる様々な表現型が生じ，どの表現型が出現するかは突然変異の発現部位，発現時期によって決定されると考えられている[121]．

EA-2の小脳失調発作は持続が長く，数分間から数時間に及ぶ．発作間欠期には眼球運動制御障害などの小脳症状を認める[122]．EA-2では19番染色体上に位置する電位依存性カルシウムチャネル遺伝子 CACNA1A の突然変異を認める．この遺伝子は家族性片麻痺性片頭痛と6型脊髄小脳失調症にも関わっていて，実際に重複することがある．また，家族性片麻痺性片頭痛の家系内に部分発作を有する患者を認めたという報告や，EA-2と小児欠神てんかんの併発例で CACNA1A のデノボ短縮型変異を確認したという報告がある[123,124]．

7

片頭痛関連障害
migraine-related disorder

てんかんの鑑別診断では前兆のある片頭痛も重要である[125]．ただし，片頭痛概念は広範であり，紛れもない片頭痛もあれば，片頭痛との関連性が希薄な片頭痛類縁障害 migraine equivalent もある．総じて，典型的な片頭痛ほど診断は容易である（第9章も参照のこと）．

1. 家族性片麻痺性片頭痛
familial hemiplegic migraine

片頭痛を認め，片麻痺性片頭痛の家族歴があれば，家族性片麻痺性片頭痛の診断に迷うことはまずないだろう[126]（訳注：前兆として片麻痺や脱力が生じる家族性の片頭痛．CACNA1A 遺伝子変異が変異したFHM1と第1染色体の ATP1A2 遺伝子が変異したFHM2が知られている）．

2. 小児良性発作性めまい
benign paroxysmal vertigo of childhood

片頭痛関連障害の中で最も多いのが小児良性発作性めまいである[116]. 就学前児の場合, てんかんと誤診されることが多い. 不安を伴った動作の停止(意識は保たれている), 主観的な回転性めまい, あるいは「酔っ払ったような感じ」が確認できれば診断は容易である. 症例7は小児良性発作性めまいの例である.

症例検討7 2歳の女児がめまい, ぐらぐら感, 顔面蒼白の発作のために連れられてきた. この発作は6カ月前から始まっていたが, 誘因ははっきりしなかった. 患児は「ママー, クラクラするよー」とか「怖いよー」と言って, 立ち上がって母親にしがみついてくるという. そのとき, 子供の目に何かが起きているのだが, 母親はそれをまねることができなかった. 回転椅子検査を実施すると, 母親が目撃したのと同じ視運動性眼振が引き起こされた. それはまねできないほどに素早い眼振で, 巻き尺や回転式ドラムを用いた検査でも確認された.

3. 小児良性夜間交代性片麻痺
benign nocturnal alternating hemiplegia of childhood

小児良性夜間交代性片麻痺は出眠時の片麻痺発作を主徴とする片頭痛関連障害である. 交代性片麻痺に比べるとまれだが, 片頭痛との関連性は強い[127]. 神経発達の正常な2歳前後の幼児にみられ, 予後は良好である.

4. 交代性片麻痺 alternating hemiplegia

最初に交代性片麻痺を報告したのは1971年のVerretとSteele[128]であり, トロント小児病院の8症例が記載されている. かれらはこれを乳児期発症の片頭痛の合併症とみなしていた. Casaer[129]の報告した12例はflunarizineのヨーロッパ多施設共同治験でようやく集まった症例である. ところが, その後はモントリオールのグループ[130]が10例, パリのAicardiのグループ[131]が22例を報告し, 最近ではボストンのグループ[132]が44例もの症例を報告している. この数字から以前は交代性片麻痺が見逃されていたことがわかる.

周知のように, 片側性または両側性の弛緩性麻痺の発作が生じるのが特徴であり, 生後18カ月までに発症する. 発作は自律神経症状を伴い, 徐々に発達遅滞と舞踏アテトーゼが明らかになっていく. なお, 発作性片麻痺で初発するわけではなく, 片麻痺発作の存在に気づくのは生後6カ月以降のことが多い. 初発症状は眼振, 斜視などの発作性眼球運動症状のことが多く, 生後6カ月以内, 多くは新生児期に現われる. 眼振発作は一側性のことが多く, 斜視発作は核間性眼筋麻痺を伴うことがある[133]. ジストニア発作も片麻痺発作よりもかなり早く, 乳児期早期に現れる. この発作は持続が短く, 群発することもあるため, てんかん性の強直発作と誤診されやすい. ジストニア発作は非対称性の強直性頸部反射に似た一側性のこわばりのことが多いが, 後弓反張や眼球上転を伴う両側性のこわばりのこともある. 顔面蒼白, 啼泣, 苦悶を伴うこともある.

片麻痺発作では一側ないしは両側が巻き込まれるが, 一側上肢と対側下肢のこともある[129]. 両側性の発作の場合は自律神経徴候と流涎を伴う.

片麻痺発作ではなんらかの誘発因子を認めることが多い. 報告されている誘発因子には興奮, 閃光, 温浴などの水浴びがある. おそらく, 入浴(海水浴ではない)によって誘発される発作は報告されているよりもずっと多いはずである. たとえば, Casaer[129]の症例では患児が15歳になるまで家族の誰もこのお決まりの誘発因子に気づいていなかった.

交代性片麻痺ではほとんどの場合, 年齢とともに発達遅滞, 運動失調, 持続性の舞踏アテトーゼが明らかとなっていき, 一部は前兆のある片頭痛を伴うようになる[129,130].

8 その他の発作性障害

神経系の発作性障害や一過性現象は実に多彩であり，今まで述べてきたもの以外にもてんかん発作と鑑別すべきものが多数存在する．ここではその中でも比較的よく知られたものを簡単に紹介する．実際，いまだ詳細が判明していない発作性障害が数多く存在し，その全貌を明らかにすることは不可能である．

1. チック tic

単純チックであっても複雑チックであっても，あるいはTourette症候群のチックであっても，いずれもてんかん発作との鑑別に迷うことはない．しかし，チックが頻発する場合はてんかん発作を鑑別する目的で発作中の脳波やビデオ脳波を記録することがある．

2. ミオクローヌス myoclonus

非てんかん性ミオクローヌスも様々な原因によって生じる．てんかん性なのかどうか診断に迷う場合には表面筋電図とビデオ脳波の同時記録が役立つ．てんかん性ミオクローヌスであれば，明らかな棘波放電を示すはずである．ミオクローヌス・ジストニア症候群に触れておきたい．これは遺伝性ジストニアのひとつであり，イプシロン・サルコグリカン遺伝子の突然変異が報告されている[134,135]．

3. カタプレキシー cataplexy

カタプレキシーはナルコレプシー以外でも生じることがある．極めてまれな例として脳幹損傷によるカタプレキシーが報告されているし，C型Niemann-Pick病，Norrie病，Prader-Willi症候群でもカタプレキシーが生じることがある[136]．「笑った後に急に筋緊張が低下した」などの情動誘発因子の存在に気づくことが診断につながる．カタプレキシーがみられるCoffin-Lowry症候群については次の項で述べる．

4. Coffin-Lowry症候群

当初，X染色体に連鎖し，女性にも生じるCoffin-Lowry症候群はてんかん発作を併発すると考えられていた．しかし，その後の報告によって，この発作はてんかん性ではなく，不意の音刺激に対する驚愕によって引き起こされるカタプレキシー様反応であると考えられるようになった[137]．現在では，反射性硬直[138,139]やてんかん発作[140]も生じることが明らかになっている．

症例検討8　言語機能がかなり保たれているCoffin-Lowry症候群の女性．カタプレキシーのように虚脱する発作が7歳ごろから始まり，いつも決まって不意に大きな音がしたときに倒れていた．成人してからは，ドアを閉めただけで「カタプレキシー」が誘発されるようになり，びっくりするほどの大きな音の場合は硬直するようになった．この硬直は長く続くこともあった．冗談を言われたときのビデオ記録はまさにカタプレキシーの発作であった．また，夜間には誘因なしにてんかん発作を来すようになっていた．

5. 点頭 head-drop

非てんかん性の点頭の特徴は頸部前屈と頸部伸展の速さが全く同じである点にある[141]．この反復性の点頭を発見した筆者らは，これをおじぎ動作 bobbing とよんでいる．脳波上てんかん性放電を示すことはない．

6. 頭部振戦 head tremor

小児期の頭部振戦[142]をてんかんと間違えることはまずない．頭部振戦は様々な原因によって生じる．

7. 機能的瞬目 functional blinking

機能的瞬目[143]は心因性発作に含めるべきかもしれない．眼瞼ミオクローヌスを伴う欠神発作との鑑別が必要であるが，機能的瞬目であればてんかん性放電を認めることはない．眼瞼ミオクロー

ヌスを伴う欠神てんかんの場合，薬物療法によって欠神発作や光突発反応は消失するが，その後も自覚症状の有無にかかわらずチック様の眼瞼ミオクローヌスが続くことがある[144]．

8. 頭頸接合部障害
craniocervical junction disorder

脳波，心電図上の変化を全く伴わずに失神する場合，頭頸接合部障害，特にChiari 1型などの先天奇形の可能性もある．咳嗽などの脳ヘルニアを悪化させる刺激が先行していれば，診断の手がかりとなる．頭部矢状断MRIによって診断が確定する．

9. 急性頭蓋内圧亢進
raised intracranial pressure attack

インフルエンザ桿菌などによる化膿性髄膜炎は脳浮腫を来す結果，強直性の非てんかん性発作を呈することがある．これをてんかんと誤診しジアゼパムを頻回に注射したりすると悲惨な結末を招く[1]．現在では予防接種のおかげでインフルエンザ桿菌による重症感染症は回避できるようになった．急性頭蓋内圧亢進を来すものにはほかにも頭蓋内出血や非代償性水頭症などがある．

10. テタニー tetany

代謝異常を除けば，テタニーの原因として最も多いのは過換気である．これについては血管迷走神経性失神，過換気性失神，パニック発作の項を参照されたい．副甲状腺機能低下症 hypoparathyroidism ではテタニーよりもなんらかのてんかん発作が生じることのほうが多い．

11. Sandifer症候群

重度の胃食道逆流の場合，側方への著しい屈曲を伴った頸部のねじれが間欠的に生じることがある．これは健常児，神経障害児のいずれにもみられる[145]．

12. 強直性反射発作 tonic reflex seizure

これは最近報告されたばかりの新種の非てんかん性発作であり，生後3カ月以内にみられる[146]．この発作は覚醒中に突然生じる全身の強直であり，上半身を垂直に起こすことによって誘発される．無呼吸とチアノーゼを伴うこわばりが数秒間続き，その後，啼泣することが多い．これが胃食道逆流に伴う覚醒時無呼吸症候群[61]と全く異なるものなのかどうかははっきりしない．発作以外には異常所見を認めない．

13. 乳児期早期の良性ミオクローヌス
benign myoclonus of early infancy

最後に取り上げるのは，てんかん性の乳児スパズムとの鑑別を要する発作性障害である．この発作は心因性発作の項で取り上げるべきかもしれないが，あえてここに含めたのは，軽微な神経発達の遅れを認めることがあり，それが診断の手がかりになるからである．

乳児期早期の良性ミオクローヌスは最初の報告[147]以来，現在においても広く用いられている用語である[148,149]．しかし，Dravetら[150]は別の名称がふさわしいと述べている．躯幹と四肢にみられる反復性の筋収縮がミオクローヌスとよぶには持続時間があまりにも長いのでスパズムとよぶべきであること，てんかん性乳児スパズムとの違いを際立たせるために「良性非てんかん性」と銘打つべきであることから，良性非てんかん性乳児スパズム benign nonepileptic infantile spasm という名称を提案している．これはもっともな意見である．てんかん性スパズムとは異なり，発作間欠期も発作時もともに脳波所見は正常である．

身震い発作 shuddering attack[151]については，この発作が本態性振戦の初期症状のことがあり，乳児期早期の良性ミオクローヌスとは別のものであるという意見もある[152]．これに対し，Kanazawa[153]は両者は同じものであると主張している．われわれも同意見である．この発作のやっかいなところはビデオ記録がほとんど報告されてないため，ほとんどの臨床医がこの発作のビデオ記録を目にしたことがない点である[148]．症例9は乳児スパズムと誤診されていた乳児期早期の良性ミオクローヌスである．

症例検討9 生後6カ月の健常な男児が1カ月前から続いている発作のために紹介されてきた．この発作は上肢の伸展，頸部の屈曲，下肢の硬直が突然群発するもので，その頻度は徐々に増え，最近では1日に3～4回のシリーズ形成を認めていた．スパズムが群発している間，眼球は上転し，反応は消失しているように見えた．かかりつけの小児科医は群発するスパズムを目の当たりにし，典型的な乳児スパズムであると診断した（その後，国際会議でビデオを供覧したが，高名な小児神経科医もてんかん専門医も全く同じ診断を下していた）．両親はWest症候群に関する説明を聞き，わが子の知能が正常に発達する確率は10％以下であることを知り落胆していた．

詳しく病歴を聴取したところ，発作開始時の状況に注目すべき点が見つかった．最初はベビー用食事椅子に座らせ授乳しているときにだけ現れていたものが，その後はベビーカーやショッピングカートに乗っている最中，あるいは床に座っている最中にも現れるようになった．紹介された時点では食事のたびに連続したスパズムが現れていた．しかし，ベッドに横になっているときや立ち上がったときには一度も起きたことがなかった．母親は手を叩いたり話しかけることによって発作を止めることができると感じていた．母親によると，疲れ切っているとき，イライラしているとき，あるいは食事が間に合わなかったときに発作が起きやすいという．

ベビー用食事椅子に座らせて記録したビデオ脳波では，お辞儀を繰り返すような頭部の動き，眼球上転，両拳を握りしめて両腕を広げる動作，下肢の硬直を認めた．ビスケットを与えると連続的なスパズムが止まり患児は笑顔になった．発作時脳波，発作間欠期脳波のいずれにもてんかん性放電は認めなかった．

発作は徐々に減少し，生後13カ月目に自然消失した．現在，患児は10歳に達し，全く問題なく学校に通っている．本態性振戦の家族歴は認めなかった．

もちろん，正常な発達過程をたどっていても，てんかん性乳児スパズムを発症することがある．しかし，発作に誘発因子や誘発状況を認めたのなら，非てんかん性乳児スパズムが正しい診断となる．ベビーカーや食事椅子での一件は幼児期の自慰行為でも似たような症状がみられるので，発症機序に関してなんらかの共通点があるのかもしれない．一方，本態性振戦とは関係がなかった．こうしたかすかな特徴に気づければ，小児神経科診療の深みが増し，絶望的な見通しに陥らずにすむのである．

9

酸素欠乏性てんかん発作
anoxic-epileptic seizure

「重度のけいれん性失神にみられる運動発作症状は酸素欠乏性発作によるものであって，てんかん発作によるものではない」というのが過去40年間のてんかん学における共通認識である．しかし，「重症の酸素欠乏症ではてんかん性けいれん発作，特に強直間代発作が生じる」といった記述をよく見掛けるし，こうした誤解は現在に至っても続いている．事実，窒息や虚血による急性の低酸素状態の直後に間違いなく全般性強直間代発作が生じたという報告はこれまで一度もなかったのである．ところが，つい最近になって，失神の直後に疑いようのないてんかん発作が生じた症例が報告された[1,57,154]．われわれはこの失神に続発したてんかん発作を酸素欠乏性てんかん発作とよんでいる．

1. 失神としての性質

報告されている症例のほとんどは反射性失神の既往のある乳児あるいは年少児である．失神のほとんどは反射性心静止性失神，チアノーゼ型息止め発作（呼気時無呼吸），混合型息止め発作であるが，Valsalva強迫によって生じた症例も報告されている[56]．

2. てんかん発作としての性質

報告されているのは主に間代発作と欠神発作である．酸素欠乏性てんかん発作が重積しやすいのかどうかはまだよくわからない[155]．

まとめ

幼少期から思春期まで，どの年代であってもてんかんの鑑別診断に困難は付き物であるが，病歴聴取の技術を磨き，体系的な診断手順を身に付けていれば，たいていは診断がつく．

病歴は患児，保護者，目撃者に直接会ってじっくりと聴取する．両親が発作を目撃していなければ，学校の担任にも問い合わせる．情報源が誰であれ，重要なことは情報の正確さ，情報量の豊富さ，時間的連続性，内容の首尾一貫性である．診断に確信がもてなければ，誰でもよいから発作をビデオに記録させる．それでも診断が確定しない場合は，発作のビデオライブラリを両親に見せるとよい．もしかすると，患児の発作に似たものが見つかるかもしれない．

病歴，診察所見，検査結果を総合して判断するのが一般的な診断手順であるが，発作性障害の場合は病歴情報だけから判断しなければならないことが多い．つまり，発作の体系的な診断手順とは病歴情報をすり合わせ，もてる知識を動員しててんかん性発作と非てんかん性発作を秤にかける作業にほかならない．てんかん発作よりも非てんかん性発作のほうがありふれていて，症状も多彩である．また，てんかんを見逃すよりも心臓の伝導異常による失神を見逃すほうが医師にとっても患者にとっても恐ろしいことに違いない．

何年も前にてんかんと診断され，それ以来一度も診断に疑いがもたれたことがない場合でも，その発作型やてんかん症候群を再確認するだけでなく，診断自体を疑ってみる．この患者は「てんかんであるといわれている」という表現や思い込みには用心してほしい[156]．「てんかんであるといわれている」からといっててんかんであるとはかぎらない．全くの誤りであったり，てんかんであるにしても十分に評価されていなかったりする．読者のたゆまぬ精進に期待したい．

文献

1) Stephenson JB. Fits and Faints. Cambridge and New York : Mac Keith Press and Cambridge University Press, 1990.
2) Aicardi J. Diseases of the Nervous System in Childhood. Cambridge and New York : Mac Keith Press and Cambridge University Press, 1992.
3) Stephenson JB. Anoxic seizures : self-terminating syncopes. Epileptic Disord 2001 ; 3 : 3-6.
4) Gomes Mda M, Kropf LA, Beeck Eda S, et al. Inferences from a community study about non-epileptic events. Arq Neuropsiquiatr. 2002 ; 60 : 712-6.
5) Smith PE, Myson V, Gibbon F. A teenager epilepsy clinic : observational study. Eur J Neurol 2002 ; 9 : 373-76.
6) Bye AM, Kok DJ, Ferenschild FT, et al. Paroxysmal nonepileptic events in children : a retrospective study over a period of 10 years. J Pediatr Child Health 2000 ; 36 : 244-48.
7) Kotagal P, Costa M, Wyllie E, Wolgamuth B. Paroxysmal nonepileptic events in children and adolescents. Pediatrics 2002 ; 110 : e46.
8) Uldall P, Alving J, Buchholt J, Hansen L, Kibaek M. Evaluation of a tertiary referral epilepsy centre for children. Eur J Paediatr Neurol 2001 ; 5 : A69.
9) Zubcevic S, Gavranovic M, Catibusic F, et al. Frequency of misdiagnosis of epilepsy in a group of 79 children with diagnosis of intractable epilepsy. Eur J Pediatr Neurol 2001 ; 5 : A132-3.
10) Gastaut H. A physiopathogenic study of reflex anoxic cerebral seizures in children (syncopes, sobbing spasms and breath-holding spells). In : Kellaway P, Petersen I eds. Clinical Electroencephalography of Children. Stockholm : Almquist & Wiksell, 1968.
11) Stephenson JB. Reflex anoxic seizures ('white breath-holding') : nonepileptic vagal attacks. Arch Dis Child 1978 ; 53 : 193-200.
12) Lombroso CT, Lerman P. Breathholding spells (cyanotic and pallid infantile syncope). Pediatrics 1967 ; 39 : 563-81.
13) Roddy SM, Ashwal S, Schneider S. Venepuncture

fits : a form of reflex anoxic seizure. Pediatrics 1983 ; 72 : 715-18.
14) Appleton RE. Reflex anoxic seizures. Br Med J 1993 ; 307 : 214-15.
15) Sreeram N, Whitehouse W. Permanent cardiac pacing for reflex anoxic seizure. Arch Dis Child 1996 ; 75 : 462.
16) McLeod KA, Wilson N, Hewitt J, et al. Cardiac pacing for severe childhood neurally mediated syncope with reflex anoxic seizures. Heart 1999 ; 82 : 721-5.
17) Stephenson JB, McLeod KA. Reflex Anoxic Seizures. In : David TJ ed. Recent Advances in Paediatrics 18. Edinburgh : Churchill Livingstone, 2000.
18) Kelly AM, Porter CJ, McGoon MD, et al. Breath-holding spells associated with significant bradycardia : successful treatment with permanent pacemaker implantation. Pediatrics 2001 ; 108 : 698-702.
19) Breningstall GN. Breath-holding spells. Pediatr Neurol 1996 ; 14 : 91-97.
20) Blackmore S. Experiences of anoxia : do reflex anoxic seizures resemble NDEs? J Near Death Stud 1998 ; 17 : 111-20.
21) Fitzpatrick A, Sutton R. Tilting towards a diagnosis in recurrent unexplained syncope. Lancet 1989 ; 8639 : 658-60.
22) Ziegler DK, Lin J, Bayer WL. Convulsive syncope : relationship to cerebral ischemia. Trans Am Neurol Assoc 1978 ; 103 : 150-4.
23) Lempert T, Bauer M, Schmidt D. Syncope : a videometric analysis of 56 episodes of transient cerebral hypoxia. Ann Neurol 1994 ; 36 : 233-7.
24) Lempert T. Recognizing syncope : pitfalls and surprises. J R Soc Med 1996 ; 89 : 372-75.
25) Camfield PR, Camfield CS. Syncope in childhood : a case control clinical study of the familial tendency to faint. Can J Neurol Sci 1990 ; 17 : 306-08.
26) Connolly J, Hallam RS, Marks IM. Selective association of fainting with blood-injury-illness fear. Behav Ther 1976 ; 7 : 8-13.
27) Marks I. Blood-injury phobia : a review. Am J Psychiatry 1988 ; 145 : 1207-13.
28) Accurso V, Winnicki M, Shamsuzzaman AS, et al. Predisposition to vasovagal syncope in subjects with blood/injury phobia. Circulation 2001 ; 104 : 903-07.
29) North KN, Ouvrier RA, Nugent M. Pseudoseizures caused by hyperventilation resembling absence epilepsy. J Child Neurol 1990 ; 5 : 288-94.
30) Swartz BE. Pseudo-absence seizures : a frontal lobe phenomenon. J Epilepsy 1992 ; 5 : 80-93.
31) Naschitz JE, Hardoff D, Bystritzki I, et al. The role of capnography head-up tilt test in the diagnosis of syncope in children and adolescents. Pediatrics 1998 ; 101 : E6.
32) Lagi A, Cencetti S, Corsoni V, et al. Cerebral vasoconstriction in vasovagal syncope : any link with symptoms? A transcranial Doppler study. Circulation 2001 ; 104 : 2694-98.
33) Mathias CJ, Bannister R, Cortelli P, et al. Clinical autonomic and therapeutic observations in two siblings with postural hypotension and sympathetic failure due to an inability to synthesize noradrenaline from dopamine because of a deficiency of dopamine betahydroxylase. Q J Med 1990 ; 75 : 617-33.
34) Oslizlok P, Allen M, Griffin M, et al. Clinical features and management of young patients with cardioinhibitory response during orthostatic testing. Am J Cardiol 1992 ; 69 : 1363-5.
35) Stewart JM. Orthostatic intolerance in pediatrics. J Pediatr 2002 ; 140 : 404-11.
36) Stewart JM, Gewitz MH, Weldon A, et al. Patterns of orthostatic intolerance : the orthostatic tachycardia syndrome and adolescent chronic fatigue. J Pediatr 1999 ; 135 : 218-25.
37) Jervell A, Lange-Nielsen F. Congenital deaf-mutism, functional heart disease with prolongation of the Q-T interval and sudden death. Am Heart J 1957 ; 54 : 59-67.
38) Ward OC. A new familial cardiac syndrome in children. J Ir Med Assoc 1964 ; 54 : 103-06.
39) Singh B, Al Shawan SA, Al Deeb SM. Idiopathic long QT syndrome : asking the right question. Lancet 1993 ; 341 : 741-42.
40) Kosinski D, Grubb BP, Karas BJ, Frederick S. Exercise-induced neurocardiogenic syncope : clinical data, pathophysiological aspects, and potential role of tilt table testing. Europace 2000 ; 2 : 77-82.
41) Shaw TR. Recurrent ventricular fibrillation associated with normal QT intervals. Q J Med 1981 ; 50 : 451-62.
42) Brown DC, Godman MJ. Life threatening 'epilepsy'. Arch Dis Child 1991 ; 66 : 986-7.
43) Yabek SM. Ventricular arrhythmias in children with an apparently normal heart. J Pediatr 1991 ; 119 : 1-11.
44) Leenhardt A, Lucet V, Denjoy I, et al. Catecholaminergic polymorphic ventricular tachycardia in children. A 7-year follow-up of 21 patients. Circulation 1995 ; 91 :

1512-9.
45) Culpepper N. A Directory for Midwives; or a Guide for Women in their Conception, Bearing. London: Bettersworth & Hitch, 1737.
46) Gordon N. Breath-holding spells. Dev Med Child Neurol 1987;29:810-14.
47) DiMario FJ Jr. Breath-holding spells in childhood. Am J Dis Child 1992;146:125-31.
48) DiMario FJ Jr, Burleson JA. Behaviour profile of children with severe breath-holding spells. J Pediatr 1993;122:488-91.
49) Southall DP, Johnson P, Morley CJ, et al. Prolonged expiratory apnoea: a disorder resulting in episodes of severe arterial hypoxaemia in infants and young children. Lancet 1985;8455:571-77.
50) Gauk EW, Kidd L, Prichard JS. Aglottic breath-holding spells. N Engl J Med 1966;275:1361-62.
51) Stephenson JB. Blue breath-holding is benign. Arch Dis Child 1991;6:255-57.
52) Southall DP, Samuels MP, Talbert DG. Recurrent cyanotic episodes with severe arterial hypoxaemia and intrapulmonary shunting: a mechanism for sudden death. Arch Dis Child 1990;65:953-61.
53) DiMario FJ Jr. Prospective study of children with cyanotic and pallid breath-holding spells. Pediatrics 2001;107:265-69.
54) Gastaut H, Broughton R, de Leo G. Syncopal attacks compulsively self-induced by the Valsalva manoeuvre in children with mental retardation. Electroencephalogr Clin Neurophysiol 1982;35 Suppl:323-29.
55) Genton P, Dusserre A. Pseudo-absences atoniques par syncopes auto-provoquees (manoeuvre de Valsalva). Epilepsies 1993;5:223-27.
56) Aicardi J, Gastaut H, Mises J. Syncopal attacks compulsively self-induced by Valsalva's manoeuvre associated with typical absence seizures. Arch Neurol 1988;45:923-25.
57) Battaglia A, Guerrini R, Gastaut H. Epileptic seizures induced by syncopal attacks. J Epilepsy 1989;2:137-46.
58) Li WW, Lombroso CT, Stephenson JB. Eradication of incapacitating self-induced ischaemic seizures by opioid receptor blockade. Epilepsia 1989;30:679
59) Glaze DG, Schultz RJ, Frost JD. Rett syndrome: characterization of seizures versus non-seizures. Electroencephalogr Clin Neurophysiol 1998;106:79-83.
60) Navelet Y, Wood C, Robieux C, et al. Seizures presenting as apnoea. Arch Dis Child 1989;64:357-59.
61) Spitzer AR, Boyle JT, Tuchman DN, et al. Awake apnea associated with gastroesophageal reflux: a specific clinical syndrome. J Pediatr 1984;104:200-05.
62) Meadow R. Suffocation, recurrent apnea, and sudden infant death. J Pediatr 1990;117:351-57.
63) Meadow R. Fictitious epilepsy. Lancet 1984;8393:25-28.
64) Royal College of Paediatrics and Child Health. Fabricated or Induced Illness by Carers. London: RCPCH, 2002.
65) Rosen CL, Frost JD, Bricker T, et al. Two siblings with recurrent cardiorespiratory arrest: Munchausen syndrome by proxy or child abuse? Pediatrics 1983;71:715-20.
66) Rosen CL, Frost JD Jr, Glaze DG. Child abuse and recurrent infant apnea. J Pediatr 1986;109:1065-67.
67) Southall DP, Plunkett MC, Banks MW, et al. Covert video recordings of life-threatening child abuse: lessons for child protection. Pediatrics 1997;100:735-60.
68) Pascotto A, Coppola G. Neonatal hyperekplexia: a case report. Epilepsia 1992;33:817-20.
69) Vigevano F, Di Capua M, Dalla Bernardina B. Startle disease: an avoidable cause of sudden infant death. Lancet 1989;1:216.
70) Suhren O, Bruyn GW, Tuynman JA. Hyperexplexia: a hereditary startle syndrome. J Neurol Sci 1966;31:577-605.
71) Gastaut H, Villeneuve A. The startle disease or hyperekplexia: pathological surprise reaction. J Neurol Sci 1967;5:523-42.
72) Kurczynski TW. Hyperekplexia. Arch Neurol 1983;40:246-48.
73) Rees MI, Lewis TM, Vafa B, et al. Compound heterozygosity and nonsense mutations in the alpha (1)-subunit of the inhibitory glycine receptor in hyperekplexia. Hum Genet 2001;109:267-70.
74) Rees ML, Lewis TM, Kwok JB, et al. Hyperekplexia associated with compound heterozygote mutations in the beta-subunit of the human inhibitory glycine receptor (GLRB). Hum Mol Genet 2002;11:853-60.
75) Elmslie FV, Wilson J, Rossiter MA. Familial rectal pain: is it underdiagnosed? J R Soc Med 1996;89:290P-91P.

76) Schubert R, Cracco JB. Familial rectal pain : a type of reflex epilepsy? Ann Neurol 1992 ; 32 : 824-6.
77) Poets CF, Samuels MY, Noyes IP, et al. Home event recordings of oxygenation, breathing movements, and heart rate and rhythm in infants with recurrent life-threatening events. J Pediatr 1993 ; 123 : 693-701.
78) Nechay A, Ross LM, Stephenson JB, et al. Gratification disorder ("infantile masturbation") : a review. Arch Dis Child 2004 ; 89 : 225-6.
79) Mahowald MW, Schenck CH. Dissociated states of wakefulness and sleep. Neurology 1992 ; 42 Suppl 6 : 44-52.
80) Ollendick TH, Mattis SG, King NJ. Panic in children and adolescents : a review. J Child Psychol Psychiatry 1994 ; 35 : 113-34.
81) Laidlaw JDD, Zaw KM. Epilepsy mistaken for panic attacks in an adolescent girl. Br Med J 1993 ; 306 : 709-10.
82) McNamara ME. Absence seizure associated with panic attacks initially misdiagnosed as temporal lobe epilepsy : the importance of prolonged EEG monitoring in diagnosis. J Psychiatry Neurosci 1993 ; 18 : 46-48.
83) Huppertz HJ, Franck P, Korinthenberg R, et al. Recurrent attacks of fear and visual hallucinations in a child. J Child Neurol 2002 ; 17 : 230-3.
84) Goodwin DS, Simms M, Bergman R. Hysterical seizures : a sequel to incest. Am J Orthopsychiatry 1979 ; 49 : 698-703.
85) Alper K, Devinsky O, Perrine K, et al. Nonepileptic seizures and childhood sexual and physical abuse. Neurology 1993 ; 43 : 1950-53.
86) Linzer M, Varia I, Pontinen M, et al. Medically unexplained syncope : relationship to psychiatric illness. Am J Med 1992 ; 92 Suppl 1A : 18S-25S.
87) Taylor DC. The components of sickness : diseases, illnesses, and predicaments. Lancet 1979 ; 8150 : 1008-10.
88) Taylor DC. The sick child's predicament. Aust N Z J Psychiatry 1985 ; 19 : 130-37.
89) Gudmundsson O, Prendergast M, Foreman D, et al. Outcome of pseudoseizures in children and adolescents : a 6-year symptom survival analysis. Dev Med Child Neurol 2001 ; 43 : 547-51.
90) Jureidini J, Taylor DC. Hysteria. Pretending to be sick. Eur Child Adolesc Psychiatry 2002 ; 11 : 123-28.
91) Dalla Bernardina B, Colamaria V, Chiamenti C, et al. Benign partial epilepsy with affective symptoms (benign psychomotor epilepsy). In : Roger J, Bureau M, Dravet C, et al. eds. Epileptic Syndromes in Infancy, Childhood and Adolescence, 2nd ed. London : John Libbey, 1992 ; 219-23.
92) Coulter DL, Allen RJ. Benign neonatal sleep myoclonus. Arch Neurol 1982 ; 39 : 191-92.
93) Alfonso I, Papazian O, Aicardi J, Jeffries HE. A simple maneuver to provoke benign neonatal sleep myoclonus. Pediatrics 1995 ; 96 : 1161-63.
94) Fusco L, Pachatz C, Cusmai R, et al. Repetitive sleep starts in neurologically impaired children : an unusual nonepileptic manifestation in otherwise epileptic subjects. Epileptic Disord 1999 ; 1 : 63-67.
95) Walters AS, Picchietti DL, Ehrenberg BL, et al. Restless legs syndrome in childhood and adolescence. Pediatr Neurol 1994 ; 11 : 241-45.
96) Walters AS, Mandelbaum DE, Lewin DS, et al. Dopaminergic therapy in children with restless legs/periodic limb movements in sleep and ADHD. Dopaminergic Therapy Study Group. Pediatr Neurol 2000 ; 22 : 182-86.
97) Challamel MJ, Mazzola ME, Nevsimalova S, et al. Narcolepsy in children. Sleep 1994 ; 17 Suppl 8 : S17-20.
98) Nishino S, Ripley B, Overeem S, et al. Hypocretin (orexin) deficiency in human narcolepsy. Lancet 2000 ; 355 : 39-40.
99) Zeman A, Douglas N, Aylward R. Lesson of the week : narcolepsy mistaken for epilepsy. Br Med J 2000 ; 322 : 216-18.
100) Guilleminault C, Pelayo R. Narcolepsy in children : a practical guide to its diagnosis, treatment and follow-up. Paediatr Drug 2000 ; 2 : 1-9.
101) Guerrini R, Sanchez-Carpintiro R, Deonna T, et al. Early-onset absence epilepsy and paroxysmal dyskinesias. Epilepsia 2002 ; 43 : 1224-29.
102) Szepetowski P, Rochette R, Berquin P, et al. Familial infantile convulsions and paroxysmal choreoathetosis : a new neurological syndrome linked to the pericentromeric region of chromosome 16. Am J Hum Genet 1997 ; 61 : 889-98.
103) Zuberi SM, Eunson LH, Spauschus A, et al. A novel mutation in the human voltage gated potassium channel gene (Kvl.1) associates with episodic ataxia and sometimes with partial epilepsy. Brain 1999 ; 122 : 817-25.

104) Thiriaux A, de St Martin A, Vercueil L, et al. Co-occurrence of infantile epileptic seizures and childhood paroxysmal choreoathetosis in one family : clinical, EEG, and SPECT characterization of episodic events. Mov Disord 2002 ; 17 : 98-104.
105) Singh R, Macdonell RA, Scheffer IE, et al. Epilepsy and paroxysmal movement disorders in families : evidence for shared mechanisms. Epileptic Disord 1999 ; 1 : 93-99.
106) Zuberi SM, Hanna MG. Ion channels and neurology. Arch Dis Child 2001 ; 84 : 277-80.
107) Hille B. Ion Channels of Excitable Membranes, 3rd ed. Sunderland : Sinauer Associates, 2001.
108) Fahn S. The paroxysmal dyskinesias. In : Marsden CD, Fahn S eds. Movement Disorders 3. Oxford : Butterworth Heinemann 1994 ; 310-45.
109) Houser MK, Soland VL, Bhatia KP, et al. Paroxysmal kinesigenic choreoathetosis : a report of 26 cases. J Neurol 1999 ; 246 : 120-26.
110) Bennett LB, Roach ES, Bowcock AM. A locus for paroxysmal kinesigenic dyskinesia maps to human chromosome 16. Neurology 2000 ; 54 : 125-30.
111) Tomita H, Nagamitsu S, Wakui K, et al. A gene for paroxysmal kinesigenic choreoathetosis mapped to 16p11.2-q12.1. Am J Hum Genet 1999 ; 65 : 1688-97.
112) Fink JK, Hedera P, Mathay JG, et al. Paroxysmal dystonic choreoathetosis linked to chromosome 2q : clinical analysis and proposed physiology. Neurology 1997 ; 49 : 177-83.
113) Fouad GT, Servidei S, Durcan S, et al. A gene for familial dyskinesia (FPDI) maps to chromosome 2q. Am J Hum Genet 1996 ; 59 : 135-39.
114) Bhatia KP, Soland VL, Bhatt MH, et al. Paroxysmal exercise induced dystonia : eight new sporadic cases and a review of the literature. Mov Disord 1997 ; 12 : 1007-12.
115) Fernandez-Alvarez E. Transient movement disorders in children. J Neurol 1998 ; 245 : 1-5.
116) Al-Twaijri WA, Shevell MI. Pediatric migraine equivalents : occurrence and clinical features in practice. Pediatr Neurol 2002 ; 26 : 365-68.
117) Giffin NJ, Benton S, Goadsby PJ. Benign paroxysmal torticollis of infancy : four new cases and linkage to CACNA1A mutation. Dev Med Child Neurol 2002 ; 44 : 490-93.
118) Ouvrier RA, Billson MD. Benign paroxysmal tonic upgaze of childhood. J Child Neurol 1988 ; 3 : 177-80.
119) Hayman M, Harvey A, Hopkins IJ, et al. Paroxysmal tonic upgaze : a reappraisal of outcome. Ann Neurol 1998 ; 43 : 514-20.
120) Browne DL, Gancher ST, Nutt JG, et al. Episodic ataxia/myokymia syndrome is associated with point mutations in the human potassium channel gene KCNA1. Nature Genet 1994 ; 8 : 136-40.
121) Eunson LH, Rea R, Zuberi SM, et al. Clinical, genetic, and expression studies of mutations in the human voltage-gated potassium channel KCNA1 reveal new phenotypic variability. Ann Neurol 2000 ; 48 : 647-56.
122) Ophoff RA, Terwindt GM, Vergouwe MN, et al. Familial hemiplegic migraine and episodic ataxia type 2 are caused by mutations in the Ca2+ channel gene CACNL1A4. Cell 1996 ; 87 : 543-52.
123) Terwindt GM, Ophoff RA, Lindhout D, et al. Partial cosegregation of familial hemiplegic migraine and a benign familial epileptic syndrome. Epilepsia 1997 ; 38 : 915-21.
124) Jouvenceau A, Eunson LH, Spauschus A, et al. Human epilepsy associated with dysfunction of the brain P/Q-type calcium channel. Lancet 2001 ; 358 : 801-07.
125) Gibbs J, Appleton RE. False diagnosis of epilepsy in children. Seizure 1992 ; 1 : 15-18.
126) Thomsen LL, Eriksen MK, Roemer SF, et al. A population-bases study of familial hemiplegic migraine suggests revised diagnostic criteria. Brain 2002 ; 125 : 1389-91.
127) Chaves-Vischer V, Picard F, Andermann E, et al. Benign nocturnal alternating hemiplegia of childhood : six patients and longterm follow-up. Neurology 2001 ; 57 : 1491-93.
128) Verret S, Steele JC. Alternating hemiplegia in childhood : a report of eight patients with complicated migraine beginning in infancy. Pediatrics 1971 ; 47 : 675-80.
129) Casaer P. Flunarizine in alternating hemiplegia in childhood. An international study in 12 children. Neuropediatrics 1987 ; 18 : 191-95.
130) Silver K, Andermann F. Alternating hemiplegia of childhood : a study of 10 patients and results of flunarizine treatment. Neurology 1993 ; 43 : 36-41.
131) Bourgeois M, Aicardi J, Goutieres F. Alternating hemiplegia of childhood. J Pediatr 1993 ; 122 : 673-79.
132) Mikati MA, Kramer U, Zupanc ML, Shanahan RJ. Alternating hemiplegia of childhood : clinical manifestations and long-term outcome. Pediatr Neurol 2000 ;

23 : 134-41.
133) Bursztyn J, Mikaeloff Y, Kaminska A, et al. Hemiplegies alternantes de l'enfant et leurs anomalies oculo-motrices [Alternating hemiplegia of childhood and oculomotor anomalies]. J Français d'Ophtalmologie 2000 ; 23 : 161-64.
134) Zimprich A, Grabowski M, Asmus F, et al. Mutations in the gene encoding epsilon-sarcoglycan cause myoclonus-dystonia syndrome. Nature Genet 2001 ; 29 : 66-69.
135) Asmus F, Zimprich A, Tezenas Du Montcel S, et al. Myoclonus-dystonia syndrome : epsilon-sarcoglycan mutations and phenotype. Ann Neurol 2002 ; 52 : 489-92.
136) Tobias ES, Tolmie JL, Stephenson JB. Cataplexy in the Prader-Willi syndrome. Arch Dis Child 2002 ; 87 : 170.
137) Crow YJ, Zuberi SM, McWilliam R, et al. "Cataplexy" and muscle ultrasound abnormalities in Coffin-Lowry syndrome. J Med Genet 1998 ; 35 : 94-98.
138) Stephenson JB. More than 'cataplexy' in Coffin-Lowry syndrome : tonic as well as atonic semiology in sound-startle collapse. Dev Med Child Neurol 1999 ; 41 Suppl 82 : 28.
139) Nelson GB, Hahn JS. Stimulus-induced drop episodes in Coffin-Lowry syndrome. Pediatrics 2003 ; 111 : E197-202.
140) Stephenson JB, Hoffman MC, Russell AJC, et al. The movement disorders of Coffin-Lowry syndrome. Brain Dev 2005 ; 27 : 108-13.
141) Brunquell P, McKeever M, Russman BS. Differentiation of epileptic from non-epileptic head drops in children. Epilepsia 1990 ; 31 : 401-05.
142) DiMario FJ Jr. Childhood head tremor. J Child Neurol 2000 ; 15 : 22-25.
143) Vrabec TR, Levin AV, Nelson LB. Functional blinking in childhood. Pediatrics 1989 ; 83 : 967-70.
144) Kent L, Blake A, Whitehouse W. Eyelid myoclonus and absences : phenomenology in children. Seizure 1987 ; 7 : 193-99.
145) Werlin SL, D'Souza BJ, Hogan WJ, et al. Sandifer syndrome : an unappreciated clinical entity. Dev Med Child Neurol 1980 ; 22 : 374-78.
146) Vigevano F, Lispi ML. Tonic reflex seizures of early infancy : an age-related non-epileptic paroxysmal disorder. Epileptic Disord 2002 ; 3 : 133-36.
147) Lombroso CT, Fejerman N. Benign myoclonus of early infancy. Ann Neurol 1977 ; 1 : 138-43
148) Pachatz C, Fusco L, Vigevano F. Benign myoclonus of early infancy. Epileptic Disord 1999 ; 1 : 57-61.
149) Maydell BV, Berenson F, Rothner AD, Wyllie E, Kotagal P. Benign myoclonus of early infancy : an imitator of West's syndrome J Child Neurol 2001 ; 16 : 109-12.
150) Dravet C, Giraud N, Bureau M, et al. Benign myoclonus of early infancy or benign nonepileptic infantile spasms. Neuropediatrics 1986 ; 17 : 33-8.
151) Holmes GL, Russman BS. Shuddering attacks. Evaluation using electroencephalographic frequency modulation radiotelemetry and videotape monitoring. Am J Dis Child 1986 ; 140 : 72-3.
152) Vanasse M, Bedard P, Andermann F. Shuddering attacks in children : an early clinical manifestation of essential tremor. Neurology 1976 ; 26 : 1027-30.
153) Kanazawa O. Shuddering attacks-report of four children. Pediatr Neurol 2000 ; 23 : 421-4.
154) Stephenson J, Breningstall G, Steer C, et al. Anoxic-epileptic seizures : home video recordings of epileptic seizures induced by syncopes. Epileptic Disord 2004 ; 6 : 15-19.
155) Kuhle S, Tiefenthaler M, Seidl R, et al. Prolonged generalized epileptic seizures triggered by breath-holding spells. Pediatr Neurol 2000 ; 23 : 271-73.
156) Jeavons PM. Non-epileptic attacks in childhood. In : Rose FC ed. Research Progress in Epilepsy. London : Pitman, 1983.

Ⅱ 年齢別にみた非てんかん性発作

8 老年期にみられる非てんかん性発作

若年者に比べると高齢者の発作の鑑別診断には手を焼くことが多い．まず第一に，病歴が聴取しにくく，情報があいまいであったり，全く使いものにならなかったりする．第二に，高齢者は概して複数の内科疾患や神経疾患を抱えているため，発作症状の解釈にはかなり手間取る．第三に，高齢者の検査結果には紛らわしいものが多い．診断に役立つはずの脳波や脳血管検査の結果によっては混迷を深めることがある．

こうした診断上のジレンマを解消するためには，まずは高齢者にみられるてんかん発作の一般的特徴をつかみ，それから個々の症例の発作症状を吟味するのが得策である．高齢者ではてんかん発作の中でも複雑部分発作 complex partial seizure（CPS）が最もよくみられ，高齢初発のてんかん発作の40％を占める[1]．典型的なCPSであれば，無動凝視に続いて自動症が生じ，発作後にはもうろう状態か反応性自動症を示す．その診断は比較的容易であり，見誤ることはまずない．しかし，高齢者のCPSの症状は非定型なことが多く，明らかな運動徴候を伴わずに無反応や意識混濁を示すものが大半である．発作はすぐに終わってしまい，長くてもせいぜい数分である．発作後もうろう状態が目立たないこともある．患者は発作に気づいていないことがほとんどで，診断を告げられても納得しない．表1に高齢者によくみられる非てんかん性発作とその鑑別の要点を示す．

1 鑑別診断の進め方

高齢者では病歴不詳の意識喪失エピソードがしばしば問題となる．典型例をあげて検討してみよう．患者はベッドの脇や浴室の床に気絶したまま倒れているところを発見される．発見した時点では運動症状などのてんかん発作を示唆する徴候は見当たらない．どのくらい長く意識を失っていたのかも不明で，最後に目撃された時刻，電話に出なかった時刻，普段の起床時刻などから推し量る以外にない．仮に発見されたときに意識が回復しつつあったとしても，倒れたときの状況はおろか前駆症状があったかどうかも思い出せない．

こうした状況で重要になるのが診察所見である．あざ，皮膚損傷，骨折徴候，頭部外傷がないかどうか．失神，頭部打撲，低血糖の既往はないかどうか．神経学的診察では局在性あるいは一側性の所見はないかどうか．新たな脳血管障害による局在性脳損傷を示唆する所見が見つかるかもしれない．ただし，たとえ所見が見つかったとしても，それは病因の候補のひとつにすぎない．内科的・神経学的診察が重要であることはいうまでもないが，問題なのは異常所見を全く認めない場合や非特異的な所見しか得られない場合である．また，心血管系異常，代謝異常，神経疾患など複数の併発疾患がある場合も問題となる．

たとえてんかん発作の既往がなくても，まずはてんかん発作を疑うべきである．実際，老年期に初発するてんかん発作は非常に多く，その大半は急性脳卒中，無症候性脳卒中，びまん性微小梗塞

表 1 高齢者にみられる非てんかん性発作とその鑑別点

非てんかん性発作	てんかん発作
けいれん性失神 ふらつきの予兆．横になっていないときの短い意識消失．数回のミオクローヌスや強直性姿位．発作後もうろうはほとんどない．	前兆があるとすれば上向性上腹部感覚．意識消失は1〜2分．ときに全般性けいれん，咬舌を伴う．発作後もうろうが遷延することあり．
記憶障害 単純な失念．物忘れの度合いが大きく変化することはない．	変動する記憶障害．物忘れは一過性であり，常同的に繰り返す．発作に気づいていないことがある．
めまい 「ふらつき」のこともあれば回転性めまいのこともある非特異的な用語．意識レベルは変化しない．	回転性めまいがてんかん発作症状のことがある．その後で意識混濁やもうろうを呈する．常同的に繰り返す．
一過性脳虚血（TIA） 一過性の不全片麻痺や片側感覚喪失．失語のこともある．数分から数時間持続する	不全片麻痺や片側感覚喪失はてんかん発作としてはまれ．失語発作の場合はTIAと鑑別困難なことがある．
一過性全健忘 即時記憶は保たれ，記憶の第2段階の障害．反応性や行動能力は保たれている．場所と時間を何回も尋ねる．	CPSの持続時間は1〜2分．自動症，意識減損，しばしば前兆を伴う．発作後もうろう状態は遷延することあり．てんかん性放電を示すことが多い．
代謝性脳症 意識障害（もうろう，嗜眠，昏睡），ミオクローヌス（多焦点性），急性症候性発作が生じることがある．検査データに異常を認めたり，三相波などの脳波所見を示すことがある．	非けいれん性発作重積は脳症に類似．意識状態の変動が明確．多臓器疾患，ベンゾジアゼピン離脱，全般性強直間代発作に続発することがある．全般性てんかん性放電を示す．ベンゾジアゼピンなどの抗てんかん薬に反応する．

CPS：複雑部分発作

などの脳血管障害に続発したものである[2,3]．ただし，病歴や目撃情報がなければ，確定診断には至らないかもしれない．脳波検査は全例で実施すべきである．棘波焦点などの突発波が検出されれば，てんかん発作の可能性は高くなる．てんかん性異常波を認めない場合は，ほかの可能性についても丹念に検索を進める．あらゆる検査を行っても手がかりが得られない場合は，経過観察を続けるか，抗てんかん薬を投与するしかない．こうした経験主義的な治療法は最良の選択とはいえないが，実際にはよく行われている．

2

ブラックアウト blackout

このとらえどころのない訴えを聞くことは多いが，その原因を突き止めることは難しい．患者の訴えるブラックアウトとは意識の途切れや一時的な記憶の喪失を指していることが多い．鑑別診断にはてんかん発作，特にCPSを加えておかなくてはならない．家族や知人などの目撃情報が十分に得られない場合は脳波を活用する．決定的な脳波所見を欠く場合は一過性全健忘，後方循環系（椎骨脳底動脈）の一過性脳虚血なども考慮する．また，アルコールや薬物の可能性も見逃してはならない．高齢者におけるアルコール症の有病率は一般に考えられているよりも高く，薬物乱用も決し

てまれではない[4,5]．高齢者の脳は乱用物質の影響を受けやすいため，一過性の記憶消失を来したとしても不思議ではない．こうした可能性を意識しながら飲酒歴，薬物歴を明確にすべきであるが，薬物問題を自ら進んで明らかにしたがる患者もいないだろう．

3

転倒発作 drop attack

　転倒発作の診断は難しく，その原因についても意見の一致をみていない[6]．何の前兆もなく突然倒れる高齢者の転倒発作には本当にびっくりさせられる．転倒してもすぐに起き上がり，意識消失を否定することが多いが，短時間のもうろう状態を呈することもある．この発作は後方循環系である椎骨脳底動脈の血流が急激に低下し，網様体賦活系と運動系が同時に機能停止に陥るために生じると考えられている．診断に際しては経頭蓋ドプラーなどの後方循環系の検査と心血管系の検査が必要である．動脈硬化性の血管病変を認めたとしても，それだけでは転倒発作を十分説明できない場合には発作性の不整脈やStokes-Adams発作による脳虚血も疑う．急性の脳虚血によるものであれば，脳波にてんかん様放電を認めることはない．てんかん発作によっても転倒発作が生じることがあるが，発作後症状を伴うことが多い．側頭葉性失神 temporal lobe syncope ともよばれるてんかん発作では明らかな運動徴候を伴わずに転倒するが，発作後にはもうろう状態を呈する．典型的なCPSの既往が確認できれば診断はより確実になる．脳波は側頭領域の異常を示すことが多い．逆に，てんかんを疑わせる典型的な病歴を欠き，脳波にも異常を認めない場合は，やはり脳虚血による転倒発作が疑わしい．

4

失神 syncope

　神経内科以外の医師は，高齢者の意識消失発作に失神の診断を下す傾向があるが，失神は一連の臨床症状からなる症候群である．よく知られた前駆症状は「ふらつき」であり，「頭から血の気が引く感じ」とか「ふらふらする感じ」などと訴えることが多い．それから速やかに意識を喪失し，転倒する．身体が水平位になると脳血流は回復し，意識はすぐに回復する．失神後のもうろうは認めたとしても一瞬である．こうした特徴はてんかんとの鑑別点でもある．ただし，ミオクローヌスや強直性姿位を伴うことがある[7]．このけいれん性失神 convulsive syncope は安楽椅子に座っているときに失神したり，倒れる寸前に抱きかかえられた場合など，失神中に直立姿勢が維持されたときに起きやすい．運動症状を伴う以外は失神の特徴を保っている．失神患者がてんかん様放電を示すことはない．原因を突き止めるには循環器系の精査のほか，処方歴を調べる必要がある[8,9]（第17章を参照）．

5

記憶障害 memory disturbance

　記憶障害の中でも発作的に繰り返される記憶喪失の診断はやっかいこのうえない．神経内科医やてんかん専門医であれば誰しもが経験しているように，記憶困難を訴える患者は非常に多い．当然のことながら，記憶にまつわる訴えの性質が診断を進めるうえで手がかりとなる．「鍵を置いた場所がわからない」とか「買い物リストの中にパンを加えるのを忘れた」などは単なる物忘れであり，発作性障害を疑う必要はない．一方，わずか数分間の出来事であっても「店を出てから駐車場までどうやってたどり着いたのか思い出せない」とか

「地下鉄を乗り過ごしたことを思い出せない」などといった場合は詳細に診察する必要がある．

ある種の発作では凝視を伴う．誰でも始終一点を見つめているが，身動きひとつしない場合は脳の中で何が起きているのかを推し量ることはできない．白日夢なのか，思案中なのか，あるいはただの知らん顔なのか，見極めることはできない．しかし，高齢者のてんかん発作は少なからず凝視によって特徴づけられることを理解しておいてほしい．ほとんどの患者は意識が途切れたことに全く気づいていないため，事実を伝えても否定するに違いない．診断の決め手は常同性にある．すなわち，てんかん発作では毎回同じ症状が同じ時間続く．高齢者の CPS では自動症が目立たないが，それでも目撃者によってはかすかな動きに気づいているかもしれない．繰り返しになるが，脳波はCPSの診断に有用であり，焦点性または一側性の異常を示す．決定的な脳波所見が得られなくても臨床発作像が明確であれば治療を開始してかまわない．この種の常同的な症状を認めるのはてんかん以外にはまず考えられないからである．

6

認知症 dementia

老年期認知症はてんかん発作に似た症状を呈することがあり，診断に困ることも少なくない．老人福祉施設の利用者を観察すれば一目瞭然であるが，老年期認知症は実に様々な発作的症状を呈する．凝視，口周囲の自動症，感情の爆発，徘徊，錯乱，記憶の欠落など数え上げればきりがない．こうした症状はてんかん発作でも生じうるが，単なる認知症の関連症状のこともある．しかし，問題なのはむしろ老人福祉施設の現状である．医師の訪問回数は少なく，診察時間も短いうえに，必ずしも神経学に詳しい医師が診察するとはかぎらない．したがって，発作症状を呈したとしても，てんかん発作が考慮されないこともありうる．一方で老人福祉施設で抗てんかん薬を処方されていた患者のほとんどは脳波検査を受けていなかったという報告もある[10]．実際，カルテにも脳波所見が書かれていることはほとんどない．こうした問題点を解決するには教育の段階から認知症ではてんかんを併発しやすいことを注意喚起していく必要がある．神経内科医に気軽に相談できて，脳波検査も実施できるようになれば，適切な治療によって患者の生活の質を改善できるかもしれない．

7

めまい dizziness

めまいも非常に多い主訴のひとつであるが，やっかいなことにめまいには統一された定義がない．実際，めまいの訴えは患者によって十人十色である．最も明確でわかりやすいのは回転性めまいである．てんかん発作で回転性めまいが生じることもあるが，単独で生じることはまずない．評価が難しいのは「ふらつき」や言葉で言い表せない「頭のぼんやりした感じ」などの訴えである．細かく質問してみると「考えがまとまらない」とか「ちょっと混乱している感じ」といった答えが返ってきたりする．繰り返しになるが，そのめまいが持続性なのか発作性なのか，発作性であれば常同的に繰り返されているのかどうかを明らかにすることが重要である．しかし，認知症の場合は症状評価が難しい．

8

一過性脳虚血

一過性脳虚血 transient ischemic attack（TIA）はてんかん発作とは全く異なる臨床像を呈するにもかかわらず，誤診してしまうことがある．TIAでは一過性の片麻痺や片側性感覚異常（しびれや無感覚）がよくみられるが，てんかん発作によってこうした陰性症状が生じることはまずない．多

少やっかいなのは一過性の言語障害や失語症状の場合である．たしかに失語症状はてんかん発作よりも TIA によることのほうが多いが，てんかん性失語発作もよく知られている[11]．てんかん発作による失語は段階的に進行することが多く，失名辞あるいは発話困難で始まり，錯語，全失語へと至る．全経過は数分以内であり，てんかん性放電が消失した後，徐々に回復する．一方，TIA に伴う失語症状は突然始まり速やかに消失する傾向を示す．たしかにこの違いは鑑別に応用できるが，手がかり程度にとどめておいたほうがよいだろう．やはり，発作性失語の評価には脳血管検査と脳波検査の両方が必要である．発作が頻回に生じるようであれば，ビデオ脳波記録によって失語発作の詳細を明らかにすることもできる．

9

一過性全健忘

一過性全健忘 transient global amnesia（TGA）も高齢者に生じることが多い．発作中の意識は清明であり，たいていのことは普段どおりに行うことができる．即時記憶は保たれているようであり，会話や比較的複雑な行動も可能である．典型例では当惑して，「今どこにいるのか」とか「どこに行こうとしているのか」などと同じ質問を繰り返すことが多い．当初，TGA は 24 時間程度持続し，一生に一度しか経験しないと考えられていた[12]．しかし，実際には TGA を複数回経験することもあり，発作もそれほど長くは持続せず，9 時間から 11 時間で回復する[13]．

TGA の原因については長年議論されている．初期にはてんかん発作も疑われたが，否定されている．実際，TGA の発作中に脳波を記録しても背景活動の異常も突発性放電も認めない．おそらく，TGA のほとんどは両側側頭葉の虚血によるものであろう．脳血管障害のない若年者の TGA では片頭痛に似た機序が想定されている[14]．

鑑別診断には CPS も含まれるが，TGA の持続時間は CPS にしてはあまりにも長すぎる．しかし，高齢者では短い CPS の後に長いもうろう状態が続くことが多いので，誰にも気づかれぬまま CPS を起こし，記憶障害を伴った発作後もうろう状態で発見された場合などは紛らわしい（第 17 章も参照のこと）．

10

振戦およびクローヌス

振戦 tremor やクローヌス clonus をてんかん発作と間違えることはないだろうと思うかもしれない．しかし，「間欠的な振戦の患者，てんかん発作の除外目的」と書かれた脳波検査依頼票を目にすることがある．問題となるのは 4～6 Hz の律動的な振戦が間欠的に出現する Parkinson 病である．脳波では一側性あるいは後頭領域に出現するアーチファクトが目立つ．このアーチファクトは頭部に伝播した振戦によって生じ，一見てんかん様放電に似ているが，電場を形成しない点，筋電図と同期している点から鑑別は可能である．

クローヌスの場合，脳波検査を依頼してくるのはたいてい患者を診察していない神経内科医である．診察していれば即座に見極められるはずである．てんかん様放電を認めることはない．

11

ミオクローヌス myoclonus

意識変容を伴っているミオクローヌスの診断はたとえ基礎疾患がわかっていたとしてもやっかいである．たとえば，腎不全では多焦点性ミオクローヌスを呈することがあるが，このミオクローヌスは代謝性脳症を反映したものであって，てんかん性のものではない．しかし，こうした症例が急性症候性発作を併発した場合，臨床像はさらに複雑になり，ミオクローヌスまでもてんかん性の

ものとみなしてしまう可能性がある．代謝性脳症では急性症候性発作が生じることもまれではないし，脳波上に多焦点性鋭波を認めることもある．したがって，診断上のジレンマはますます深まるばかりである．しかし，こうした急性症候性発作やミオクローヌスは代謝性脳症に続発したものであって，てんかん発作ではない．とはいえ，急性症候性発作も抗てんかん薬によって治療することが多い．ただし，代謝性脳症が軽快した後に抗てんかん薬を続ける必要はない．

12

脳症 encephalopathy

　高齢者の代謝性脳症 metabolic encephalopathy の診断は簡単だと考えられがちだが，実際は全くの逆である．脳症の原因は肝不全，腎不全，電解質異常のほか，敗血症，薬物中毒など様々であり，もうろう，見当識障害，嗜眠，昏睡など多彩な意識変容を呈する．意識変容は持続的であったり間欠的であったりするが，最も多いのは間欠的なもうろう状態である．腎疾患や肝疾患の患者が意識障害を呈した場合，基礎疾患が悪化したためと考えるのが通常であり，血中尿素窒素値，クレアチニン値の上昇や肝機能異常の悪化を認めることがほとんどである．しかし，検査結果がほとんど変化していないこともある．この場合は意識変容の原因を改めて検索しなければならない．ここでも脳波は非常に役に立つ．代謝性脳症では背景活動の乱れ，汎性徐化などを認めるが，重要なのは三相波である[15,16]．三相波は肝性脳症でよくみられるが，尿毒症性脳症などでも現れる．一方，持続的または断続的なてんかん様放電を認める場合は複雑部分発作重積が強く疑われる．

　敗血症などの全身疾患によっても嗜眠やもうろう状態が生じ，脳波では両側前頭部にデルタ活動を伴った背景活動の乱れや汎性徐化を認める．しかし，てんかん様放電を認める場合にはてんかん発作の可能性がある．さらに脳梗塞などの脳損傷を伴っていれば，てんかん発作である可能性は高くなる．この場合，全身性または焦点性の運動症状を伴った発作のこともあれば，複雑部分発作重積のようにもうろう状態や嗜眠状態しか示さないこともある．

　低血糖症や低カルシウム血症にも注意すべきである．というのも，焦点性発作，多焦点性発作のみならず，全般性強直間代発作や発作重積を引き起こしうるからである．この場合，代謝異常の速やかな是正と抗てんかん薬の静注が必要となる．もちろん，抗てんかん薬の長期投与は必要ない．

　向精神薬などによって中毒性脳症 toxic encephalopathy が生じることもある．特に高齢者では中枢神経系の副作用が現れやすい[17,18]．ふらつき，めまいだけでなく，もうろうや嗜眠が生じることもある．繰り返しになるが，脳症とてんかんとの鑑別には脳波検査が役に立つ（第14章，第15章も参照のこと）．

13

非けいれん性発作重積

　正真正銘のてんかん発作である非けいれん性発作重積 nonconvulsive status epilepticus（NCSE）をなぜここで取り上げるのかと訝しがる読者もいるに違いない．しかし，NCSE は代謝性脳症などの非てんかん性の意識障害に酷似しているために，見逃しやすい[19]．本章で NCSE を取り上げるのは，高齢者における非てんかん性発作の鑑別診断に万全を期すためである．

　NCSE はさらに欠神発作重積と複雑部分発作重積に二分することができる．欠神発作重積は小児に好発する発作なので本章では扱わない．一方，複雑部分発作重積は様々な状況下で生じ，高齢者によくみられる．その発作像は多彩であり，軽度のもうろう状態や人格変化を示すこともあれば，一見すると睡眠や昏睡にみえることもある．

　複雑部分発作重積の好発状況を以下に示す．
- 全身麻酔後

- 低酸素脳症
- 多系統疾患
- 感染症
- 薬物離脱（ベンゾジアゼピン，向精神薬など）
- 全般性強直間代発作後

ただし，まずは考慮すべきなのは基礎疾患の影響であって，NCSE ではない．ここでは全身麻酔下で長時間の手術を受けた後，なかなか意識が回復しない患者を例にあげて検討してみよう．患者は全身麻酔下で長時間手術を受けており，術中に血圧低下や大量出血を来したという．神経内科への依頼内容は既に長時間が経過しているのに一向に意識が回復しないためコメントがほしいというものであった．患者は昏睡状態にあり，ほとんど動きがなかった．しかし，画像検査では全く異常はみつからなかった．こうした状況ではできるかぎり早く脳波検査を実施すべきである．もしかすると，NCSE を示唆する脳波所見が得られるかもしれない．NCSE であれば，治療によって回復が得られる可能性がある．ただし，回復の度合は脳損傷の程度に左右されるだろう．

肝不全，腎不全，脳血管障害，電解質異常，重複感染などに罹患している高齢者はもともと全身状態が非常に悪く，特段なことがなくても意識障害を来しやすい．こうした場合に主治医が別の原因を考えることはまずないだろう．しかし，NCSE が生じている可能性もある．病状が快方に向かっているにもかかわらず，意識が一向に回復しなければ，神経内科医が呼ばれるはずである．診察してみると，意識障害に加えて，ミオクローヌスや間欠的な眼振などの軽微な運動徴候が見つかるかもしれない．意識レベルの変動は NCSE を疑う重要な手がかりとなる．そして，精査の一環として実施した脳波検査によって NCSE が見つかることになるだろう．しかし，次に治療上の問題が発生する．患者は高齢者であり，しかも全身状態が悪いため，抗てんかん薬の静注に対する忍容性が低くなっている．副作用として最も多いのは血圧低下である[19]．また，治療を行えたとしても，基礎疾患のために意識状態が安定しないこともある[20]．

1. 非けいれん性発作重積の脳波所見

NCSE の脳波所見は非常に多彩であるため，初学者にはわかりにくいかもしれない．全般性の律動波形が前頭優位に現れることが多く，典型例では高振幅鋭波律動や棘波放電を認める[21,22]．波形は単相性，二相性，三相性のいずれでもかまわない（図 1, 2）．実際，肝性脳症にみられる三相波と鑑別できない波形もある．律動性は様々だが，規則的活動と不規則活動を交互に繰り返す場合が多い．まれではあるが，焦点性あるいは多焦点性の鋭波や棘波が出現することもある．NCSE の場合，てんかん様放電が少しの間だけ途切れて，低振幅シータ帯域の背景活動が現れることがある．こうした所見は代謝性脳症ではまずみられない．

症例によってはこうしたてんかん様放電が現れないこともある．その場合，両側前頭領域に鋭波様のデルタ活動を認めることが多い．この徐波活動は律動的あるいは偽律動的に連続しているはずで，鋭波と同等の診断的価値を有している．NCSE を裏付ける最も有力な所見はその律動性にあり，波形が鋭波様であればその確度はさらに高まる．このほか，律動的とはかぎらないが突発性の高振幅徐波活動や鋭波活動を認めることもある．これは典型的な NCSE とは言いがたいが，意識変容がてんかん性であることを示唆する所見である．

NCSE に一致した脳波所見を認めた場合は，脳波をモニターしながら速やかに抗てんかん薬を静注することが望ましい．最も有効なのはおそらくロラゼパムである．われわれの施設では 0.5〜1.0 mg の少量から始めることにしている．たいていはこれだけで投与後 2〜3 分以内に放電の頻度は減少し，律動性も失われていく．追加投与が必要な場合も患者が入眠しないように少量にとどめるのが望ましい．いつもうまくいくとはかぎらないが，安全かつ有効な方法である．ほかの施設で推奨されているバルプロ酸の静注も有効であろう．前述したように，基礎疾患が落ち着いていなければ，発作放電を抑えるのも難しい．こうした場合は無理をしないほうがよい．治療に伴う不利

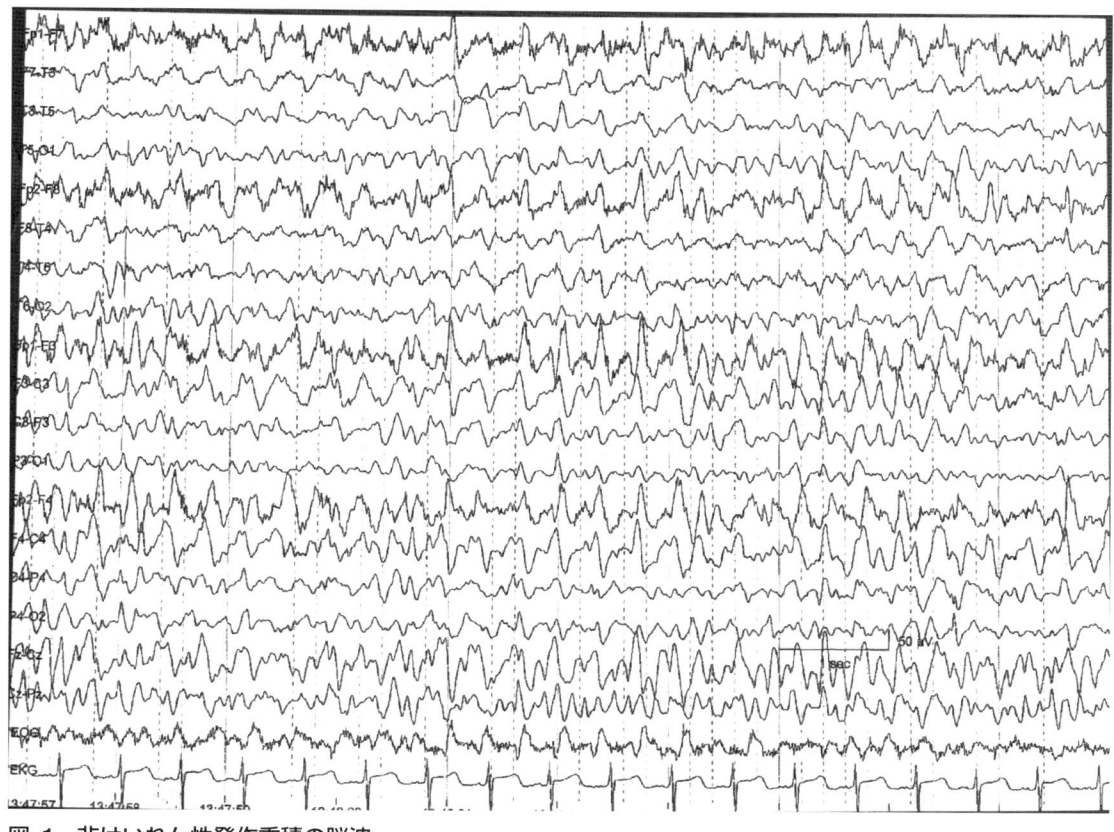

図1 非けいれん性発作重積の脳波

両側前頭優位の同期性3〜4Hz鋭波律動に注目．最初の3秒と最後の数秒では律動性が乱れている．背景活動が一部で確認できるが，左右差はない．

益のほうが利益を上回ることがあるからである．

文献

1) Hauser WA. Seizure disorders : the changes with age. Epilepsia 1992 ; 33 Suppl 4 : S6-S14.
2) So EL, Annegers JF, Hauser WA, et al. Population-based study of seizure disorders after cerebral infarction. Neurology 1996 ; 46 : 350-55.
3) Bladin CF, Alexandrov AV, Bellavance A, et al. Seizures after stroke : a prospective multicenter study. Arch Neurol 2000 ; 11 : 1617-22.
4) Menninger JA. Assessment and treatment of alcoholism and substance-related disorders in the elderly. Bull Menninger Clin 2002 ; 66 : 166-83.
5) Beresford R, Blow F, Brower K, et al. Screening for alcoholism. Prev Med 1988 ; 17 : 653-63.
6) Meissner I, Wiebers DO, Swanson JW, et al. The natural history of drop attacks. Neurology 1986 ; 36 : 1029-34.
7) Ziegler DK, Lin J, Bayer WL. Convulsive syncope : relationship to cerebral ischemia. Trans Am Neurol Assoc 1978 ; 103 : 150.
8) Pavri BB, Ho RT. Syncope. Identifying cardiac causes in older patients. Geriatrics 2003 ; 58 : 26-31.
9) Aminoff MJ, Scheinman MM, Griffin JC, et al. Electrocerebral accompaniments of syncope associated with malignant ventricular arrhythmias. Ann Intern Med 1988 ; 108 : 791-96.
10) Rowan AJ, Dane S, Price H, et al. A pilot epidemiologic study of long-stay elderly patients with seizures. Epilepsia 1994 ; 35 Suppl 8 : 111.
11) Rosenbaum DH, Siegel M, Barr WB, Rowan AJ. Epileptic aphasia. Neurology 1986 ; 36 : 281-84.

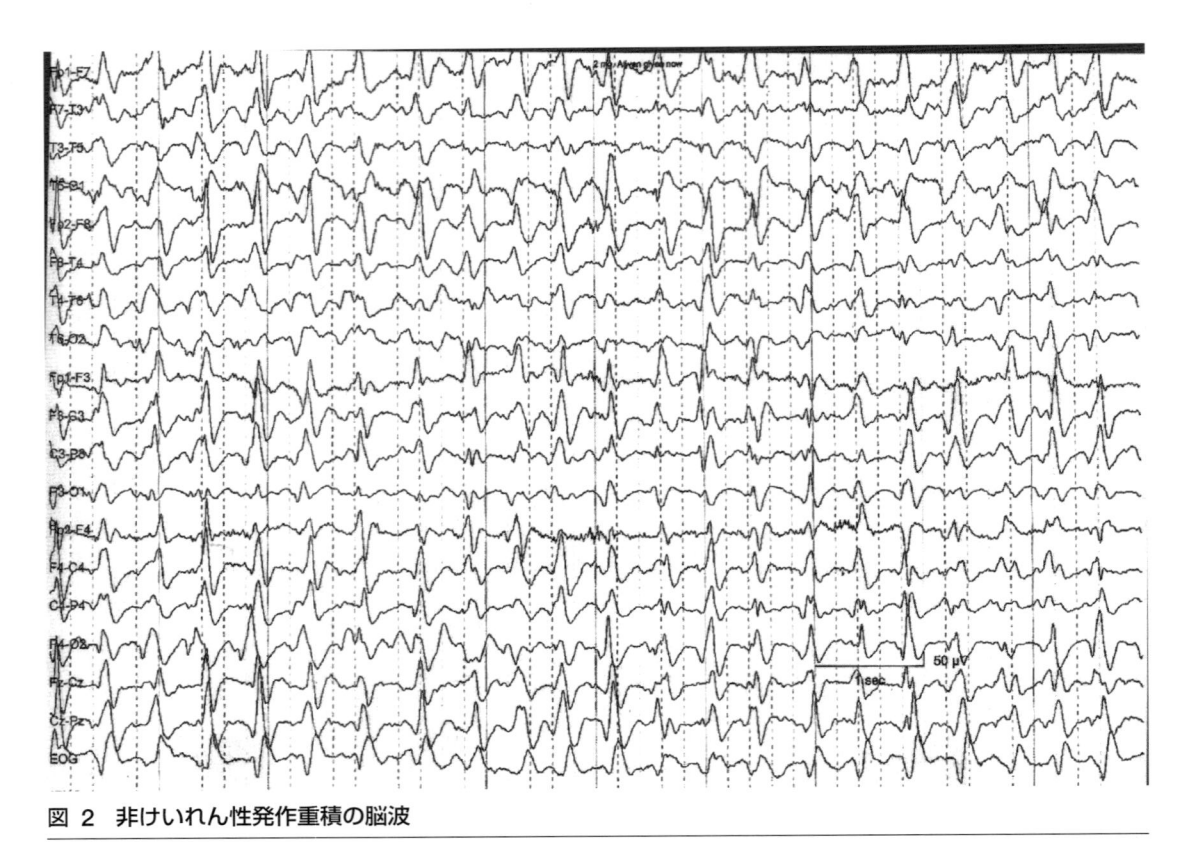

図 2 非けいれん性発作重積の脳波
代謝性脳症でみられる三相波によく似た同期性放電を認める．

12) Fisher CM, Adams RD. Transient global amnesia. Trans Am Neurol Assoc 1958；83：143-46.
13) Caplan LR. Transient global amnesia. In：Vinken P, Bruyn G, Klawans H eds. Handbook of Clinical Neurology. Amsterdam：Elsevier, 1985；205-18.
14) Lewis SL. Aetiology of transient global amnesia. Lancet 1998；352：397-99.
15) Markand ON. Electroencephalography in diffuse encephalopathies. J Clin Neurophysiol 1984；1：357-407.
16) Westmoreland BF, Saunders MG. The EEG in the evaluation of disorders affecting the brain diffusely. In：Klass DW, Daly D eds. Current Practice of Clinical Electroencephalography. New York：Raven Press, 1979；307-42.
17) Vestel RE, Cusack BJ. Pharmacology and aging. In：Schneider EL, Rowe JW eds. Handbook of the Biology of Aging 3rd ed. San Diego：Academic Press, 1990, 349.
18) Salman C, Shader RI, Greenblatt DJ, et al. Long- versus short half-life benzodiazepines in the elderly：kinetics and clinical effects of diazepam and oxazepam. Arch Gen Psychiatry 1983；40：293.
19) Kaplan PW. Assessing the outcomes in patients with nonconvulsive status epilepticus：non-convulsive status epilepticus is underdiagnosed, potentially over treated, and confounded by comorbidity. J Clin Neurophysiol 1999；16：341-52.
20) Kaplan PW. Prognosis in nonconvulsive status epilepticus. Epileptic Disord 2000；2：185-93.
21) Privitera M, Hoffman M, Moore J, Jester D. EEG detection of nontonic-clonic status epilepticus in patients with altered consciousness. Epilepsy Res 1994；18：155-66.
22) Granner MA, Lee SI. Nonconvulsive status epilepticus：EEG analysis in a large series. Epilepsia 1994；35：42-47.

III

てんかん発作をまねる様々な疾患

- 9 片頭痛 *134*
- 10 自覚症状 *148*
- 11 めまい *160*
- 12 発作性運動障害 *179*
- 13 過剰驚愕症と関連障害 *207*
- 14 脳症と非けいれん性発作重積 *212*
- 15 内分泌代謝障害と薬剤性障害 *227*
- 16 睡眠関連障害 *238*
- 17 脳血管障害 *252*

III てんかん発作をまねる様々な疾患

9 片頭痛

片頭痛 migraine とてんかんにはいくつかの類似点がある．まず，ともに単一疾患ではなく，様々な臨床症状，経過，治療反応性を示す[1,2]．また，どちらも発作性障害であり，頭痛，消化器症状，自律神経症状，精神症状などの一過性の神経機能障害を引き起こす．さらに，年齢依存性症候群，ホルモン関連症候群がある．そして，国際分類が確立している[3]．一方，てんかんの診断には脳波が利用できるのに対し，片頭痛はもっぱら症候学によって診断するという決定的な相違点もある．

国際頭痛学会の国際頭痛分類・診断基準（初版1988年，改訂版2004年）では頭痛を一次性と二次性に大別する[3]．二次性頭痛とは脳卒中や頭蓋内占拠性病変などに続発する頭痛であり，症候性てんかんになぞらえることができる．片頭痛は一次性頭痛に分類され，さらに**表1**のように細かく分類されている．

頭痛とてんかんの結びつきは単なる類似にとどまらない．第一に，多くの臨床研究，疫学研究の結果が示すとおり，片頭痛とてんかんは併発しやすく，どちらか一方に罹患すると他方にも罹患する確率が約2倍に上昇する[1,4〜7]．米国の一般住民調査によると，片頭痛の有病率は女性で18％，男性で6％，てんかんの有病率は0.5〜2％と見積もられている[8〜12]．これに対し，てんかん患者の片頭痛有病率は8〜23％，同じくその家族では15〜26％である[7,13〜15]．第二に，片頭痛とてんかんの併発例では診断に手を焼くことが多い．最後に，片頭痛とてんかんには共通の危険因子，発症機序，治療法がある[16]．

症例1では1978年のHansonとChodos[17]の報告例を取りあげ，片頭痛とてんかんの鑑別の難しさについて考えてみたい．

表1 国際頭痛分類初版による片頭痛の下位分類[31]

```
1  片頭痛
   1.1  前兆を伴わない片頭痛
   1.2  前兆を伴う片頭痛
        1.2.1  典型的前兆を伴う片頭痛
        1.2.2  前兆遷延型片頭痛
        1.2.3  家族性片麻痺性片頭痛
        1.2.4  脳底型片頭痛
        1.2.5  前兆のみで頭痛を伴わないもの
        1.2.6  突発性前兆を伴う片頭痛
   1.3  眼筋麻痺性片頭痛
   1.4  網膜性片頭痛
   1.5  小児周期性症候群
        1.5.1  小児良性発作性めまい
        1.5.2  小児交代性片麻痺
   1.6  片頭痛の合併症
        1.6.1  片頭痛発作重積
        1.6.2  片頭痛による脳梗塞
   1.7  上記分類に属さない片頭痛
```

症例検討1 患者は右利きの12歳男子．2週間前になんともいえない症状が現れたのだが，その後は何事もなく過ごしていた．しかし，頭痛と嘔吐の発作に襲われ，さらには言葉を発することも身動きすることもできなくなり，入院することになった．左半身の震えと床に倒れ込んだことをはっきりと覚えていた．発症後8時間が経過しており，歩行は可能なものの左片麻痺は続いていた．見当識は良好であったが，激しい頭痛と倦怠感を訴えていた．

この症例はてんかんと発作後片麻痺（Todd麻痺）として報告されたが，てんかん発作を裏付ける脳波所見の記述はない．おそらく，これは片麻痺を伴う片頭痛であろう．

最初に，伝統的な区分にしたがって片頭痛発作の経過を説明する．次に，国際頭痛学会による片頭痛の診断基準について述べ，てんかんと間違えやすい異型片頭痛について解説する．片頭痛の病態生理についても触れ，最後に薬物療法を取り上げる．

1

片頭痛発作の臨床症状

片頭痛発作は予兆期，前兆期，頭痛期，回復期の4期に分けることができる．大半の患者は2つ以上の病相を示すが，どの病相も診断に不可欠というわけではない．また，すべての病相を経験する患者はほとんどいない[18]．てんかん発作に比べると片頭痛の病相区分はあいまいである．

1. 予兆期 premonitory phase

片頭痛患者の約60%は頭痛が始まる数時間ないしは数日前からなんらかの徴候を経験している[1,2,18~20]．この予兆には，精神症状（抑うつ気分，多幸感，易刺激性，落ち着きのなさ，活動性低下，活動性亢進，易疲労感，眠気），神経症状（光過敏，音過敏，嗅覚過敏），体調（口渇，食欲不振，食欲亢進），自律神経症状（冷感）などがある．なんとなく片頭痛発作が起こりそうだという漠然とした感覚を訴えることもある．予兆は患者によって異なるが，個々の患者は同じ予兆を経験していることが多い．電子手帳を用いた検討によると，予兆のある片頭痛患者の72%は頭痛の出現時期を正確に予測することができたという．頻度の高かった予兆は疲労感（72%），集中力低下（51%），肩こり（50%）であった[21]．部分発作では30%が予兆を経験するが，片頭痛ほど一般的ではない．したがって，予兆は片頭痛を疑わせる症状といえるだろう[22,23]．

2. 前兆期 aura

前兆は片頭痛患者の20～30%が経験する．前兆は頭痛に先行して，あるいは同時に現れ，様々な神経症状を引き起こすが，頭痛を伴わない孤発性の前兆も約20%にみられる[24]．前兆は陽性症状または陰性症状だけの場合もあるが，両方の組み合わせのことが多い．前兆はほとんどの場合，5～20分かけてゆっくり進行し，60分以内に終了する．前兆の多くは視覚症状だが，体性感覚症状，運動症状だけでなく，言語症状，脳幹症状を来すこともある．

最も一般的なのは視覚性前兆 visual aura である．これは半側視野に現れることが多く，陽性徴候（閃光，閃輝暗点，光視症）と陰性徴候（暗点）を引き起こす．要素性視覚症状には無色暗点，光視症，眼内閃光などがある．具体的には，単純な閃光，塵，幾何学図形の幻視（点，星，線，曲線，円，火花，閃光，炎）がひとつだけ現れたり，無数に現れたりする．最も特徴的な幻視は城壁視 teichopsia（訳注：城壁の輪郭のようなジグザグした閃輝暗点）あるいは要塞像 fortification spectra（訳注：星形をした要塞を俯瞰したような閃輝暗点）とよばれるもので，複雑かつ幾何学的な模様が現れ，診断にも役立つ所見である．典型例では固視点付近にきらきらした光の円弧が現れ，ジグザグ模様を描いて徐々に広がり，半側視野を取り囲む．そして，白黒に明滅する閃光やジグザグのきらめきが視野を移動していき，場合によっては白く縁取られた色の付いた点が現れることもある．

陰性徴候である暗点 scotoma では視野欠損や霧視が生じる．出現部位は様々であり，中心視野に現れることもあれば四半部あるいは両耳側に現れることもある．暗点は陽性徴候と一緒に現れることが多いが，単独で現れることもある．変形視，巨視，小視，拡大視などの複雑な視覚症状が現れることもある．こうした症状は視覚連合皮質に由来すると考えられ，「不思議の国のアリス現象」ともよばれ，小児でみられることが多い[25~29]．また，失読，モザイク視，色覚異常，映画撮影視（コマ送りのように不連続に見える），残像視（視覚対象が消失した後もイメージが残る）などの視覚症状が生じることもある[25~29]．

症例検討2 41歳女性．彼女は長い間慢性的な片

頭痛に悩まされており，子供のころに経験した奇妙な発作を忘れることができなかった．それは4歳から17歳までずっと続いたが，実は「発作」ではなく孤発性の前兆であった．「私を取り巻く音という音がいっせいに同じリズムで押し寄せてくる感じがしました．自分の声，話し声，音楽，コオロギの鳴き声とか，何もかもが押し寄せてくるんです．」こうなると彼女にはもはやなす術がなかった．幼いころはただ恐ろしくてどうにもならなかったが，いつの間にか慣れてしまい，横になってやりすごせるようになったいう．

最も印象に残っている発作は，彼女が「不思議の国のアリス」とよんでいるものであった．「何度も経験しましたが，特に読書をしている最中によく起こりました．突然自分の上半身が伸びて3メートル位の高さから本を見下ろしているような感覚になりました．よく覚えていますが，こうした出来事は20歳になるまでほぼ定期的にありました．その後はほとんどありません．そのころ，たった1回だけですが，自転車に乗っているときに景色の半分が見えなくなることがありました．」頭痛を伴う発作は経験したことがなかった．20歳を過ぎると，重度の前兆のない片頭痛が生じるようになった．

不妊治療を始めるまでの5年間は頭痛は治まっていた．ホルモン治療を始めると前兆と頭痛が再発した．前兆は典型的な閃輝暗点であったが，頭痛はその直後にではなく24時間後に現れた．前兆では「浮遊物」が現れ，その数が増えていくにしたがって視野が狭まり，それから閃光，波線が現れた．前兆は数時間続き，翌日になると頭痛に襲われた．頭痛に一致して同側の眼瞼下垂や流涙を認めることもあった[25]．

体性感覚性前兆では感覚消失やしびれが片側顔面から同側の上肢や手に及ぶことが多い．片麻痺，言語障害，失語が生じることもある．幻嗅はまれだが，不快な症状のひとつである．不安感，既視感，未視感の前兆も報告されているが，おそらく側頭葉由来であろう[30]．ある前兆の後に別の前兆が現れることもある．たとえば，視覚性前兆

が消退した後に体性感覚性前兆が現れたり，体性感覚性前兆の後に運動性前兆が現れたりする．こうした片頭痛前兆の時間経過，複雑性，分布の特徴はてんかん発作や脳血管障害から鑑別する際に役立つ．最も鑑別が難しいのは後頭葉てんかんだろう．

視覚以外の連合皮質に由来する片頭痛前兆もある．失行や失認などの高次脳機能障害，発話や言語の障害，既視感や未視感を伴う二重あるいは多重意識状態，夢様状態，憑依体験，せん妄を引き起こしたりする[25,30〜32]．

症例検討3　23歳の女性．彼女は片頭痛に伴う奇妙な発作に悩まされていた．その発作は多いときには1日に2回生じ，20分から2時間ほど続いた．しかし，「実際には数秒だったかもしれないし数日間だったかもしれません．何しろ発作が始まると時間の感覚がなくなってしまうのです．」まず，右顔面の感覚がなくなり，「たぶん，ピンで刺しても痛くないほどでした」，舌が口一杯に膨れ上がる感じがして，喋れなくなるという．まばたきが止まらなくなったり，バランスが保てなくなることもあった．発作の始まる前日と当日の朝には決まって具合が悪くなった．彼女はもうろう状態の発作も経験していた．車を運転中に突然時間と場所がわからなくなったという．

学生時代にも奇妙な発作があった．その日は目覚めたときからぐったりして熱っぽさを感じていた．体温は37.2℃だったが，1時間後には40℃に上昇していた．4日後，頭痛に襲われたが，それは落雷や噴火のような激しさで，話すことすらできなくなった．ルームメイトはベッドに横たわり壁に足を立てかけている彼女に「壁を歩くつもりなの」と話しかけたが，彼女は答えることができなかった．

彼女が述懐するには「自分の死体が横たわっているのが下のほうに見えました．自分自身は空中を漂っていました．」友人は彼女が反応しないので救急隊を呼んだ．「何もかもがぼんやりしていました．自分を取り囲んでいる人たちの動きが遅くなり，表情は大げさにみえました．それから友達の笑顔が見えましたが，その顔は真っ二つに引

表 2 前兆のある片頭痛の診断基準[31]

A. Bを満たす発作が2回以上ある
B. 以下の4項目のうち少なくとも3項目を満たす
　1. 大脳皮質または脳幹の機能障害を示す完全に可逆的な前兆がひとつ以上ある
　2. 前兆は4分以上かけて徐々に進展し，2つ以上の前兆が連続して生じてもいい
　3. 前兆は60分以上持続しない．2つ以上の前兆があれば，持続時間はそれに応じて延長する
　4. 頭痛は前兆の出現中もしくは前兆後60分以内に生じる
C. その他の疾患によらない

表 3 前兆のない片頭痛の診断基準[31]

A. BからDを満たす発作が5回以上ある
B. 頭痛は4時間から72時間持続する（未治療もしくは治療が無効の場合）
C. 頭痛は下記の少なくとも2項目を満たす
　1. 片側性
　2. 拍動性
　3. 中等度または高度の痛み（日常生活が妨げられる）
　4. 階段昇降などの日常的な動作により増悪する
D. 発作中，下記の少なくとも1項目を満たす
　1. 嘔気あるいは嘔吐
　2. 光過敏および音過敏
E. その他の疾患によらない

き裂かれていました．」

この奇怪な発作は片頭痛前兆が認知機能に及んだ結果と考えられる[25]．

3. 頭痛期 headache phase

典型的な頭痛は片側性であるが，両側性に現れることもある．85%は拍動性頭痛である．頭痛の程度は中等度から激しいものまで様々だが，頭や体の動きによって増悪する．頭痛は緩徐に強まり，成人であれば4〜72時間，小児であれば2〜48時間持続する[2]．

様々な随伴症状がみられる．食欲は一般に低下するが，逆に亢進することもある．嘔気は90%に，嘔吐は3分の1にみられる[33]．また，光過敏，音過敏，嗅覚過敏などの知覚過敏を伴うために暗くて静かな部屋を好む傾向がある[32,34]．国際頭痛学会[35]による前兆のある片頭痛と前兆のない片頭痛の診断基準を表2，3に示す．

4. 回復期 postdrome

片頭痛の回復期はいわばてんかんの発作後状態に相当する．回復期は数時間から数日間，患者は疲れきって易刺激的となり，集中力も低下する．頭部の圧痛もよくみられる．抑うつ気分や倦怠感を訴えることも多いが，まれに快活になったり，多幸的になったりすることもある．

2

異型片頭痛 migraine variant

異型片頭痛の中にはてんかん発作と見紛うほどよく似た症状を示すものがある．また，特発性てんかんと同じように年齢依存性を示すものもある．月経時に限ってみられる片頭痛は月経てんかん catamenial epilepsy にたとえられるだろう．

1. 脳底型片頭痛 basilar-type migraine

脳底型片頭痛は老若男女を問わずに発症するが，強いて言えば10代の女性に多い．視覚徴候で始まり，半盲から全盲に至り，1時間以内に消退する．引き続き以下の徴候のうち少なくともひとつが現れる．運動失調，回転性めまい，耳鳴，複視，嘔気，嘔吐，眼振，構音障害，両側性の異常感覚，意識変容．この前兆期を過ぎると激しい後頭部痛が1〜3日ほど続く（訳注：片頭痛の前兆の責任病巣が脳幹と考えられ，脳底動脈の関与が疑われる片頭痛を指す）．

2. 錯乱性片頭痛 confusional migraine

錯乱性片頭痛では前兆の後に頭痛ともうろう状態が生じる．ただし，もうろう状態は頭痛の前後に現れることもある．意識変容が著しい場合は片

頭痛性昏迷に至り，数時間から数日間持続する．錯乱性片頭痛を複数回経験することはまずないが，数日から数カ月後に再発し，その後典型的な片頭痛を発症することがある．診断の手がかりは典型的な片頭痛前兆の存在である．しかし，もうろう状態を来す片頭痛以外の原因を除外しなければならない．

3. その他の異型片頭痛

頭痛を伴わない片頭痛前兆 migraine aura without headache（訳注：片頭痛類縁障害 migraine equivalent ともよばれる）は診断が難しく，その鑑別診断は多岐にわたる．晩発性片頭痛随伴症 late-onset migrainous accompaniment は老年期発症の頭痛を伴わない片頭痛前兆である[36,37]．この異型片頭痛でははるか以前に片頭痛の既往があり，かなりの年月がたってから前兆のみが現れたという病歴が一般的である．

頭痛を伴わない異型片頭痛は小児にもみられる．交代性片麻痺 alternating hemiplegia は生後 1〜18 カ月の間に発症し，眼球運動異常，啼泣の後に片側性のジストニア姿位，同側の筋力低下を来す．発作は数時間続くことが多いが，なかには数分間で終了するものや数日にわたるものもある[38]．良性発作性めまい benign paroxysmal vertigo は幼児期にみられ，数分で治まる回転性めまいが群発する．発作が始まると患児は突然落ち着かなくなり，バランスを保つために何かをつかもうとする．青年期以降になると片頭痛を発症することが多い[39]．良性発作性斜頸 benign paroxysmal torticollis では斜頸，嘔気，嘔吐の発作が数時間から数日間続く．このほか，周期性嘔吐症 cyclic vomiting では脱水に至るほどの激しい嘔吐発作が生じる[39]（第7章も参照のこと）．

3

頭痛とてんかん発作の併発

頭痛とてんかん発作の結びつきは様々な形で現

表 4 片頭痛とてんかんの関連

1. てんかんと片頭痛の併発
   高い確率で併発するが，発作は別々に生じる
2. 片頭痛誘発性てんかん
   片頭痛の前兆がてんかん発作の引き金を引く
3. てんかん誘発性片頭痛（発作時または発作後）
   てんかん発作時または発作後に生じる頭痛
4. 原発性てんかん片頭痛症候群
   片頭痛とてんかんの両方の特徴をもつ特発性症候群
   　後頭葉てんかん（良性後頭葉てんかんなど）
   　良性ローランドてんかん
5. 続発性てんかん片頭痛症候群
   片頭痛とてんかんが共通する原因によって生じる
   　ミトコンドリア病（MELAS）
   　症候性（後頭葉の AVM など）

AVM：動静脈奇形

れる．たとえば，片頭痛の後にてんかん発作が生じることもあれば，その逆のこともある．小児良性後頭葉てんかんはてんかん発作と頭痛を併発するてんかん症候群の一例である．また，頭部外傷や動静脈奇形などのように片頭痛とてんかんに共通する原因もある．頭痛とてんかん発作の相互関係を**表4**に示す．

1. 発作前，発作時，発作後頭痛

てんかん発作では発作前，発作中，発作後に頭痛を伴うことが多い．しかし，てんかん発作自体の症状があまりにも劇的であるために，頭痛は見過ごされがちである．後述する片頭痛誘発性てんかんを例にあげると，患者はてんかん発作だけを訴えて，片頭痛については一言も触れない場合がある．まれではあるが，頭痛だけが生じるてんかん発作もある[40]．

Palmini と Gloor[41] の調査によると，部分発作をもつ患者 196 名のうち 22 名に非回転性めまい，ふらつき，頭部圧迫感などの頭部関連の前兆を認めたという．Blume と Young[42] によると，てんかんセンターの患者 858 名のうち 11 名（1.3%）は発作中に頭痛を経験していた．拍動性頭痛はわずか 2 名で，残りは刺すような痛みや圧痛であった．この 11 名のうち，発作前頭痛 preictal headache は 8 名，発作時頭痛 ictal headache は 3 名であっ

た．この3名の発作はいずれも部分発作であったが，脳波異常の性質や出現部位はそれぞれ異なっていた．

てんかん専門外来通院中の患者372名を対象とした電話調査によると，45%は発作後頭痛 postictal headache を経験したことがあり，21%は発作のたびに経験していた[43]．発作後頭痛が毎回生じる患者の39%は激しい頭痛を経験していたが，たまに発作後頭痛が生じる患者では10%にすぎなかった．発作後頭痛の経験者の27%は発作がないときにも同じような頭痛を経験していた．頭痛の持続時間は6時間未満が81%，12時間以上24時間未満が11%，24時間以上が8%であった．頭痛の性状としては拍動性のものが3分の2以上を占めていた．

Schon と Blau[44] によると，てんかん患者100名のうち51名が発作後頭痛を経験していた．その内訳は毎回が35名，頻回が5名であり，11名は2回に1回未満であった．発作後頭痛は焦点性発作よりも全般性強直間代発作で多かった．頭痛は片側性または両側性に生じ，6時間から72時間続いた．光過敏，音過敏，拍動痛，嘔吐，嘔気，視覚性前兆を伴うこともあった．9名ではてんかん発作がなくても片頭痛発作が生じ，その性状は発作後頭痛と同じであった．

2. 片頭痛誘発性てんかん
migraine-triggered epilepsy

Niedermeyer[45] は典型的な片頭痛視覚性前兆の後にけいれん発作が生じ，その後に片頭痛が続いた8例をまとめ，片頭痛誘発性てんかんとして報告した．いずれも脳波，脳画像ともに正常であった．なお，錯乱性片頭痛を片頭痛によって誘発された複雑部分発作と誤診することがある[10]．Andermann[5] は典型的な片頭痛の既往歴のあるてんかんの場合，家族にも片頭痛やてんかん発作に伴う片頭痛を認めることがあると報告している．片頭痛に続発するてんかん発作では断眠や飲酒などの発作閾値を下げる因子が働いていることが指摘されている．

3. 片頭痛てんかん症候群
migraine-epilepsy syndrome

小児良性後頭葉てんかん benign occipital epilepsy of childhood with occipital paroxysms (BOEP) は後頭棘波を伴い，視覚発作で始まり，発作後に頭痛が続く症候群である[46〜48]．比較的まれであり，小児てんかんの5%にも満たない．発症年齢は平均7.5歳である．BOEP はてんかんと片頭痛両方の特徴を兼ね備えている[47,49,50]．発作は視覚症状で始まることが多く，黒内障，要素性幻視（閃光），複合幻視，錯視（小視，変形視，残像視）などが生じる[47,51,52]．その後に半身の間代発作，複雑部分発作，全般性強直間代発作が続くことが多い．25〜40%は発作後に片頭痛に似た頭痛を経験する[50]．

ミトコンドリア病 mitochondrial disease も片頭痛とてんかん発作を引き起こす．Sacconi ら[53] がミトコンドリア DNA の突然変異を同定した患者は10歳のときに片頭痛を発症し，30代になるとてんかんを併発し，そのほかにも様々な神経症状の病歴を有していた．ミトコンドリア脳筋症の一型である MELAS 症候群では片頭痛とてんかん発作が中核症状である．Iizuka ら[54] は MELAS 症候群6名にみられた14回の卒中様発作 stroke-like episode の臨床所見，脳波，画像所見について報告している．これによると，卒中様発作で最も多くみられた症状は片頭痛様頭痛であり，二番目はてんかん発作であった．脳波は周期性てんかん様放電を示し，SPECT では放電領域に一致して高灌流を認めた．

また，電位作動型カルシウムイオンチャネルのサブユニットをコードする *CACNA1A* 遺伝子の突然変異が片頭痛，てんかん，運動失調を併発する家系で同定されている[55]．

4. 片頭痛の病態生理

片頭痛の前兆期と頭痛期では，その発現機序が異なると考えられている．片頭痛前兆の発現機序として長年支持されているのは拡延性乏血 spreading oligemia である．これはラットで観察

された拡延性抑制 cortical spreading depression (CSD) をヒトの片頭痛前兆になぞらえたものであり，1944 年に Leao[57] によって最初に報告された．視覚性前兆を伴う片頭痛では後頭領域から始まり前方に拡延していく低灌流の波が生じていることが明らかにされている[56]．この現象は前兆期よりも早く現れ，頭痛期以降も持続し，その拡延のしかたは脳血管の支配領域とは無関係である．しかも，この拡延性乏血の進展速度は CSD のそれと同じである[57]．最近の脳磁図を用いた研究も CSD の存在を示唆している[58,59]．したがって，拡延性乏血によって片頭痛前兆が引き起こされていると考えてよいだろう[60~65]．fMRI を用いた研究によると，片頭痛前兆に一致して対側後頭葉の信号強度が変化し，まずは拡延性充血が生じ，その後に拡延性乏血に転じるという[66]．この充血は神経活動の亢進を反映し，前兆の陽性徴候と関係がある．また，信号強度の変化はラットの CSD と同じく分速 3.5 mm の速度で血管の支配領域とは無関係に拡延し，太い脳溝をまたぐことはなかった．

一方，頭痛は痛み知覚によるもので，この痛覚感知システムには硬膜，血管，求心性三叉神経などが関わっている．まず，なんらかの刺激によって脳幹中枢が活性化されると，遠心性自律神経と三叉神経を介して神経終末から神経伝達物質と神経ペプチドが放出され，髄膜血管の拡張と炎症性化学物質の血管外遊出が引き起こされる．血管の機械的刺激（伸縮と拡張），炎症蛋白による化学的刺激，神経伝達物質・受容体相互作用のすべてが三叉神経求心路を活性化する．そして，この痛み信号は三叉神経節を介して脳幹の三叉神経尾側亜核にフィードバックされる．三叉神経尾側亜核は上位脳構造からの下行性入力も受けている．したがって，この脳幹中枢に反復性の興奮性入力が生じるか，あるいは上位抑制が欠如すると，片頭痛の連鎖反応が一気に増幅することになる．脳幹の背側縫線核と青斑核は脳血流の自律神経性調節や痛みの抑制に関与していると考えられているが，片頭痛発作の最中にこれらの脳幹核の局所脳血流が増加することが見出されている[67]．この仮説を支持する証拠はほかにもある．片頭痛患者では頭痛側の三叉神経の侵害受容伝達が速くなっていることが電気生理学的に確認されているし[68]，片頭痛に一致して造影剤が血管からくも膜下腔に漏出していることが fMRI によって確認されている[69]．

とはいえ，片頭痛の発現機序についてはいまだ不明な点が多い．最近になって，前兆と片頭痛の発現メカニズムを橋渡しする実験結果が報告された．Bolay ら[70] は CSD によって脳内の三叉神経終末が活性化すると，血流の変化，血漿蛋白の血管外漏出が連鎖的に生じることをラットで実証したのである．しかも，この連鎖反応は三叉神経求心枝を切断するか，5-HT 受容体作動薬のスマトリプタンで前処置すると生じなかったという．

5. 片頭痛の脳波

脳波検査はてんかんの診断に不可欠だが，片頭痛の診断にはほとんど役に立たない．頭痛における脳波検査の意義について検討した米国神経学会によると，頭痛の診断精度の改善に役立つという研究結果は存在しないこと，頭痛の下位分類の特定にも器質的な病因の検索にも有用とはいえず，脳波は頭痛のルーチン検査としては役に立たないとの結論に至っている．もちろん，片頭痛前兆が非定型であったり，一過性に意識消失を来した場合などはこのかぎりでない．

長時間ビデオ脳波記録は片頭痛前兆とてんかん性前兆の鑑別に役立つ．そればかりか，片頭痛とてんかんの併発例にかぎらず片頭痛誘発性てんかんの診断にも有用である．Marks と Ehrenberg[71] は 2 名の片頭痛誘発性てんかん患者についてその発作の全過程をビデオ脳波に記録した．2 名とも片頭痛前兆の最中に脳波変化が認められたが，てんかん発作時脳波としては非典型的な所見であった．また，片頭痛前兆期にはてんかんの発作時脳波によく似た棘波活動の群発を示したり，正常な基礎活動によって分断される漸増漸減パターンを示すこともある．しかし，てんかん発作のように時間とともに周期と振幅が増大する漸増パターンを示すことはまずない．

Terzanoら[72~74]は片頭痛の前兆期と頭痛期の間に出現するてんかん発作を介在てんかん発作 intercalated seizureと名付けて報告している．この調査では片頭痛患者450名のうち16名（3.6％）がてんかん発作を併発していた．4名では片頭痛発作とてんかん発作が同時に生じ，5名では全く別々に生じていたが，残りの7名では前兆期と頭痛期の間に生じていた．この介在てんかん発作では全例に片頭痛の家族歴を認め，2名に片頭痛とてんかん両方の家族歴を認めた．介在てんかん発作はいずれも視覚発作であり，閃輝暗点が半盲ないし全盲に発展した後に1～2分間生じていた．視覚発作の症状は美しく縁取られた単純な図形や回転する色とりどりの点などであった．DeRomanisら[75,76]は「色のついた点や円」が見える幻視発作を呈し，間欠期に後頭突発波を示した複数の症例を報告しているが，発作時脳波をみるかぎり，これは前兆のある片頭痛ではなく後頭葉てんかんである[77]．

　異型片頭痛ではかなり特徴的な脳波所見を認めることがある[78]．脳底型片頭痛では後側頭・頭頂・後頭領域に脳波異常を認めることが多い．しかし，これ以外の異型片頭痛では後半部に限局した脳波異常を認めることはほとんどない[79]．片麻痺性片頭痛，遷延性前兆，片頭痛性脳梗塞（訳注：前兆のある片頭痛の経過中に発生する脳梗塞）では周期性一側性てんかん様放電 periodic lateralized epileptiform discharges（PLEDs）を認めることがある．異型片頭痛でみられるPLEDsは脳卒中，脳膿瘍，膠芽細胞腫，ウイルス性脳炎などでみられるPLEDsとは異なり，たいてい24時間以内に消失する．片頭痛誘発性てんかんでも発作時にPLEDsを認めることがある[6]．MELAS症候群では卒中様発作時にPLEDsなどのてんかん様放電が生じ，その出現部位はMRI上の梗塞部位と一致する[54]．MELAS症候群とは対照的に心臓血栓性卒中による脳梗塞ではてんかん様放電が生じることはまれである．

6. 片頭痛治療における原則

　片頭痛の薬物療法は急性期治療と予防的治療の2つの柱からなる．急性期治療は頭痛と随伴症状を軽減するためのもので，できるだけ早い時期に行うのが効果的である．非ステロイド性抗炎症薬，麦角類，トリプタン製剤がよく用いられる．

　予防的治療では発作の頻度と重症度を下げ，急性期治療の効果を高めることが目標となる．米国頭痛協会は状況に応じた予防的治療を推奨している．予防的治療の適応と考えられるのは，発作が頻発する患者，急性期治療に反応しないあるいは効果が不十分な患者，併発疾患や禁忌（片麻痺性片頭痛など）のために急性期治療を受けられない患者である．併発疾患の治療を並行して行う場合は片頭痛にも有効な治療薬を選択するとよい．予防的治療を行う際は費用や患者の希望も考慮しなければならない[80]．

　片頭痛の治療方針はてんかんや高血圧などの併発疾患を考慮したうえで立案する．たとえば，抗うつ薬は片頭痛発作の予防に有効な反面，てんかん発作の閾値を下げる．このため，てんかんとの併発例には望ましくないが，うつ病との併発例には理想的な薬剤といえる[35]．

　同様に，てんかんの治療方針を決定する際には片頭痛の併発に注意する．

7. 片頭痛の神経薬理

　片頭痛にセロトニン serotonin（5-HT）が深く関わっていることは間違いない．5-HT受容体はグアニン・ヌクレオチド結合蛋白（G蛋白）共役受容体，イオンチャネル内蔵型受容体，トランスポータの3つの構造体から構成されている．5-HT受容体には少なくとも7つのファミリー（5-HT_1，5-HT_2，5-HT_3，5-HT_4，5-HT_5，5-HT_6，5-HT_7）が存在し[81,82]，ヒトの5-HT_1受容体には少なくとも5つのサブタイプ（5-HT_{1A}，5-HT_{1B}，5-HT_{1D}，5-HT_{1E}，5-HT_{1F}）が存在する．このほか，脈管系では5-HT_1様受容体が同定されている[83]．

　セロトニン系薬剤の中には片頭痛に似た頭痛を引き起こすものがある．5-HT放出・枯渇作用を持つレセルピンや5-HT作動薬のm-chlorophenylpiperazine（m-CPP）などはその例である[84,85]．一方，片頭痛の急性期治療薬の中にも5-HT受容

体に親和性を有するものがある．たとえば，麦角誘導体のジヒドロエルゴタミン dihydroergotamine（DHE）[86]や新しく開発された選択的 5-HT$_1$ 作動薬[87~89]は 5HT$_{1A}$，5HT$_{1B}$，5HT$_{1D}$，5HT$_{1F}$受容体に作用する．これらの治療薬は硬膜の神経原性炎症を抑制する効果を有しているが，おそらくこれは三叉神経のシナプス前 5-HT$_1$ ヘテロ受容体を活性化し，神経ペプチド（サブスタンス P やカルシトニン遺伝子関連ペプチドなど）の放出を抑制するためだろう．非ステロイド性抗炎症薬も神経原性炎症を抑制する．その作用機序ははっきりしないが，プロスタグランジンの合成阻害によるものかもしれない．

　放射性同位元素で標識した DHE やトリプタン類をネコに静注すると，血液脳関門を通過し，痛みの伝達や調節を司っている脳幹や脊髄の神経核に到達する様子が観察できる[90]．矢状静脈洞を刺激すると三叉神経尾側亜核が活性化され，その神経活動は視床に伝達されるが，エルゴタミン，DHE，トリプタン類（血液脳関門を通過することができないスマトリプタンを除く）はいずれもこの神経活動に勝る作用を有し，受容体を介して中枢神経系，三叉神経の両方に作用し，神経原性炎症を抑え，抗片頭痛効果を発揮する[91]．

　片頭痛予防薬は片頭痛発作の閾値を高めると考えられている．その作用機序には片頭痛発生器（訳注：背側縫線核，青斑核などを含む領域が想定されている）の活動抑制，中枢性抗侵害受容機能の増強，拡延性抑制の閾値上昇，交感神経系またはセロトニン神経系を介した片頭痛神経システムの安定化などが想定されている．片頭痛予防薬は複数のメカニズムを介して作用していると考えたほうがよい．

　バルプロ酸は末梢神経の GABA-A 受容体に作用し，その神経活動を増強して神経原性炎症を抑制する．また，中枢神経にも作用して GABA-A 活性を高め，抗侵害受容機能を強化する．さらに，中枢のセロトニン神経系にも作用し，中脳のセロトニン神経細胞の発火頻度を下げる[92]．

　家族性片麻痺性片頭痛 familial hemiplegic migraine（FHM）の 4 家系については 19 番染色体 p13 の 47 番目のエクソンの 300 kb 領域にある脳特異的 P/Q 型カルシウムイオンチャネルアルファ 1 サブユニット遺伝子（CACNL1A4）にミスセンス変異が見つかっている[93,94]．この遺伝子は一般的な片頭痛とも関連している可能性がある[92]．神経細胞の P 型カルシウムイオンチャネルはセロトニンの放出を調整しているので，これが機能不全に陥るとセロトニンが放出されにくくなり，片頭痛発作が生じやすくなるのではないかと考えられている．

　さらに，カルシウムイオンチャネルの異常は CSD を惹起し，片頭痛前兆をもたらす．また，このチャネルの異常によって片頭痛発作の頻度や症状が悪化することも考えられる．抗てんかん薬には神経細胞膜とイオンチャネルを安定化させ，片頭痛発作の閾値を上昇させる作用がある．神経細胞からのグルタミン酸放出も CSD に関係している．ラモトリギンにはナトリウムチャネルを阻害し，グルタミン酸の放出を妨げる作用があり，片頭痛前兆に対する有効性が期待されている．実際に片頭痛前兆の頻度を減らし，その持続時間も短縮させることが小規模非盲検試験によって示されている[95]．また，別の小規模非盲検試験は前兆のある片頭痛患者 24 名のうち 13 名の発作がラモトリギンによって完全に抑制されたことを報告している[96]．

8. 片頭痛，てんかん発作，一過性全健忘の鑑別診断

　前兆のない片頭痛とてんかんの鑑別において最も重要なのは病歴聴取である[97]．片頭痛発作はてんかん発作に比べるとゆっくりと発症し，持続も長く，嘔気と嘔吐を伴うことも多い．発作後にもうろう状態や傾眠が生じれば，てんかん発作が疑われる．

　片頭痛前兆は 5 分以上続くが，てんかん発作は 5 分も続かず，1 分以内に終了することが多い[98]．自動症，運動機能の陽性症状，意識の変容があればてんかん発作を疑う．閃輝暗点のように陽性症状と陰性症状が混在するものは片頭痛に多い[99]．無色彩の閃輝暗点は典型的な片頭痛前兆であり，

注視点の同心円上に現れる白黒のジグザグ模様（城壁視とか要塞像とよばれる）もそうである．また，色が浮かび上がったり，有色または無色の点，円，ビーズが見えることもある．ただし，単独で現れることはなく，閃輝暗点の一部として現れる．片頭痛前兆では白黒のジグザグ模様が多いのに対し，てんかん発作では色とりどりの円形や球形模様のことが多い[100]．しかも，てんかん性視覚発作はほんの数秒しか持続しない[101]．

片頭痛とてんかんでは体性感覚性前兆の現れ方も異なる．片頭痛ではピンや針で刺されたような異常感覚が多く，たいていは手から始まり，腕を上向し，肩を飛び越えて顔面と舌へと10〜15分かけて進む．こうした前兆は視覚性前兆を伴って現れることが多い[102]．てんかん発作の場合は持続時間が短く，灼熱感，けいれんしている感じ，刺すような痛み，うずき，しびれ，ズキズキする痛みなどと表現されることが多い．

一過性全健忘 transient global amnesia（TGA）は虚血だけでなく片頭痛によっても生じると考えられている．TGAの原因として片頭痛を支持する報告はいくつかある．まず，TGAの画像所見はCSDと矛盾しない．TGAの発作中に撮像されたPETでは左前頭葉皮質と左側頭葉皮質の代謝率は低下していたが，海馬回の代謝率は保たれていて，局所脳血流量は若干増加していた[103]．また，左頭頂葉皮質の血流量は増加し，左後頭葉皮質では減少していたが，どちらの領域も代謝率は正常であった．この結果はCSDに似ている．CSDでは最初に充血を伴った代謝率低下の波が後頭葉から前頭葉に広がり，その後に乏血を伴った代謝率正常化の波が続く．しかし，その一方でVolpeら[104]とOtsukaら[105]はそれぞれ海馬の代謝率低下と低灌流を捉えている．この相反する結果はおそらくTGAの異なる局面を反映しているのであって，代謝の変化と灌流の変化が後頭葉から前頭葉へと拡延していくCSDの異なる段階を画像化したものと考えられる．

TGAが虚血によって生じることを支持する報告もある．Struppら[106]はTGA患者7名の拡散強調画像 diffusion weighted image（DWI）を撮像し，左内側側頭葉に虚血による信号変化を認めたと報告している．Saitoら[107]は左脳梁膨大後部のDWI高信号を呈した一例を報告している．おそらく，TGAの発現機序はひとつではなく，複数あるのだろう．

文献

1) Andermann E. Clinical features of migraine-epilepsy syndrome. In：Andermann F, Lugaresi E eds. Migraine and Epilepsy. Boston：Butterworths, 1987；3-30.
2) Silberstein SD, Saper JR. Migraine：Diagnosis and treatment. In：Dalessio DJ, Silberstein SD eds. Wolff's Headache and Other Head Pain, 6th ed. New York：Oxford University Press, 1993；96-170.
3) Headache Classification Committee of the International Headache Society. Classification and diagnostic criteria for headache disorders, cranial neuralgia, and facial pain. Cephalalgia 1988；8：1-96.
4) Andermann E, Andermann FA. Migraine-epilepsy relationships：epidemiological and genetic aspects. In：Andermann FA, Lugaresi E eds. Migraine and Epilepsy. Boston：Butterworths, 1987；281-91.
5) Andermann E. Migraine and epilepsy：an overview. In：Andermann F, Lugaresi E eds. Migraine and Epilepsy. Boston：Butterworths, 1987；405-21.
6) Marks DA, Ehrenberg BL. Migraine related seizures in adults with epilepsy, with EEG correlation. Neurology 1993；43：2476-83.
7) Lipton RB, Ottman R, Ehrenberg BL, et al. Comorbidity of migraine：the connection between migraine and epilepsy. Neurology 1994；44：28-32.
8) Lipton RB, Silberstein SD, Stewart WE. An update on the epidemiology of migraine. Headache 1994；34：319-28.
9) Silberstein SD, Lipton RB. Epidemiology of migraine. Neuroepidemiology 1993；12：179-94.
10) Barry E, Fisher RS. In：Fisher RS ed. Imitators of Epilepsy. New York：Demos, 1996；918-24.
11) Hauser WA, Annegers JF, Kurland LT. Prevalence of epilepsy in Rochester, Minnesota：1940-1980. Epilepsia 1991；32：429-45.
12) Hauser WA, Hesdorffer DC. Facts About Epilepsy. The Epilepsy Foundation of America, Landover, MD：Demos, 1990.
13) Olesen J. Synthesis of migraine mechanisms. In：

Olesen J, Tfelt P, Welch KMA eds. The Headaches. New York : Raven Press, 1993 ; 247-53.
14) Ottman R, Lipton RB. Comorbidity of migraine and epilepsy. Neurology 1994 ; 44 : 2105-10.
15) Ottman R. Lipton RB. Is the comorbidity of epilepsy and migraine due to a shared genetic susceptibility? Neurology 1996 ; 47 : 918-24.
16) Lipton RB, Silberstein SD. Why study the comorbidity of migraine? Neurology 1994 ; 44 : 4-5.
17) Panayiotopoulos CP. Difficulties in differentiating migraine and epilepsy based on clinical and EEG findings. In : Andermann F, Lugaresi E eds. Migraine and Epilepsy. Stoneham, MA : Butterworth. 1987.
18) Blau IN. Migraine prodromes separated from the aura : complete migraine. Br Med J 1980 ; 281 : 658-60.
19) Amery WK, Waelkens J, Caers I. Dopaminergic mechanisms in premonitory phenomena. In : Amery WK, Wauquier A eds. The Prelude to the Migraine Attack. London : Bailliere Tindall, 1986 ; 64-77.
20) Amery WK, Waelkens J, Van den Bergh V. Migraine warnings. Headache 1986 ; 26 : 60-66.
21) Giffin NJ, Ruggiero L, Lipton RB, et al. Premonitory symptoms in migraine. An electronic diary study. Neurology 2003 ; 60 : 935-940.
22) Aicardi J, Taylor D. History and physical examination. In : Engel J Jr, Pedley TA eds. Epilepsy, A Comprehensive Textbook. Philadelphia : Lippincott Raven, 1998 ; 807.
23) Fenwick P. Episodic dyscontrol. In : Engel J Jr, Pedley TA eds. Epilepsy, A Comprehensive Textbook. Philadelphia : Lippincott Raven, 1998 ; 2767-74.
24) Jensen K, Tfelt-Hansen P, Lauritzen M, et al. Classic migraine : A prospective recording of symptoms. Acta Neurol Scand 1986 ; 73 : 359-62.
25) Silberstein SD, Young WB. Migraine aura and prodrome. Semin Neurol 1995 ; 45 : 175-82.
26) Hosking G. Special forms : variants of migraine in childhood. In : Hockaday JM ed. Migraine in Childhood. Boston : Butterworths, 1988 ; 35-53.
27) Golden GS. The Alice in Wonderland syndrome in juvenile migraine. Pediatrics 1979 ; 63 : 517-19.
28) Lippman CV. Certain hallucinations peculiar to migraine. J Nerv Ment Dis 1952 ; 116 : 346.
29) Klee A, Willanger R. Disturbances of visual perception in migraine. Acta Neurol Scand 1966 ; 42 : 400-14.
30) Sacks O. Migraine : Understanding a Common Disorder. Berkeley : University of California Press, 1985.
31) Haas DC. Prolonged migraine aura status. Ann Neurol 1982 ; 11 : 197-99.
32) Selby G, Lance JW. Observation on 500 cases of migraine and allied vascular headaches. J Neurol Neurosurg Psychiatry 1960 ; 23 : 23-32.
33) Lipton RB, Stewart WF, Celentano DD, Reed ML. Undiagnosed migraine headaches. A comparison of symptom-based and reported physician diagnosis. Arch Int Med 1992 ; 152 : 1273-78.
34) Drummond PD. A quantitative assessment of photophobia in migraine and tension headache. Headache 1986 ; 26 : 465-69.
35) Silberstein SD, Lipton RB. Overview of diagnosis and treatment of migraine. Neurology 1994 ; 44 : 6-16.
36) Fisher CM. Late life migraine accompaniments as a cause of unexplained transient ischemic attacks. Can J Neurol Sci 1980 ; 7 : 9-17.
37) Fisher CM. Late-life migraine accompaniments-further experience. Stroke 1986 ; 17 : 1033-42.
38) Bernardina BD, Capovilla G, Trevisan E, et al. Fontana E, Tassinari CA. Alternating hemiplegia in childhood. In : Andermann F, Lugaresi E eds. Migraine and Epilepsy, Stoneham, MA : Butterworth, 1987.
39) Rothner DA, Winner P. Headaches in children and adolescents. In : Silberstein SD, Lipton RB, Dalessio D, eds. Wolff's Headache and Other Head Pain, 7th ed. New York : Oxford University Press, 2001 ; 549.
40) Laplante P, Saint JH, Bouvier G. Headache as an epileptic manifestation. Neurology 1983 ; 33 : 1493-95.
41) Palmini A, Gloor P. The localizing value of auras in partial seizures : a prospective and retrospective study. Neurology 1992 ; 42 : 801-08.
42) Young GB, Blume WT. Painful epileptic seizures. Brain 1983 ; 106 : 537-54.
43) Schacter SC, Richman K, Loder E, et al. Self-reported characteristics of postictal headaches. J Epilepsy 1995 ; 8 : 41-43.
44) Schon F, Blau JN. Postepileptic headache and migraine. J Neurol Neurosurg Psychiatry 1987 ; 50 : 1148-52.
45) Niedermeyer, E. Migraine-triggered epilepsy. Clin Electroencephalogr 1993 ; 24 : 37-43.
46) Deonna T, Ziegler AL, Despland PA, et al. Partial epilepsy in neurologically normal children : clinical syndromes and prognosis. Epilepsia 1986 ; 27 : 241-47.
47) Gastaut H. A new type of epilepsy : benign partial epilepsy childhood with occipital spike-waves. Clin

Electroencephalogr 1982 ; 13 : 13-22.
48) Panayiotopoulos CP. Elementary visual hallucinations in migraine and epilepsy. J Neurol Neurosurg Psychiatry 1991 ; 57 : 1371-74.
49) Gastaut H. Benign epilepsy of childhood with occipital paroxysms. In : Roger J, Dravet C, Bureau M, Dreifuss FE, Wolf P eds. Epileptic Syndromes in Infancy, Childhood, and Adolescence. London : John Libbey, Eurotext Ltd, 1985 ; 150-58.
50) Talwar D, Rask CA, Torres F. Clinical manifestations in children with occipital spike-wave paroxysms. Epilepsia 1992 ; 33 : 667-74.
51) Beaumanoir A. Infantile epilepsy with occipital focus and good prognosis. Eur Neurol 1983 ; 22 : 43-52.
52) Newton R, Aicardi J. Clinical findings in children with occipital spike-wave complexes suppressed by eye-opening. Neurology 1983 ; 33 : 1526-29.
53) Sacconi S, Salviati L, Gooch C, et al. Complex neurologic syndrome associated with the G1606A mutation of mitochondrial DNA. Arch Neurol 2002 ; 59 : 1013-15.
54) Iizuka T, Sakai F, Suzuki N, et al. Neuronal hyperexcitability in stroke-like episodes of MELAS syndrome. Neurology 2002 ; 59 : 816-24.
55) Holtmann M, Opp J, Tokarzewski M, et al. Human epilepsy, episodic ataxia type 2, and migraine. Lancet 2002 ; 359 : 170-71.
56) Olesen J, Edvinsson L. Basic Mechanisms of Headache. New York : Elsevier, 1988.
57) Leao AAP. Spreading depression of activity in cerebral cortex. J Neurophysiol 1944 ; 7 : 359-90.
58) Bowyer SM, Aurora KS, Moran JE, et al. Magnetoencephalographic fields from patients with spontaneous and induced migraine aura. Ann Neurol 2001 ; 50 : 582-87.
59) Simkins RT, Tepley N, Barkley GL, et al. Spontaneous neuromagnetic fields in migraine : possible link to spreading cortical depression. Neurology 1989 ; 39 : 325.
60) Blau JN. Migraine pathogenesis : the neural hypothesis reexamined. J Neurol Neurosurg Psychiatry 1984 ; 47 : 437-42.
61) Lance JW. The pathophysiology of migraine. In : Dalessio D, Silberstein SD eds. Wolff's Headache and Other Head Pain, 6th ed. New York : Oxford University Press, 1993 ; 59-95.
62) Pearce JMS. Migraine : a cerebral disorder. Lancet 1984 ; 11 : 86-89.

63) Raskin NH. Conclusions. Headache 1990 ; 30 : 24.
64) Welch KMA, D'Andrea G, Tepley N, et al. The concept of migraine as a state of central neuronal hyperexcitability. Neurol Clin 1990 ; 8 : 817-28.
65) Cutrer FM, Sorensen AG, Weisskoff RM, et al. Perfusion-weighted imaging defects during spontaneous migrainous aura. Ann Neurol 1998 ; 43 : 25-31.
66) Hadjikhani N, Sanchez del Rio M, Wu O, et al. Mechanisms of migraine aura revealed by functional MRI in human visual cortex. PNAS 2001 ; 98 : 4687-92.
67) Weiller C, May A, Limmroth V, et al. Brain stem activation in spontaneous human migraine attacks. Nat Med 1995 ; 1 : 658-60.
68) Kaube H, Katsarava Z, Przywara S, et al. Acute migraine headache : possible sensitization of neurons in the spinal trigeminal nucleus. Neurology 2002 ; 58 : 1234-38.
69) Smith M, Didier C, Sheen V. Hyperperfusion with vasogenic leakage by fMRI in migraine with prolonged aura. Neurology 2002 ; 58 : 1308-10.
70) Bolay H, Reuter U, Dunn AK, et al. Intrinsic brain activity triggers trigeminal meningeal afferents in a migraine model. Nat Med 2002 ; 8 : 136-42.
71) Marks DA, Ehrenberg BL. Migraine-related seizures in adults with epilepsy, with EEG correlation. Neurology 1993 ; 43 : 2476-83.
72) Manzoni GC, Terzano MG, Mancia D. Possible interference between migrainous and epileptic mechanisms in intercalated attacks. Case report. Eur Neurol 1979 ; 18 : 124-29.
73) Terzano MG, Manzoni GC, Parrino L. Benign epilepsy with occipital paroxysms and migraine : the question of intercalated attacks. In : Andermann F, Lugaresi E eds. Migraine and Epilepsy. Boston : Butterworths, 1987 ; 83-96.
74) Terzano MG, Parrino L, Pietrini V, et al. Migraine-epilepsy syndrome : intercalated seizures in benign occipital epilepsy. In : Andermann F, Beaumanoir A, Mira L, et al. eds. Occipital Seizures and Epilepsies in Children. London : John Libbey & Company Ltd, 1993 ; 93-99.
75) De Romanis F, Buzzi MG, Cerbo R, et al. Migraine and epilepsy with infantile onset and electroencephalographic findings of occipital spike-wave complexes. Headache 1991 ; 31 : 378-83.
76) De Romanis F, Feliciani M, Cerbo R. Migraine and other clinical syndromes in children affected by EEG

occipital spike-wave complexes. Funct Neurol 1988 ; 3 : 187-203.
77) Panayiotopoulos CP. Differentiating occipital epilepsies from migraine with aura, acephalgic migraine and basilar migraine. In : Panayiotopoulos CP ed. Benign Childhood Partial Seizures and Related Epileptic Syndromes. London : John Libbey & Company Ltd, 1999 ; 281-302.
78) Beaumanoir A, Jekiel M. Electrographic observations during attacks of classical migraine. In : Andermann F, Lugaresi E eds. Migraine and Epilepsy. Boston : Butterworths, 1987 ; 163-80.
79) Muellbacher W, Mamoli B. Prolonged impaired consciousness in basilar artery migraine. Headache 1994 ; 34 : 282-85.
80) Silberstein SD. Practice parameter : Evidence based guidelines for migraine headache (an evidence-based review) : Report of the Quality Standards Subcommittee of the American Academy of Neurology. Neurology 2000 ; 55 : 754-62.
81) Dumuis A. In : Dumuis A, Sebben M, Monferrin, et al. eds. Pharmacology. Berlin : Springer-Verlag, 1998.
82) Silberstein SD. 5HT and migraine. Headache 1994 ; 34 : 408-17.
83) Humphrey PPA, Feniuk W, Perren MJ. Anti-migraine drugs in development : advances in serotonin receptor pharmacology. Headache 1990 ; 30 : 12.
84) Brewerton TD. Murphy DL. Mueller EA. et al. Induction of migrainelike headaches by the serotonin agonist m-chlorophenylpiperazine. Clin Pharmacol Ther 1988 ; 43 : 605-09.
85) Gordon ML, Lipton RB, Brown SL, et al. Headache and cortisol responses to m-chlorophenylpiperazine are highly correlated. [comment]. Cephalalgia. 1993 ; 13 : 400-05.
86) Callaham M, Raskin N. A controlled study of dihydroergotamine in the treatment of acute migraine headache. Headache 1986 ; 26 : 168-71.
87) Humphrey PP, Feniuk W, Perren MJ. Anti-migraine drugs in development : advances in serotonin receptor pharmacology. Headache 1990 ; 30 Suppl 1 : 12-16.
88) Peroutka SJ. Developments in 5-hydroxytryptamine receptor pharmacology in migraine. Neurol Clin 1990 ; 8 : 829-39.
89) Peroutka SJ. Sumatriptan in acute migraine : pharmacology and review of world experience. Headache 1990 ; 30 Suppl 2 : 554-60.

90) Goadsby PJ. Gundlach AL. Localization of 3H-dihydroergotamine-binding sites in the cat central nervous system : relevance to migraine. Ann Neurol 1991 ; 29 : 91-94.
91) Lance JW. The pharmacotherapy of migraine. Med J Aust 1986 ; 144 : 85-88.
92) Moskowitz MA. Neurogenic versus vascular mechanisms of sumatriptan and ergot alkaloids in migraine. Trends Pharmacol Sci 1992 ; 13 : 307-11.
93) May A, Ophoff RA, Terwindt GM, et al. Familial hemiplegic migraine locus on 19p13 is involved in the common forms of migraine with and without aura. Hum Genet 1995 ; 96 : 604-08.
94) Ophoff RA, Terwindt GM, Vergouwe MN, et al. Familial hemiplegic migraine and episodic ataxia type-2 are caused by mutations in the Ca2+ channel gene CACNL1A4. Cell 1996 ; 87 : 543-52.
95) Lampl C, Buzath A, Klinger D, et al. Lamotrigine in the prophylactic treatment of migraine aura-a pilot study. Cephalalgia 1999 ; 19 : 58-63.
96) D'Andrea G, Granella F, Cadaldini M, et al. Effectiveness of lamotrigine in the prophylaxis of migraine with aura : an open pilot study. Cephalalgia 1999 ; 19 : 64-66.
97) Panayiotopoulos CP. Benign childhood epilepsy with occipital paroxysms : a 15-year prospective study. Ann Neurol 1989 ; 26 : 51-56.
98) Andermann E, Andermann FA. Migraine-epilepsy relationships : epidemiological and genetic aspects. In : Andermann FA, Lugaresi E eds. Migraine and Epilepsy. Boston : Butterworths, 1987 ; 281-91.
99) Panayiotopoulos CP. Difficulties in differentiating migraine and epilepsy based on clinical and EEG findings. In : Andermann F, Lugaresi E eds. Migraine and Epilepsy. Boston : Butterworth, 1987 ; 31-46.
100) Panayiotopoulos CP. Elementary visual hallucinations in migraine and epilepsy. J Neurol Neurosurg Psychiatry 1991 ; 57 : 1371-74.
101) Wolf P. Systematik von satus kleiner anfalle in psychopathologischer hinsicht. In : Wolf P, Kohler GK eds. Psychopathologische und pathogenetische probleme psychotischer syndrome bei epilepsie. Vienna : Huber, 1980 ; 32-52.
102) Schachter SC, Richman K, Loder E, et al. Self-reported characteristics of postictal headaches. J Epilepsy 1995 ; 8 : 41-43.
103) Francis E, Desgranges B, Petit-Taboue MC, et al.

Transient global amnesia : implicit/explicit memory dissociation and PET assessment of brain perfusion and oxygen metabolism in the acute stage. J Neurol Neurosurg Psychiatry 1997 ; 63 : 357-67.

104) Volpe BB, Herscovitch P, Raichle ME, et al. Cerebral blood flow and metabolism in human amnesia. J Cereb Blood Flow Metab 1983 ; 3 Suppl 1 : S5-6.

105) Otsuka Y, Tsuchikawa S, Mitake A, et al. A case of transient global amnesia showing bilateral hippocampal hypoperfusion by a new SPECT analyzing system, eZIS. Rinsho Shinkeigaku 2002 ; 42 : 977-79.

106) Strupp M, Bruning R, Wu RH, et al. Diffusion-weighted MRI in transient global amnesia : elevated signal intensity in the left mesial temporal lobe in 7 of 10 patients. Ann Neurol 1998 ; 43 : 164-70.

107) Saito K, Kimura K, Minematsu K, et al. Transient global amnesia associated with an acute infarction in the retrosplenium of the corpus callosum. J Neurol Sci 2003 ; 210 : 95-97.

10 自覚症状

Ⅲ てんかん発作をまねる様々な疾患

　てんかん診療においては発作型とてんかん類型を正確に診断することが何よりも重要である．そのためにはてんかん発作と非てんかん発作を鑑別し，部分発作と全般発作を見極め，さらにてんかん症候群とその原因を明らかにしなくてはならない．部分発作であれば，発作の起始時に自覚症状や前兆を経験しているかもしれない．こうした最初期の症状はてんかん原性領域やその近傍の活動を反映しているので，てんかん焦点の局在決定に活かすことができる（表1）．診察ではこうした臨床徴候に注意を払いながら，ていねいに問診を進めていく．ただし，こうした自覚症状はてんかん発作にかぎらず，内科疾患，神経疾患，精神障害でも広くみられるうえに単なる生理的現象としても生じることがある．

表1　単純部分発作の症状に基づく局在決定

局在	発作症状
辺縁系	嗅覚症状 味覚症状 上腹部症状 記憶関連症状 精神症状
外側側頭葉	聴覚症状 前庭症状 失語症状 複合幻視
後頭葉	幻視（単純型が多い）・錯視
頭頂葉	体性感覚症状（発作焦点の対側） 視覚症状 身体知覚や空間知覚の歪み
前頭葉	焦点性運動症状 失語症状 思考促迫 認知機能関連症状

1　てんかん性前兆

　本章では単純部分発作 simple partial seizure（SPS）と見紛う状態を扱う．大脳皮質の一領域に由来する部分発作のうち意識障害を来さないものがSPSである[1]．「意識障害」という術語は定義が難しいが，操作的には「アウェアネスや反応性が変化し，外的刺激に対して正常に反応できない状態」と定義される[1]．SPS の中で運動徴候を欠くものは伝統的に「前兆 aura」とよばれている．Aura は「呼吸」あるいは「風」を指すギリシャ語に由来する．英語圏ではもともと「そよ風」を指し，17世紀当時，「aura epileptica」といえば「てんかん発作を引き起こす風」を意味した[2]．てんかん発作の警告症状を「前兆」とよんだのは Cullen（1827）が最初であり，これには「頭に向かって何かが湧き上がる感覚」も含まれていた[2]．

　SPS は皮質表現と一致する大脳皮質領域の放電である．しかし，頭皮上脳波では必ずしもこの放電を記録できるとはかぎらない．ある研究によると，ブラインドで頭皮上脳波を判読した場合，非運動性 SPS の発作放電を同定できる確率は15%にすぎないという[3]．いかなる知覚症状，感覚症状，情動症状であっても大脳が自覚できるものはすべて SPS として生じうる．SPS というと陽性症状（幻覚，発汗など）を考えがちであるが，陰性症状（暗点，聴力低下など）が生じることもある．SPS の発作症状は以下の4群に分けることができる．

- 焦点性運動症状（本章では扱わない）
- 体性感覚症状と固有感覚症状（視覚症状，聴覚症状，嗅覚症状，味覚症状，平衡感覚症状）
- 自律神経症状（上腹部不快感，顔面蒼白，発汗，紅潮，立毛筋収縮，瞳孔散大）
- 精神症状と高次脳機能障害（言語障害，記憶障害，認知障害，感情障害，複合幻覚，錯覚）

てんかん発作の拡延，進展に合わせて発作症状も変化する．SPS は複雑部分発作 complex partial seizure（CPS）を経て二次性全般化発作に進展することもあるし，CPS を経ずにそのまま二次性全般化することもある．SPS はほとんどの場合，数秒から数分で終わる．ただし，「持続性前兆 aura continua」や単純部分発作重積ではこのかぎりでない．診断の決め手は SPS 以外のてんかん発作症状との時間関係である．ただし，必ずしも時間的関係が明らかになるわけではないし，患者がその順序を自覚しているともかぎらない．最も注意すべきなのは，焦点性の運動徴候や意識減損を伴わない孤発性前兆である．こうした前兆はてんかん性のものとはかぎらない．発作性自覚症状がてんかん性である可能性はどの程度なのだろうか．Ardila ら[4]は一般人口 2,500 名を対象として発作性精神症状の有無を調査した．結果は予想どおりで，てんかん性前兆は少数にすぎず，頭部外傷，自動車事故，発熱疾患，分娩外傷など様々な原因で発作性自覚症状が生じていた．特に，睡眠障害，片頭痛，アレルギー性疾患では頻度が高かった．Holmes と Dodrill[5]は 379 名のビデオ脳波記録を用いて，発作性自覚症状について検討した．この選び抜かれた対象では，てんかん発作が 52％，心因性発作が 7％，両方の合併が 1％，単なる自覚症状が 40％であった．つまり，発作性自覚症状の大半はてんかん発作ではなく，慎重に鑑別診断を進めていく必要がある．

鑑別診断の難しさを物語る症例を紹介する．

症例検討1 25 歳の女性．10 代にてんかん発作を発症した．その発作はもうろう状態や認知障害（反応性は保たれる）を来すもので，数分後には二次性全般化し，強直間代発作となった．たびたび強い既視感に襲われていることから局在関連てんかん（おそらく側頭葉てんかん）と診断し，カルバマゼピンなど数種類の抗てんかん薬を投与したが全く無効だった．発作時ビデオ脳波を記録したところ，発作に一致して 3 Hz 全般性棘徐波が出現し，その後に全般性強直間代発作に移行する様子が捕捉された．発作は頻発する短い欠神発作であった．既視感の発作のときには脳波異常は認められなかった．バルプロ酸に変更後，発作は完全に抑制された．

症例検討2 30 代の男性．全般性強直間代発作がまれに生じていたが，たいていは怠薬していたときであった．「毎朝，目が覚めたときに頭がはっきりしない」という訴えもあり，CPS の診断を受けていた．抗てんかん薬が複数処方され，中毒レベルにまで達していたが，症状は改善しなかった．ビデオ脳波によって覚醒直後から数時間持続する典型的な発作が捕捉されたが，てんかん性放電は全く現れなかった．錯乱性覚醒と診断し，抗てんかん薬を漸減したところ，中毒症状と不安症状はともに消失した．

SPS と見紛う非てんかん性発作の鑑別診断を進めていくにあたって，まずは非てんかん性発作の主な原因を紹介し，次に国際抗てんかん連盟の発作分類にのっとって非てんかん性発作でみられる自覚症状について解説したい．

2

非てんかん性発作の原因

1. 脳血管障害 cerebrovascular disease

脳血管障害では発作性神経症状を来すことが多い．脳虚血は短時間で進行し，その範囲に応じた神経症状が生じるのでてんかん発作に似ることがある．一過性脳虚血 transient ischemic attack（TIA）は診察所見にも画像所見にも痕跡を残さないため，てんかん発作との鑑別に困ることがあ

る．特に問題となるのは，脳梗塞（てんかんの発症危険因子でもある）の既往があり，発作症状が繰り返し現れている場合である．循環器疾患や高齢などの脳血管障害の危険因子が明らかな場合はともかくとして，若年者の場合，血液凝固機能亢進や脳血管奇形などが潜んでいることがある．脳血管障害では局在性徐波を認めることがあり，てんかんとの鑑別がいっそう困難となる．脳卒中でも解放性幻覚 release hallucination（訳注：高次の機能により統制されていた低次の機能の解放に基づく幻覚．陽性症状のこと）が生じることがある．しかし，この種の幻覚は皮質の過敏状態を物語るだけで，局在診断にはほとんど役立たない[6,7]．たとえば，視覚を喪失した場合，半数以上に幻視が現れる[7]．この場合，単純幻視が多数を占め，複合幻視の2倍に上る．また，眼球摘出では視覚異常を認めない健側眼に単純幻視が現れることがある[8]．偽脳腫瘍 pseudotumor cerebri（訳注：良性頭蓋内圧亢進ともよばれ，明らかな髄液循環障害がないにもかかわらず頭蓋内圧が亢進するもの）では盲点が少し拡大しただけなのに単純幻視や複合幻視を認めることがある[7]．したがって，単なる視覚喪失だけでは解放性幻視を説明することはできない．なお，Anton症候群（皮質盲に対する否認）の「見えないものが見える」という訴えについては解放性幻視なのか作話なのかよくわかっていない．中脳幻覚症 peduncular hallucinosis は主に脳幹梗塞による top-of-the-basilar syndrome（訳注：脳底動脈先端の穿通枝の梗塞による症状）でみられ，生き生きとした幻視（色鮮やかなオウムの幻視など）が現れるのが特徴である[9]．これもおそらく解放性幻覚のひとつである．

2. 片頭痛 migraine

発作性神経症状の原因として最も多いのが片頭痛である．前兆のある片頭痛（典型的片頭痛）では初めに閃光性幻視などの複数の前兆症状が現れる．これが5～30分持続した後に嘔気，嘔吐，視覚過敏，聴覚過敏を伴った拍動性の頭痛が一側性に現れ，数時間続く．片頭痛がてんかん発作と誤診されやすい理由のひとつとして，片頭痛前兆と

SPSには重複する症状が非常に多い点があげられる．片頭痛前兆には以下のものがある．①幻視（閃光，波状あるいはジグザグ線，斑点），錯視，かすみ目，暗点．②幻嗅，錯嗅．③頭痛側の顔面や肢のうずき，しびれ，感覚喪失や感覚過敏．④回転性めまい．⑤幻聴，錯聴，難聴．⑥発語困難または失名辞（訳注：固有名詞が思い出せない）．⑦もうろう．⑧脱力[10]．

片頭痛とてんかん発作では前兆の進展速度が異なるので，鑑別に役立つ．たとえば，指から肩に広がる異常感覚のマーチで比較すると，てんかん発作はわずか数秒（たいていは30秒以内）で進展するが，片頭痛の場合は少なくとも数分（たいていは5分以上）かかる．しかし，片頭痛前兆の進展が速ければ，見極めは難しくなる．また，SPSの後に緊張性頭痛や片頭痛が生じることがあり[11]，この場合も鑑別が難しくなる．さらに，頭痛を伴わない片頭痛前兆 migraine dissocié は診断そのものが難しい．最後に，てんかんと片頭痛は併発しやすく，どちらの症状なのか判断に迷うことがある[12]．場合によっては，携帯型脳波計やビデオ脳波記録などを用いた積極的な検査が必要となる．バルプロ酸やトピラマートなどの抗てんかん薬には片頭痛の予防効果もあるため，非常に便利である．というのも，てんかんと片頭痛を併発している場合に用いれば一石二鳥となるし，診断が確定していない場合にはショットガン・セラピーとなるからである．

3. 睡眠障害 sleep disorder

睡眠障害も発作症状を来す．意識変容の感覚は過眠症全般にみられる．ナルコレプシーでは入眠時だけでなく出眠時にも幻覚を体験する．これは覚醒中に生じる夢体験であり，夢と睡眠が切り離されたものである．

4. 中毒 intoxication

中毒の原因には故意の使用（飲酒や薬物乱用），医薬品，環境汚染などがある．故意の使用で最も目立つのは急性中毒であるが，幻覚剤使用後のフラッシュバックのようにしばらくしてから突然現

れることもある[13]．薬物スクリーニングの結果が陽性だからといって離脱症状の可能性は除外できない．医薬品の副作用は投与量や血中濃度と関係するので，処方歴を確認すれば特定可能であるが，頓用薬の副作用は見逃しやすい．また，非ステロイド性抗炎症薬のような広く用いられている薬であっても，特異体質の患者が服用すると無菌性髄膜炎，幻覚，精神病症状を来すことがある[14]．薬剤によっては緩徐に中毒症状が生じることがある（たとえば，感覚異常を引き起こす末梢神経障害）．抗てんかん薬血中濃度の急激な上昇は発作性の視覚症状や前庭症状を惹起する．環境汚染による中毒症状は場所や季節によって変動するので診断が難しい．

5. 感染症・炎症性疾患

ヘルペス脳炎と Epstein-Barr ウイルス脳炎では急性症候性発作を併発し，幻嗅，幻味，幻視の発作を引き起こすこともある．しかも，こうした幻覚症状は嗅覚，味覚を担う感覚野や感覚連合野に炎症が波及し，神経細胞が刺激あるいは破壊された場合にも生じる．また，Epstein-Barr ウイルス脳炎では身体イメージの歪みや幻視が生じることがある（不思議の国のアリス現象）[15]．

マイコプラズマでも感覚や情動の変化が生じることがある[16]．脳炎の治療に用いられる抗ウイルス薬のアシクロビルは幻覚やもうろう状態などの中毒症状を引き起こすことがあるため，血中濃度の上昇しやすい高齢者，腎不全患者に投与する場合には注意が必要である[17]．発展途上国に多い狂犬病は発作性の幻覚，錯覚，感情症状，自律神経症状を来すことがある．髄膜炎や脳膿瘍では侵襲が感覚野や辺縁系に及ぶと，幻覚，錯覚，精神症状が誘発されることがある[18]．

全身性エリテマトーデス（SLE），Sjögren 症候群などの自己免疫疾患は脳に侵襲を与え，感覚，情動，自律神経の発作症状を引き起こすことがある．溶連菌感染後小児自己免疫性精神神経症候群 pediatric autoimmune neuropsychiatric disorder associated with streptococcal infection（PANDAS）は発作性運動症状のほかにも発作性の感覚症状や認知情動症状を引き起こすことがある[19]．

6. 代謝障害

代謝障害の症状も発作性に生じることがある．たとえば，糖尿病やインスリノーマでは低血糖症状が発作的に生じる．また，Addison 病では知覚過敏が生じるし，甲状腺中毒症では幻覚や錯覚が生じることがある．こうした内分泌代謝障害はてんかん発作の増悪因子や誘発因子にもなりうる．褐色細胞腫やカルチノイド腫瘍（訳注：神経内分泌細胞への分化を示す腫瘍の総称）では自律神経症状，内臓症状，情動症状が発作性に生じることがある[20]．代謝障害を検索するには注意深く病歴を聴取し，スクリーニング検査を実施するとよい．

7. 多発性硬化症

多発性硬化症 multiple sclerosis（MS）の発作症状も多彩である．典型的な脱髄症状は数日間から数週間続くが，温熱刺激などによって誘発された脱髄症状は持続が短く，繰り返し現れることがある．また，後根進入部や白質線維の脱髄に伴って電撃痛が生じることがある．これには抗てんかん薬が有効であり，異常神経信号を減弱することによって効果を発揮する．MS は一般人口に比べててんかんの発症率が高い．したがって，経過中に現れた発作症状の鑑別には手を焼く．

8. 脳腫瘍・脊髄腫瘍

神経系の腫瘍ではてんかん発作も生じるが，それ以外にも感覚，認知，行動面の発作的な症状を引き起こすことがある[21,22]．たとえば，頭頂葉腫瘍では発作性の疼痛や幻触が生じることがあるし[23]，脊髄腫瘍では発作性の体肢痛が生じることがある[24]．脳幹腫瘍や脳腫瘍では典型的な頭痛のほかに発作性頭痛が生じることもある[25]．

9. 末梢感覚器障害

感覚神経の刺激や破壊によって発作性の幻覚，錯覚，感覚脱失が生じることがある．たとえば，小脳橋角部のくも膜嚢胞では内耳神経が圧迫され，水平方向の頭位変換によって回転性めまいや

重心動揺が誘発されたり，あるいは軽減したりする[26]．

10. 精神障害

言うまでもなく精神障害によっても発作性精神症状が生じる．Silbermann-Post Psychosensory Rating Scale（SP-PSRS）は発作性自覚症状に関する評価尺度であり，SPSでみられるような感覚症状，認知症状，情動症状が網羅されている．この尺度を用いた研究によると，発作性精神症状は双極性障害などの感情障害でよくみられるという[27,28]．精神病状態では複合幻覚，情動症状，感覚症状が生じる．パニック発作では側頭葉・辺縁系焦点由来のSPSに似た自律神経症状や情動症状が生じる．解離状態ではエピソード記憶が障害される．部分てんかんと精神障害は併発しやすいため，個々の症状の鑑別には手を焼くことがあり，ビデオ脳波記録が必要となる場合もある．また，てんかんであることが確かであっても，精神障害を疑わせる症状がある場合には詳細な精神医学的評価を行うべきである．

3
非てんかん性発作の自覚症状

1. 体性感覚症状 somatosensory symptom

体性感覚の幻覚は触覚だけでなく，肉体感覚や内部感覚にも生じる．肉体感覚には筋肉，靱帯，関節，骨の感覚と深部痛がある．内部感覚は嘔気，空腹，口渇，性的快感などの局在のはっきりしない感覚である．こうした体性感覚性の幻覚症状の診断は極めて難しい．というのも，かゆみ，くすぐり，痛み，うずき，肉体感覚については納得のいく検証ができないからである[29]．麻酔中や麻酔後に生じることのある性的な幻覚は新規麻酔薬のミダゾラムやプロポフォールによることが多い[30]．

内臓感覚性の幻覚や錯覚はてんかんよりも神経疾患（視床痛症候群，多発性硬化症など）や精神障害（双極性障害，精神病性障害など）でみられることが多い．内臓感覚の幻覚は部位がはっきりせず，ときとして奇怪な感覚を訴える．

幻触は離脱性せん妄や，アンフェタミン，コカイン，抱水クロラール，アトロピンの中毒の際によくみられる症状である[31]．蟻走感（皮膚の下を蟻が這っている感覚）は薬物中毒のほか，視床や頭頂葉の病変によって一側性に生じることがある[32,33]．

2. 視覚症状 visual symptom

(1) 幻視 visual hallucination

幻視は精神障害だけでなく，網膜，後頭葉皮質，側頭葉視覚連合野，辺縁系領域の外傷や虚血などによっても生じる．つまり，視覚系が損傷したり，過敏状態になると幻視が生じる．単純幻視には白く輝く点，色鮮やかな形，幾何学模様，陽性暗点（たとえば，暗黒を取り巻く「熱波」）などがあり，複合幻視には視野の一部または全体に現れる子供の姿などがある．いずれにせよ，幻視は意識清明下でも意識混濁下でも出現する．光視症，火花，閃光などの単純幻視は網膜から一次視覚皮質までの視覚路の機能障害によることが多いが，まれに視覚連合皮質や内側側頭葉の過敏性病変によっても生じることがある．幻視は局在診断にはほとんど役立たないが，病変が視交叉より前方にあれば幻視は同側に生じ，視交叉より後方であれば対側に生じる．単純幻視に同名半盲を伴う場合，患者は幻視が健側に見えていると誤って報告することが多い．左右どちらの目に異常があるのか患者自身にもわからない場合は，片方ずつ順番に閉眼させて検査を進める．一次視覚皮質の損傷による幻視では視野欠損側に形のはっきりしないものが持続的に出現し，ジグザグに走る光や降り注ぐ火花のような動きを伴うことが多い．一方，断続的な閃光は少ない．新たに生じた幻視については，まずは視覚路と後頭皮質の病変を除外診断する．

複合幻視のほとんどは側頭葉，後頭葉，頭頂葉の視覚連合皮質に由来する．ただし，それ以外の

視覚路の損傷によって複合幻視が生じないわけではない．複合幻視は止まったり動いたり，ひとつになったり複数になったり，拡大したり縮小したりすることがある．てんかん性幻視であれば，2分以内に終了する．Penfield と Perot[34]の報告によれば，てんかん性複合幻視は劣位半球側頭葉焦点から生じることが最も多い．複数の知覚様態にまたがる幻覚症状は，全身疾患，幻覚薬，アルコール離脱によるものが多い．

全盲や半盲に伴って単純幻視や複合幻視が現れることがあり，Charles Bonnet 症候群とよばれる．この幻視は視野欠損部に現れ，目を閉じたり目を動かすことによって消失する．色，顔，模様，物体の幻視には外線条皮質（訳注：一次視覚野の外側に広がる高次視覚領野）の腹側領野の持続的な活動性亢進が関与しており[35]，幻視の内容はその皮質領域の機能局在を反映している．

前述した中脳幻覚症 peduncular hallucinosis については睡眠覚醒システムの異常による解放現象ではないかと考えられていて，上行性コリン作動性神経やセロトニン作動性神経の関与が想定されている[36]．認知機能の低下した高齢者では夕方になると幻覚が現れる．この「日暮れ時幻覚 evening hallucination」はナルコレプシーの入眠時幻覚や出眠時幻覚と同じ機序によって生じるものと考えられている．これらの幻覚はいずれも睡眠中に現れるべき夢が覚醒中に現れるために生じるのだろう．

(2) 錯視 visual illusion

錯視も幻視と同様に視覚系の損傷や過敏状態によって生じる．錯視には視覚対象の大きさの変化（小視あるいは巨視），形の変化（変形視），位置の変化（遠隔視），数の変化（多視），色の変化，動きの変化などがある[37〜39]．錯視は視野の一部のみに現れる場合と視野全体に広がる場合がある．もうろう状態では目の前の対象がなじみ深いものに見えたり，より複雑なものに見えたりすることがある．たとえば，アルコール離脱では壁のシミを蜘蛛と錯覚する．前庭疾患や眼球運動異常に伴う錯視では，まっすぐな縁が曲がって見えるなど，角度，深さ，形が変化する．

(3) 残像視 palinopsia

残像視あるいは視覚性保続では視覚刺激が消えた後も残像が残ったり，反復して現れたりする[40]．たとえば，ある患者は「髭の片方を剃り終わって手を洗うと，そこにまた髭が生えている．さっぱりわけがわからない」と言いながら髭を剃り直していた[41]．残像視は頭頂葉や後頭葉の損傷によって生じ，しかも右半球のことが多い[42,43]．また，精神障害（統合失調症，うつ病）や薬物使用（LSD，トラゾドン）によって生じることもある．脳血管障害などの脳損傷による残像視は一過性であり，同名半盲の出現・消退と一致し，半盲側に現れる特徴がある．まれではあるが，残像視が年余にわたり続くこともある．残像視では錯視を伴って，視覚対象が実際よりも大きく見えることもある．たとえば，時計を見たときに「文字盤の1時から6時までが7時から12時までの倍の大きさに見える」ことがある[41]．てんかん発作でも残像視が生じる[40,43]．このほか，心因性の残像視も報告されている．Critchley[41]によると，その患者は「見えているものについて一生懸命考えていると，目をそらしても視野からすぐには消えなくなってしまう．それはゆっくりスイッチが切れるような感覚に近い」と訴えたという．

(4) 視覚性共感覚 visual synesthesia

視覚性共感覚とは聴覚刺激，触覚刺激などの視覚以外の刺激を視覚的に知覚する現象である[44]．たとえば，何かある物体を触ると形や色が見える．視覚性共感覚は健常者にもみられるし，視覚路の損傷によっても生じる．

(5) 視覚性異所感覚 visual allesthesia

視覚性異所感覚では視覚対象が一方の半側視野から他方の半側視野に移動してしまう．両側性の脳損傷でまれにみられるが，部分発作によって生じることもある[45]．聴覚症状や触覚症状を伴うことが多い．

3. 聴覚症状 auditory symptom

聴覚路の末梢から中枢に至るどの領域が損傷しても幻聴 auditory hallucination や錯聴 auditory illusion が生じうる．錯聴では音が歪んで知覚される（音の不明瞭化，音量の低下など）．幻聴にはリンリン鳴る音，カチッとする音，ブンブン鳴る音，唸る音などの単純なものもあれば，人声，音楽が聞こえることもある．錯聴と幻聴は外側側頭葉起始の SPS でも生じるし，様々な神経障害や精神障害でも生じる[46]．代表的なものには脳血管障害，多発性硬化症，片頭痛，統合失調症，精神病性うつ病，サリチル酸中毒，コカイン精神病，アンフェタミン精神病，アルコール幻覚症，せん妄などがある[47〜49]．一次聴覚皮質（A1）を電気刺激すると，対側の耳に要素性幻聴が生じる[50]．蝸牛あるいは聴神経の損傷では同側に幻聴が生じ，皮質損傷では両側あるいは対側に幻聴が生じる．側頭葉連合皮質あるいは辺縁系の刺激によっても幻聴が生じることがある[49,50]．音楽性幻聴は劣位半球の焦点によって生じることが多い[49,51]．上側頭回後部（A1 および側頭平面）を損傷すると幻聴や錯聴を来す[47]．統合失調症では意識障害を伴わずに幻声が生じ，慢性化する．この場合，行動に干渉したり，第三者が患者について話し合ったり，考想化声などの幻聴が現れる．アルコール幻覚症では意識が比較的清明な状態で幻聴が生じ，一過性に幻視を伴うこともある．幻聴は被害的な内容が多く，妄想様観念を伴うこともある．アルコールを乱用していた時期と重なって生じ，数時間から数日間で回復することが多いが，数週間から数カ月間にわたり続くこともある．

解放現象による幻聴はてんかん性幻聴よりも長く続く．解放性幻聴には聴覚終末器官，聴神経，聴神経核，聴覚路のいずれかの損傷が関与している．SPS による幻聴は非現実的な体験として申告されることが多く，開始と終了が明瞭であり，3分以上続くことはまずない．片頭痛前兆の幻聴は雑音に近く，シーッという摩擦音，ゴロゴロという轟音，あるいはグーグーと唸る音などが多い[52]．てんかん性幻聴も片頭痛性幻聴も難聴や錯聴を伴うことが多い．片頭痛と感情障害の既往のある小児では非精神病性の幻声を体験することがある[53]．

4. 嗅覚症状 olfactory symptom

嗅覚症状には，嗅覚低下，嗅覚喪失，嗅覚識別力の低下，錯嗅，幻嗅がある．頭部外傷では明らかな嗅覚症状がなくても，嗅覚機能を体系的に評価すべきである[54]．残念ながら，嗅覚機能の検査は軽視されていると言わざるをえない．その証拠に，神経学的診察では「脳神経 II-XII」と簡略化されていることが少なくない．鼻腔の物理的閉塞（化学物質が鼻粘膜上皮細胞の受容体に到達できなくなる），化学受容体の異常，嗅神経の異常，脳障害のいずれによっても嗅覚異常が生じる．嗅神経を経た嗅覚情報は一次嗅覚皮質（梨状葉），二次嗅覚皮質（眼窩前頭葉），視床背内側核群に伝達されるが，実際の嗅覚障害のほとんどは末梢性である．

嗅覚消失 anosmia は鼻咽頭病変あるいは頭部外傷によって生じることが多い．嗅覚消失は一過性か永続性であり，反復性に生じることはまれである．たとえ反復性に現れたとしても，SPS よりも長く続くので鑑別は容易である．嗅覚異常 dysosmia では臭いの感じ方が変化する．これは中毒物質への曝露，鼻咽頭への刺激，薬剤の副作用などによる鼻咽頭の病変によって生じる．まれだが，嗅球や嗅覚中枢の器質的損傷や機能異常によって生じることもある．嗅覚異常は発作的に生じるようにみえる．というのも，異常のある化学受容体に特定の化学物質が結合して初めて異臭が生じるからである．したがって，嗅覚異常は誘因なしに突然生じ，繰り返し現れるようにみえるのである．てんかん性前兆でも「何かが燃えたような臭い」を不意に感じることがある．

てんかんでは SPS，抑うつ状態，薬物の副作用に伴って幻嗅が生じることがある．片頭痛前兆が側頭葉を巻き込んだときや，Alzheimer 病や精神障害でも幻嗅がみられる[55,56]．また，眼窩前頭葉髄膜腫などの前頭葉下面の病変が嗅球を圧迫した場合も幻嗅が生じる．

症例検討3 片頭痛と幻嗅を呈した青年のMRIを撮像したところ，側頭葉に腫瘍が発見された．この症例から学ぶべきことは，幻嗅を説明しうる併発症（この場合，片頭痛）があったとしても，早計に判断してはならないという点である[57]．

　Parkinson病では嗅覚障害を認めることが多く，進行すると臭いを識別できなくなる．鉤回や側頭葉のてんかん発作では「不快だが何の匂いだかわからない」と陳述することが多い．嗅覚症状に引き続いて意識変容を来した場合はてんかん発作を疑わせる．うつ病，統合失調症，アルコール離脱などの精神障害でも幻嗅が一過性，反復性に生じることがある．てんかん発作に特徴的な「不快な」嗅覚症状に比べると，精神障害や神経変性疾患でみられる嗅覚症状は多彩である．精神障害ではその匂いの源がどこなのかわかると陳述することが多く，なかには患者自身から臭いが出ていると訴えることもある．

　喫煙，血液透析，放射線治療なども嗅覚障害の原因となる．

　抗がん剤にかぎらず，多くの薬剤が嗅覚だけでなく味覚にも影響を与える[58]．この場合，味覚が変化したとか完全に消失したと訴えることが多い．薬剤性嗅覚障害の場合，香水などの身近な香りを感じにくくなる．嗅覚障害をもたらす薬剤は化学受容体に直接影響することもあるし，銅や亜鉛などの必須元素やビタミンなどの欠乏を惹起して間接的に影響することもある．亜鉛は化学受容体の完全性を維持するのに必要な元素である．薬剤によって嗅覚情報の伝達が歪められる原因には，受容体感度の変化，受容体の代謝回転の抑制，セカンドメッセンジャーの不活化，ナトリウムおよびカルシウムイオンチャネルの活性化などがある．こうした薬剤の影響は嗅覚にとどまらず，それ以外の感覚神経路においても活動電位の発生を妨げる．

　嗅覚障害を引き起こす原因として最も多いのが頭部外傷である．嗅神経機能不全の発症率は中等度の頭部外傷で7％，重度頭部外傷や前頭蓋窩骨折では30％に達する[59]．

　外傷後の嗅覚障害はおおむね3カ月以内に回復するが，後遺症を残すこともある．篩板を通過する嗅神経線維が切断されると，受傷直後に一過性に，あるいは遅発性に幻嗅が生じることがある．自験例ではこうした幻嗅に対しガバペンチンが有効であったが，これはおそらくエファプス伝達 ephaptic transmission（訳注：シナプスを介さない神経伝達）を減弱させる効果によるものと考えられる．

5. 味覚症状 gustatory symptom

　味覚に関する幻覚や錯覚は感覚終末器官，末梢神経の損傷，脳幹，白質，大脳皮質味覚野のいずれかの障害によって生じる．幻味は統合失調症や双極性障害などの精神障害でもみられる．とはいえ，その場合も神経疾患や薬剤による幻味の可能性を入念に検討すべきである[60]．

　健常者の舌に三環系抗うつ薬を塗布した研究によると，様々な味覚刺激に対して反応が減弱したという[61]．また，薬剤によってはビタミンや鉱質を枯渇させ，味覚を歪める[62]．カプトプリル，エナラプリル，利尿薬は亜鉛欠乏を，ペニシラミンは銅欠乏を引き起こす．一部のコレステロール降下薬は受容体の維持に必要なビタミンAなどの脂溶性ビタミンの吸収を低下させる．

　Amiloride，スピロノラクトン，リチウムなどのナトリウムチャネル阻害薬やニフェジピンなどのカルシウムチャネル阻害薬は感覚受容体機能を抑制し，味覚を減弱させる．

　味覚機能検査に関する諸研究によると，主観的な検査法には限界があり，いずれも安定した結果が得られず，精神障害や詐病を看破できないなどの問題点が指摘されている[63]．一方，味覚誘発電位検査は高価な装置もいらず，信頼性の高い客観的測定法である．

6. 回転性めまい vertigo

　回転性めまいがてんかん性放電によって生じることはまれである．側頭葉島回や前頭葉皮質由来の部分発作によって孤発性の回転性めまいが生じることもあるが[64,65]，てんかん患者にみられる回

転性めまいのほとんどは末梢性のもの（前庭神経炎やMénière病など）か抗てんかん薬の副作用（カルバマゼピンやフェニトインなど）によるものである．したがって，てんかん性回転性めまい（竜巻てんかん epilepsia tornado）の診断には十分な注意を払わなくてはならない（第11章も参照のこと）．回転性めまいを来す中枢神経系疾患には片頭痛，脳幹の卒中発作，脳幹圧迫などがある．

7. 自律神経症状 autonomic symptom

　てんかん性自律神経発作は心血管，呼吸器，胃腸，皮膚，瞳孔，性器，泌尿器に様々な症状を引き起こす[66,67]．また，内臓感覚，情動，性的感覚が生じることもある．自律神経中枢（扁桃体，島回前部，帯状回前部，眼窩前頭皮質後部）のてんかん発作では内臓感覚や肉体感覚の幻覚や錯覚が惹起されることもある[68]．こうした発作では痛みを伴うこともあるが，漠然とした局在のはっきりしないなんともいえない痛みであることが多い．発作症状が自律神経症状だけの場合は診断が難しい．自律神経系からの入力を受ける領域が発作に巻き込まれると，全身のほてりなどの感覚症状が生じる．発作によっては，戦慄時の生理的反応である動悸，頻脈，振戦，立毛などの末梢性の自律神経変化が先に現れ，それによって恐怖感などの情動反応が引き起こされることもある．自律神経発作では交感神経系の活動が優位になりやすく，この場合，頻脈，呼吸促迫，血圧上昇，散瞳，発汗，顔面紅潮が生じる．もちろん，副交感神経系の活動が亢進することもあり，この場合は流涎，胃酸分泌，蠕動，心拍低下，呼吸減弱，血圧低下，縮瞳が生じる．

　発作性自律神経症状の鑑別診断は幅広く，様々な神経疾患，内科疾患，中毒代謝疾患，精神障害が含まれる．てんかん診断の手がかりとなるのは症状が突然出現する点と持続の短さである．ただし，てんかんであっても普段の常同的な前兆とは異なる自律神経症状や臓器症状を呈したときは，身体疾患（心筋梗塞，胃食道逆流，胃炎など）を鑑別すべきである．実際，内科および精神科でみられる自律神経症状のうち，てんかん性のものは1%にも満たない．

表2 てんかん発作でみられる精神症状

【認知】	【記憶】
夢様状態	既視感
現実感喪失	未視感
離人感	健忘
解離	言語的記憶
宗教体験	非言語的記憶
性的体験	自叙伝的記憶
思考促迫	
思考速度の変化	【情動】
時間の歪み	恐怖
身体イメージの歪み	怒り
	快感
【言語】	笑い発作
発語停止	泣き発作
非流暢性発語	
失名辞	
錯語	
聴理解困難	
常同発語	
失文法	
失書	

8. 精神現象 psychic phenomenon

　てんかん発作でみられる精神現象にはありとあらゆる主観的体験が含まれる．こうした症状は患者にとって最も陳述しにくい自覚症状のひとつである．SPSでは認知，言語，記憶，情動に関わる実に様々な症状が現れる（表2）．こうした症状は様々な神経疾患でもみられる．たとえば，一過性脳虚血（発語停止，失語，健忘など），一過性全健忘（健忘，親近性の変化），片頭痛（既視感，失語，情動の変化），多発性硬化症，脳腫瘍などがある．てんかん発作であれば，こうした精神症状が突然出現し，3分以内に終了することが多い．それ以上続くようであれば，非てんかん性発作である可能性が高い．このほか，精神障害，中毒，代謝性疾患なども精神症状を呈する．

9. 失神 syncope

　失神は脳灌流の低下と酸素化の低下によって生じる．通常は速やかに意識を失うが，緩徐に意識

が薄れていく場合には失神直前の種々の自律神経症状（失神前駆症状 presyncope）を SPS と誤診したり，失神自体を CPS や強直間代発作と誤診してしまうことがある．失神前駆症状に特徴的なのはふらつき，視野のぼやけ，脱力，耳鳴，嘔気，発汗，蒼白である[69]．

紛らわしいことに，失神も部分発作も似たような自律神経症状で始まり，意識喪失やけいれんを呈することがある[70]．発作が特定の姿勢で出現しやすく，睡眠中には生じず，前兆が長く続くようであれば，失神の可能性が高い．一方，尿失禁を伴ったり，発作後にもうろう状態が続いたり，局在性の神経学的脱落症状を認める場合には失神の可能性は低い．

まとめ

発作性に現れる主観的症状を評価することは容易ではない．その症状に引き続いて別の部分発作症状が間違いなく生じるのであれば，SPS と考えてよいだろう．しかし，主観的症状が単独で出現する場合や，推定されるてんかん焦点領域の機能局在に一致しない場合は SPS とは断定することはできない．本章では SPS に酷似した非てんかん性発作を概観した．最も重要なことは虚心坦懐に患者の訴えに耳を傾けることである．

文献

1) Commission on Classification and Terminology, International League Against Epilepsy. Proposal for revised clinical and electroencephalographic classification of epileptic seizures. Epilepsia 1981 ; 22 : 489-501.
2) Temkin O. The Falling Sickness. Baltimore : Johns Hopkins Press ; 1945 : 237.
3) Devinsky O, D'Esposito M. Neurology of Cognitive and Behavioral Disorders. New York : Oxford University Press, 2004 : 336-51.
4) Ardila A, Nino CR, Pulido E, et al. Episodic psychic symptoms in the general population. Epilepsia 1993 ; 34 : 133-40.
5) Holmes MD, Dodrill CB. What is the significance of subjective events recorded during long-term EEG video monitoring? Epilepsia 1998 ; 39 : 857-62.
6) Cogan DG. Visual hallucinations as release phenomena. Albrecht Von Graefes Arch Klin Exp Ophthalmol 1973 ; 188 : 139-50.
7) Lepore FE. Spontaneous visual phenomena with visual loss : 104 patients with lesions of retinal and neural afferent pathways. Neurology 1990 ; 40 : 444-47.
8) Gillmor CS. Visual images observed following an enucleation. Perception 1980 ; 9 : 493-502.
9) Caplan LR. "Top of the basilar" syndrome. Neurology 1980 ; 30 : 72-79.
10) Sacks O. Migraine : The Evolution of a Common Disorder. Berkeley : University of California Press, 1970.
11) Ottman R, Lipton RB. Comorbidity of migraine and epilepsy. Neurology 1994 ; 44 : 2105-10.
12) Basser LS. The relation of migraine and epilepsy. Brain 1969 ; 92 : 285-300.
13) Lerner AG, Gelkopf M, Skladman I, et al. Flashback and hallucinogen persisting perception disorder : clinical aspects and pharmacological treatment approach. Isr J Psychiatry Relat Sci 2002 ; 39 : 92-99.
14) Hoppmann RA, Peden JG, Ober SK. Central nervous system side effects of nonsteroidal anti-inflammatory drugs. Aseptic meningitis, psychosis, and cognitive dysfunction. Arch Intern Med 1991 ; 151 : 1309-13.
15) Kuo YT, Chiu NC, Shen EY, et al. Cerebral perfusion in children with Alice in Wonderland syndrome. Pediatr Neurol 1998 ; 19 : 105-08.
16) Lin WC, Lee PI, Lu CY, et al. Mycoplasma pneumoniae encephalitis in childhood. J Microbiol Immunol Infect 2002 ; 35 : 173-78.
17) Rashiq S, Briewa L, Mooney M, et al. Distinguishing acyclovir neurotoxicity from encephalomyelitis. J Intern Med 1993 ; 234 : 507-11.
18) Hermosillo-Romo D, Brey RL. Neuropsychiatric involvement in systemic lupus erythematosus. Curr Rheumatol Rep 2002 ; 4 : 337-44.
19) Snider LA, Swedo SE. Related articles, links abstract post-streptococcal autoimmune disorders of the central nervous system. Curr Opin Neurol 2003 ; 16 : 359-65.
20) Manger WM, Gifford RW. Pheochromocytoma. J Clin Hypertens (Greenwich) 2002 ; 4 : 62-72.
21) Morreale A, Gallassi R, Lugaresi E, et al. Transient

cognitive impairment due to glioblastoma. Eur Neurol 1995 ; 35 : 179-81.
22) Ueno Y, Tanaka A, Nakayama Y. Transient neurological deficits simulating transient ischemic attacks in a patient with meningioma-ease report. Neurol Med Chir（Tokyo）1998 ; 38 : 661-65.
23) Potagas C, Avdelidis D, Singounas E, et al. Episodic pain associated with a tumor in the parietal operculum : a case report and literature review. Pain 1997 ; 72 : 201-08.
24) Robertson PL. Atypical presentations of spinal cord tumors in children. J Child Neurol 1992 ; 7 : 360-63.
25) Novak GP, Moshe SL. Brainstem glioma presenting as paroxysmal headache. Dev Med Child Neurol 1985 ; 27 : 379-82.
26) Arbusow V, Strupp M, Dieterich M, et al. Alternating episodes of vestibular nerve excitation and failure. Neurology 1998 ; 51 : 1480-83.
27) Silberman EK, Post RM, Nurnberger J, et al. Transient sensory, cognitive and affective phenomena in affective illness : A comparison with complex partial epilepsy. Br J Psychiatry 1985 ; 146 : 81-89.
28) Ali SO, Denicoff KD, Ketter TA, et al. Psychosensory symptoms in bipolar disorder. Neuropsychiatry Neuropsychol Behav Neurol 1997 ; 10 : 223-31.
29) Berrios GE. Tactile hallucinations : conceptual and historical aspects. J Neurol Neurosurg Psychiatry 1982 ; 45 : 285-93.
30) Balasubramanian B, Park GR. Sexual hallucinations during and after sedation and anaesthesia. Anaesthesia 2003 ; 58 : 549-53.
31) Perry E, Walker M, Grace J, et al. Acetylcholine in mind : a neurotransmitter correlate of consciousness? Trends Neurosci 1999 ; 22 : 273-80.
32) Serra Catafau J, Rubio F, et al. Peduncular hallucinosis associated with posterior thalamic infarction. J Neurol 1992 ; 239 : 89-90.
33) Salanova V, Andermann F, Rasmussen T, et al. Parietal lobe epilepsy. Clinical manifestations and outcome in 82 patients treated surgically between 1929 and 1988. Brain 1995 ; 118 : 607-27.
34) Penfield W, Perot P. The brain's record of auditory and visual experience : a final summary and discussion. Brain 1963 ; 86 : 685.
35) Ffytche DH, Howard RJ, Brammer MJ, et al. The anatomy of conscious vision : an fMRI study of visual hallucinations. Nat Neurosci 1998 ; 1 : 738-42.

36) Manford M, Andermann F. Complex visual hallucinations. Clinical and neurobiological insights. Brain 1998 ; 21 : 1819-40.
37) Bender MB, Savitsky N. Micropsia and teleopsia limited to the temporal fields of vision. Arch Ophthal 1943 ; 29 : 904-08.
38) Bender MB, Teuber HL. Disturbances in visual perception following cerebral lesions. Psychology 1949 ; 28 : 223-33.
39) Krieger HP, Bender MB. Neuroophthalmology（eye movements and the primate cerebrum）. Prog Neurol Psychiatry 1957 ; 12 : 180-98.
40) Bender MB, Feldman M, Sobin AJ. Palinopsia. Brain 1968 ; 91 : 321-38.
41) Critchley M. Types of visual perseveration : "paliopsia" and "illusory visual spread." Brain 1951 ; 74 : 267-99.
42) Cummings JL, Syndulko K, Goldberg Z, et al. Palinopsia reconsidered. Neurology 1982 ; 32 : 444-47.
43) Muller T, Buttner T, Kuhn W, et al. Palinopsia as sensory epileptic phenomenon. Acta Neurol Scand 1995 ; 91 : 433-36.
44) Jacobs L, Karpik A, Bozian D, et al. Auditory-visual synesthesia : sound-induced photisms. Neurology 1981 ; 38 : 211-16.
45) Heilman KM, Van Den Abell T. Right hemisphere dominance for attention : the mechanism underlying hemispheric asymmetries of inattention（neglect）. Neurology 1980 ; 30 : 327-30.
46) Devinsky O, Honigfeld G, Patin J. Clozapine-related seizures. Neurology 1991 ; 41 : 369-71.
47) Paquier PF, Van Dongen HR, Loonen CB. The Landau-Kleffner syndrome or 'acquired aphasia with convulsive disorder.' Longterm follow-up of six children and a review of the recent literature. Arch Neurol 1992 ; 49 : 354-59.
48) Douen AG, Bourque PR. Musical auditory hallucinosis from Listeria rhombencephalitis. Can J Neurol Sci 1997 ; 24 : 70-72.
49) Weiser HG, Hungerbuhler H, Siegel AM, et al. Musicogenic epilepsy : review of the literature and case report with ictal single photon emission computed tomography. Epilepsia 1997 ; 38 : 200-7.
50) Penfield W, Jasper HH. Epilepsy and Functional Anatomy of the Human Brain. Boston : Little Brown, 1954.
51) Berrios GE. Musical hallucinations. A historical and

clinical study. Br J Psychiatry 1990 ; 156 : 188-194.
52) Rubin D, McAbee GN, Feldman-Winter LB. Auditory hallucinations associated with migraine. Headache 2002 ; 42 : 646-48.
53) Schreier HA. Auditory hallucinations in nonpsychotic children with affective syndromes and migraines : report of 13 cases. J Child Neurol 1998 ; 13 : 377-82.
54) Leopold DA, Bartels S. Evaluation of olfaction. J Otolaryngol 2002 ; 31 : S18-23.
55) Bassiony MM, Lyketsos CG. Delusions and hallucinations in Alzheimer's disease : review of the brain decade. Psychosomatics 2003 ; 44 : 388-401.
56) Pietrobon D, Striessnig J. Neurobiology of migraine. Nat Rev Neurosci 2003 ; 4 : 386-98.
57) McAbee GN, Wark JE. A practical approach to uncomplicated seizures in children. Am Fam Physician 2000 ; 62 : 1109-16.
58) Comeau TB, Epstein JB, Migas C. Taste and smell dysfunction in patients receiving chemotherapy : a review of current knowledge. Support Care Cancer 2001 ; 9 : 575-80.
59) Summers CG, Wirtschafter JD. Bilateral trigeminal and abducens neuropathies following low-velocity, crushing head injury. Case report. J Neurosurg 1979 ; 50 : 508-11.
60) Carter JL. Visual, somatosensory, olfactory, and gustatory hallucinations. Psychiatr Clin North Am 1992 ; 15 : 347-58.
61) Schiffman RM, Christianson MD, Jacobsen G, et al. Reliability and validity of the ocular surface disease index. Arch Ophthalmol 2000 ; 118 : 615-21.
62) Griffin JP. Drug-induced disorders of taste. Adverse Drug React Toxicol Rev 1992 ; 11 : 229-39.
63) Ikui A. A review of objective measures of gustatory function. Acta Otolaryngol Suppl 2002 ; 546 : 60-68.
64) Kluge M, Beyenburg S, Fernandez G, et al. Epileptic vertigo : evidence for vestibular representation in human frontal cortex. Neurology 2000 ; 55 : 1906-08.
65) Palmini A, Gloor P. The localizing value of auras in partial seizures : a prospective and retrospective study. Neurology 1992 ; 42 : 801-08.
66) O'Donovan CA, Burgess RC, Lüders HO. Autonomic auras. In : Lüders HO, Noachter S eds. Epileptic Seizures : Pathophysiology and Clinical Semiology. New York : Churchill Livingstone, 2000 ; 320-28.
67) Baumgartner C, Lurger S, Leutmezer F. Autonomic symptoms during epileptic seizures. Epileptic Disord 2001 ; 3 : 103-16.
68) Devinsky O, D'Esposito M. Neurology of Cognitive and Behavioral Disorders. New York : Oxford University Press ; 2004 ; 335-46.
69) Bruni J. Episodic impairment of consciousness. In : Bradley WG, Daroff RB, Fenichel GM, et al. eds. Neurology in Clinical Practice. Boston : Butterworth-Heinemann, 2000 ; 9-18.
70) Lempert T, Bauer M, Schmidt D. Syncope : a videometric analysis of 56 episodes of transient cerebral hypoxia. Ann Neurol 1994 ; 36 : 233-37.

III てんかん発作をまねる様々な疾患

11 めまい

　1860年代，Ménièreによって回転性めまいの原因が耳にあることが明らかにされるまで，めまいは定義があいまいなまま，大脳の発作によって生じるものと広く信じられていた．Bladin[1]の優れた総説によれば，「てんかん性めまい epileptic vertigo」は1838年にEsquirolによって導入され，発作のもつ医学的問題，社会的問題，法的問題を折り込んだ疾病概念として20世紀初頭まで広く用いられてきた．しかし，その定義はあいまいで，臨床医の間でもかなりの不一致がみられていた．同時代の多作家としても知られるHughlings Jackson[2]やGowers[3]の論文にさえあいまいで一貫性を欠く記述がみられる．当時はdizziness, giddiness, vertigoなどの自覚症状を表す術語だけでなく，epileptic vertigo, petit mal, slight paroxysm of epilepsyなどの疾病単位を表す術語も定義があいまいであった．

　Giddinessについていえば，回転性めまいを意味することが多かったが，「方向感覚を失う」あるいは「困惑」といった非特異的で軽微な症状に限って用いる研究者もいた．前者の用法の場合，てんかんや耳鼻科以外の領域でもgiddinessが用いられていた．たとえば，Duchenne[4]の著作に以下のような記述が残されている．「小脳疾患の初発症状はgiddinessのことが多い．（中略）Giddinessは千鳥足の原因となるため，私はこれをめまい性失調性歩行と命名した．」1940年代の英国の文献にも同様の記載がある．「後下小脳動脈の血栓症の患者は（中略），非常に強いgiddinessを自覚するか，あるいは左右のどちらか一方に転倒しやすい[5]．」しかも，索引でvertigoを参照するとこの引用文に行き着くのである．

　一方，軽微ではっきりしないめまい様体験を表すのにgiddinessを用いた記述は19世紀末から増えるようになる．この傾向はGowersの著作にも見ることができる．ただし，彼はgiddyとdizzyをその原意にのっとり区別していた（giddyとdizzyの原意はそれぞれ軽はずみとぼんやり）[3]．「てんかん性めまい」についていえば，その出自はいかにも怪しいが，当時としては先進的であったてんかん発作分類が広く用いられるようになっても，文献から消えることはなかった．てんかん性ふらつき，てんかん性眼振，てんかん性耳鳴についても同様である．術語がいかに置き換わろうとも，めまいとてんかんの関係が見直されることはなかったのである．

　皮質刺激実験に関する膨大な文献が示すとおり，対側への眼球偏位，頭部回転，体幹旋回を引き起こす部位は多数存在する[6,7]．また，てんかん放電に伴って回転性めまいが生じる皮質領域があることも半世紀以上前から知られていた．たとえば，Foerster[9]やPenfieldとBoldrey[10]の報告を参考にして意識清明下で電気刺激を行ったFulton[8]によると，Brodmann 22野の後方領域の刺激によって回転性めまいの感覚が生じたという（訳注：上側頭回後部に相当する）．また，PenfieldとJaspers[7]は後頭葉の刺激によって生じた発作を「回転性めまい」に分類している．

　本章では単純部分発作あるいは複雑部分発作に伴う回転性めまいと前庭系に由来する発作症状との鑑別点について述べる．鑑別診断は確かな情報を手がかりとして，あらゆる可能性を考慮したうえで進めるべきである．前庭系の臨床症状は損傷部位によって決まっているので，まずは末梢前庭器官と前庭中枢それぞれの機能と病態の解説から始めよう．

1

前庭系の解剖学と生理学

　前庭系 vestibular system は動きを感知し，代償性運動を発生させることによって身体，頭部，眼球の空間的位置を保たせている．前庭系は前庭迷路，内耳神経前庭部，前庭神経核からなり，脳幹と皮質に求心性の神経線維を送っている．前庭系からの感覚入力のほとんどは脳幹レベルで処理されるので，その内容が意識に上ることはない．視覚の安定に関わる前庭眼反射 vestibulo-ocular reflex（VOR）はその代表例である[11]．これは頭部と身体の動き（回転運動および直線運動）を探知し，その反対方向に眼球を偏位させる反射である．この反射のおかげで意識していなくても網膜上に視覚像が固定され，視覚対象を注視しつづけることができる（図1）．

　左右の半規管 semicircular canal は互いに拮抗する一対の回転加速度探知器として機能している．たとえば，水平方向を担う左右の外側半規管は一方が興奮すると他方が抑制されるように対向している．半規管の興奮反応は前庭一次神経細胞の発火頻度を増大させ，抑制反応は逆に発火頻度を減少させる．垂直方向については一側の前半規管と対側の後半規管が対をなして担っている．耳石器 otolith organ は直線加速度探知器であり，直線方向の運動と重力に対する傾きを検知する（図1d, e）．耳石器も左右一対からなり，頭部傾斜の方向に合わせて一方が興奮すると他方は抑制される．

　こうした対向配置は前庭系中枢にもみられる．前庭神経系の解剖の詳細については専門書に譲り，本章では外側半規管からの投射経路についてごく簡単に説明する．VORの大部分は3つの神経細胞からなる反射弓[12]によって説明できる．この構成は筋伸展反射と基本的には同じであり，上位中枢の支配を受けてはいるものの，その働きが意識に上ることはない．水平方向の回転加速度が生じたとしよう．すると，外側半規管のクプラ（膨大部頂）が偏位し，有毛細胞のイオン電流が変化する[13]（図1a, b）．その結果，前庭神経求心線維（前庭一次神経細胞）の発火率が変化し，シナプス結合を介して同側の前庭神経内側核に情報が伝達される（図2）．この前庭神経内側核から始まる二次神経細胞は対側の外転神経核に直接投射しており，対側眼の外転運動を引き起こす．また，対側の外転神経核への刺激は同側の内側縦束を上行した後，同側の動眼神経核にも送られ，同側眼の内転運動を引き起こす．つまり，眼球は回転加速度と逆向きの方向に偏位する（図1c）．一方の末梢前庭器官が障害されると，健側からの興奮性出力が相対的に高まり，眼球は一定のゆっくりとした速度で病側へ偏位する（緩徐相）．そして，眼球がかなり偏位すると，眼球を元の位置に戻そうとしてサッカードが生じる（急速相）．これが末梢性前庭障害による眼振 nystagmus の典型例である．

1. 前庭系皮質 vestibular cortex

　VORのように皮質下で処理される前庭感覚情報は通常意識に上らない．しかし，その一方で動きやめまいの感覚のように前庭感覚を自覚することもできる[14]．これは前庭感覚情報が皮質でも処理されているからにほかならない．これまでに特定された「前庭系皮質」は様々な動物種で実験的に確認されたものであり，脳内の複数の領域にまたがっている．リスザルを用いた Guldin ら[15]は前庭感覚情報を司る領域として，3a野，頭頂島部前庭皮質 parietoinsular vestibular cortex（PIVC），7野，「シルビウス裂後部視覚野」を特定した．「シルビウス裂後部視覚野」は視運動性刺激に最も強く反応し，PIVCは前庭感覚刺激に最も強く反応する．また，3a野とPIVCの間には密な相互連絡がある．ヒトについては，冷水刺激を用いた温度眼振検査（カロリック検査）中の反応をPETによって測定したBottiniら[16]の報告がある．それによると，反応した領域は対側の側頭頭頂接合部，島後方，被殻，前部帯状回，一次感覚皮質であった．この他，Bucherら[17]の報告によると，耳後部の電気刺激（訳注：身体動揺や眼振などの前庭症状が惹起される）では両側性に島中部，島後方，横側

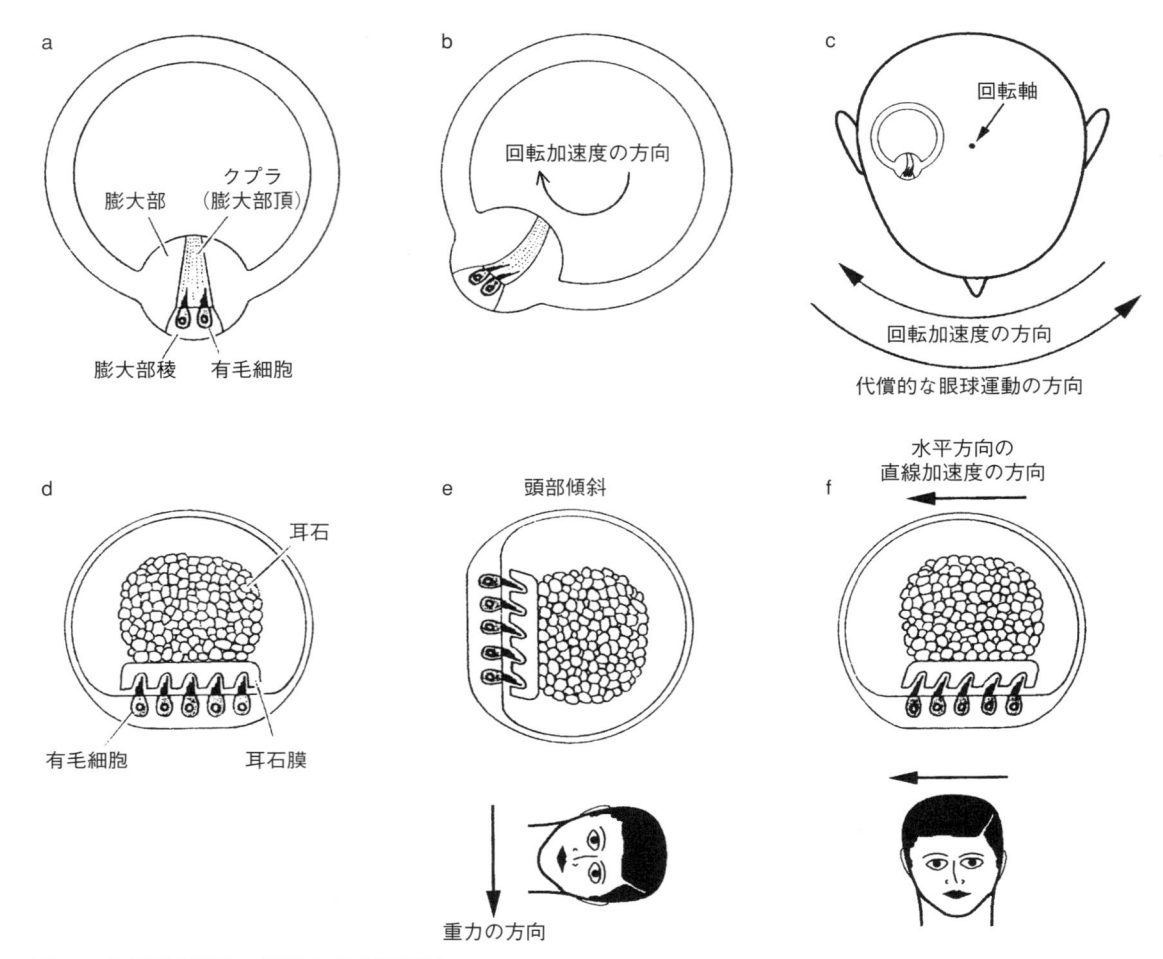

図 1 末梢前庭器官の構造と前庭眼反射

a〜c：半規管膨大部の内部．クプラ（膨大部頂），有毛細胞（不動毛および有動毛）の位置関係を表す．a：安定した状態での有毛細胞，クプラの位置．b：時計軸回転方向の加速度が加わると内リンパの働きでクプラと有毛細胞有動毛が反時計方向に動く．c：頭部が右方向に回転（ヨー）すると水平回転運動性の前庭眼反射により眼球が左方向に偏位する（訳注：水平方向への回転はヨー yaw，垂直方向への回転はピッチ pitch，横方向への回転はロール roll と表現される）．d：頭部正立位での卵形嚢平衡斑．有毛細胞，耳石膜，耳石の位置関係を表す．e：頭部を左に倒すと耳石が重力方向にずれ，不動毛および有動毛が偏位する．眼球は頭部とは逆方向にロールするので，空間内では相対的に同じ位置を保つことになる．f：右向きの直線加速度が加わると（頭上の矢印），耳石と有毛細胞は左方向に偏位する．頭部の水平移動が急峻な場合，水平直線運動性の前庭眼反射により眼球が左方向に変位する．これは代償的な眼球運動である．［文献11より］

頭回が反応したのに対し，第4〜5頸椎レベルの痛み刺激（対照群）では島中部が反応した．これらの結果を合わせ考えると，ヒトの前庭系皮質は側頭頭頂接合部と島後方に位置している可能性が高い．このことは島後方の脳卒中によって垂直方向の空間認知障害が生じることを報告したBrandtら[18]の知見とも一致する．

2. めまいの生理学

なぜ動きを体感できるのか．動きの体感は前庭感覚だけでなく，視覚，触覚，聴覚のすべての感覚入力が同じ方向，同じ速度を指し示し，さらにその感覚が統合されて初めて可能となる．したがって，前庭感覚だけが意識されることはほとん

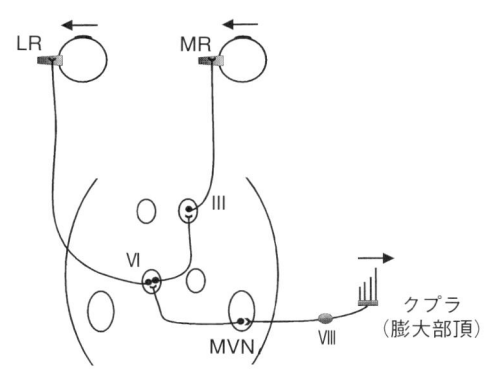

図2 前庭眼反射

水平半規管のクプラ（膨大部頂）に興奮刺激が生じると，内耳神経前庭部（Ⅷ）にインパルスが起こる．この情報は橋背側の前庭神経内側核 medial vestibular nucleus（MVN）への興奮性入力となり，シナプス伝達を経て対側の外転神経核（Ⅵ）に送られる．対側の外転神経核からの興奮性出力は対側の外直筋 lateral rectus（LR）の収縮を引き起こす．対側の外転神経核への刺激は介在ニューロンを介して同側の内側縦束を上行した後，同側の動眼神経核（Ⅲ）にも送られる．これは同側の内直筋 medial rectus（MR）の収縮を引き起こす．つまり，頭部を回転するとクプラが刺激され，頭部とは逆方向の眼球共同偏位が起こる．〔文献14より〕

どない．しかし，特殊な状況下ではこれらの感覚情報がうまく統合されず，感覚のミスマッチが生じて，前庭感覚が意識に上ることがある．窓のないエレベーターや船室内にいる状況がこれにあたる．この種の感覚のミスマッチが長時間続くと乗り物酔いを来す．

実際には動いていないのに動いているように感じる錯覚が回転性めまい vertigo である．回転性めまいは前庭感覚であり，視運動性の自覚症状を伴っていなくても感覚のミスマッチによって嘔気や嘔吐が生じる．どちらか一方の前庭系が損傷を受けると回転性めまいと眼振が生じる．これには迷路損傷，前庭神経損傷，中枢前庭系障害などがある．前庭神経核損傷によってもめまいが生じるが，これは後下小脳動脈 posterior inferior cerebellar artery（PICA）の脳卒中などでみられる．興味深いことに，テント上の脳卒中では非回転性めまいが生じ，回転性めまいは生じない[19,20]．ただし，上側頭回後部を電気刺激すると「目が回る

感覚」が現れる[7]．

2

病歴聴取

1. 術語の定義

患者がめまいを訴えるときには dizziness を使うことが多い．Dizziness は giddiness と同様に「方向感覚がなくなった感じ」とか「バランスの乱れ」といった意味で神経系以外の症状にも広く使われてしまっている．似たような表現にはふらつく感じ woozy，ぼんやりする感じ spacey，酔っぱらった感じ drunk などがあるが，あまり使われない．ここではめまいを回転性めまい，動揺感，立ちくらみ，平衡異常，こみ上げてくる感覚の5つに分けて扱うことにする．これに方言を加えるときりがないのだが，ともかく，それぞれの術語に定義を与えておく．

回転運動の錯覚である回転性めまい vertigo は内耳，前庭神経，前庭中枢のいずれかの障害を強く示唆する．回転性めまいと頭位の関係も重要であり，重力や首に対して頭を動かした際にめまいが現れたり，悪化しないかを確認する．

動揺視 oscillopsia は回転性めまいと関連の強い症状である．動揺視は視運動性の錯覚で，視覚対象が揺れて見えたり，振動して見えたりする．動揺視には前庭性眼振によるものと VOR 不全によるものがある．前者の場合，テレビになぞらえて「垂直同期」ができないと訴える患者が多い．後者の場合は小型のビデオカメラで撮影しているときのような見え方になる．

動揺感 intolerance to visual motion も前庭機能障害でよくみられる．方向感覚がなくなるわけでも吐き気がするわけでもないのにスーパーマーケットの通路で歩けなくなるといった訴えが多い．ほかには商店街，駅などの人混みや大型スクリーンの映画館に耐えられないなどと訴えることもある．この症状は頭部外傷でみられることが多

いが，種々の末梢性前庭疾患に伴うこともある．動揺感は前庭機能が障害されたことによって視覚情報に頼りすぎるために生じる．

立ちくらみ lightheadedness は回転性めまいや動揺感とは全く異なる症状である．立ちくらみは失神直前の状態を表すための術語であり，これ以外の症状には用いないほうがよい．気絶しそうになったとか，急に立ち上がったらぐらっときたなどと訴える．立ちくらみはおそらく低酸素脳症によるもので，その原因としては心疾患や血管迷走神経反射が考えられる．失神と立ちくらみについては前庭機能検査は不要である．回転性めまいが引き金となって血管迷走神経反射が生じた場合は例外だが，極めてまれである．

不安によっても立ちくらみに似た症状が生じることを忘れてはならない．おそらくこれは過換気に伴うものだろう．また，動揺感が生じることもある．高血圧では立ちくらみを伴うことがあるが，回転性めまいは生じない．立ちくらみは降圧薬によって血圧が低下したときに生じやすい．

平衡異常 imbalance は重心を保てなくなる状態だが，回転性めまい，動揺感，立ちくらみを伴わずに現れることがある．問診では，不安定感を自覚しているか，つまずくことはないか，転倒することはないかを確認する．平衡異常は感覚系，運動系どちらの問題によっても起こりうる．

体全体の揺れる感じを伴わずに，心窩部にこみ上げてくる感覚 rising sensation がある場合は側頭葉てんかんの可能性が高い．海馬硬化症を伴う場合は37%でみられるが，それ以外の脳損傷による場合は15%でしかみられない[21]．この感覚と回転性めまいは全く別の症状である．回転性めまいを伴うてんかん発作はまれだが，その場合は側頭葉外焦点のことが多い[21]．

こうした症状は時間経過とともに変化することがある．慢性の前庭器官障害の場合，回転性めまいで発症しても経過中に漠然とした症状に移り変わることが多い．したがって，最初の発作について詳細な情報を聴取することが診断につながる最も確実な方法である．時間が経過していても，最初の発作の記憶は鮮明に残っていることが多い．

たとえば，横になると「気持ちが悪くなる」と訴える経過の長い良性発作性頭位めまいの場合，最初の症状について聞くと，回転性めまいの発作であったことをはっきりと思い出すものである．そして，適切な誘発試験を行えば眼振と不快感が誘発され，自覚症状が時間とともに変化してきたことがわかるだろう．

2. 促進因子

前庭症状のほとんどは発作性であり，症状が持続することはまれである．発作症状の出現促進因子が特定できれば，診断の手がかりとなる．頭の向きを変えたり，寝返りを打ったときに回転性めまいが生じる場合は良性発作性頭位めまい症 benign paroxysmal positional vertigo（BPPV）の可能性が高い．これは半規管内に入り込んだ耳石や浮遊物などによってめまいを来す末梢前庭器官症候群である．急に立ち上がったときに立ちくらみが生じる場合は起立性低血圧の可能性が高い．ただし，BPPV でも急に立ち上がったときに一瞬だけ回転性めまいと眼振を来すことがある．前庭機能が失われていても急激に回転すると一過性に回転性めまいと平衡異常を来すことがあるが，これは左右の末梢前庭器官の不均衡によるものだろう．

髄液圧の変化は蝸牛水管（外リンパ）を通じて前庭系に伝わるので，頭蓋内圧の亢進によって外リンパ瘻 perilymph fistula が悪化することがある．これは頭蓋内圧が膜迷路に伝わり，外リンパが瘻孔を通じて鼓室腔に漏出するためである．このため，重いものを持ち上げたり，排便時に力んだりすると Valsalva 法（訳注：耳管から中耳へ空気を送り込む方法）と同じ原理で回転性めまいが誘発される．咳払い，くしゃみによってもめまいが生じることもある．騒音や特定の周波数を含む音によって回転性めまいが生じる場合は Tullio 現象が疑わしい．これも髄液圧が膜迷路に伝わることによって回転性めまいと動揺視が生じる現象である．

回転性めまいは過換気によっても誘発されることがある[22]．たとえば，過換気によって眼振が生

表 1　回転性めまいの原因と持続時間

一瞬	秒単位	分単位	時間単位	日単位
前庭機能低下	BPPV	TIA	脳卒中	前庭神経炎
	小児のBPV	片頭痛	片頭痛	脳卒中
	てんかん発作	Ménière病	Ménière病	心因性
	外リンパ瘻		聴神経腫	多発性硬化症

BPPV：良性発作性頭位めまい，BPV：良性発作性めまい，TIA：一過性脳虚血

じた前庭神経鞘腫[23]や下向性眼振が増悪した小脳障害[24]が報告されている．この場合，1～2分の過換気によって回転性めまいが生じ，眼振を確認することができる．もちろん，過換気によって過換気症候群のみならずてんかん発作が誘発されることもある．そのめまいが前庭系由来であれば，眼振を伴っているはずである．

不安障害やパニック障害では情動誘発因子に気づくことが重要である．パニック発作では不安症状や過換気を伴う．広場恐怖では自宅を離れたときや開放的な空間に出たときに非回転性めまいが生じる．回転性めまいによっても不安症状が生じることがあり，この場合は鑑別が難しくなる．

3. めまいの持続時間

回転性めまいの持続時間も鑑別診断に際して最も参考になる情報のひとつである（表1）．ここで問題にしているのは個々の発作の持続時間であって，初発発作からの経過期間ではない．平衡異常や不快感はめまい発作よりも長く続くことが多いので，こうした関連症状を除いた「ぐるぐる回っていた時間」だけを聴取することが重要である．

一瞬のめまいは前庭神経炎の後やMénière病の末期などの固定化した前庭病変に伴って出現する．前庭機能不全が片側性に生じると，頭部運動の際に左右の耳の間や視覚と前庭感覚の間で信号のミスマッチが発生し，その結果めまいが生じる．この一瞬のめまいは前庭神経炎やMénière病の主症状ではなく，末期の続発症であると考えたほうがよい．

典型的なBPPVにおけるめまいの持続時間は短くて4秒，長くても90秒である[25]．そのほとんどは30～60秒であるが，直立姿勢をとることによって発作が中断されることがある．Morrell[26]が指摘しているように，小児では良性発作性めまい benign paroxysmal vertigo（BPV）がよくみられる．数秒から数分持続する発作が年に数回生じ，たいていは7歳までに治癒する．前庭機能に異常を認めるが，脳波は正常で意識を消失することはない．てんかん性のめまいの場合，持続は数秒から1分程度であり，一側性の感覚・運動症状や意識変容を伴うことが多い[27～29]．てんかん発作の症状として回転性めまいが単独で生じることは極めてまれである．同じくまれなものに外リンパ瘻がある．外リンパ瘻ではValsalva法によって外リンパが中耳腔に漏出し，回転性めまいが生じる．場合によっては難聴や耳鳴りを伴うことがある．めまいの持続時間が短いのは前庭有毛細胞がすぐにたわみに適応するからである[30]．

2～20分のめまい発作は少ないが，後方循環系の一過性脳虚血 transient ischemic attack（TIA）の持続時間として矛盾しない．脳血管系の鑑別診断については第17章で詳しく解説されているので，ここでは簡単に触れておく．後方循環系のTIAでは複視，視野欠損，失調，一側性感覚脱失，不全麻痺などが生じ，ほとんどの場合，診断は容易である．TIAの症状として回転性めまいが単独で生じるかどうかについては議論がある．確かにめまいだけが生じることもあるが，ほとんどの場合，めまい以外の神経症状を伴った発作が数日以内に再発するともいわれている[31]．Baloh[32]はこれに反論し，めまい発作の発現機序が解明されていないだけであって，めまいを唯一の症状とするTIAは報告されているよりも実際には多いはずだと述べている．回転性めまいだけが生じ，24時間以内に救急外来を受診した50～74歳の患者

24名を調査したNorrvingら[33]によると,発症後14〜44日目に実施した画像検査で小脳尾側部の梗塞を6名(25%)で認めたという.したがって,脳幹症状を伴った回転性めまいはTIAとして評価したほうがよい.また,高齢者の突発性難聴を伴わないめまいではTIAを疑うべきである.

Ménière病のめまい発作は短い場合で20分,長い場合は24時間持続する[34,35].難聴や耳鳴を伴わなければMénière病と診断することはできないが,病初期には前庭症状だけのこともあるので,発作の持続時間は診断上の有用な指標となる.聴神経腫瘍でもめまい発作が生じることがあり,これは聴神経の微小梗塞によることがほとんどである.この発作も数時間持続するが,聴神経腫瘍では比較的まれな症状であり,たいていは難聴だけが進行していく.

24時間以上続く回転性めまいでは前庭神経炎が強く疑われる.嘔気と嘔吐は発症当日だけで,めまいは2〜3日続く.その後の数日間は目を閉じたときに軽いめまいが生じ,数カ月間は頭を動かした際に一瞬のめまいを感じることが多い.

中枢神経の急性疾患に伴う回転性めまいは4日以上続くことが多い.多発性硬化症でもめまい発作が数日続くことがある.この場合,めまい以外の神経症状も伴うが,嘔吐が生じることは少ない.前下小脳動脈 anterior inferior cerebellar artery (AICA) の支配領域の後頭蓋窩梗塞では眼振や円滑性追跡眼球運動の左右差だけでなく,めまいを伴うこともある[33].めまいの感覚が変動することなく1週間以上持続する場合はおそらく心因性である.

4. てんかん発作でみられる前庭症状

てんかん発作について検討する前に,前兆や単純部分発作で用いられる用語を明確にしておく必要がある.Erkwoh[36]が指摘しているように,軽くなったような感覚,地面から離れているような感覚,宙に浮いているような感覚,絶壁につかまっているような感覚などの精神症状と前庭症状である回転性めまいをきちんと区別しておくことが重要である.てんかんでは真性の回転性めまいとこれらの精神症状の両方を訴えることがある.

15年間で1,563名のてんかん患者を診察したErkwoh[36]によると,前兆を報告した患者325名のうち46名(14.2%)の前兆は波の上を歩いている感じ,動揺性めまい,ふらつきであった.しかし,てんかん発作症状として回転性めまいだけが生じている患者はひとりもいなかった.先にも触れたが,上行性上腹部症状に比べると,回転性めまいや動揺性めまいが前兆として生じることは少ないが,生じる場合は側頭葉外発作のことが多い[21].

3

神経学的診察

めまいや平衡異常を診断するためには平衡維持機能に関する詳細な診察が必要である.重心の維持には運動系を構成する錐体路,錐体外路,小脳の絶妙な相互作用が必要であるが,これは視覚,前庭感覚,体性感覚からの情報によって支えられている.この感覚・運動システムのどこかが故障すると,特定の条件下で平衡機能が維持できなくなる.したがって,「標準的な」神経学的診察に加えて,眼球運動を中心とした前庭機能検査を行わなくてはならない.

めまいの検査は前庭不均衡の評価と前庭機能低下の評価という2つの基本部分に分けることができる.神経内科医の言を待つまでもなく,眼振 nystagmus の詳細な診察なくしては正しい診断には至らない.Kroenkeら[37]による研究でも診断に最も役立っていたのは検査や画像ではなく何よりも眼振の診察であった.第一眼位(訳注:正面を見ているときの目の位置)での眼振は前庭不均衡の際にみられる所見である.驚くかもしれないが,振幅の大きい眼振でさえ,はた目には気づかないことがあるので,ベッドサイドでは眼振を発見しやすくする工夫が必要となる.

眼振は輻輳によって増強したり減弱したりするので,患者には初めは離れたところを凝視させ,

次に近くの標的を見させるとよい（鼻から数インチのところで検者の指を見させる）．前庭不均衡であることに疑いの余地がなく，しかも入念に診察したにもかかわらず，第一眼位眼振が見つからないことがある．これはほとんどの場合，患者の固視によるものである．中枢神経系には外界は静止しているものだという生来の思い込みがあるようで，前庭不均衡のために動いていてしまっている外界を固視によって動かなくしているのである．この固視を弱め，隠れている第一眼位眼振を引き出すにはいくつかの手法があるが，最も有効なのは携帯眼底鏡を使う方法だろう．患者を暗所に座らせ，離れたところの標的を凝視するように指示し，眼底を観察する．眼底を観察している間，反対の目をもう一方の手で覆う．こうしてしまえば，患者はもはや目で見ることができなくなり，効果的に固視を排除できる．この方法では眼振が拡大表示されるので，振幅が小さな眼振であっても簡単に見つけることができる．

眼振には緩徐相と急速相があるが，重要なのは緩徐相のほうである．というのも，緩徐相の形状と方向が前庭器官の異常を反映しているからである．緩徐相の方向はその原因部位を特定するのに重要である．末梢前庭障害による眼振ではたいてい方向が入り交じっていて，斜めだったり，水平眼振と回旋眼振が混ざっていたりする．正真正銘の水平眼振は注視麻痺（訳注：傍正中橋網様体の障害のために共役眼球運動が損なわれ，注視することができない）による可能性が高い．真性の垂直眼振は脳幹あるいは小脳疾患による．純粋な回旋眼振では中枢前庭神経路の病変が強く疑われる．別のタイプの眼振として振子様眼振があるが，これも診察によって簡単にみつけることができる．この眼振には例外的に急速相がなく，眼球が行ったり来たりの振動を繰り返す．先天性のことが多いが，重症小脳疾患や多発性硬化症でもよくみられる．

注視眼振も診断的意義が高い．前庭疾患による眼振では注視によって斜角は多少変化することがあるが，水平成分の方向が変化することはない．右向きの眼振が注視によって左向きの眼振に変化するのであれば，病変は前庭系以外の中枢神経系に存在する．注視麻痺性眼振 gaze-paretic nystagmus は定義に従えば，緩徐相が常に第一眼位のほうを向いている眼振であり，右方視すると眼球は右にすっと動き，左方視すると左にさっと動く．前庭性眼振とは異なり，注視麻痺性眼振は垂直方向の注視でも誘発され，下方視よりも上方視でみられることが多い．先天性眼振では注視位置によっては眼振が消えることがある．これは静止位とよばれ，眼振の方向は静止位を挟んで反転する．なお，静止位は第一眼位とはかぎらない．

方向パターンが変化する眼振にはほかにも周期性交代性眼振 periodic alternating nystagmus (PAN) がある．これは注視とは無関係に時間とともに方向が変化する眼振で，小脳小節の障害によって生じる．この眼振はあるときは右に振れ，またあるときは左に振れてみえるので，繰り返し観察しないかぎり気づきようがない．典型的なPANでは90秒ごとに方向が変化し，その速度も周期的に変化する．

前庭機能低下を診断するには検査が必要なことがほとんどだが，簡単なベッドサイド手技でもVORに関する正確な定性データを得ることができる．そのひとつが「ミニ・カロリック」である．覚醒している患者にカロリック検査（温度眼振検査）を行うと激しい嘔気と嘔吐が生じると考えがちだが，これは正しくない．確かにICUの昏睡患者に用いるような20〜100 mLの氷水であれば激しい副作用が生じるが，ミニ・カロリックでは1 mL弱の氷水を用いるので副作用は比較的まれである．一方の耳で反応があり，他方で反応がなければ末梢性の問題であると診断できる．

頭振眼振 head-shaking nystagmus は前庭不均衡の検出感度が非常に高い手技である[38]．ただし，それによって中枢性なのか末梢性なのかを知ることはできない[39]．この検査にはFrenzel眼鏡を使う方法と使わない方法がある．検者の両手を患者の耳の上に置いて頭部をしっかりと押さえ，目を閉じているように指示する．それから頭部を1秒に2〜3回の割合で前後に揺することを10〜20秒間続ける．その後，患者に真正面を凝視さ

せ，眼振の有無を確認する．

頭振の最中に患者に近くの文字を読ませることによってVORを評価することもできる．VORが正常であれば，文字を固視し続けるために両目は頭部の動きとは反対方向に動き，視力が低下することはない．VORが低下していれば，目は頭と一緒に動き，もはや文字を固視できなくなり，したがって視力は低下する．文字のぼやけ方が強い方向を患者に報告させれば，どの方向のVORの障害が強いかを確認することもできる．

眼底鏡を用いればVORを客観的に評価することが可能である．患者に離れた標的を固視させておき，眼底鏡の焦点を視神経乳頭に当てる．それから患者の頭を左右にゆっくりと動かし，視神経乳頭の動きに注意しながら眼底を観察し続ける．VORが減弱しているのであれば，患者が標的を固視し続けているときに眼振が観察される．眼底を観察することによって0.5°程度のかすかな眼振でも捉えることができる．

さらに簡単で実践的なVOR評価法もある[40]．この手技は数秒で実施可能である．患者の頭部を左右からしっかりと押さえてから，検者の鼻を固視し続けるように教示する．患者が注意を集中していることを確認したうえで，回転可能な角度の約60%だけ頭部を回転させておく．そして，頭をできるだけ迅速に逆回転させ，正中線上に戻す．VORが正常なら，目は検者の鼻から離れることはないが，VORが障害されていれば，目は頭と一緒に動いてしまい，注視点に戻すためにサッカードが発生してしまう．

体の位置を変えるだけでも眼振を誘発させることができる．頭が重力に対して傾いているとき，耳石器は一定の刺激を受けている．前庭系のどこかに病変があると重力の影響によって眼振が生じる．この場合の眼振は方向が入り交じっていることが多い．

Dix-Hallpike検査は垂直半規管を刺激するための姿勢操作である[25]．頭部を45°回転させた状態で，患者を座位から仰臥位（懸垂頭位）にさせると一対の垂直半規管面で回転が生じる．正常であれば，この操作を行っても眼振は生じない．

BPPVでは平衡斑にしっかりと付着していない耳石が半規管に落ち込み，回転性めまいと眼振が生じる．この眼振は上向性運動と回旋性運動からなり，眼球振動の上極は病側を向く．

Dix-Hallpike法を用いた場合，BPPVであれば数秒の時間差をおいて眼振が生じ，15～30秒で消失する．中枢神経系の病変による眼振であれば，ほとんど時間差なしに生じ，馴化することなく懸垂頭位にしているかぎり持続する．ただし，眼振が回旋性ではなく，固視の影響を無視できないときはFrenzel眼鏡の使用が望ましい．馴化しない頭位眼振に遭遇したときには立位または仰臥位で眼振パターンが変化しないかを調べる．

4

回転性めまいを来す耳鼻科疾患

1. 難聴 hearing loss

難聴，耳鳴，耳閉などの耳鼻科領域の訴えは病変部位を特定する際の重要な手がかりとなる（**表2**）．聴覚路は蝸牛神経の最初のシナプスまでを除いて両側性なので，一側性の難聴は中枢性ではなく，末梢性のものである．聴神経の根進入部の中枢側に病変があれば例外的に一側性難聴となるが，まれである[41]．したがって，一側性の難聴はかなりの確度で末梢性疾患であることを意味している．

回転性めまいと難聴を突然発症した場合は内耳自体に病変があることを疑わせる．不思議なことに，ウイルス性疾患では回転性めまいか難聴のどちらかだけが生じることが多い．先にも触れたが，血管性病変によっても回転性めまいと難聴を突然発症することがある．内耳動脈はAICAから分枝している．内耳動脈灌流域の梗塞だけでなく，蝸牛・前庭迷路のウイルス感染によっても回転性めまいと突発性難聴を生じるので，両者の鑑別は難しい．しかし，AICAの近位灌流域の梗塞であれば小脳症状も生じる．外側延髄梗塞症候群

表 2 回転性めまいを来す耳鼻科疾患の特徴

難聴の併発
耳鳴の併発
Tullio 現象

(訳注:Wallenberg 症候群.後下小脳動脈の梗塞で生じ,めまいを伴う)では感音性難聴は生じないので,鑑別に役立つ.

難聴の症状から特定の疾病過程を推察することもできる.回転性めまいが 24 時間以上続き,一側性の難聴を併発していれば,内耳梗塞か内耳炎が疑われる.どちらの場合も難聴は重症のことが多いが,内耳炎では軽症のことがある.慢性または進行性の平衡障害に一側性難聴が併発していれば前庭神経鞘腫が疑われる.語音聴取能低下は内耳神経障害を示唆する所見である[42,43].Ménière 病の回転性めまいと難聴であれば,24 時間以内に治まるはずである.ただし,難聴の程度は周波数に対して一定のこともあれば,右下がり,右上がりのこともある[44].なお,非対称性難聴(訳注:聴力の周波数特性が非対称性の難聴)は一般人口の約 8%,高齢者の大部分にみられるだけでなく,浮動性めまいでも 26%に認められるので[45],必ずしも前庭病変による症状とはかぎらない.

難聴は脳振盪後のめまいでもよくみられる[46].しかし,この場合の難聴は徐々に回復する.同様に,外傷性外リンパ瘻も重度の難聴を伴うことがあり,典型例ではベッド安静で改善する[47〜49].もちろん,真珠腫のような内耳内占拠性病変では内耳機能だけでなく聴覚も損なわれる.対照的に,前庭神経炎の診断基準では難聴は除外項目である.Ménière 病や小脳橋角部腫瘍では,まれに BPPV を伴うことがあるが,BPPV 自体が難聴を伴うことはない.原則として,前庭症状と同時に生じる難聴は末梢性疾患の徴候であるといってよいだろう.とはいえ,正常聴覚だからといって末梢性疾患を除外できるわけではない.

2. 耳鳴 tinnitus

耳鳴は末梢性病変だけでなく中枢性病変でもみられるが,耳鳴の性状によっては鑑別診断に役立つことがある.Ménière 病では難聴の急性発作に騒音性耳鳴を伴うことがあり,これは聴力の回復とともに改善する.耳閉感は非特異的な症状ではあるが,Ménière 病の急性発作でみられることがある.

3. Tullio 現象

Tullio 現象では回転性めまい,動揺視,平衡異常,眼振が生じる.前述したように,Tullio 現象は外リンパ瘻や上半規管裂隙症候群でみられる[50].耳石があぶみ骨底板に直に接しているために,音響振動によって前庭症状が惹起されてしまう.

5
めまいの検査

めまいの検査には聴力検査,電気眼振計を用いた温度眼振検査,回転椅子検査,聴性脳幹反応,重心動揺検査,後頭蓋窩の MRI などがある.前述したとおり,迷路病変や内耳神経病変を特定するには聴力検査が不可欠である.

1. 電気眼振計を用いた温度眼振検査

外耳道を冷水や温水で灌流すると半規管が刺激され,眼振(温度眼振)が現れる.電気眼振計 electronystagmography を用いて温度眼振の緩徐相速度を測定し,左右で比較することによって,一側の前庭機能低下を検出することができる.温度眼振の緩徐相速度は刺激温度と体温の差と水平半規管の感度によって決まる.温度刺激の種類(C:冷水,W:温水)と刺激側(AS:左耳,AD:右耳)に分けて緩徐相の最大速度を測定すると,CAD(冷水右耳刺激),CAS(冷水左耳刺激),WAD(温水右耳刺激),WAS(温水左耳刺激)の 4 つの値が得られる.これを以下の公式に当てはめると温度刺激に対する感度の左右差 sensitivity difference を求めることができる.

$$\frac{(CAD+WAD)-(CAS+WAS)}{CAD+WAD+CAS+WAS}$$

これは末梢性前庭機能の指標と考えられているが，末梢前庭障害に対する特異度が特に高いわけではない．たとえば，Allum ら[51]による比較対照研究によれば，検出率は末梢性前庭機能障害では平均45％，脳幹病変では29％，健常対照群では2％であった．つまり，この指標は前庭疾患の検出には有用だが，末梢性か中枢性かの鑑別には役立たない．なお，感度の左右差が25％以上の場合，なんらかの前庭障害があるとみなされる．

Fitzgerald と Hallpike[52]は別の指標として以下のような眼振方向左右差 directional difference を考案している．

$$\frac{(CAD+WAS)-(CAS+WAD)}{CAD+WAD+CAS+WAS}$$

これは左向きの眼振と右向きの眼振の非対称性の指標である．この値が30％以上の場合，なんらかの前庭障害があると考えられる．ただし，末梢性か中枢性かを鑑別することはできない[53]．

温度眼振検査で注意すべき点は左右の耳の刺激条件を一定に保つことである．たとえば，いずれか一方に中耳炎を認めたり，注水温度，注水速度，側頭骨の構造・密度などが左右で異なっている場合は，検査結果の解釈を誤る可能性がある．中耳炎のために中耳内に滲出液が貯留していると内耳への熱伝導率が上昇する．また，側頭骨構造が対称でない場合，熱伝導率の左右差ははかりしれない．このほか，両側性前庭障害（末梢性であれ中枢性であれ）では両指標とも異常を示さない欠点がある．両側性前庭障害では総眼振反応量（CAD＋WAD＋CAS＋WAS）が32度/秒未満となるが，この指標を用いても末梢性か中枢性かを鑑別することはできない．

2. 回転椅子検査 rotary chair testing

温度眼振検査は回転性前庭反応を惹起する検査だが，垂直軸回転によってVORを惹起する検査方法もある．温度刺激検査と異なり，回転椅子検査では温度条件を気にしなくてすむという利点がある．さらに，回転速度からVOR利得（頭部回転速度に対する眼振緩徐相速度の比率）を算出することもできる．この検査は前庭機能低下の検出に優れているうえに末梢性前庭障害に対する特異度も高い．両側性前庭障害に対してもVOR利得は温度刺激検査よりも信頼性の高い指標である．ただし，回転椅子装置を利用できる施設は限られているので実用的な検査とはいえない．

3. 聴性脳幹反応

聴性脳幹反応 brainstem auditory evoked response（BAER）は前庭神経損傷と脳幹損傷の検出に有用な検査である．ただし，小型の前庭神経鞘腫の検出力は MRI ほど高くない．BAER の感度が89％から96％であるのに対し，MRI の感度はほぼ100％である[54,55]．したがって，BAER の適用は進行性の一側性難聴でMRIが実施できない症例に限られる．ただし，難聴が高度な場合は対象にならない．BAER で検出可能な脳幹損傷であれば神経学的診察によっても把握できるはずである．したがって，なんらかの神経脱落症状を認める場合はBAERを省いてMRIを撮像すればよい．

4. 重心動揺検査 posturography

前述したとおり，姿勢の維持には三系統の感覚入力が関与しており，前庭系はその中のひとつにすぎない．Romberg 検査では視覚に頼らずに前庭機能と体性感覚機能によって姿勢維持が可能かどうかを定性的に評価する．動的重心動揺検査では被験者を起立台に立たせ，重心移動距離を測定することによって重心動揺を定量的に評価する．この起立台は被験者の重心位置に従って傾斜する仕組みになっている．たとえば，重心が前方に移動すると起立台も前方に傾斜するので，足関節からの体性感覚フィードバックの影響を受けない．外的条件（閉眼，起立台の重心基準，視界の重心基準）を操作して重心移動を測定することによって，姿勢維持における三系統の感覚入力の効果を相対的に評価することができる．重心動揺検査の

結果だけでは診断することはできないが，姿勢制御に関する有用な情報を得ることができる．このほかに，重心移動を前後と左右に分けて定量化する試みもある．健常者では左右の動揺を認めることはほとんどない．著しく左右に動揺する場合は故意か心理的要因によるものが疑わしい．

5. MRI

めまいの診断に画像検査が役立つことは少ないが，決定的に重要な場合もある．神経学的診察で異常を認めた場合，画像検査は病変の局在と病理を絞り込むのに有用である．一方，神経学的異常を認めなければ画像検査を行う必要はない．ただし，脳血管障害の危険因子をもつ高齢者に回転性めまいが突然現れた場合は例外である．この場合，診察しても滑動性追跡眼球運動の非対称性を示すのみだが，4分の1の確率で後頭蓋窩に脳血管障害を認める[33]．前庭神経鞘腫が疑われる場合もMRIを実施すべきである．回転性めまいの患者が前庭神経鞘腫を有している確率は9,000分の1未満であると推計されている[45]．めまいと一側性の難聴がある場合はその確率が高くなるが，それでも600分の1程度にすぎない．ところが，進行性の一側性難聴に限ると小脳橋角部腫瘍である確率が一気に上昇する．したがって，この場合は画像検査が必須である．しかし，CT検査ではこの小さな占拠性病変を捉えることができない．一方，ガドリニウムを用いた造影MRIでT1強調画像を撮像すれば，2 mmの大きさの内耳道内神経鞘腫でも検出することができる[56]．これより小さい場合は手術適応がないので，MRIで検出不能な微小腫瘍の臨床的意義に関しては議論の分かれるところである．とにもかくにも，MRIは小脳橋角部腫瘍の診断におけるゴールド・スタンダードである．

まとめると，神経学的異常を認め，中枢神経疾患あるいは内耳損傷が疑わしい場合には画像検査を実施する．高齢者などの脳血管障害のハイリスク群が急性発症の回転性めまいを呈した場合にも画像検査を追加すべきである．これらの条件のいずれにも当てはまらない場合，すなわち，めまい以外の神経学的異常を認めない場合は純音聴力検査や語音聴力検査を行う．進行性の一側性難聴を伴っていなければ，画像検査はほとんど必要ない．進行性難聴に加えて語音聴取閾値異常，語音弁別能異常を認める場合には，内耳道のMRIは不可欠である．BEARの有用性については意見の分かれるところである．CTはMRIに比べて後頭蓋窩構造の検出感度が低いため，MRIが実施できない場合を除いて推奨される検査ではない．

6

てんかん性めまい発作
vertiginous seizure

既に紹介したとおり，回転性めまいがてんかんの発作症状として生じることが証明されたのは知見が集積した20世紀のことである．とはいえ，その発症率，発作症状の詳細，さらにはその解剖学的局在を明らかにするために必要となるデータがそろい始めたのはつい最近のことである[57]．

PalminiとGloor[58]によると，発作焦点の明らかなてんかん患者123名（主に外科手術例）のうち3名が前兆として回転性めまいを自覚していた．1名は前頭葉焦点，2名は頭頂後頭焦点であった．彼らはさらに追跡調査も行い，その結果，56名中4名で前兆として回転性めまいが生じていた．1名は前頭葉焦点，2名は側頭葉焦点，1名は頭頂後頭焦点であった．

Kogeorgosら[28]はめまいのために紹介されてきたものの，確定診断がてんかんであった30名について報告している．全例ともめまいは一瞬のものであり，多くは数秒以内であった．14名は真性の回転性めまいを自覚していたが，頭位によって誘発されたものはいなかった．回転性めまい発作の頻度は週1回から1日数回までと様々であり，発症後の経過期間は6カ月から42年であった．7名は大発作を経験していたが，めまいは大発作に伴って生じることもあれば，伴わずに生じることもあった．脳波検査では30名中28名に側頭領域の鋭波を認め，うち15名は左側，7名は右側，6

名は両側性であった．残り2名は非定型な全般性棘徐波を示した．

Kluge ら[27]が報告したてんかん性めまい発作の1症例は大変興味深い．5歳男児にみられたその発作は回転性めまいが10〜20秒間持続し，1日に5〜7回現れ，出眠時に好発するというものであった．発症3カ月後の脳波検査では左前頭中心部に間欠的に現れる徐波を認めた．さらにその1カ月後，回転性めまいの後に右腕の間代性けいれんが続くようになった．カルバマゼピンによって右腕の間代性けいれんは抑制されたが，回転性めまいは変わらなかった．神経学的診察では右手の協調運動と右足跳躍力が若干低下していた．ビデオ脳波を記録したところ，回転性めまいに一致して左前頭中心部に発作放電が確認された．発作時にも発作間欠期にも眼振は認めなかった．線維性嚢胞性星状細胞腫の切除後，発作は完全に消失した．

7 てんかん性眼振発作

眼振 nystagmus は回転性めまいの有無にかかわらずてんかん発作の最中にみられることがある．意識が清明で回転性めまいを伴わない眼振が生じていれば，前庭以外に原因があると考えられる．なお，注視麻痺性眼振（訳注：傍正中橋網様体の障害によって生じる）では緩徐相が指数関数的に減衰し，前庭性眼振の緩徐相は線形であることが指摘されている．

Beun ら[59]は回転性めまいを伴わないてんかん性眼振発作の5例（2例は動揺視）を報告している．眼振の持続時間は20〜90秒であり，全例が眼振以外の発作症状を伴っていた．4名では脳波上の焦点が頭頂あるいは後側頭領域に位置していた．残りの1名では明確な焦点は同定できなかったが，数十秒から数分間持続する全般性4Hz棘徐波活動を認めた．焦点が同定できた4例では眼振の急速相はてんかん焦点の対側を向いていた．典型的な一例では眼振と同時に一過性の動揺視を自覚していた．この眼振は右頭頂の棘波活動を伴い，長くても30秒以内に停止し，30〜45分の間繰り返し生じた．残念なことに眼振波形の記載はない．

Kaplan と Tusa[60]もてんかん発作中に眼振が生じる8例を報告している．6名では棘波放電を頭頂側頭後頭領域に認めた．1名は前頭中心と後頭，1名は後頭に棘波を認めた．全例で眼振の急速相は焦点の対側に向かい，緩徐相は指数関数的に減衰していた．かれらはてんかん性眼振が生じるのは偏視を引き起こす焦点が存在し，それによって注視維持能力が障害され，そのために緩徐相が指数関数的に減衰する注視麻痺性眼振に似た眼振が惹起されると考えたのである．Thurston ら[61]はてんかん性眼振が注視によって誘発される症例を報告している．その発作では頭部と眼が偏向し，緩徐相は指数関数的に減衰した．発作性眼振は90秒間持続し，発作間欠期に眼振は認めなかった．焦点は右側頭後頭領域に位置していた．

Furman ら[62]は発作性眼振を呈した52歳女性を報告している．患者には全般てんかんの既往があった．1分前後で治まるこの発作は日に5〜8回生じ，同時に回転性めまいを感じ，目がかすみ，歩行も不安定となった．発作間欠期の神経学的診察では異常を認めなかった．座位のときに緩徐相が線形性を示す眼振発作が記録された．その発作は終了する約5秒前から減衰を始めていた．眼振が突然始まり，そして急激に減衰し終了することから，筆者らはこの眼振が速度保存（間接経路）のメカニズムというよりもむしろ追視（直接経路）のメカニズムによるものであると考え，この発作が前庭皮質由来ではなく，追視に関わる皮質領野に由来するものと推察したのである．しかし，5〜7秒の眼振減衰時間はヒトの前庭性後眼振と完全に一致するし，緩徐相が線形性を示したことは前庭起源を示唆している．脳波記録を見直してみると，最初に棘波が始まっているのは中および後側頭領域と思われ，これも発作源が前庭皮質に存在することと矛盾しない．

8

前庭誘発性てんかん発作
vestibulogenic seizure

前庭系の病変がてんかん発作の引き金を引く前庭誘発性てんかんが存在することは間違いない[63]．WeintraubとSmith[29]は回転性めまいが椎骨脳底動脈循環不全に由来するてんかん発作の症状と考えられた患者8名を報告している．どの患者も神経学的所見を認めたが，それらは固定しているか，発作性めまいに伴うものではなかった．この論文の臨床記述は必ずしも十分とはいえないが，少なくとも2名の患者では急性の前庭症状がてんかん発作を誘発しているようにみえる．残念なことに，記載されている焦点性てんかん様放電と前庭誘発発作の時間的関係性が明示されていない．

Cantor[64]は温度眼振検査によって誘発された側頭葉てんかん発作を報告している．44歳のその患者は自動症で始まる発作を2回経験していた．耳鳴，身震い，めまいの発作のためにカロリックテストを受けることになった．右耳の温度刺激によって右側頭領域にシータ波と棘波が現れ，耳鳴と全般性間代発作が生じた．

Ahmed[65]は「竜巻てんかん epilepsia tornado」の症例を報告している．発作は頭部外傷（意識は失わなかった）の8カ月後から始まった．この発作は遷延性の回転性めまいの後に頭痛発作が続くもので，週に2,3回生じていた．発作中に意識を失うことはなかったが，発作後数分間，発作のことを「正確に思い出す」ことができなかった．脳波では左側頭にシータ波を認めたとのことで，発作間欠期の皮質過敏性の傍証であろうと述べている．温度刺激によって発作は誘発されなかったが，回転性めまいが続いた後に自発発作が生じているので，実際にこれが片頭痛ではなくてんかん発作であるならば，前庭誘発性てんかん発作の一型であろう．

表3 てんかん性めまい発作を疑わせる特徴

- てんかんの既往，家族歴
- 神経学的局所徴候
- 非要素性幻聴
- 錯視，幻視

9

てんかん性めまい発作の特徴

1. てんかんの既往

前項で述べたように，てんかん性の回転性めまい発作（または動揺視）は90秒を超えて続くことはないし，頭位によって誘発されることもない．これ以外にもてんかん性めまい発作を診断するうえで役に立つ特徴がいくつかある（**表3**）．まずはてんかんの既往と家族歴である．報告されている症例のほとんどはおそらく臨床医の頭の中で回転性めまいとてんかん発作がつながったときにはじめて診断がついたものである．過去にてんかんと診断されたことのないさらにまれな症例では，意識の変容が最も重要な手がかりとなる．末梢性前庭疾患由来の回転性めまい発作によって意識を喪失することはない．Dix[66]のこの言明は間違いなく正しいが，Ménière病でみられるような激しい回転性めまいを伴った著しい方向感覚障害の場合には診断を誤ることもある．

Ménière病の晩期症状をてんかん発作と間違えてしまうこともある（**表4**）．Ménière病を発病してから数年が経過し，めまい発作がほとんど「燃えつき」た患者が突然転倒することがある[67]．このTumarkin耳石クリーゼ otolithic crisis とよばれる現象は内リンパ水腫による残遺性耳石機能不全によって生じると考えられている．何の前触れもなしに突然転倒し，意識は保たれているが，姿勢の制御を保つことができなくなる．床に投げつけられる感覚や押し倒されたりする感覚をもつことが多い．前庭神経切除術によって転倒発作は消

表4 まれだがてんかん発作との鑑別が難しい前庭症状

- 「燃えつきた」Ménière 病の患者が Tumarkin 耳石クリーゼによって転倒する場合．警告徴候なしに転倒し，身体平衡を保つことができなくなっているが，意識は保たれている．
- 外リンパ瘻の患者が音によって一瞬の回転性めまいや動揺視を自覚する場合（Tullio 現象）．

失する[68]．

耳石器官と卵円窓が接近していることが Tullio 現象を引き起こす原因でもあるが，これはまた前庭機能の電気生理検査法の原理ともなっている．この検査は前庭誘発筋電位 vestibular evoked myogenic potential（VEMP）とよばれ，強くて短い片側聴覚刺激（たいていはクリック音かピップ音）によって誘発される胸鎖乳突筋の短潜時誘発電位を測定する．同側の VEMP の低下または消失は球形嚢受容体から胸鎖乳突筋に至る前庭頸反射経路の欠陥を反映する[69～71]．

2. 神経学的局所徴候

診察によって神経学的局所徴候が見つかれば，その症状の解剖学的局在と原因を突き止めるためにさらに精査すべきことはいうまでもない．しかし，回転性めまいあるいは眼振を唯一の症状とするてんかん発作は報告されていないのだから，局所徴候を認めたからといって，その回転性めまいが前庭皮質由来のてんかん発作である可能性が高くなるわけではない．

3. 非要素性幻聴
complex auditory hallucination

上述したように，回転性めまいに耳鳴を伴っているからといってその原因が中枢性であるとはかぎらない．しかし，非要素性幻聴を伴った回転性めまいの発作であれば，側頭葉焦点を強く疑わせる[63]．この幻聴はほとんどの場合，片側空間に局在し，その内容は単純なブザー音から自動車のエンジン音やトイレの水洗音などの日常生活で経験したことのある複雑な音，知っている音楽の断片，聞いたことのある音素や複数の単語の連鎖までと幅広い．Bartolomei ら[72]が報告した患者はてんかん発作重積の5カ月後にめまいと一緒にプロペラ飛行機の幻聴が聞こえ，その後に全般化発作を起こした．

4. 錯視・幻視

回転性めまいに錯視や複合幻視を伴う場合も側頭葉発作を疑わせるが，てんかん発作以外である可能性も否定できないし，てんかん発作だとしても側頭葉外焦点の可能性もある．回転性めまいに伴うことのある残像視や残響もてんかん発作として生じうると考えられている[73,74]．Jacobs ら[75]は残響発作の症例を報告しているが，上述したようなてんかんを支持する臨床的特徴に加えて，発作中の脳波に皮質過敏性の特徴が現れていたという．しかし，この論文に示されている脳波所見だけでは残響現象とてんかん発作を結びつけるにはあまりにも無理がある．

5. 鑑別診断の鍵となる BPPV

小児の BPPV もてんかん発作と誤診しやすい．Gibbs と Appleton[76]によると，てんかん発作が疑われて，てんかんセンターを紹介された小児850名のうち81名はてんかんではなく，そのうち4名は BPPV であったという．1～5歳までの神経学的異常を認めない小児の場合，BPPV を来しても，幼すぎてその症状を正確に説明することができない[26]．小児の BPPV であっても成人と同様に発作中も意識は清明で，前庭機能異常を示し，脳波は正常である．前庭性転倒を解析したBrandt と Dieterich[77]は皮質由来の回転性めまいを診断する際のポイントは転倒の向きにあると指摘している．中枢性前庭障害の場合は末梢性前庭障害とは異なり，眼振と同じ方向に転倒するという．この知見は理論的には興味深いが，発作性めまいの原因が不明な場合には役に立たない．繰り返すが，意識が保たれていて，頭位が引き金となり，てんかん発作の既往がなく，神経学的所見を認めない場合はてんかん発作を考慮する必要はない．発作間欠期のルーチン脳波検査はたとえ断眠

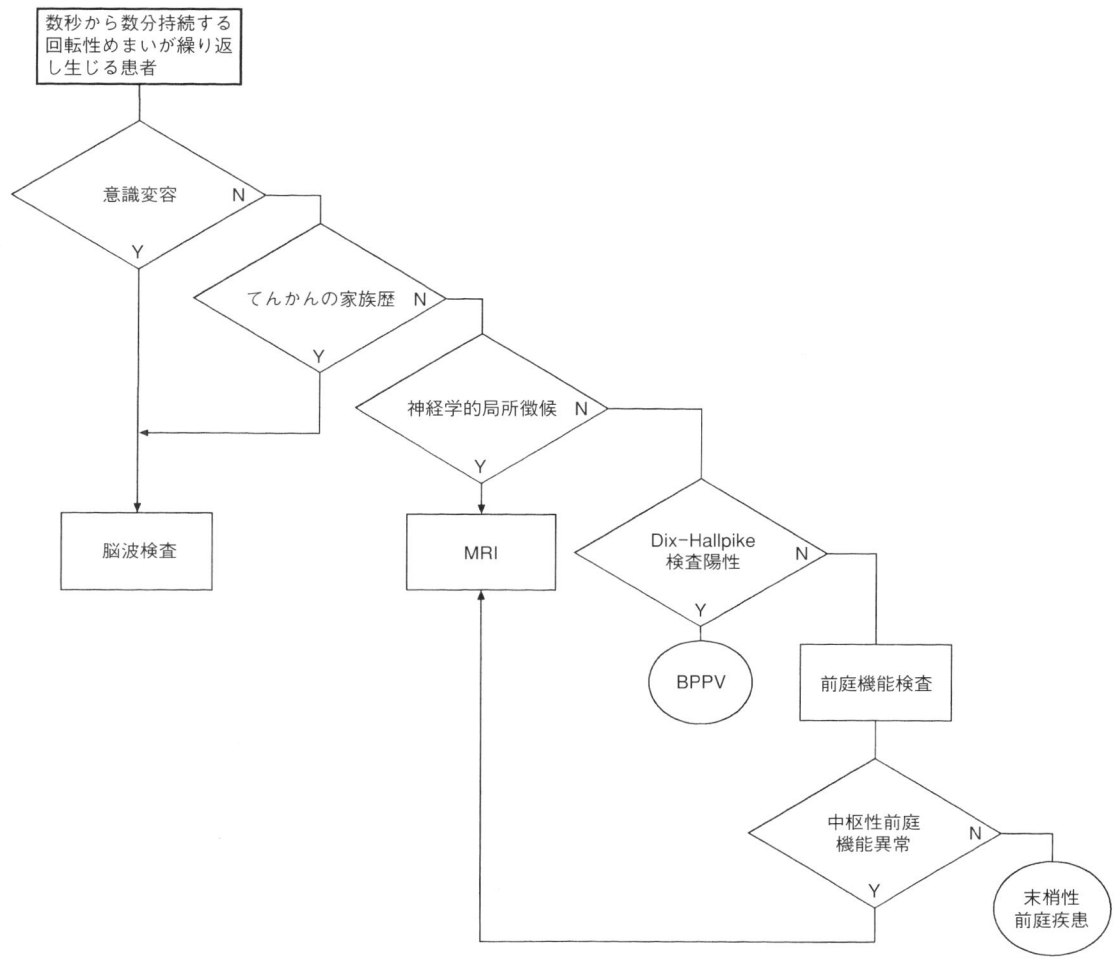

図3 回転性めまいの診断フローチャート
意識変容の既往やてんかんの既往があれば詳細な脳波記録を行う．神経学的診察や前庭機能検査で中枢神経系の異常があれば脳MRIを撮像する．Dix-Hallpike法が陽性あるいは前庭機能検査で末梢性所見が陽性ならば末梢性前庭疾患を積極的に特定すること．BPPV：良性発作性頭位めまい．

などの発作賦活法が実施されていたとしても，その前庭症状がてんかん性であるか否かを判断するのには用をなさない．てんかん発作であると疑う理由があるのなら，ビデオ脳波を記録し，発作時脳波を捕捉すべきである．

6. 血管性病因を忘れずに

回転性めまいなどの前庭症状を呈する脳血管障害の多くがてんかん発作を擬態する．鑑別点については第17章を参照してほしい．回転性めまいの診断フローチャートを図3に示しておく．

まとめ

回転性めまいの最終診断に関する調査では前庭疾患が95％を占め，てんかん発作は1％にも満たなかった[35,75,76]．また，Kogeorgosら[28]の調査では，新たにてんかんと診断された患者のうち，回転性めまいを経験していたのは1％に満たなかった．PalminiとGloor[58]によれば，部分発作患者の約80％は前兆を経験しているが，前兆として回転

表 5　回転性めまいにおける検査所見とその意義

検査法	所見	意義
聴力検査	非対称性感音性難聴	末梢性病変の証拠
	非対称性語音聴力障害	内耳神経病変の疑い
眼球運動記録	眼球運動異常	中枢性病変の証拠
ENG（温度刺激）	感受性の左右差	末梢性病変の疑い
回転椅子検査	VOR 利得・時定数の一側性低下	末梢性病変の証拠
	VOR 利得・時定数の両側性低下	両側性末梢性病変の証拠
	VOR 利得の増大	小脳病変の証拠
重心動揺検査	感覚統合異常	感覚異常の証拠

ENG：電気眼振計．VOR：前庭眼反射

性めまいを経験しているのはその約5%にすぎないという．したがって，特別な状況においてのみ回転性めまいの原因としててんかんを考慮すればよいということになる．その例外的な状況とは意識の変容にほかならない．

　回転性めまいに伴っててんかん発作が生じる患者では発作とは別に回転性めまいだけを経験していることがある．このような回転性めまいの存在がてんかん性めまい発作と前庭誘発性てんかん発作を峻別する契機となった．前庭誘発性発作が疑われる場合は前庭機能の精査と発作の捕捉の両方が必要である．前庭障害が明確であり，てんかん発作が回転性めまいによって誘発される徴候があれば，前庭障害を治療することによってんかん発作の頻度も減るに違いない．

　回転性めまいを唯一の症状とするてんかん発作は，それに近い一症例を除いては報告がない[27]．てんかん発作に伴う回転性めまいの特徴は頻繁に生じること（1日に何回も），持続が短いこと（30〜90秒），頭位が引き金にならないことである．このような症状が急性期のものであれば，まずは血管性の原因を除外診断し，亜急性あるいは慢性のものであれば前庭検査を行うとよい．それでも診断につながるような所見が得られない場合にはビデオ脳波を記録する．各種検査の診断意義については**表5**を参考にしてほしい．

文献

1) Bladin P. History of "epileptic vertigo"：its medical, social and forensic problems. Epilepsia 1998；39：442-47.
2) Jackson JH. On auditory vertigo（1880）. In：Taylor J ed. Selected Writings of John Hughlings Jackson, Volume 2. New York：Basic Books, 1958.
3) Gowers WR. A Manual of Diseases of the Nervous System, Volume II. London：J & A Churchill, 1893；738, 777-94.
4) Duchenne GBA. Clinical investigation of affections of the brain and cerebellum. From L'Electrisation Localisee, 3rd ed. 1872；729-59. In：Poore GV ed. Selections from the Clinical Works of Dr. Duchenne de Boulogne. Translated, edited and condensed. London：The New Sydenham Society, 1883；334-48.
5) Walshe FMR. Diseases of the Nervous System 3rd ed. Edinburgh：E & S Livingstone, 1943.
6) Penfield WG. Vestibular sensation and the cerebral cortex. Ann Otol Rhinol Laryngol 1957；66：691-98.
7) Penfield WG, Jasper H. Epilepsy and Functional Anatomy of the Human Brain. Boston：Little, Brown, 1954.
8) Fulton J. Physiology of the Nervous System 3rd ed. (rev). New York：Oxford University Press, 1949.
9) Foerster O. Sensible corticale Felder. In：Bumke O, Foerster O eds. Handbuch der Neurologie. Berlin：Springer, 1936.
10) Penfield WG, Boldrey E. Somatic motor and sensory representation in the cerebral cortex of man as studied by electrical stimulation. Brain 1937；60：389-443.
11) Cohen B, Gizzi M. Physiology of the vestibulo-ocular reflex. In：Luxon L, Furman J, Martini A, et al. eds. Textbook of Audiological Medicine. London：Martin

Dunitz, 2003 ; 701-16.
12) Lorente de No R. Vestibular ocular reflex arc. Arch Neurol Psychiat 1933 ; 30 : 245-91.
13) Hudspeth A. The cellular basis of hearing ; the biophysics of hair cells. Science 1985 ; 230 : 745-52.
14) Gizzi M, Rosenberg M. The diagnostic approach to the dizzy patient. Neurologist 1998 ; 4 : 138-47.
15) Guldin W, Grusser O-J. Is there a vestibular cortex? Trends Neurosci 1998 ; 21 : 254-59.
16) Bottini G, Sterzi R, Paulesu E, et al. Identification of the central vestibular projections in man : a positron emission tomography activation study. Exp Brain Res 1994 ; 99 : 164-69.
17) Bucher S, Dieterich M, Weisman M, et al. Cerebral functional magnetic resonance imaging of vestibular, auditory, and nociceptive areas during galvanic stimulation. Ann Neurol 1998 ; 44 : 120-25.
18) Brandt T, Dieterich M, Danek A. Vestibular cortex lesions affect the perception of verticality. Neurology 1994 ; 35 : 403-12.
19) Cereda C, Ghika J, Maeder P, et al. Strokes restricted to the insular cortex. Neurology 2002 ; 59 : 1950-55.
20) Fisher C. Vertigo in cerebrovascular disease. Arch Otolaryngol 1967 ; 85 : 529-34.
21) Fried I, Spencer D, Spencer S. The anatomy of epileptic auras : focal pathology and surgical outcome. J Neurosurg 1995 ; 83 : 60-66.
22) Walker M, Zee D. Bedside vestibular examination. Otolaryngol Clin North Am 2000 ; 33 : 495-506.
23) Minor L, Haslwanter T, Straumann D, et al. Hyperventilation induced nystagmus in patients with vestibular schwannoma. Neurology 1999 ; 53 : 2158-68.
24) Walker M, Zee D. The effect of hyperventilation on downbeat nystagmus in cerebellar disorders. Neurology 1999 ; 53 : 1576-79.
25) Dix M, Hallpike CS. The pathology, symptomatology and diagnosis of certain common disorders of the vestibular system. Ann Otol Rhinol Laryngol 1952 ; 61 : 987-1005.
26) Morrell M. Differential diagnosis of seizures. Neurol Clin 1993 ; 11 : 737-54.
27) Kluge M, Beyenburg S, Fernandez G, et al. Epileptic vertigo : evidence for vestibular representation in human frontal cortex. Neurology 2000 ; 55 : 1906-08.
28) Kogeorgos J, Scott D, Swash M. Epileptic dizziness. Br Med J 1981 ; 282 : 687-89.
29) Weintraub M, Smith B. Vertigo : epileptic manifestation of basilar artery insufficiency. N Y State J Med 1969 ; 69 : 1441-46.
30) Dohlman G. On the mechanism of the Ménière attack. Arch Oto Rhinol Laryngol 1976 ; 212 : 301-07.
31) Barber HO, Dionne J. Vestibular findings in vertebrobasilar ischemia. Ann Oto Rhinol Laryngol 1971 ; 80 : 805-812.
32) Baloh R. Vertebrobasilar insufficiency and stroke. Otolaryngol Head Neck Surg 1995 ; 112 : 114-17.
33) Norrving B, Magnusson M, Holtas S. Isolated acute vertigo in the elderly : vestibular or vascular disease? Acta Neurol Scand 1995 ; 91 : 43-48.
34) Alford B. The Committee on Hearing and Equilibrium : Ménière's disease : criteria for diagnosis and evaluation of therapy for reporting. Trans Am Acad Ophthalmal Otol 1972 ; 76 : 1462-64.
35) Pearson B, Brackman D. Committee on hearing and equilibrium guidelines for reporting treatment results in Ménière's disease. Otolaryngol Head Neck Surg 1985 ; 93 : 579-61.
36) Erkwoh R. Psychopathology of vestibular aurae. Psychopathology 1990 ; 23 : 129-35.
37) Kroenke K, Lucas C, Rosenberg M, et al. Causes of persistent dizziness. A prospective study of 100 patients in ambulatory care. Ann Intern Med 199 ; 117 : 898-904.
38) Panosian M, Paige G. Nystagmus and postural instability after head-shake in patients with vestibular dysfunction. Otolaryngol Head Neck Surg 1995 ; 112 : 399-404.
39) Fetter M, Zee D, Koenig E, et al. Head-shaking nystagmus during vestibular compensation in humans and rhesus monkeys. Acta Otolaryngol 1990 ; 110 : 175-81.
40) Halmagyi G, Curthoys I. A clinical sign of canal paresis. Arch Neurol 1988 ; 45 : 737-39.
41) Mustillo P. Auditory deficits in multiple sclerosis : A review. Audiology 1984 ; 23 : 145-64.
42) Walsh T, Goodman A. Speech discrimination in central auditory lesions. Laryngoscope 1957 ; 65 : 987-1010.
43) Thomsen J, Terkildsen K, Tos M. Acoustic neuromas. Am J Otol 1983 ; 5 : 20-33.
44) Thomas K, Harrison M. Long-term follow-up of 610 cases of Ménière's disease. Proc R Soc Med 1971 ; 64 : 853-68.
45) Gizzi M, Riley E, Molinari S. The diagnostic value of

imaging the dizzy patient : a Bayesian approach. Arch Neurol 1996 ; 53 : 1299-1304.
46) Griffiths M. The incidence of auditory and vestibular concussion following minor head injury. J Laryngol Otol 1979 ; 93 : 253-65.
47) Goodhill V. Sudden deafness and round window rupture. Laryngoscope 1971 ; 81 : 1452-74.
48) Grimm R, Hemenway W, Lebray P, et al. The perilymph fistula syndrome defined in mild head trauma. Acta Otolaryngol 1989 ; 464 Suppl : 1-40.
49) Grundfest K, Bluestone C. Sudden or fluctuating hearing loss and vertigo in children due to perilymph fistula. Ann Otol 1978 ; 87 : 761-71.
50) Minor L, Solomon D, Zinreich J, et al. Sound-and/or pressure-induced vertigo due to dehiscence of the superior semicircular canal. Arch Otolaryngol Head Neck Surg 1998 ; 124 : 249-58.
51) Allum J, Ura M, Honegger F, et al. Classification of peripheral and central (pontine infarction) vestibular deficits. Acta Otolaryngol 1991 ; 111 : 16-26.
52) Fitzgerald G, Hallpike CS. Studies in human vestibular function. 1. Observations on the directional preponderance ("stagmusbereitschaft") of caloric nystagmus resulting from cerebral lesions. Brain 1942 ; 65 : 115-37.
53) Baloh R, Sills A, Honrubia V. Caloric testing : patients with peripheral and central vestibular lesions. Ann Otol Rhinol Laryngol 1997 ; 86 : 24-30.
54) Grabel J, Zappulla R, Ryder J, Wang W, Malis L. Brainstem auditory evoked responses in 56 patients with acoustic neuromas. J Neurosurg 1991 ; 74 : 749-53.
55) Welling D, Glasscock M, Woods C, Jackson C. Acoustic neuroma : a cost-effective approach. Otolaryngol Head Neck Surg 1990 ; 103 : 364-70.
56) Casselman J, Kuhweide R, De Haene I, et al. Magnetic resonance examination of the inner ear and cerebellopontine angle in patients with vertigo and/or abnormal findings at vestibular testing. Acta Otolaryngol 1994 ; 513 Suppl : 15-27.
57) Hughes J, Drachman D. Dizziness, epilepsy and the EEG. J Nervous Mental Dis 1977 ; 38 : 431-35.
58) Palmini A, Gloor P. The localizing value of auras in partial seizures : a prospective and retrospective study. Neurology 1992 ; 42 : 801-08.
59) Beun A, Beintema D, Binnie C, et al. Epileptic nystagmus. Epilepsia 1984 ; 25 : 609-14.
60) Kaplan P, Tusa R. Neurophysiologic and clinical correlations of epileptic nystagmus. Neurology 1993 ; 43 : 2508-14.
61) Thurston S, Leigh R, Osorio I. Epileptic gaze deviation and nystagmus. Neurology 1985 ; 35 : 1518-21.
62) Furman J, Crumrine P, Reinmuth O. Epileptic nystagmus. Ann Neurol 1990 ; 27 : 686-88.
63) Williams D. Vertigo. Proc R Soc Med 1967 ; 60 : 961-64.
64) Cantor F. Vestibular-temporal lobe connections demonstrated by induced seizures. Neurology 1971 ; 21 : 507-16.
65) Ahmed I. Epilepsia Tornado. J Kansas Med Soc 1980 : 81 : 466-67.
66) Dix M. Vertigo. Practitioner 1973 ; 211 : 295-303.
67) Tumarkin A. The otolithic catastrophe : a new syndrome. Br Med J 1936 ; 1 : 175-77.
68) Ishiyama G, Ishiyama A, Jacobson K, Baloh R. Drop attacks in older patients secondary to an otologic cause. Neurology 2001 ; 57 : 1103-06.
69) Colebatch JG, Halmagyi GM. Vestibular evoked potentials in human neck muscles before and after unilateral vestibular deafferentation. Neurology 1992 ; 42 : 1635-36.
70) Colebatch JG, Halmagyi GM, Skuse NF. Myogenic potentials generated by a click-evoked vestibulocollic reflex. J Neurol Neurosurg Psychiatry 1994 ; 57 : 190-97.
71) Heide G, Freitag S, Wollenberg I, et al. Click evoked myogenic potentials in the differential diagnosis of acute vertigo. J Neurol Neurosurg Psychiatry 1999 ; 66 : 787-90.
72) Bartolomei F, Regis J, Donnet A, et al. Development of focal chronic epilepsy following focal status epilepticus in adult patients. Neurophysiol Clin 1999 ; 29 : 271-76.
73) Bender MB, Diamond SP. An analysis of auditory perceptual defects. Brain 1965 ; 88 : 675-86.
74) Bender MB, Feldman M, Sobin AJ. Palinopsia. Brain 1968 ; 91 : 321-38.
75) Jacobs L, Feldman M, Bender MB. The persistence of visual or auditory percepts as symptoms of irritative lesions of the cerebrum of man. Z Neurol 1972 ; 203 : 211-18.
76) Gibbs J, Appleton R. False diagnosis of epilepsy in children. Seizure 1992 ; 1 : 15-18.
77) Brandt T, Dieterich M. Vestibular falls. J Vestib Res 1993 ; 3 : 3-14.

Ⅲ てんかん発作をまねる様々な疾患

12 発作性運動障害

　「てんかん発作」という言葉からまず連想するのは不随意運動であろう．事実，20世紀初頭においてはほとんどすべての発作性運動症状はある種のてんかん発作と考えられていた[1]．時代が進み，われわれの理解が深まるにつれて，数々の運動障害がてんかん発作から区別されていった（表1）．運動障害の分類を頭に入れておくだけでは十分とはいえない．正確な診断を下すことができなければ，的確な治療はおろか，予後を推定することもできないし，運転免許の取得や就職，あるいは家族計画についてカウンセリングを行うこともできない．

　本章ではてんかんと間違えやすい運動障害を取り上げ，実践的な鑑別手順について解説する．また，診断上のジレンマが生じる状況について症例を通して考えていきたい．

症例検討1　41歳男性のJ氏には高血圧と小児期発症の強直間代発作の既往があった．彼は1週間前から左半身（顔面，腕，胸郭，脚）の筋力低下としびれにずっと悩まされていた．今日になって，左腕が勝手に屈曲して5〜30秒の間動かなくなる発作が出現した．意識に変化はなく，ほかには異常を認めなかったが，MRIの結果，右視床の亜急性梗塞が見つかった．

　てんかんとも運動障害とも決めかねる病歴の一例である．すべての神経疾患に共通して言えることだが，まずは十分な病歴を聴取することが重要である．てんかんと運動障害はともに遺伝が関与していることがあるので家族歴の聴取も忘れてはならない．治療歴では処方内容にも注意する．特に，最近追加された薬剤や用量が変更された薬剤には注意する．この症例でいえば，脳卒中の部位とタイプが鍵となる．というのも，皮質損傷であればてんかん発作を生じる可能性が高く，大脳基底核や皮質下の損傷であれば運動障害を生じる可能性が高いからである[2,3]．

　運動症状の症候学的な特徴とその経過も重要である．発症年齢を特定し，さらに発作と関係するような病歴（合併症，手術，薬剤など）についても気を配る．さらに，発作が生じた当日については特に詳しく聴取しておく．たとえば，てんかんであれば睡眠中に好発する発作型が存在するし，運動障害であれば安静によって改善するものや運

表1　てんかん発作と見誤ることのある運動障害

舞踏病	発作性ジスキネジア
バリスムス	遅発性ジスキネジアおよびジストニア
アテトーゼ	チックおよびTourette症候群
ジストニア	常同症
筋痙直およびスパズム	Meige症候群
Issacs症候群	眼瞼けいれん
Stiff-person症候群	片側顔面けいれん
ミオクローヌス	振戦
発作性運動失調症	

動によって誘発されるものが存在する．また，ストレス，薬剤，空腹，疲労，運動などの誘発因子が特定できれば，鑑別が進めやすくなる．もちろん，発作を直接目撃できればそれにこしたことはないが，可能であるとはかぎらない．したがって，問診によって身体のどの部分がどのように動いたのかを明らかにしていかなくてはならない．たとえば，運動症状の中には舞踏病のように一見して運動疾患とわかるものもあれば，てんかん発作でみられるような常同的な反復症状を呈するものもある．運動症状の速さや律動性を知ることができれば，鑑別が進めやすくなる．てんかん発作の場合は速くて律動的なことが多いが，運動障害の場合は様々であり，速いものもあれば遅いものもあり，規則的なもの（振戦）もあれば不規則なもの（ジストニア，ミオクローヌス，バリスムス）もある．例外もあるが，発作に先行して前兆を認める場合や発作時に意識が変化する場合はてんかん発作の可能性が高い．

1

脳卒中後てんかん post-stroke epilepsy

てんかんと運動障害の鑑別を要する場面で最も頻繁に出会うのは脳卒中後に運動症状が現れたという患者である．脳卒中による急性症候性発作およびてんかん発作の発症率は約10%であり，運動発作，非運動性発作のどちらも生じうる[4,5]．脳出血後の発作発症率は脳梗塞後の約2倍だが，どちらも皮質損傷例での発症が多い[6]．皮質下の脳卒中の場合，急性症候性発作あるいはてんかん発作を発症する確率は約3.5%であると報告されている[7]．脳卒中後にてんかん発作が繰り返し生じるのは2.5〜4%であるが，特に広範な損傷，皮質損傷，脳出血で生じやすい[5,6]．

脳卒中後に現れる発作型のひとつに運動性の単純部分発作がある．これは意識の変容を来さずに焦点性の運動症状を呈するもので，体肢あるいは顔面の一部に現れることが多い．発作は挿間性に現れるものが大半を占めるが，持続性部分てんかん epilepsia partialis continua の形をとり，難治に経過するものもある．発作症状としては律動的な筋攣縮やスパスムが大半を占めるが，ジストニア姿位のこともある．脳梗塞後の運動発作と運動障害の鑑別は難しい．複雑部分発作でも意識減損が目立たないものは運動障害と見誤ることがある．全般化発作であれば鑑別に悩むことはまずない．

症例1ではてんかん発作の既往があり，発作と脳卒中との時間的関係が明白で，発作が短く一過性であることからてんかん発作も鑑別診断に掲げるべきであろう．

2

脳卒中後運動障害 post-stroke movement disorder

脳卒中後に運動障害が現れることは19世紀から知られていた[8]．ローザンヌで行われた研究によると，脳卒中急性期に引き続き運動亢進性の異常運動が現れる確率は1%である[2]．異常運動としては片側舞踏運動，ヘミバリスムス，ジストニア，ミオクローヌス，羽ばたき振戦などが生じ，卒中部位はいずれも皮質下で，視床，基底核および周辺の白質が大半を占めていた．別の研究では視床病変をもつ22名中13名になんらかの運動障害を認め，最も多かったのが対側のジストニアであり，視床の中間腹側核と尾側腹側核が損傷を受けていた[9]．初期の研究でも，ジストニアは視床梗塞後に多く，舞踏運動とバリスムスは視床下核損傷後に多いことが指摘されている[3]．

症例1の場合，皮質下梗塞を認めること，意識が保たれていること，発作性の運動症状であることから運動障害の可能性も浮かび上がってくる．次項では代表的な運動障害を紹介する．

3

舞踏運動，アテトーゼ，バリスムス

舞踏運動 chorea，アテトーゼ athetosis，バリスムス ballismus はひとつながりの状態であると考えられており[10,11]，あるものから別のものへと変化することが後天性の障害の回復過程でよく観察される．おそらく共通する病因があるのだろう[12]．

"Chorea" という用語は舞踏を表すギリシャ語に由来する．この症状を説明しようとしても，動きが予測できず，けいれん性の不規則で短い不随意運動が体のある部分から別の部分へと流れていくようにみえるとしか表現しようがない．バリスムスは肢や体幹の激しく投げつけるような動きで，遠位部よりも近位部に生じやすい．アテトーゼはより連続的にくねらすような，ねじれるような動きである．

舞踏運動の典型例は Huntington 病と Sydenham 舞踏病（連鎖球菌感染後舞踏病）でみられるが，様々な原因によって生じうる．Huntington 病は常染色体優性遺伝の疾患で，huntingtin という蛋白質の遺伝子の三塩基反復配列伸長によって生じる[13]．舞踏運動に加えて，精神症状，進行性の認知機能障害が生じる．発病初期には症状が軽微であったり，一側性のために診断がはっきりしないことがあるが，家族歴があること，病勢が弱まることなく進行すること，遺伝子検査から診断することができる．

良性遺伝性舞踏病 benign hereditary chorea は常染色体優性遺伝のまれな疾患で，原因遺伝子は14番染色体長腕に位置する[14]．小児期に上肢の舞踏運動で発症することが多く，その不随意運動は治療にほとんど反応せず，思春期にピークを迎えるまで進行する．ほかには症状を認めず，画像は正常である．鑑別診断には家族歴を認めることや不随意運動時の脳波が正常であることが助けとなる[15]．

Sydenham 舞踏病は特発性てんかんと同じように小児期に発症する．舞踏運動は経過中に自然寛解する．連鎖球菌感染が先行し，心炎，リウマチ熱の徴候を認め，思春期前の女児が罹患することが多い．この疾患の発病率は連鎖球菌性咽頭炎の治療に抗菌薬が用いられるようになってから著しく減少した[16]．

全身性疾患や代謝性疾患でも舞踏運動が生じるが，可逆性のことがほとんどである．甲状腺機能亢進症などの代謝異常[17]，妊娠や経口避妊薬の使用などのホルモン変化[18]，全身性エリテマトーデスなどの全身性疾患，原発性抗リン脂質抗体症候群，傍腫瘍症候群のどれもが可逆性の舞踏運動を引き起こしうる[19,20]．また，神経有棘赤血球症や Wilson 病でもみられることがある[21]．これらの疾患に生じる舞踏運動はほとんどの場合両側性であるが，一肢だけあるいは一側だけに生じることもある．

舞踏運動が脳卒中に続発することも多く，通常は梗塞の対側に一側性に生じる[11]．そのほとんどは基底核，視床，視床下核の脳梗塞によるものである[2,3]．舞踏運動の発現時期と経過は様々で，ある後ろ向き研究[2]によると，58%は2週以内に消失したが，一部は年余にわたり持続したという．別の研究では患者の40%では症状が永続したと報告されている[3]．しかし，症状の強さは時間とともに軽減することが多い．最も有効な治療薬はドパミン遮断薬だが[12]，最近では遅発性ジスキネジアのリスクの低い非定型抗精神病薬が推奨されている[22,23]．バルプロ酸，ベンゾジアゼピン類，視床切除[24]，深部脳刺激[25]も試されているが，結果は一定しない．

バリスムスは対側の基底核と視床下核の病変でみられることが最も多い[2,3]．原因としては脳梗塞が最も多いが，同領域の腫瘍によっても生じる[26]．潜在的な病変があったり，運動障害の既往があると発熱[27]，高血糖[28]などによってヘミバリスムスが引き起こされることがある．レボドパ，フェニトイン，経口避妊薬などの薬剤も誘因となりうる．両側性バリスムスは報告されてはいるものの，まれである[29]．

脳梗塞後のヘミバリスムスは自然寛解すること

が多い．治療にはハロペリドール[12]やリスペリドン[22]などのドパミン遮断薬を用いる．ベンゾジアゼピン類，tetrabenazine，レセルピン，バルプロ酸も有効なことがある[30,31]．

アテトーゼはchoreoathetosisとして舞踏運動の併発症状として記述されることが多い．しかし，単独で出現することもあり，その場合はゆっくりとくねらすような捻転運動だけを示す．脳性麻痺によるものが多く[32]，周産期障害による基底核と視床の病変が原因といわれている[33,34]．アテトーゼは舞踏運動と同様に構造病変，脱髄疾患[35]，中枢神経系感染[36]，薬物[37～39]などによっても生じる．診断手順と治療については舞踏病やバリスムスと同じである．

4
ジストニア dystonia

ジストニアも発作性に生じる場合はてんかん発作と見誤ることがある．ジストニアでは特定の身体部位に持続性のねじれが生じる．これは不随意性の筋収縮によるもので，そのために姿勢がねじれたり，しかめ顔になったりする．ジストニアはその分布から局所性，分節性，全身性に分けられる．ジストニアは基底核の機能異常によって生じ，脳幹と脊髄の神経細胞間の抑制性回路の異常，さらには皮質による運動の立案と実行を制御する視床の変調も関係している[40]．そして，主動筋と拮抗筋の同時収縮と感覚入力の統合障害が生じる[41]．実際，頸部ジストニアでは自分の顔に軽く触れる刺激によってジストニアが一時的に消失することがあり，この身振り拮抗 geste antagoniste ともよばれる感覚トリック現象からもジストニアに感覚情報処理の障害があることは間違いない．

ジストニアは原発性ジストニア，ジストニアプラス，続発性ジストニア，遺伝変性ジストニア，心因性ジストニアの5種類に分類される[42]．ジストニア以外の神経学的異常を認めない原発性ジストニアには遺伝性と孤発性・特発性のタイプがある．孤発性が最も多く，痙性斜頸 torticollis，眼瞼けいれん blepharospasm，動作特異性ジストニア（書痙 writer's cramp）などの局所性ジストニアが成人期に出現する[43]．明確な遺伝子異常は報告されていないが，ドパミンD5受容体対立遺伝子が孤発性頸部ジストニアと強い相関を示すことが最近報告された[44]．したがって，遺伝素因に環境因が加わることによって孤発性ジストニアを発症するものと考えられる．

遺伝性ジストニアの症状は様々であり，局所性，分節性のこともあれば，全身性のこともある．重症度も軽微なものから重度なものまである．最重症の全身性ジストニアは現在，DYT1 ジストニアとよばれているが，変形性筋ジストニア dystonia musculorum deformans あるいは特発性捻転ジストニアというかつての名称のほうがよく知られている．小児期あるいは思春期に足のジストニアで発症することが多く，ジストニアは全身の分節に広がっていく[45]．9番染色体の TOR1A 遺伝子（黒質ドパミン神経細胞で発現する ATP 結合蛋白の Torsin A をコードする）のCAG欠損によって発症し，常染色体優性遺伝形式，浸透率30％で伝達されていく[46～49]．この遺伝子異常はアシュケナージ系ユダヤ人に多く，この人種でみられる早発型肢ジストニアの90％はこの遺伝子異常による[46]．一方，非ユダヤ系人種では40～60％である[50]．この遺伝子異常は成人発症の局所性ジストニアでは見つかっていない[46]．

成人発症の局所性ジストニアでは家族歴を2～15％で認める[51]．40歳前後で発症する頸部ジストニアとけいれん性発声障害が8番染色体短腕の DYT7 遺伝子の異常によることがヨーロッパの家系で発見されている[52,53]．成人期に頭頸部と肢のジストニアで発症する局所性ジストニアは2つの遺伝子座と連鎖している．ひとつはドイツの家系のもので8番染色体の DYT6 と連鎖し[54]，もうひとつはイタリアの家系のもので1番染色体の DYT13 と連鎖している[55]．

ジストニアプラス症候群にはドパ反応性ジストニアとミオクローヌス性ジストニアがある．ドパ

表 2 続発性ジストニアの原因

【遺伝変性疾患】
Huntington 病
神経有棘赤血球症
Wilson 病
Hallervorden-Spatz 病（進行性淡蒼球変性症）
毛細血管拡張性失調症
Machado-Joseph 病（遺伝性脊髄小脳失調症）
歯状核赤核淡蒼球ルイ体萎縮症 DRPLA
ガングリオシド症
リポフスチン症
Nieman-Pick 病
Rett 症候群
異染性白質ジストロフィ
アミノ酸尿症・有機酸尿症
Lesch-Nyhan 症候群
ミトコンドリア病
Parkinson 病
大脳皮質基底核変性症
多系統萎縮症
進行性核上性麻痺

【化学物質・中毒】
銅
マンガン
シアン化物
メタノール
コカイン
アンフェタミン
一酸化炭素

【治療薬】
抗精神病薬
抗ヒスタミン薬
MAO（モノアミン酸化酵素）阻害薬
レボドパ
エルゴタミン
SSRI（選択的セロトニン再取り込み阻害薬）
Buspirone
麻酔薬
カルバマゼピン
ジスルフィラム

【脳器質性】
脳梗塞
脳出血
血管奇形
動脈炎
低酸素脳症
頭部外傷
脳腫瘍
厚脳回症
SLE（全身性エリテマトーデス）・抗リン脂質抗体症候群
Creutzfeldt-Jakob 病
脱髄疾患
脊髄空洞症
核黄疸
水頭症

反応性ジストニア（瀬川病）は優性遺伝形式を示し，小児期にジストニアと Parkinson 症状が現れる．これらの症状は日内変動を示し，低用量のレボドパが著効する[56]．Tetrahydrobiopterin の生合成に必要な GTP cyclohydrolase をコードする GCHI 遺伝子の異常が関与していると考えられている[57,58]．ミオクローヌス性ジストニアは優性遺伝形式を示し，ジストニアとミオクローヌスが小児期に出現する．この運動症状はアルコールによって増悪する．2つの遺伝子座が同定されていて，ひとつは染色体 7q21～31 の間に位置し[59,60]，もうひとつはドパミン D2 受容体のミスセンス変異である[61]．

ジストニアは Parkinson 病，進行性核上性麻痺，ミトコンドリア病だけでなく，Huntington 病，Wilson 病，Machado-Joseph 病（訳注：遺伝性脊髄小脳失調症のひとつ）などの遺伝変性疾患でも主要症状のひとつである．Parkinson 病では薬物治療に伴って生じるオン期またはオフ期にジストニアが生じることがある．表2に示したように，様々な原因によって続発性ジストニアが引き起こされる．

ジストニアの治療は主として対症療法である．ボツリヌス毒素治療の登場によって局所性ジストニアの治療予後は目に見えて改善した[62,63]．頸部ジストニアと眼瞼けいれんはボツリヌス毒素注射

に特によく反応し，異常姿位と疼痛の両方が消失する．全身性ジストニアの治療は困難だが，抗コリン薬[64]，tetrabenazine[65]によって部分的に症状が緩和されることがある．ベンゾジアゼピン類とバクロフェンも使われるが，効果は乏しい．場合によっては抗てんかん薬やレボドパに反応することがある[66]．

5 筋痙直とスパズム

筋痙直 muscle cramp は痛みを伴う不随意性の筋短縮であり，随意的に筋を伸展させたりマッサージすることによって改善する．筋痙直時の筋電図は正常だが，高頻度の活動電位がみられる．脱水，血液透析，電解質異常に伴う筋痙直はよくみられるが，神経病理学的異常を伴うことはまれである．

筋痙直とスパズム spasm は stiff-person 症候群と Isaacs 症候群の主要症状でもある．Stiff-person 症候群は1956年に Moersch と Woltman[67]によって初めて報告され，有痛性筋痙直を繰り返しながら筋固縮が進行していくのが特徴である．また，驚愕によってスパズムが誘発されるため，反射てんかん発作と見誤ることがある．しかし，痛みを伴い，スパズムが長く続き，筋強剛を認める点がてんかんとは異なる．グルタミン酸脱炭酸酵素に対する抗体を認めることが多く，ほかの自己免疫疾患を合併することも少なくない[68,69]．

Stiff-person 症候群では最初に体幹の筋群が冒され，脊柱前彎症を来すことが多い．最終的には全身の筋強剛を呈するが，初期には筋強剛が非対称性に現れるために局所性ジストニアやてんかんとの見極めが困難な場合がある．筋活動電位は正常だが，随意的に筋を弛緩させることができず，激しい痛みと重篤な機能障害を来す．ベンゾジアゼピン系，特にジアゼパムが有効であり[70]，バクロフェン（GABA-B 受容体作動薬）のくも膜下腔内投与も一定の効果を上げている[71]．さらに，持続的な効果を期待できる治療法として免疫グロブリンの静注や血漿交換法が報告されている[72,73]．

Isaacs 症候群（神経ミオトニー neuromyotonia）は自己免疫性のチャネロパチーであり，抗カリウムチャネル抗体が関与する[74]．臨床症状は筋痙直とミオキミア myokymia からなり，筋線維束攣縮に似た筋収縮を示す．ミオキミアではその出現部位の皮膚表面にうねりを認める．筋電図では筋線維束攣縮を伴う持続的な筋線維活動と二重放電を認め，ミオキミア放電とよばれる[75]．ステロイド投与と血漿交換法が有効である[76,77]．ミオキミアは多発性硬化症や脳幹を圧迫する占拠性病変で生じることもある[78]．

【症例1の鑑別診断】

J氏には急性脳卒中と小児期発症のてんかんの病歴を認めた．発作間欠期の神経学的診察では所見を認めず，MRIでは比較的新しい視床梗塞巣を認めただけであった．一般脳波検査は正常であり，複数の抗てんかん薬を投与したが発作の頻度や重症度は全く変化しなかった．ビデオ脳波を長時間記録したところ，発作が複数回捕捉されたが，脳波変化は伴っていなかった．たしかに単純部分発作では発作時脳波が正常なこともあるが，この症例の場合は非てんかん性発作の可能性のほうが高い．発作時には左腕の曲がりくねった動きと屈曲肢位がみられ，どれも30秒以内に終了した．視床梗塞の発症後まもなく対側の運動症状が出現したこと，明らかな疾病利得や心因を欠くことから心因性発作の可能性は低い．J氏の診断は脳卒中後舞踏アテトーゼであった．フェニトインとカルバマゼピンの2剤を漸減中止し，病状が全く変化しないことを確認したうえでクロナゼパムを開始した．3週間後には発作の頻度は減少し，重症度も軽減した．

症例検討2 15歳の女子．体が勝手にぴくつくために専門外来を受診した．肥満があり，甲状腺機能亢進症の既往があった．発作は12歳のときに初めて現れたが，そのころはまだ甲状腺機能亢進

症とは診断されていなかった．その後，甲状腺機能亢進症の治療を受けたが，発作症状は改善しなかった．最近では発作の頻度が増え，ひどくなっていた．診察中にも発作が4回出現した．それは意識の変化を伴わない発作性の不随意運動であり，頭部と体幹の右回転とともに右腕の外転が突然生じ，数秒間持続するものであった．家族も発作をひどく気にしていた．発作は1日20回近くも生じていたが，誘因は見当たらなかった．神経学的所見は正常であった．彼女は家庭でも学校でも問題を抱えていた時期があり，人付き合いが苦手だった．

　てんかんも運動障害も小児期，青年期に好発する．常同的な運動徴候が数秒間だけ出現する点に注目すれば，局在関連てんかん，ミオクロニー発作，非てんかん性ミオクローヌス，発作性ジスキネジアが考えられる．一方，心理的ストレスや問題行動の存在に注目すれば，疾病逃避や心因性発作の可能性も否定できない．

　小児の診療では，特に家族歴，出生歴，発達歴に注意が必要である．というのも，周生期の脳損傷によって後年てんかんや運動障害が生じうるためである．症例1でも述べたように，発症前後の既往歴，処方歴，治療歴も重要である．たとえば，この症例の場合，甲状腺機能亢進症は運動徴候の発症後に診断されているため，その治療薬によって発作が生じたとは考えにくい．しかし，甲状腺機能障害自体が発作となんらかのかかわりをもっている可能性は否定できない．

　甲状腺機能亢進症では多くの場合，生理的な振戦の増強がみられる．舞踏運動は甲状腺機能亢進症で現れることもあるし[79]，甲状腺機能が正常な橋本脳症で現れることもある[80]．甲状腺機能低下症では運動失調以外の運動徴候が現れることはまれである[81]．

6

ミオクローヌス myoclonus

　ミオクローヌスは実に多様な不随意運動であり，その原因と病態生理も多岐にわたる．実際，ミオクローヌスにはてんかん性のものもあれば非てんかん性のものもある．ミオクローヌスを最初に記載したのはFriedreich[82]であるが，その1881年の報告に登場したparamyoclonus multiplexは非常にすばやい電撃的な筋収縮を指すために新たに作られた用語であった．一般的にミオクローヌスといえば不随意性の筋収縮であるが，筋緊張が一瞬消失するタイプもあり，陰性ミオクローヌスnegative myoclonusとよばれる．ミオクローヌスは一部の筋群に限局して現れることが多いが，分節全体，あるいは全身に広がることもある．また，常に特定の部位にだけ現れることもあれば，様々な部位に次々と現れることもある．ミオクローヌスの分類には病因に基づくもの（本態性または症候性），出現部位に基づくもの（局在性，分節性，全身性），てんかん性か否かに基づくもの（てんかん性または非てんかん性）がある．しかし，てんかん性と非てんかん性の特徴を合わせもち，てんかんと運動障害の中間に位置するようにみえるミオクローヌスも存在する．

　実際，ミオクローヌスの分類は複雑であり，これまでに提唱されてきた分類方法[83]にはそれぞれ一長一短がある．たとえば，病理学的検討には解剖学的分類や生理学的分類が役立つが，診断と治療には病因別分類のほうが役に立つ．WeinerとLang[84]はFahnら[85]の分類を参考にして4群に分類する方法を提唱している．すなわち，生理的ミオクローヌス（吃逆や入眠時ミオクローヌスなど），本態性ミオクローヌス（神経病理学的異常を伴わないもの），症候性ミオクローヌス（基礎疾患をもつもの），てんかん性ミオクローヌス（てんかん発作の症状として出現するもの）の4群である（**表3**）．

表 3 ミオクローヌスの分類

【生理的ミオクローヌス】
　吃逆
　入眠時ミオクローヌス

【本態性ミオクローヌス】
　家族性ミオクローヌス・ジストニア

【症候性ミオクローヌス】
　変性疾患
　　Huntington 病
　　Alzheimer 病
　　皮質基底核変性症
　　Friedreich 失調症
　　毛細血管拡張性失調症
　　Wilson 病
　　Parkinson 病
　　進行性核上性麻痺
　　Hallervorden-Spatz 病
　蓄積症
　　Gaucher 病
　　Tay-Sachs 病
　　G_{M2} ガングリオシドーシス
　　Krabbe 病
　　アミノ酸尿症
　感染症・プリオン病
　　Creutzfeldt-Jakob 病
　　亜急性硬化性全脳炎（SSPE）
　　髄膜炎
　　梅毒
　　Whipple 病
　　単純ヘルペス脳炎
　脳血管障害
　　脳卒中
　　脳虚血
　　脳出血
　　無酸素脳症後（Lance-Adams 症候群）

　代謝性疾患
　　尿毒症
　　肝性脳症
　　低血糖症
　　高血糖症
　　低カリウム血症
　　低ナトリウム血症
　医薬品
　　抗うつ薬
　　抗菌薬
　　レボドパ
　　フェニトイン
　　コカイン
　　覚醒剤
　中毒性
　　ビスマス中毒
　　臭化メチル中毒
　　重金属中毒
　腫瘍
　外傷
　その他
　　セリアック病
　　脱髄
　　薬物離脱（アルコール，鎮静薬）

【てんかん性ミオクローヌス】
　非進行性
　　若年ミオクロニーてんかん
　　家族性成人ミオクロニーてんかん
　　常染色体優性皮質ミロクローヌス・てんかん
　　光過敏性ミオクローヌス
　　持続性部分てんかん
　進行性
　　Unverricht-Lundborg 病
　　Lafora 病
　　MERRF：myoclonus epilepsy associated with ragged red fibers
　　神経セロイドリポフスチン症
　　シアリダーゼ欠損症
　　歯状核赤核淡蒼球ルイ体萎縮症
　　オリーブ橋小脳萎縮症

1. 本態性ミオクローヌス
essential myoclonus

　この分類には本態性ミオクローヌス，遺伝性本態性ミオクローヌス，ミオクローヌス・ジストニアが含まれるが，いずれも常染色体優性遺伝形式を示し，20歳までに発症するという特徴を有している．これらの症候群はジストニアの有無とアルコールに対する症状の反応性によってある程度区別することができる．しかし，区別できるとはいっても，その相違は同一家系内でみられる症状の差異程度にすぎないという見方もあり，遺伝性ミオクローヌス・ジストニアという総称が提唱されてもいる[86]．

本態性ミオクローヌスの経過は良性であると記載されていることが多いが，不随意運動のためにかなりの能力障害が生じることもある．発症率は10万対1と見積もられているが，もっと多いかもしれない[87]．ミオクローヌスは主に腕と体幹筋に生じる．ジストニアもほとんどの患者でみられ，斜頸か書痙のことが多く，症状として目立ちやすい．アルコールによって症状が軽減することがある[86,88,89]．ほとんどの場合，それ以外の神経学的異常は認めず，血液検査，画像検査も正常である．染色体11q23に位置するドパミンD2受容体遺伝子の突然変異が本態性ミオクローヌスの大家系で報告されている[90]．また，染色体7q21のSCGE遺伝子の突然変異も複数の家系で報告されている[59,91,92]．アルコールが症状を緩和することがあるものの，薬物治療の効果は限定的で治療は困難である．視床の電気刺激によって症状が軽減したという報告がある[93,94]．

2. 症候性ミオクローヌス
symptomatic myoclonus

中毒，代謝異常，感染に伴ってミオクローヌスが生じることがある（表3）．Huntington病[95]，Alzheimer病[96]，大脳皮質基底核変性症[97]などの神経変性疾患でもミオクローヌスを認めることがある．小児のミオクローヌスでは，セロイドリポフスチン症などの蓄積症，Friedreich失調症，血管拡張性失調症，Wilson病，Tay-Sachs病などの遺伝性疾患も考慮する[98〜101]．よく知られているように，ミオクローヌスはCreutzfeldt-Jakob病の初期の主症状でもある．とはいえ，これらの疾患でみられるミオクローヌスは多彩な臨床症状のひとつにすぎない．

脳血管障害ではてんかん発作とミオクローヌスの鑑別が難しくなる．ミオクローヌスは皮質下の卒中発作の後にもみられるし[2,3,9]，心停止や蘇生後の低酸素脳症でもよくみられる．低酸素後にミオクローヌスを示した場合の生命予後は不良だが，生存できた場合には運動誘発性ミオクローヌス（Lance-Adams症候群）を発症することがある．Lance-Adams症候群では大発作と歩行障害を併発することが多い[102]．

脊髄性ミオクローヌス spinal myoclonus は腫瘍，外傷，感染，虚血，脱髄，変性による脊髄障害に続発する．障害された脊髄分節が支配している筋に律動的な自発収縮が生じ，ほとんどの場合，肢とそれに隣接する躯幹筋を巻き込む[103,104]．刺激過敏性があり，睡眠中も持続する．このミオクローヌスは脊髄麻酔後や造影剤注入後にも生じることがある[105,106]．自己固有感覚性脊髄性ミオクローヌス propriospinal myoclonus は体幹筋の非律動性けいれんが吻側と尾側にゆっくりと広がっていくのが特徴で，頸部，躯幹，殿部，膝に屈伸が生じる[107,108]．このミオクローヌスはほとんどが特発性であり，刺激過敏性を認める．以前は独立疾患と考えられていたが，最近の報告によれば自己固有感覚性脊髄性ミオクローヌスと脊髄性ミオクローヌスには重複があるようである[109]．

3. ミオクロニーてんかん
myoclonic epilepsy

ミオクローヌスは全般てんかんの患者にもみられる．以下に述べるように，ミオクローヌスが主要症状のてんかん症候群もある．このタイプのてんかんには良性非進行性の症候群から例外なく死に至る進行性のものまである．Janzのおはようミオクローヌス morning myoclonus としても知られる非進行性の若年ミオクロニーてんかん juvenile myoclonic epilepsy は思春期に発症し，覚醒直後のミオクローヌス，早朝の全般性強直間代発作が特徴であり，欠神発作が生じることもある[110]．若年ミオクロニーてんかんはありふれたてんかん症候群であり，全てんかんの5〜10%を占める[111]．一般には特発性であると考えられているが，6番染色体短腕に位置する EJM-1 遺伝子座と連鎖している家系が報告されている[112〜114]．ただし，この連鎖は別の家系では認められないことから，若年ミオクロニーてんかんは遺伝的に非均質な一群であると考えられる[115,116]．光過敏性は若年ミオクロニーてんかんの特徴のひとつだが，純粋な光過敏性てんかん photosensitive epilepsy では光刺激によってのみミオクローヌスと

全般発作が生じ，この点が若年ミオクロニーてんかんと異なる．第一選択薬としてはバルプロ酸，ラモトリギン，トピラマート，レベチラセタムが推奨されている[117]．

家族性成人ミオクロニーてんかん familial adult myoclonic epilepsy は若年ミオクロニーてんかんに似ているが，成人期に発症する．日本人の家系で染色体 8q24 との連鎖が報告されているが[118,119]．スペインの家系では連鎖は認められず[120]．このてんかん症候群も遺伝的に非均質なのだろう．また，成人期に発症し，非進行性の肢ミオクローヌスに加えて複雑部分発作と全般性強直間代発作を示すイタリア人家系が報告されている．常染色体優性皮質ミオクローヌス・てんかん autosomal dominant cortical myoclonus and epilepsy とよばれるこの症候群は2番染色体と連鎖している[121]．

進行性ミオクローヌスてんかん progressive myoclonus epilepsy（PME）はミオクローヌスを伴う悪性のてんかん症候群である．この症候群には様々な名称が付けられていて，歴史的には「統合派」と「分割派」によって交互に分類されてきたので，文献上の混乱もみられる．この症候群が最初に報告されたのは1世紀以上も前であり，Unverricht[122]と Lundborg[123]がミオクローヌスとてんかん発作が進行性の経過を示したエストニアとスウェーデンの家系をそれぞれ報告したのが最初である．それから現在までの間，バルト海ミオクローヌスてんかん，Ramsey-Hunt 症候群，Unverricht-Lundborg 病など，多くの名称が用いられてきた．分類については分子遺伝学的手法によって決着がつきつつある．現在，PME は Unverricht-Lundborg 病，Lafora 病，神経セロイド・リポフスチン症 neuronal ceroid-lipofuscinosis，赤色ぼろ線維・ミオクローヌスてんかん myoclonus epilepsy with ragged red fibers（MERRF），シアリダーゼ欠損症 sialidosis の5つの主要疾患に分類されている[124]．なお，PME にはほかにもまれな亜型が数多く存在する．PME 全体ではてんかんセンターの患者の約1％を占めるが，顕著な地域差や民族差が存在する[125]．これらの症候群の詳細については割愛する．

PME ではミオクローヌス，強直間代発作，失調，認知症が進行性に悪化の一途をたどる．小児期後半か思春期に発症することが多いが，どの年齢でも発症しうる．脳波では汎性徐化と様々な棘波，多棘波，棘徐波複合を認め，顕著な光感受性を示す[126,127]．ミオクローヌスと同期させて記録した脳波からはてんかん発作として矛盾しない皮質起源の所見が得られているが，すべての症例で認められるわけではない[126,127]．

PME は難治であり，てんかん発作とミオクローヌスを完全に抑制することはできない．フェニトインは症状を悪化させることがあるので避けるべきである[128,129]．この有害作用は Unverricht-Lundborg 病についてだけ報告されているが，ほとんどの教科書がすべての PME でフェニトインの使用を避けることを推奨している．バルプロ酸[129]，クロナゼパム[129]，ピラセタム[130]，ゾニサミド[131]が有効なことがある．迷走神経刺激で改善したという報告もある[132]．

4. てんかん性ミオクローヌスの分類

Hallett[133]によるてんかん性ミオクローヌスの分類は電気生理学的所見に基づいている．皮質反射性ミオクローヌス cortical reflex myoclonus は部分てんかんの断片症状と考えられている．「反射性」とは聴覚，視覚などの感覚入力の刺激によってミオクローヌスが生じることを意味する．このミオクローヌスには疾患特異性はなく，PME，低酸素後脳症，代謝性脳症，大脳皮質基底核変性症などでみられる[134]．脳波の jerk-locked back-averaging 法（訳注：ミオクローヌスに同期させて脳波を加算平均化する手法）を用いるとミオクローヌスに15〜40ミリ秒先行する陽性・陰性の2相性棘波がみられるので，これを用いて皮質上の局在を明らかにすることができる．また，このミオクローヌスの放電は非常に短く，15〜30ミリ秒である[134]．巨大な体性感覚誘発電位 somatosensory evoked potential（SEP）は皮質反射性ミオクローヌスでのみ認められる特徴であり，これもまた皮質起源であることを裏付ける所見である[135,136]．

巨大 SEP は皮質の長ループ反射の過剰興奮と関係しているが，その意義はわかっていない．

毛様体反射性ミオクローヌス reticular reflex myoclonus は全般てんかんの断片症状と考えられている．これは遠位伸筋よりも近位屈筋で目立つ一瞬の全般性ミオクローヌスけいれんである．皮質反射性ミオクローヌスと同じように，運動や感覚刺激によって誘発される[137]．このミオクローヌスは橋と延髄の巨大細胞核の活動によって生じると考えられている[138]．脳波では棘波活動を認めることもあるが，jerk-locked back-averaging 法によれば，この棘波とミオクローヌスは同期していない[139]．筋放電は長く，100 ミリ秒にまで及ぶこともある．皮質下起源であることを考えれば，SEP が正常であることはいうまでもない．

原発性全般性ミオクローヌス primary generalized myoclonus は特発性全般てんかんの断片症状と考えられている．小さな限局性のミオクローヌスであり，指に生じることが多いが，全身性のこともある．Minipolymyoclonus とよばれるミオクローヌスの場合は舞踏運動との鑑別が困難なことがある．脳波ではミオクローヌスに先行して両側前頭中心領域に陰性活動を認める[140]．

ミオクローヌスはどれも症状が似ていることから，Hallett[133] はてんかん性ミオクローヌスと非てんかん性ミオクローヌスを鑑別するために以下のような 3 つの電気生理学的基準を設けている．まず，てんかん性ミオクローヌスの筋電図上の持続はほとんどの場合 50 ミリ秒未満であるが，非てんかん性ミオクローヌスでは 200〜300 ミリ秒に達する．次に，てんかん性ミオクローヌスの筋活動は同期性であるのに対し，非てんかん性ミオクローヌスは非同期性を示す．最後に，てんかん性ミオクローヌスでは脳波上所見を認めることが多いが，非てんかん性ミオクローヌスでは認めない．

7

発作性ジスキネジア
paroxysmal dyskinesia

発作性ジスキネジアはまさにてんかんと運動障害の境界領域に位置する発作である．1940 年に Mount と Reback[141] によって家族性発作性舞踏アテトーゼが報告されるまでは発作性ジスキネジアはてんかんの変種であるとみなされ，錐体外路性てんかん[142]，反射てんかん[143,144]，線条体てんかん[145]，皮質下てんかん[146] などと称されていた．一部に議論はあるものの，発作性ジスキネジアは非てんかん性であるという合意がほぼ得られている．

発作性ジスキネジアの中で最も多いタイプが発作性運動誘発性舞踏アテトーゼ paroxysmal kinesigenic choreoathetosis（PKC）であり，詳しく報告されている（訳注：発作性運動誘発性ジスキネジアともよばれる）．舞踏運動やジストニアが随意運動や驚愕などによって誘発され，数秒間から数分間持続する[147]．家族例，孤発例ともに報告されているが，米国では孤発例の報告が多い．一方，日本の報告では 150 件中 97 件が家族例である[148]．常染色体優性の遺伝形式を示す例では遺伝子の異常部位が染色体 16q11〜q12 あるいは 16q13 に局在することが特定されている[149,150]．

PKC は症候性のこともあり，多発性硬化症[151]，脳卒中[152]，HIV[153]，副甲状腺機能低下症[154]，甲状腺機能亢進症[155] で報告されている．また，心因によって発作が誘発されることもある[156]．

特発性の場合は小児期に発症することが多く，青年期にかけて増悪し，発作頻度が 1 日 100 回に達することすらある．めまい，筋緊張，刺痛，しびれなどの前駆症状を自覚していることもあるが，発作間欠期に神経学的異常は認められない．MRI[157]，脳波，剖検[158,159] でも異常を認めないことが多い．PKC の大規模調査を行った Nagamitsu ら[148] によると，「発作間欠期」脳波は 100 名中 84 名で異常を認めず，「発作時」脳波も 31 名中 29 名で変化を認めなかったという．興味深いことに，

発作時SPECTでは対側基底核の血流量増加が報告されている[157]．

PKCは非進行性であり，発作には抗てんかん薬が有効である．カルバマゼピン[160,161]とフェニトイン[147]が主に用いられているが，新世代薬であるoxcarbazepine[162]やラモトリギン[163]も有効である．

発作性非運動誘発性舞踏アテトーゼ paroxysmal nonkinesigenic choreoathetosis（PNKC）はPKCとは対照的な発作性ジスキネジアである．ストレス，断眠，カフェイン，アルコール，喫煙によって不快なジストニア姿位が誘発されるが，運動では誘発されない．発作は長く続き，数分間から数時間に及ぶ．発作頻度はPKCに比べると少なく，多くても1日に数回程度である．PNKCでは発作中に発話不能に陥ることがあり，意識減損を伴うてんかん発作と見誤る可能性がある．

家族性の場合，PKCと同様に常染色体優性遺伝形式を示し，遺伝子異常部位が2番染色体長腕にあることが判明している[164]．ただし，PNKCの大半は孤発性あるいは症候性である．症候性については多発性硬化症，外傷，脳卒中，HIV，代謝異常症，副甲状腺機能低下症，甲状腺機能亢進症，精神障害に続発することが報告されている[165]．

CT，MRI，髄液，脳波，剖検，「発作間欠期」PET，「発作時」SPECTのいずれも正常である[166〜169]．

PNKCは治療抵抗性を示すことが多く，クロナゼパムに部分的に反応するにとどまり，アセタゾラミド，抗コリン薬，ハロペリドールの有効例がわずかに報告されているにすぎない[168,170]．しかし，最近になってoxazepamの隔日投与[171]，ガバペンチン[172]などの有効性が報告され，以前に比べると希望がもてるようになった．興味深いのはフェニトインやレボドパを投与するとPNKCの発作が逆に増える点である[171]．

発作性労作誘発性ジストニア paroxysmal exercise-induced dystonia あるいは中間型発作性非運動誘発性ジストニア・舞踏アテトーゼ intermediate paroxysmal nonkinesigenic dystonic choreoathetosis もPKCに似ているが，長時間の運動によって発作が誘発される点と発作が長時間持続する点が異なる．これも家族例，孤発例の両方が報告されている[173〜175]．

発作性運動失調症 episodic ataxia は家族性あるいは症候性に生じる．家族性の場合は眼振やミオキミアを伴う[176]．症候性の場合はHartnup病，ピルビン酸脱炭酸酵素欠損症，メープルシロップ尿症[177]などの代謝異常による．

発作性ジスキネジアでは特発性てんかんの家族歴を認めることが多く，さらにはてんかんを併発することもあり，この場合の診断は難しくなる[147]．Tanら[178]によると，PKCの8%にてんかんの既往歴を認めたという．しかし，鑑別診断する際には運動症状の性質，意識を消失しないこと，症状が全般化しないこと，画像検査も脳波も正常であることが参考となる．

8

心因性発作 psychogenic episode

かつては心因性とみなされていた神経疾患が存在している一方で，運動障害やてんかん発作と見紛う心因性発作が存在することもまた事実である．大規模調査によると，運動障害専門外来を受診した患者の3.3%は心因性であったという[179]．このうちの半数は振戦だったが，ジストニア，ミオクローヌス，Parkinson症状を示した患者もいた．別の調査では，ミオクローヌスを示した患者の約10%が心因性だった[180]．興味深いのは，心因性発作の30%近くは真性の運動障害も併発しているという点である[181,182]．

心因性発作を鑑別診断することは容易ではないが，Fahn[182]の掲げた鑑別点は参考になる．まず，目撃者のいない場所では症状が消える場合やプラセボが有効な場合は心因性の可能性がある．また，既知の運動障害では説明のつかない症状を示したり，いっぷう変わった症状を伴う場合も心因性の可能性が高い．さらに，症状が時間によって変化したり，注意をそらすと変化する場合も心因

性が疑われる．また，複数の身体化症状（訳注：精神的な原因によって出現する身体症状）を認める場合や精神障害の既往歴を認める場合も心因性が疑われる．

【症例2の鑑別診断】

この症例にみられる発作性のけいれんはミオクローヌスを思わせる．とすれば，最初に鑑別すべきはてんかんと運動障害であろう．家族歴と発達歴に問題がなく，神経学的所見も正常であることから症候性ミオクローヌス，進行性ミオクローヌスてんかんは考えにくい．発作症状が複雑な点から本態性ミオクローヌスも除外できるが，発作性ジスキネジアの可能性は否定できない．ただし，発作性ジスキネジアの症状が目立ちはじめるのは青年期である．神経画像と脳波は正常であり，クロナゼパム，バルプロ酸は無効だった．ビデオ脳波による発作時脳波はすべて正常であり，誰かがそばにいると発作が増え，特に家族が病室にいるときには目立った．家族を交えて面接を進めたところ，落ち込んだり引きこもるようになったころから発作が目立ちはじめたことがわかり，心因性発作と診断することができた．

症例検討3　52歳の女性．高血圧症と胃食道逆流症の既往があり，現在ベラパミルとメトクロプラミドを服用中である．顔面の不随意性けいれんが1カ月前から続いているために来院した．けいれんは最初は右眼周囲に限局していたが，次第に右顔面に広がり，あまりにひどくなったため，右目を開けていられず，口も右のほうに引っ張られるようになった．顔面けいれん以外には神経学的異常を認めなかった．

顔面のけいれんはてんかん，運動障害の両方でよくみられる症状である．顔面けいれんを伴う運動障害としては遅発性ジスキネジア，チック，常同症，片側顔面けいれん，眼瞼けいれん，Meige症候群が知られている．

表4　遅発性ジスキネジアの原因となりうる薬剤

【抗精神病薬】
定型抗精神病薬
クロルプロマジン
フルフェナジン
ハロペリドール
ペルフェナジン
ピモジド
チオリダジン
Thiothixene
Trifluoperazine
非定型抗精神病薬
オランザピン
リスペリドン
【制吐剤】
ドロペリドール
メトクロプラミド
プロクロルペラジン
プロメタジン
【抗うつ薬】
アモキサピン

9

遅発性ジスキネジア
tardive dyskinesia

遅発性ジスキネジアと遅発性ジストニアは主に抗精神病薬で治療を受けた患者にみられるが，抗精神病薬にかぎらず制吐剤や抗うつ薬などのドパミン遮断作用のある薬物を服用していれば誰でも発症しうる（表4）．遅発性ジスキネジアはほかに特定できる原因がなく，抗精神病薬に3カ月間以上累積曝露（連続的のこともあれば不連続のこともある）した後に生じる不随意運動と定義されている．遅発性ジスキネジアの動きは舞踏運動に似ているが，典型的な舞踏運動よりも概して常同的である．顔面，口部，頸部に生じやすく，次に多いのが手と腕である．

神経疾患に伴って舞踏運動が生じた場合，ジレンマに陥ることがある．ドパミン遮断薬による治療歴がある場合，その舞踏運動は神経疾患によるものなのか，それとも遅発性ジスキネジアなのかというやっかいな問題が生じる[183]．患者によっ

ては遅発性ジスキネジアを気にしないこともあるが，家族がひどく気に病むことがある．重症度は軽微な外見上の問題から身体障害，ときには生命を脅かしうる重症例までと様々である[184,185]．

メタ解析によると，定型抗精神病薬の長期使用による遅発性ジスキネジアの有病率は17.6％〜20％[186,187]．抗精神病薬による治療を受けている統合失調症の遅発性ジスキネジア発症率は1年目では5％だが，その後直線的に増加し，4年後には19％に達する[188]．発症率は女性と高齢者で高くなる．なお，非定型抗精神病薬では遅発性ジスキネジアの発症リスクが有意に低下する[189,190]．

遅発性ジスキネジアの病態生理はよくわかっておらず，いくつかの仮説が競い合っている．古くは除神経性過敏によって線条体D2ドパミン受容体の数と親和性が増すことが原因と考えられてきた[191]．しかし，遅発性ジスキネジアは抗精神病薬によって必ずしも生じるわけではないのに，研究された動物では例外なく受容体変化が生じ，しかもその変化は症状発現の時期と合わず，この理論では十分な説明がつかない．第二の仮説は線条体GABA神経細胞におけるグルタミン酸脱炭酸酵素活性の低下に注目したものである[192]．遅発性ジスキネジアの患者ではこの酵素活性が低下していることから，グルタミン酸の興奮毒性によって淡蒼球GABA作動性神経細胞の視床出力が脱抑制を来している可能性がある[193〜196]．ただし，MRI，SPECTだけでなく死後脳でも遅発性ジスキネジアと関連する特異的な変化は見つかっていない[197〜199]．

遅発性ジスキネジアの治療は困難なので，予防が極めて重要である．抗精神病薬はどうしても必要なときにのみ使用し，可能であれば非定型抗精神病薬を用いる．遅発性ジスキネジアが生じてしまった場合，原因薬剤の減量ないしは中止が望ましい．しかし，中止できるかどうかは元々の適応症の重症度によって限界があるし，抗精神病薬のドパミン遮断作用からの離脱によってジスキネジアが悪化することもある．3分の1の患者では抗精神病薬の中止後3カ月以内に症状は寛解する[200]．早期に治療を中断できた場合や若年者のほうが寛解しやすい．症状が持続したり，治療の中断が不可能な場合，症状改善のためにレセルピン，tetrabenazine，ベンゾジアゼピン類を用いることがある[201〜203]．バルプロ酸[204]，ピラセタム[205]，ドネペジル[206]，バクロフェン[206]，メラトニン[207]，ビタミンB6[208]が有効なこともある．

10

遅発性ジストニア
tardive dystonia

ごく最近になって独立疾患として認識された遅発性ジストニアもドパミン受容体遮断薬の長期使用によるものである．その名のとおり筋緊張異常によるねじれるような筋収縮が持続的に生じ，捻転やジストニア姿位を引き起こす[209]．遅発性ジストニアも非定型抗精神病薬では生じにくい[209]．遅発性ジスキネジアに比べると早期に発症する傾向があり，治療開始後3カ月以内のことが多い[210]．特に男性では発症年齢が若い[211]．遅発性ジストニアは頭部や頸部に限局して発症することが多いが，たいていは全身性ジストニアに進行する．ときには何もできなくなるほどの頸部伸展と体幹の彎曲が生じることもある．

メタ解析によると，遅発性ジストニアはドパミン受容体遮断薬で治療されている患者の3〜5％に生じるという[212]．完全に寛解することは残念ながら少ない．縦断研究によると5年後に症状が緩和していたのは14％にすぎず，この病的変化が不可逆性であることを物語っている[214]．曝露期間が短ければ寛解する可能性が高いので，抗精神病薬の安易な使用は避け，症状が生じてしまったときは可能なかぎり中止すべきである．局所性ジストニアではあればボツリヌス毒素注射が有効なことがある[213〜215]．全身性の場合は薬物治療の適応だが，症状が消失することはない．レセルピン，tetrabenazine，高用量抗コリン薬で改善が得られることがある[216]．ベンゾジアゼピン類や筋弛緩剤が有効なこともある．重症例では抗精神病薬を再投与することがあるが，この場合もできれば非

定型薬を用いたい．クロザピンは錐体外路症状を惹起することなくジストニアを緩和するので，特に有用である．クロザピンはてんかん発作閾値を下げ，さらに無顆粒球症のリスクがあるので，治療中は注意深い観察が必要である．バクロフェンの髄腔内投与，視床切除，視床の電気刺激も試みられている[217~220]．

遅発性ジストニアと急性ジストニア反応 acute dystonic reaction は全く異なる現象である．急性ジストニア反応はドパミン遮断薬による治療導入時にかなりの確率で生じるもので，その症状は単なる斜頸から全身性の後弓反張までと幅広い．症状は抗コリン薬によって消失する[221]．

11

チック tic

チックはとてもありふれていて，特に子供ではよくみられる．学童児では4～50％にチックを認めると報告されている[222,223]．チックは不随意性の運動ないしは発声であり，短い時間であれば自分で抑えることができる．チックの特徴のひとつは積み上がっていく「チック」の衝動であり，その衝動はチックを実行することによって解放される．チックには頻度と強さが増悪と軽快を繰り返す傾向があり，体の一部分から別の部分へと移動することもある．

チックを分類すると単純運動，複雑運動，音声の3つのタイプに分けられる．単純運動チックには間代性（瞬目），ジストニア性（眼瞼けいれんや斜頸），強直性（筋緊張のみ）がある．複雑運動チックにはお触り，跳躍，卑猥なジェスチャーなどがある．音声チックには単純な発声（咳払いや喉鳴らし）もあれば複雑なもの（単語や語句）もある．

チックの原因は多様であり，外傷や脳卒中による構造病変，遺伝性疾患などの神経疾患や精神障害だけでなく健常者にもみられる[224]．チックは Gilles de la Tourette 症候群の症状でもある．これは Itard[225] が1825年に最初に報告し，後年 Gilles de la Tourette によってまとめられた症候群である．Tourette 症候群と診断するには1日に何回も生じる多発性の運動チックと1種類以上の音声チックがほぼ毎日もしくは断続的に1年以上続いていなくてはならない[226]．5歳ごろに単純運動チックで発症することが多く[227]，年を重ねるごとに進行し，音声チックが生じるようになる．患者はチックを一時的に抑えることは可能だが，緊張の高まりを感じ，チックをしないかぎりその緊張から解放されることはない．「うまくいく」までチックを繰り返さないと気がすまないこともある．チックは思春期にピークを迎え，その後はプラトーとなるが，音声チックの多くは成人期には消失する．汚言症 coprolalia はまれであり，患者の10％未満に生じるにすぎないが[228]，日本では50％近くに生じると報告されており[229]，表現型になんらかの異種性があるのかもしれない．

Tourette 症候群には家族性と孤発性がある．Tourette 症候群患者の家族に単純チックだけを認めることもあるので，同じ病態であっても表現型が変化することが考えられる．この仮説は Tourette 症候群の一卵性双生児における一致率が50～70％であるのに，チックをすべて含めると一致率が89～94％に上昇することからも支持されている[230]．この症候群の原因も遺伝形式も特定できてはいないが，予備的な遺伝子解析によれば染色体4q，8p，19p，16q，7qなど複数の遺伝子座で連鎖が見出されている[231~234]．また，出生前管理や出生時の Apgar 得点との関連性も報告されており，環境因の関与も考えられる[235]．

Tourette 症候群の小児では精神障害を併発することが多く，40～70％は注意欠如多動障害を，30～60％は強迫性障害を併発する[236,237]．

Tourette 症候群は溶連菌感染後小児自己免疫性精神神経症候群 pediatric autoimmune neuropsychiatric disorder associated with streptococcal infection（PANDAS）として知られる一連の溶連菌感染後症候群 post streptococcal syndrome のひとつではないかとも考えられている[238]．その根拠として，Tourette 症候群ではリウマチ熱の指標であるBリンパ球のD8/17抗原の発現量

と溶連菌蛋白質に対する抗体価が高い[239,240]．また，線条体に対する抗神経細胞抗体も見つかっている[241]．Tourette症候群の病態生理は不明だが，大脳基底核，前頭・皮質下経路，辺縁系が関与している可能性がある[242~244]．

Tourette症候群にはドパミン受容体遮断薬が最も有効である．治療には遅発性ジスキネジアのリスクを伴うが，オランザピンやリスペリドンなどの非定型抗精神病薬ではそのリスクは低い．また，クロナゼパム，guanfacine，クロニジンが有効なこともある[245~248]．

チックはその運動症状の多様性，チックの衝動，自制できる点からてんかんと鑑別できる．

12

常同症 stereotypy

無目的行動の反復を常同症という．これには指タップや瞬目などの単純な行動もあれば，叩頭や自傷などの複雑な行為もある（表5）．

常同症は単独で生じることもあれば，外傷，薬物，中毒・代謝障害に続発することもある．Tourette症候群，遅発性ジスキネジア，神経有棘赤血球症などでもみられる．重症例では常同行為のために機能障害が生じることがある．

チックと同じように，常同症は意識的に抑えることができるし，気をそらすことで軽くもなる．しかし，チックとは異なり，常同行為の前に衝動が高まることもなければ，行為の後で衝動から解放されることもない．むしろ，意識下の緊張や不安に応えている自己刺激行動のようにみえる[249]．健常児でも叩頭や頭ゆすりなどの常同行為を示すことがあるが[250,251]，常同症が最もよくみられるのはネグレクトされた小児である．低刺激環境に置かれると自己刺激性常同行動が生じることは動物実験によっても確かめられている[252]．

常同症は重度精神障害，精神遅滞，自閉症に併発することが多い．実際，施設に入所している成人の精神遅滞の34～66％に常同症を認める[253,254]．

表5 よくみられる常同行為

顔，頭部，頸部	舌鳴らし，舌咬み，笑い顔，しかめ顔，発声，叩頭，首振り，うなずき
上肢，手	指タップ，指振り，手揉み，握る，目をつつく，触る，なでる，抜毛，ひっかき
下肢，足	つま先タップ，ぶらぶら足
体幹，全身	体ゆすり，腰振り，ジャンプ，リズム取り

常同症の出現率はIQと逆相関し，入所期間と正の相関を示す．女児が罹患する自閉性障害であるRett症候群では手揉み，手こすり，手拍子などの常同症が手の機能的使用を妨げるほど重篤になることがある[255]．常同症はまた緊張型統合失調症，強迫性障害の4分の1で認められる[256,257]．無作為抽出された大学生の調査によると，常同行為が以前考えられていた以上に高い割合で健常者にもみられたという[258]．とはいえ，時間がかかったり病的と考えられる常同症はごく一部にすぎなかった．常同行為の正常と異常の境界を明確に線引きすることはできないので，常同症の定義はもっぱらその頻度と日常生活能力を妨げる程度に負っている．この原則はほとんどの運動障害についても当てはまる．

常同症の病態生理はよくわかっていないが，ドパミン経路が関わっていることは間違いないだろう．ラットにドパミン作動薬を投与したり，線条体にドパミンを注入すると常同行動が惹起され[259,260]，抗精神病薬の投与によって中断される．また，アンフェタミンの長期乱用者では正常活動のレパートリーが減少し，常同症に置き換わっていく．

常同症の治療の必要性はその頻度と重症度および機能障害の有無によって判断するのがよい．強迫性障害などの基礎疾患が治療に反応し，常同症が改善することもある．行動療法も有効である．抗精神病薬が最も有効だが，ベンゾジアゼピン類，リチウム，バクロフェン，オピオイド拮抗薬も効果が期待できる[261,262]．

13
片側顔面けいれん

　片側顔面けいれん hemifacial spasm（HFS）は顔面神経が支配する筋に生じる不随意性の不規則な強直あるいは間代性けいれんである．HFS はほとんどの場合片側性だが，ある調査では 158 名中 5 名で両側性に生じていたという[263]．スパズムは眼輪筋から始まり，下部の顔面筋に拡延していく．HFS は随意的には抑えることのできない顔面神経の自発的な発火によるもので，多くは中年期に発症し，完全寛解はまれである．顔面神経の脳幹流出部が血管によって圧迫されるために生じると考えられている．MRI と MRA による研究では HFS の 88〜93％ に血管による顔面神経圧迫を認めたが，HFS の生じていない対側でも 56％ に圧迫所見を認めたという[264]．Bell 麻痺や顔面神経損傷の既往歴があると HFS の発症率が高くなるが，高血圧症でも高くなる[265,266]．また，脳腫瘍，橋ラクナ梗塞，脱髄疾患に続発した HFS も報告されている[267]．症例の大部分は孤発性だが，まれな例として常染色体優性遺伝形式の家族性 HFS が報告されている[268〜272,274]．

　微小血管減圧術によって HFS を軽減あるいは消失させることができ，成功率は 90％ に達するが[272,273]，合併症を伴う危険性がある．現在の治療の主流はボツリヌス毒素治療である．最小限のリスクで高い効果を期待することができ，80〜95％ で有意な改善が得られる[274,275]．ただし，長期にわたって効果を持続させるためには数カ月ごとに注射を繰り返す必要がある．カルバマゼピン，フェニトイン，ガバペンチンなどの薬物治療の効果は限定的である[276]．

14
眼瞼けいれんと Meige 症候群

　眼瞼けいれん blepharospasm は眼輪筋が不随意に収縮する局所性ジストニアであり，そのために両目が閉じてしまう．これには瞬目回数が若干増える程度の軽症のものから，持続的なジストニアのために目が開けられなくなる重症のものまである．後者では機能的盲目によって能力障害が引き起こされる．多くの場合，中年期に緩徐に発症する．眼科疾患[277]，梗塞[278]，薬物中毒[279]などに続発することもある．原発性眼瞼けいれんの原因は不明だが，ジストニアの家族歴があると発症リスクが高くなるようである[280]．原発性眼瞼けいれんの MRS では線条体の神経細胞消失の所見が得られており，病因が大脳基底核にあることが疑われる[281]．治療は対症療法であり，主にボツリヌス毒素注射が用いられる．

　頭頸部ジストニア craniocervical dystonia ともよばれる Meige 症候群は下部顔面筋，顎部，頸部のスパズムを伴うジストニア性眼瞼けいれんの総称である．眼瞼けいれんと同様に Meige 症候群も両側性に顔面筋が収縮する．Meige 症候群のほとんどは原因不明だが，抗精神病薬の長期投与が原因と考えられることがあり，遅発性ジストニアの一種に相当するのかもしれない[282]．極めてまれだが，Meige 症候群が大脳基底核病変や変性疾患に続発することがある[283]．Meige 症候群の場合もボツリヌス毒素が最も有効な治療法である．

【症例 3 の鑑別診断】
　この症例では片側眼瞼の軽度のけいれんがその強度を徐々に増し，同側の顔面下部を巻き込んでいく経過から HFS の典型的な一例であることがわかる．その他の神経学的徴候がなくても，顔面神経障害の原因として小脳橋角部の占拠病変や脱髄斑の可能性を除外することはできない．造影 MRI でも所見は認められず，患者は HFS と診断

され，ボツリヌス毒素注射に反応良好であった．
　この患者の鑑別診断にはメトクロプラミドの長期使用による遅発性ジスキネジア・ジストニア，てんかん発作，チックがあげられる．HFSの非常に速い筋スパズムは遅発性ジスキネジアの常同的な舞踏様運動（たとえば，口頬舌部の咀嚼様運動）とは全く異なる．遅発性ジスキネジアでも持続性のしかめ顔や閉眼が生じることがあるが，たいていは両側対称性である．てんかん発作も一側性顔面けいれんの原因となるが，けいれんの強度が数カ月をかけて徐々に増すという緩徐な発症過程はてんかんではありえない．医原性に生じることもある顔面ミオクローヌスについても同じことが言え，このように時間をかけて重症化することは考えられない．てんかん発作に伴う顔面けいれんはより律動的であり，発作的に生じ，感覚系などの神経症状を伴うことが多い．顔面チックが中年期の患者に生じる可能性は低く，チックであればHFSと違って随意的に抑制可能である．

まとめ

　運動障害とてんかん発作を鑑別する際の問題点を症例検討を通じながら例示した．簡単に鑑別できる検査法やアルゴリズムなどはないが，正確に診断するためにはいくつかの要点がある．症状日記を利用すれば，誘発因子や併発症状だけでなく，その発作の頻度と時期に関する正確な情報を得ることができる．運動症状の観察とビデオ記録が正確な診断に不可欠な場合もある．
　運動障害もてんかんもCTやMRIなどのルーチン検査では正常なことが多いが，内側側頭葉硬化や視床梗塞などの特徴的な所見が見つかれば，鑑別診断の天秤を傾かせることができる．PETやSPECTはあまり有用とはいえないが，将来においては改善されるかもしれない．
　抗精神病薬による舞踏運動の改善など，治療反応性が診断につながることもある．運動障害もてんかん発作もベンゾジアゼピンなどの同じ治療薬に反応することがあるが，ドパ反応性ジストニアなどの特殊な例では診断的治療を試みてみるのもよい．
　鑑別診断とは医学的評価を下し，診断を確定するということにほかならない．これには体系的な診察と細心の注意が必要であり，それはいつの時代も変わることはない．

文献

1) Fahn S. Movement disorders. In：Engel J Jr, Pedley TA eds. Epilepsy：A Comprehensive Textbook. Philadelphia：Lippincott-Raven, 1997；2725-38.
2) Ghika-Schmid F, Ghika J, Regli F, et al. Hyperkinetic movement disorder during and after acute stroke：The Lausanne Stroke Registry. J Neurol Sci 1997；146：109-16.
3) Lee MS, Marsden CD. Movement disorders following lesion of the thalamus or subthalamic region. Mov Disord 1994；9：493-507.
4) Velioglu SK, Ozmenoglu M, Boz C, et al. Status epilepticus after stroke. Stroke 2001；32：1169-72.
5) Olsen TS. Post stroke epilepsy. Curr Atheroscler Rep 2001；3：340-44.
6) Bladin CF, Alexandrov AV, Bellavance A, et al. Seizures after stroke：a prospective multicenter study. Arch Neurol 2000；57：1617-22.
7) Bentes C, Pimentel J, Ferro JM. Epileptic seizures following subcortical infarcts. Cerebrovasc Dis 2001；12：331-34.
8) Hammond WA. A Treatise on Disease of the Nervous System, 1st ed. New York：D Appleton & Co, 1871.
9) Lehericy S, Grand S, Pollak P, et al. Clinical characteristics and topography of lesions in movement disorders due to thalamic lesions. Neurology 2001；57：1055-66.
10) Mark M. Other choreatic disorders. In：Watts R, Koller W eds. Movement Disorders：Neurologic Principles and Practice. New York：McGraw-Hill, 1997；527-40.
11) Weiner WJ, Lang AE eds. Movement Disorders-A Comprehensive Survey. New York：Futura Publishing, NY. 1989.
12) Klawans HL, Moses H 3rd, Nausieda PA, et al. Treatment and prognosis of hemiballismus. N Engl J Med 1976；295：1348-50.
13) Huntington's Disease Collaborative Research Group：

A novel gene containing a trinucleotide repeat that is expanded and unstable on Huntington's disease chromosomes. Cell 1993 ; 72 : 971-83.
14) de Vries BB, Arts WF, Breedveld GJ, et al. Benign hereditary chorea of early onset maps to chromosome 14q. Am J Hum Genet 2000 ; 66 : 136-42.
15) Fernandez M, Raskind W, Matsushita BS, et al. Hereditary Benign chorea : clinical and genetic features of a distinct disease. Neurology 2001 ; 57 : 106-10.
16) Nausieda P, Grossman B, Koller WC, et al. Sydenham chorea : An update. Neurology 1980 ; 30 : 331-34.
17) Javaid A, Hilton DD. Persistent chorea as a manifestation of thyrotoxicosis. Postgrad Med J 1988 ; 64 : 789-90.
18) Omdal R, Roalso S. Chorea gravidarum and chorea associated with oral contraceptives-diseases due to antiphospholipid antibodies? Acta Neurol Scand 1992 ; 86 : 219-20.
19) Van Horn G, Arnett FC, Dimachkie MM. Reversible dementia and chorea in a young woman with the lupus anticoagulant. Neurology 1996 ; 46 : 1599-1603.
20) Albin RL, Bromberg MB, Penney JB, et al. Chorea and dystonia : a remote effect of carcinoma. Mov Disord 1988 ; 3 : 162-69.
21) Higgins D. Chorea and its disorders. Neurol Clin 2001 ; 19 : 707-22.
22) Evidente VG, Gwinn-Hardy K, Caviness IN. Risperidone is effective in severe hemichorea/hemiballismus. Mov Disord 1999 ; 14 : 377-79.
23) Safirstein B, Shulman LM, Weiner WJ. Successful treatment of hemichorea with olanzapine. Mov Disord 1999 ; 14 : 532-33.
24) Spiegel EA, Wycis HT. Pallidothalamotomy in chorea. Arch Neurol Psychiatry 1950 ; 64 : 295-96.
25) Thompson TP, Kondziolka D, Albright AL. Thalamic stimulation for choreiform movement disorders in children. J Neurosurg 2000 ; 92 : 718-21.
26) Glass JP, Jankovic J, Borit A. Hemiballism and metastatic brain tumor. Neurology 1984 ; 34 : 204-07.
27) Harbord MG, Kobayashi JS. Fever producing ballismus in patients with choreoathetosis. J Child Neurol 1991 ; 6 : 49-52.
28) Lai PH, Tien RD, Chang MH, et al. Chorea-ballismus with nonketotic hyperglycemia in primary diabetes mellitus. Am J Neuroradiol 1996 ; 17 : 1057-64.
29) Krauss JK, Mohadjer M, Nobbe F, et al. Bilateral ballismus in children. Childs Nerv Syst 1991 ; 7 : 342-46.
30) Chandra V, Wharton S, Spunt AL. Amelioration of hemiballismus with sodium valproate. Ann Neurol 1982 ; 12 : 407.
31) Lenton RJ, Copti M, Smith RG. Hemiballismus treated with sodium valproate. Br Med J (Clin Res Ed) 1981 ; 283 : 17-18.
32) Kaushik A, Agarwal RP. Sadhna. Association of cerebral palsy with epilepsy. J Indian Med Assoc 1997 ; 95 : 552-54.
33) Hayashi M, Satoh J, Sakamoto K, et al. Clinical and neuropathological findings in severe athetoid cerebral palsy : a comparative study of globo-luysian and thalamo-putaminal groups. Brain Dev 1991 ; 13 : 47-51.
34) Yokochi K, Aiba K, Kodama M, et al. Magnetic resonance imaging in athetotic cerebral palsied children. Acta Paediatr Scand 1991 ; 80 : 818-23.
35) Taff I, Sabato UC, Lehrer G. Choreoathetosis in multiple sclerosis. Clin Neurol Neurosurg 1985 ; 87 : 41-43.
36) Simon JW. Athetosis in typhoid fever. J R Army Med Corps 1986 ; 132 : 19.
37) Vorsanger GJ, Roberts JT. Midazolam-induced athetoid movements of the lower extremities during epidural anesthesia reversed by physostigmine. J Clin Anesth 1993 ; 5 : 494-96.
38) Carpentieri U, Lockhart LH. Ataxia and athetosis as side effects of chemotherapy with vincristine in non-Hodgkin's lymphoma. Cancer Treat Rep 1978 ; 62 : 561-62.
39) Buchanan N, Rosen E, Rabinowitz L. Athetosis and phenytoin toxicity. Am J Dis Child 1977 ; 131 : 105.
40) Berardelli A, Rothwell JC, Hallett M, et al. The pathophysiology of primary dystonia. Brain 1998 ; 121 : 1195-1212.
41) Tinazzi M, Priori A, Bertolasi L, et al. Abnormal central integration of a dual somatosensory input in dystonia. Evidence for sensory overflow. Brain 2000 ; 123 : 42-50.
42) Fahn S, Bressman SB, Marsden CD. Classification of dystonia. Adv Neurol 1998 ; 78 : 1-10.
43) Nutt JG, Muenter MD, Aronson A, et al. Epidemiology of focal and generalized dystonia in Rochester, Minnesota. Mov Disord 1988 ; 3 : 188-94.
44) Placzek MR, Misbahuddin A, Ray Chaudhuri K, et al. Cervical dystonia is associated with a polymorphism

in the dopamine (D5) receptor gene. J Neurol Neurosurg Psychiatry 2001 ; 71 : 262-64.
45) Marsden CD, Harrison MJG, Bundey S. Natural history of idiopathic torsion dystonia. Adv Neurol 1976 ; 14 : 177-87.
46) Ozelius LJ, Hewett JW, Page CE, et al. The early-onset torsion dystonia gene (DYT1) encodes an ATP-binding protein. Nat Genet 1997 ; 17 : 40-48.
47) Augood SJ, Martin DM, Ozelius LJ, et al. Distribution of the mRNAs encoding torsinA and torsinB in the normal adult human brain. Ann Neurol 1999 ; 46 : 761-69.
48) Bressman SB, de Leon D, Brin MF, et al. Idiopathic dystonia among Ashkenazi Jews : evidence for autosomal dominant inheritance. Ann Neurol 1989 ; 26 : 612-20.
49) Risch NJ, Bressman SB, de Leon D, et al. Segregation analysis of idiopathic torsion dystonia in Ashkenazi Jews suggests autosomal dominant inheritance. Am J Hum Genet 1990 ; 46 : 533-38.
50) Bressman SB, Hunt AL, Heiman GA, et al. Exclusion of the DYT1 locus in a non-Jewish family with early-onset dystonia. Mov Disord 1994 ; 9 : 626-32.
51) Waddy HM, Fletcher NA, Harding AE, et al. A genetic study of idiopathic focal dystonias. Ann Neurol 1991 ; 29 : 320-24.
52) Leube B, Rudnicki D, Ratzlaff T, et al. Idiopathic torsion dystonia : assignment of a gene to chromosome 18p in a German family with adult onset, autosomal dominant inheritance and purely focal distribution. Hum Mol Genet 1996 ; 5 : 1673-77.
53) Leube B, Hendgen T, Kessler KR, et al. Evidence for DYT7 being a common cause of cervical dystonia (torticollis) in Central Europe. Am J Med Genet 1997 ; 74 : 529-32.
54) Almasy L, Bressman SB, Raymond D, et al. Idiopathic torsion dystonia linked to chromosome 8 in two Mennonite families. Ann Neurol 1997 ; 42 : 670-73.
55) Valente EM, Bentivoglio AR, Cassetta E, et al. DYT13, a novel primary torsion dystonia locus, maps to chromosome Ip36.13-36.32 in an Italian family with cranial-cervical or upper limb onset. Ann Neurol 2001 ; 49 : 362-66.
56) Nygaard TG. Dopa-responsive dystonia. Delineation of the clinical syndrome and clues to pathogenesis. Adv Neurol 1993 ; 60 : 577-85.
57) Bandmann O, Daniel S, Marsden CD, et al. The GTP-cyclohydrolase I gene in atypical parkinsonian patients : a clinico-genetic study. J Neurol Sci 1996 ; 141 : 27-32.
58) Ichinose H, Ohye T, Takahashi E, et al. Hereditary progressive dystonia with marked diurnal fluctuation caused by mutations in the GTP cyclohydrolase I gene. Nat Genet 1994 ; 8 : 236-42.
59) Vidailhet M, Tassin J, Durif F, et al. A major locus for several phenotypes of myoclonus-dystonia on chromosome 7q. Neurology 2001 ; 56 : 1213-16.
60) Klein C, Schilling K, Saunders-Pullman RJ, et al. A major locus for myoclonus-dystonia maps to chromosome 7q in eight families. Am J Hum Genet 2000 ; 67 : 1314-19.
61) Klein C, Brin MF, Kramer P, et al. Association of a missense change in the D2 dopamine receptor with myoclonus-dystonia. Proc Natl Acad Sci U S A 1999 ; 96 : 5173-76.
62) Albanese A, Colosimo C, Carretta D, et al. Botulinum toxin as a treatment for blepharospasm, spasmodic torticollis and hemifacial spasm. Eur Neurol 1992 ; 32 : 112-17.
63) Kostic V, Covickovic-Sternic N, Filipovic S. Local treatment of spasmodic torticollis with botulinum toxin. Neurologija 1990 ; 39 : 29-33.
64) Fahn S. High-dosage anticholinergic therapy in dystonia. Adv Neurol 1983 ; 37 : 177-88.
65) Greene P, Shale H, Fahn S. Experience with high dosages of anticholinergic and other drugs in the treatment of torsion dystonia. Adv Neurol 1988 ; 50 : 547-56.
66) Friedman J, Standaert D. Dystonia and its disorders. Neurol Clin 2001 ; 19 : 681-705.
67) Moersch FP, Woltman HW. Progressive fluctuating muscular rigidity and spasm ("stiff-man" syndrome) A report of a case and some observations in 13 other cases. Proc Staff Meet Mayo Clin 1956 ; 31 : 421-27.
68) Solimena M, Folli F, Denis-Donini S, et al. Autoanitbodies to glutamic acid decarboxylase in a patient with stiff-man syndrome, epilepsy, and type I diabetes mellitus. N Engl J Med 1988 ; 318 : 1012-20.
69) Levy LM, Dalakas MC, Floeter MK. The stiff-person syndrome : an autoimmune disorder affecting neurotransmission of gammaaminobutyric acid. Ann Intern Med 1999 ; 131 : 522-30.
70) McEvoy KM. Stiff-Man syndrome. Mayo Clin Proc 1991 ; 66 : 300-04.

71) Silbert PL, Matsumoto JY, McManis PG, et al. Intrathecal baclofen therapy in stiff-man syndrome : a double-blind placebo-controlled trial. Neurology 1995 ; 45 : 1893-97.
72) Dalakas MC, Fujii M, Li M, et al. High-dose intravenous immune globulin for stiff-person syndrome. N Engl J Med 2001 ; 345 : 1870-76.
73) Brashear HR, Phillips LH 2nd. Autoantibodies to GABAergic neurons and response to plasmapheresis in stiff-man syndrome. Neurology 1991 ; 41 : 1588-92.
74) Hart IK. Acquired neuromyotonia : a new autoantibody-mediated neuronal potassium channelopathy. Am J Med Sci 2000 ; 319 : 209-16.
75) Albers JW, Allen AA 2nd, Bastron JA, et al. Limb myokymia. Muscle Nerve 1981 ; 4 : 494-504.
76) Nakatsuji Y, Kaido M, Sugai F, et al. Isaacs' syndrome successfully treated by immunoadsorption plasmapheresis. Acta Neurol Scand 2000 ; 102 : 271-73.
77) Alessi G, De Reuck J, De Bleecker J, et al. Successful immunoglobulin treatment in a patient with neuromyotonia. Clin Neurol Neurosurg 2000 ; 102 : 173-75.
78) Gomez MR. The clinical examination. In : Engel AG, Franzini-Armstrong C eds. Myology : Basic and Clinical, 2nd ed. New York : McGraw-Hill, 1994 ; 746-63.
79) Dhar SK, Nair CPV. Choreoathetosis and thyrotoxicosis. Ann Intern Med 1974 ; 80 : 426.
80) Taurin G, Golfier V, Pinel JF, et al. Choreic syndrome due to Hashimoto's encephalopathy. Mov Disord 2002 ; 17 : 1091-92.
81) Tonner DR, Schlechte JA. Neurologic complications of thyroid and parathyroid disease. Med Clin North Am 1993 ; 77 : 251-63.
82) Friedreich N. Neuropathologische beobachrung bein paramyoklonus multiplex. Virchows Arch Path Anat 1881 ; 86 : 421-34.
83) Obeso JA. Classification, clinical features, and treatment of myoclonus. In : Watts RL, Koller WC eds. Movement Disorders : Neurologic Principles and Practice. New York : McGraw-Hill, 1997 ; 541-50.
84) Weiner WJ, Lang AE. Myoclonus and related syndromes in Movement Disorders, a Comprehensive Survey. New York : Futura Publishing, 1989 ; 456-529.
85) Fahn S, Marsden CD, Van Woert MH. Definition and classification of myoclonus. Adv Neurol 1986 ; 43 : 1-5.
86) Gasser T. Inherited myoclonus-dystonia syndrome. Adv Neurol 1998 ; 78 : 325-34.
87) Caviness JN, Alving LI, Maraganore DM, et al. The incidence and prevalence of myoclonus in Olmsted county, Minnesota. Mayo Clin Proc 1999 ; 74 : 565-69.
88) Quinn NP. Essential myoclonus and myoclonic dystonia. Mov Disord 1996 ; 11 : 119-24.
89) Quinn NP, Rothwell JC, Thompson PD, et al. Hereditary myoclonic dystonia, hereditary torsion dystonia and hereditary essential myoclonus : an area of confusion. Adv Neurol 1988 ; 50 : 391-401.
90) Klein C, Brin MF, Kramer P, et al. Association of a missense change in the C2 dopamine receptor with myoclonus dystonia. Proc Natl Acad Sci U S A 1999 ; 96 : 5173-76.
91) Zimprich A, Grabowski M, Asmus F, et al. Mutations in the gene encoding epsilon-sarcoglycan cause myoclonus-dystonia syndrome. Nat Genet 2001 ; 29 : 66-69.
92) Nygaard TG, Raymond D, Chen C, et al. Localization of a gene for myoclonus-dystonia to chromosome 7q21-q31. Ann Neurol 1999 ; 46 : 794-98.
93) Kupsch A, Trottenberg T, Meissner W. Neurostimulation of the ventral intermediate thalamic nucleus alleviates hereditary essential myoclonus. J Neurol Neurosurg Psychiatry 1999 ; 67 : 415-16.
94) Trottenberg T, Meissner W, Kabus C, et al. Neurostimulation of the ventral intermediate thalamic nucleus in inherited myoclonus dystonia syndrome. Mov Disord 2001 ; 16 : 769-71.
95) Thompson PD, Bhatia KP, Brown P, et al. Cortical myoclonus in Huntington's disease. Mov Disord 1994 ; 9 : 633-41.
96) Wilkins DE, Hallett M, Berardelli A, et al. Physiologic analysis of the myoclonus of Alzheimer's disease. Neurology 1984 ; 34 : 898-903.
97) Rinne JO, Lee MS, Thompson PD, et al. Corticobasal degeneration : A clinical study of 36 cases. Brain 1994 ; 117 : 1183-96.
98) Remillard G, Andermann F, Blitzer L, et al. Electrographic findings in Friedreich's ataxia. Can J Neurol Sci 1976 ; 3 : 309-12.
99) Halasz P. Ataxia-Telangiectasia. Confin Neurol 1966 ; 28 : 50-62.
100) Pfeiffer RF. Wilson's disease. In : Watts R ed. Movement Disorders : Neurologic Principles and Practice. New York : McGraw-Hill, 1997 ; 623-37.
101) Gordon NS, Marsden HB, Noronha MJ. Neuronal ceroid lipofuscinosis. Arch Dis Child 1972 ; 47 : 285.

102) Lance JW, Adams RD. The syndrome of intention or action myoclonus as a sequel to hypoxic encephalopathy. Brain 1963 ; 86 : 111-36.
103) Frenken CW, Korten JJ, Gabreels FJ, et al. Spinal Myoclonus. Clin Neurol Neurosurg 1974 ; 77 : 44-53.
104) Jankovic J, Pardo R. Segmental myoclonus. Clinical and pharmacologic study. Arch Neurol 1986 ; 43 : 1025-31.
105) Fox EJ, Villanueva R, Schutta HS. Myoclonus following spinal anesthesia. Neurology 1979 ; 29 : 379-80.
106) Casazza M, Bracchi M, Girotti F. Spinal myoclonus and clinical worsening after intravenous contrast medium in a patient with spinal arteriovenous malformation. Am J Neuroradiol 1985 ; 6 : 965-66.
107) Brown P, Thompson PD, Rothwell JC, et al. Axial myoclonus of propriospinal origin. Brain 1991 ; 114 : 197-214.
108) Chokroverty S, Walters A, Zimmerman T, et al. Propriospinal myoclonus : A neurophysiologic analysis. Neurology 1992 ; 42 : 1591-95.
109) Vetrugno R, Provini F, Plazzi G, et al. Focal myoclonus and propriospinal propagation. Clin Neurophysiol 2000 ; 111 : 2175-79.
110) Delgado-Escueta AV, Enrile-Bascal F. Juvenile myoclonic epilepsy of Janz. Neurology 1984 ; 34 : 285-94.
111) Janz D, Durner M. Juvenile myoclonic epilepsy. In : Engel J Jr, Pedley TA eds. Epilepsy : A Comprehensive Textbook. Philadelphia : Lippincott-Raven, 1997 ; 2389-400.
112) Durner M, Sander T, Greenberg DA, et al. Localization of idiopathic generalized epilepsy on chromosome 6p in families of juvenile myoclonic epilepsy patients. Neurology 1991 ; 41 : 1651-55.
113) Greenberg DA, Delgado-Escueta AV, Widelitz H, et al. Juvenile myoclonic epilepsy (JME) may be linked to the BF and HLA loci on human chromosome 6. Am J Med Genet 1988 ; 31 : 185-92.
114) Liu AW, Delgado-Escueta AV, Serratosa JM, et al. Juvenile myoclonic epilepsy locus in chromosome 6p21.2-p11 : linkage to convulsions and electroencephalography trait. Am J Hum Genet 1995 ; 57 : 368-81.
115) Whitehouse WP, Rees M, Curtis D, et al. Linkage analysis of idiopathic generalized epilepsy (IGE) and marker loci on chromosome 6p in families of patients with juvenile myoclonic epilepsy : no evidence for an epilepsy locus in the HLA region. Am J Hum Genet 1993 ; 53 : 652-62.
116) Delgado-Escueta AV, Serratosa JM, Liu A, et al. Progress in mapping human epilepsy genes. Epilepsia 1994 ; 35 Suppl 1 : S29-40.
117) Prasad A, Kuzniecky RI, Knowlton RC, et al. Evolving antiepileptic drug treatment in juvenile myoclonic epilepsy. Arch Neurol 2003 ; 60 : 1100-05.
118) Plaster NM, Uyama E, Uchino M, et al. Genetic localization of the familial myoclonic epilepsy (FAME) gene to chromosome 8q24. Neurology 1999 ; 53 : 1180-83.
119) Mikami M, Yasuda T, Terao A, et al. Localization of a gene for benign adult familial myoclonic epilepsy to chromosome 8q23.3-q24.1. Am J Hum Genet 1999 ; 65 : 745-51.
120) Labauge P, Amer LO, et al. Absence of linkage to 8q24 in a European family with familial adult myoclonic epilepsy (FAME). Neurology 2002 ; 58 : 941-44.
121) Guerrini R, Bonanni P, Patrignani A, et al. Autosomal dominant cortical myoclonus and epilepsy (ADCME) with complex partial and generalized seizures : A newly recognized epilepsy syndrome with linkage to chromosome 2p11.1-q12.2. Brain 2001 ; 124 : 2459-75.
122) Unverricht J. Die Myoclonie. Leipzig : Franz Deuticke 1891 : 1-128.
123) Lundborg H. Die progressive Myoclonus-Epilepsie (Unverricht's Myoclonie). Uppsala : Almqvist and Wiksell, 1903 : 1-207.
124) Berkovic S. Progressive Myoclonus epilepsies. In : Engel J Jr, Pedley TA eds. Epilepsy : A Comprehensive Textbook. Philadelphia : Lippincott-Raven, 1997 ; 2455-68.
125) Roger J. Progressive myoclonic epilepsy in childhood and adolescence. In : Roger J, Bureau M, Dravet C, et al eds. Epileptic Syndromes in Infancy, Childhood and Adolescence, 2nd ed. London : John Libbey, 1992 ; 381-400.
126) Berkovic S. Progressive Myoclonus epilepsies. In : Engel J Jr, Pedley TA eds. Epilepsy : A Comprehensive Textbook. Philadelphia : Lippincott-Raven, 1997 ; 2455-68.
127) Shibasaki H, Yamashita Y, Tobimatsu S, et al. Electroencephalographic correlates of myoclonus. Adv Neurol 1986 ; 43 : 357-72.
128) Eldridge R, Iivanainen M, Stern R, et al. "Baltic" myoclonus epilepsy : hereditary disorder of childhood made worse by phenytoin. Lancet 1983 ; 2 : 838-42.

129) Iivanainen M, Himberg JJ. Valproate and clonazepam in the treatment of severe progressive myoclonus epilepsy. Arch Neurol 1982 ; 39 : 236-38.
130) Obeso JA, Artieda J, Luquin MR, et al. Antimyoclonic action of piracetam. Clin Neuropharmacol 1986 ; 9 : 58-64.
131) Henry RE, Leppik IE, Gumnit RJ, Jacobs M. Progressive myoclonus epilepsy treated with zonisamide. Neurology 1988 ; 38 : 928-31.
132) Smith B, Shatz R, Elisevich K, et al. Effects of vagus nerve stimulation on progressive myoclonus epilepsy of Unverricht-Lundborg type. Epilepsia 2000 ; 41 : 1046-48.
133) Hallet M. Myoclonus : Relation to epilepsy. Epilepsia 1985 ; 26 Suppl 1 : S67-S77.
134) Shibasaki H. Electrophysiological studies of myoclonus. Muscle Nerve 2000 ; 23 : 321-35.
135) Dawson GD. Investigation on a patient subject to myoclonic seizures after sensory stimulation. J Neurol Neurosurg Psychiatry 1947 ; 10 : 141-62.
136) Obeso JA, Rothwell JC, Marsden CD. The spectrum of cortical myoclonus from focal reflex jerks to spontaneous motor epilepsy. Brain 1985 ; 108 : 193.
137) Hallett M. Myoclonus and myoclonic syndromes. In : Engel J Jr, Pedley TA eds. Epilepsy : A Comprehensive Textbook. Philadelphia : Lippincott-Raven, 1997.
138) Zuckerman EG, Glaser GH. Urea-induced myoclonic seizures. Arch Neurol 1972 ; 27 : 14-28.
139) Hallett M, Chadwick D, Adam J, et al. Reticular reflex myoclonus. J Neurol Neurosurg Psychiatry 1977 ; 40 : 253-64.
140) Wilkins DE, Hallett M, Erba G. Primary generalized epileptic myoclonus : a frequent manifestation of minipolymyoclonus of central origin. J Neurol Neurosurg Psychiatry 1985 ; 48 : 506-16.
141) Mount LA, Reback S. Familial paroxysmal choreoathetosis. Arch Neurol Psychiatry 1940 ; 44 : 841-47.
142) Sterling W. Le type spasmodique tetanoide et tetaniforme de l'encephalite epidemique remarques sur l'epilepsie "extra-pyramidale". Rev Neurol 1924 ; 2 : 484-94.
143) Wilson SAK. The Morrison lectures on nervous semeiology with special references to epilepsy. Lecture Ⅲ. Symptoms indicating increase of neural function. Br Med J 1930 ; 2 : 90-94.
144) Whitty CW, Lishman A, Fitzgibbon JP. Seizures induced by movement : a form of reflex epilepsy. Lancet 1964 ; 1 : 1403-06.
145) Wimmer A. Etudes sur les syndromes extra-pyramidaux : spasm de torsion infantile debutant par crises d'hemispasmes toniques (epilepsie striee), Rev Neurol 1925 ; 32 : 281-95.
146) Spiller AJ. Subcortical epilepsy. Brain 1927 ; 50 : 171-87.
147) Demirkiran M, Jankovic J. Paroxysmal dyskinesias : Clinical features and classification. Ann Neurol 1995 ; 38 : 571-79.
148) Nagamitsu S, Matsuishi T, Hashimoto K, et al. Multicenter study of paroxysmal dyskinesias in Japan-Clinical and pedigree analysis. Mov Disord 1999 ; 14 : 658-63.
149) Tomita H, Nagamitsu S, Wakui K, et al. Paroxysmal kinesigenic choreoathetosis locus maps to chromosome 16p11.2-q12.1. Am J Hum Genet 1999 ; 65 : 1688-97.
150) Valente EM, Spacey SD, Wali GM, et al. A second paroxysmal kinesigenic choreoathetosis locus (EKD2) mapping on 16q13-q22.1 indicates a family of genes which give rise to paroxysmal disorder on human chromosome 16. Brain 2000 ; 123 : 2040-45.
151) Roos R, Wintzen AR, Vielvoye G, et al. Paroxysmal kinesigenic choreoathetosis as presenting symptom of multiple sclerosis. J Neurol Neurosurg Psychiatry 1991 ; 54 : 657-58.
152) Camac A, Greene P, Khandji A. Paroxysmal kinesigenic dystonic choreoathetosis associated with a thalamic infarct. Mov Disord 1990 ; 5 : 235-38.
153) Mirsattari SM, Berry ME, Holden JK, et al. Paroxysmal dyskinesia in patient with HIV infection. Neurology 1999 ; 52 : 109-14.
154) Hattori H, Yorifuji T. Infantile convulsions and paroxysmal kinesigenic choreoathetosis in a patient with idiopathic hypoparathyroidism. Brain Dev 2000 ; 22 : 449-50.
155) Drake ME. Paroxysmal kinesigenic choreoathetosis in hyperthyroidism. Postgrad Med J 1987 ; 63 : 1089-90.
156) Fahn S. The Paroxysmal dyskinesias. In : Marsden CD, Fahn S ed. Movement Disorders, vol 3. Oxford : Butterworth-Heinemann, 1994 ; 310-45.
157) Ko C, Kong C, Ngai W, et al. Ictal 99mTcECD SPECT in paroxysmal kinesigenic choreoathetosis. Pediatr Neurol 2001 ; 24 : 225-27.
158) Kertesz A. Paroxysmal kinesigenic choreoathetosis. An entity within the paroxysmal choreoathetosis

159) Stevens H. Paroxysmal choreo-athetosis. A form of reflex epilepsy. Arch Neurol 1966 ; 14 : 415-20.
160) Kato M, Araki A. Paroxysmal kinesigenic choreoathetosis. Report of a case relieved by carbamazepine. Arch Neurol 1969 ; 20 : 508-13.
161) Wein T, Andermann F, Silver K, et al. Exquisite sensitivity of paroxysmal kinesigenic choreoathetosis to carbamazepine. Neurology 1996 ; 47 : 1104-06.
162) Gokcay A, Gokcay F. Oxcarbazepine therapy in paroxysmal kinesigenic choreoathetosis. Acta Neurol Scand 2000 ; 101 ; 344-45.
163) Uberall MA, Weuzel O. Effectiveness of lamotrigine in children with paroxysmal kinesigenic choreoathetosis. Dev Med Child Neurol 2000 ; 42 : 699-700.
164) Fink JK, Hedera P, Mathay JG, et al. Paroxysmal dystonic choreoathetosis linked to chromosome 2q : Clinical analysis and proposed pathophysiology. Neurology 1997 ; 49 : 177-83.
165) Shulman LM, Weiner WJ. Paroxysmal movement disorders. Semin Neurol 1995 ; 15 : 188-93.
166) Jarman PR, Bhatia KP, Davie C, et al. Paroxysmal dystonic choreoathetosis : Clinical features and investigation of pathophysiology in a large family. Mov Disord 15 : 648-57.
167) Mayeux R, Fahn S. Paroxysmal dystonic choreoathetosis in a patient with familial ataxia. Neurology 1982 ; 32 : 1184-86.
168) Bressman SB, Fahn S, Burke RE. Paroxysmal nonkinesigenic dystonia. Adv Neurol 1988 ; 50 : 403-13.
169) Lance JW. Familial paroxysmal dystonic choreoathetosis and its differentiation from related syndromes. Ann Neurol 1977 ; 2 : 285-93.
170) Coulter DL, Donofrio P. Haloperidol for nonkinesiogenic paroxysmal dyskinesia. Arch Neurol 1980 ; 37 : 325-26.
171) Kurlan R, Shoulson I. Familial paroxysmal dystonic choreoathetosis and response to alternate day oxazepam therapy. Ann Neurol 1983 ; 13 : 456-57.
172) Chudnow RS, Mimbels RA, Owen DB, et al. Gabapentin for familial paroxysmal dystonic choreoathetosis. Neurology 1997 ; 49 : 1441-42.
173) Plant GT, Williams AC, Earl CH, et al. Familial paroxysmal dystonia induced by exercise. J Neurol Neurosurg Psychiatry 1984 ; 47 : 275-79.
174) Nardocci N, Lamperti E, Rumi V, et al. Typical and atypical forms of paroxysmal choreoathetosis. Dev Med Child Neurol 1989 ; 31 : 670-74.
175) Gancher ST, Nutt JG. Autosomal dominant episodic ataxia : a heterogeneous syndrome. Mov Disord 1986 ; 1 : 239-53.
176) Baron DN, Dent CE, Harris H, et al. Hereditary pellagra-like skin rash with temporary cerebellar ataxia, constant renal amino-aciduria and other bizarre biochemical features. Lancet 1956 ; 2 : 421-28.
177) Blass JP, Avigan J, Uhlendorf BW. A defect in pyruvate decarboxylase in a child with an intermittent movement disorder. J Clin Invest 1970 ; 49 : 423-32.
178) Tan LC, Tan AK, Tija H. Paroxysmal kinesigenic choreoathetosis in Singapore and its relationship to epilepsy. Clin Neurol Neurosurg 1998 ; 100 : 187-92.
179) Factor SA, Podskalny GD, Molho ES. Psychogenic movement disorders ; frequency, clinical profile and characteristics. J Neurol Neurosurg Psychiatry 1995 ; 59 : 406-12.
180) Monday K, Jankovic J. Psychogenic myoclonus. Neurology 1993 ; 43 : 349-52.
181) Ranawaya R, Riley D, Lang A. Psychogenic dyskinesias in patients with organic movement disorders. Mov Disord 1990 ; 5 : 127-33.
182) Fahn S. Psychogenic movement disorders. In : Marsden CD, Fahn S eds. Movement Disorders 3. Oxford : Butterworth-Heinemann, 1994 ; 359-72.
183) Shulman LM, David NJ, Weiner WJ. Psychosis as the initial manifestation of Niemann-Pick Type-C. Neurology 1995 ; 45 : 1739-43.
184) Casey DE, Rabins P. Tardive dyskinesia as a life threatening illness. Am J Psychiatry 1978 ; 135 : 486-88.
185) Feve A, Angelard B, Fenelon G, et al. Postneuroleptic laryngeal dyskinesia ; a cause of upper airway obstructive syndrome improved by local injection of botulinum toxin. Mov Disord 1993 ; 8 : 217-19.
186) Jeste DV, Wyatt RJ. Understanding and treating tardive dyskinesia. New York : Guilford Press, 1982.
187) Kane JM, Smith JM. Tardive dyskinesia. Arch Gen Psychiatry 1982 ; 39 : 473-81.
188) Chouinard G, Annable L, Ross-Chouinard A, et al. A 5-year prospective longitudinal study of tardive dyskinesia ; factors predicting appearance of new cases. J Clin Psychopharmacol 1988 ; 8 Suppl : 21-26.
189) Caroff SN, Mann SC, et al. Movement disorders

190) Jeste DV. Okamoto A, Napolitano J, et al. Low incidence of persistent tardive dyskinesia in elderly patients with dementia treated with risperidone. Am J Psychiatry 2001 ; 157 : 1150-55.
191) Burt DR, Creese I, Snyder SH. Antischizophrenic drugs : chronic treatment elevates dopamine receptor binding in brain. Science 1977 ; 196 : 326-28.
192) Gunne LM, Haggstrom JE, Sjokvist B. Association with persistent neuroleptic-induced dyskinesias of regional changes in the brain GABA synthesis. Nature 1984 ; 309 : 347-49.
193) Andersson U, Haggstrom JE, Levin ED, et al. Reduced glutamate decarboxylase activity in the subthalamic nucleus in patients with tardive dyskinesia. Mov Disord 1989 ; 4 : 37-46.
194) Gunne LM, Andren PE. An animal model for coexisting tardive dyskinesia and tardive parkinsonism : a glutamate hypothesis for tardive dyskinesia. Clin Neuropharmacol 1993 ; 16 : 90-95.
195) Sachdev PS. The current status of tardive dyskinesia. Aust N Z J Psychiatry 2000 ; 34 : 355-69.
196) Goetz CG. Tardive dyskinesia. In : Watts RL, Koller WC eds. Movement Disorders : Neurologic Principles and Practice. New York : McGraw-Hill, 1997 ; 519-26.
197) Buckley P, O'Caliaghan E, Mulvany F, et al. Basal ganglia T2 relaxation times in schizophrenia : a quantitative magnetic resonance imaging study in relation to tardive dyskinesia. Psychiatry Res 1995 ; 61 : 95-102.
198) Lavalaye J, Sarlet A, Booij J, et al. Dopamine transporter density in patients with tardive dyskinesia : a single photon emission computed tomography study. Psychopharmacology 2001 ; 155 : 107-09.
199) Hunter R, Blackwood W, Smith MC. Neuropathological findings in three cases of persistent dyskinesias following phenothiazines. J Neurol Sci 1968 ; 7 : 263-73.
200) Jeste DV, Jeste SD, Wyatt RJ. Reversible tardive dyskinesia : implications for therapeutic strategy and prevention of tardive dyskinesia. Mod Probl Pharmacopsychiatry 1983 ; 21 : 34-48.
201) Jankovic J, Orman J. Tetrabenazine therapy of dystonia, chorea, tics and other dyskinesias. Neurology 1988 ; 38 : 391-94.
202) Thaker GK, Nguyen JA, Strauss ME, et al. Clonazepam in treatment of tardive dyskinesia : a practical GABAmimetic strategy. Am J Psychiatry 1990 ; 147 : 445-51.
203) Barnes TRE. Tardive dyskinesia. Br Med J 1988 ; 296 : 150.
204) Ames D. Webber J. Sodium valproate and tardive dyskinesia. Med J Aust 1984 ; 140 : 3a50.
205) Fehr C, Dahmen N, Klawe C, et al. Piracetam in the treatment of tardive dyskinesia and akathisia : a case report. J Clin Psychopharmacol 2001 ; 21 : 248-49.
206) Caroff SN, Campbell EC, Havey J, et al. Treatment of tardive dyskinesia with donepezil : a pilot study. J Clin Psychiatry 2001 ; 62 : 772-75.
207) Shamir E, Barak Y, Shalaman I, et al. Melatonin treatment for tardive dyskinesia. A double-blind, placebo-controlled, crossover study. Arch Gen Psychiatry 2001 ; 58 : 1049-52.
208) Lerner V, Miodownik C, Kaptsan A, et al. Vitamin B6 in the treatment of tardive dyskinesia : a double-blind, placebo-controlled, crossover study. Am J Psychiatry 2001 ; 158 : 1511-15.
209) Burke RE, Fahn S. Jankovic J, et al. Tardive dystonia : late onset and persistent dystonia caused by antipsychotic drugs. Neurology 1982 ; 32 : 1335-46.
210) Kang UJ, Burke RE, Fahn S. Tardive dystonia. Adv Neurol 1988 ; 50 : 415-29.
211) Kiriakakis V, Bhata KP, Quinn MP, et al. The natural history of tardive dystonia : a long-term follow-up study of 107 cases. Brain 1998 ; 121 : 2053-66.
212) van Haarten PN, Kahn RS. Tardive dystonia. Schizophr Bull 1999 ; 25 : 741-48.
213) Shulman LM, Singer C, Weiner WJ. Improvement of both tardive dystonia and akathisia after botox injection. Neurology 1996 ; 46 : 844-45.
214) Tan EK, Jankovic J. Tardive and idiopathic oromandibular dystonia : A clinical comparison. J Neurol Neurosurg Psychiatry 2000 ; 68 : 186-90.
215) Brashear A, Ambrosius WT, Eckert GJ, et al. Comparison of treatment of tardive dystonia and idiopathic cervical dystonia with botulinum toxin type A. Mov Disord 1998 ; 13 : 158-61.
216) Yadalam KG, Korn ML, Simpson GM. Tardive dystonia : four case histories. J Clin Psychiatry 1990 ; 51 : 17-20.
217) Dressler D, Oeljeschlager R, Ruther E. Severe tardive dystonia : treatment with continuous intrathecal baclofen administration. Mov Disord 1997 ; 12 : 585-87.
218) Hillier CE, Wiles CM, Simpson BA. Thalamotomy for

severe antipsychotic induced tardive dyskinesia and tardive dystonia. J Neurol Neurosurg Psychiatry 1999 ; 66 : 250-51.
219) Trottenberg T, Paul G, Meissner W, et al. Pallidal and thalamic neurostimulation in severe tardive dystonia. J Neurol Neurosurg Psychiatry 2001 ; 70 : 557-59.
220) Lang AE. High dose anticholinergic therapy in adult dystonia. Can J Neurol Sci 1986 ; 13 : 42-46.
221) Winslow RS, Stillner V, Coons DJ, et al. Prevention of acute dystonic reactions in patients beginning high-potency neuroleptics. Am J Psychiatry 1986 ; 143 : 706.
222) Kurlan R, Whitmore D, Irvine C, et al. Tourette's syndrome in a special education population : a pilot study involving a single school district. Neurology 1994 ; 44 : 699-702.
223) Lapouse R, Monk MA. Behavior deviations in a representative sample of children. Am J Orthopsychiatry 1964 ; 34 : 436-46.
224) Kumar R, Lang AE. Secondary tic disorders. Neurol Clin 1997 ; 15 : 309-31.
225) Itard JMG. Memoire sur quelqeus fonctions involontairs des appareils de la locomotion de la prehension et de la voix. Archive General de Medicine 1825 ; 8 : 385-407.
226) The Tourette Syndrome Classification Study Group. Definitions and classification of tic disorders. Arch Neurol 1993 ; 50 : 1013-16.
227) Leckman JF, Zhang H, Vitale A, et al. Course of tic severity in Tourette's syndrome : the first two decades. Pediatrics 1998 ; 102 : 14-19.
228) Brunn RD, Budman CL. The natural history of Tourette's syndrome. Adv Neurol 1992 ; 58 : 1-6.
229) Kano Y, Ohta M, Nagai Y. Clinical characteristics of Tourette syndrome. Psychiatry Clin Neurosci 1998 ; 52 : 51-57.
230) Price RA, Kidd KK, Cohen DJ, et al. A twin study of Tourette syndrome. Arch Gen Psychiatry 1985 ; 42 : 815-20.
231) The Tourette Syndrome Association International Consortium for Genetics. A complete genome screen in sib pairs affected by Gilles de la Tourette syndrome. Am J Hum Genet 1999 ; 65 : 1428-36.
232) Barr CL, Wigg KG, Pakstis AJ, et al. Genome scan for linkage to Gilles de la Tourette syndrome. Am J Med Genet 1999 ; 96 : 69-73.
233) Kroisel PM, Petek E, Emberger W, et al. Candidate region for Gilles de la Tourette syndrome at 7q31. Am J Med Genet 2001 ; 101 : 259-61.
234) Kerbeshian J, Severud R, Burd L, et al. Peek-a-boo fragile site at 16d associated with Tourette syndrome, bipolar disorder, autistic disorder, and mental retardation. Am J Med Genet 2000 ; 96 : 69-73.
235) Burd L, Severud R, Klug MG, et al. Prenatal and perinatal risk factors for Tourette disorder. J Perinatal Med 1999 ; 27 : 295-302.
236) King RA, Leckman JF, Scahill L, et al. Obsessive-compulsive disorder, anxiety and depression. In : Leckman JF, Cohen DJ eds. Tourette's Syndrome-Tics, Obsessions, Compulsion. New York : John Wiley and Sons, 1999 ; 43-62.
237) Coffey BJ, Park KS. Behavioral and emotional aspects of Tourette syndrome. Neurol Clin 1997 ; 15 : 277-89.
238) Swedo SE, Leonard HL, Garvey J, et al. Pediatric autoimmune neuropsychiatric disorders associated with streptococcal infections : Clinical description of the first 50 cases. Am J Psychiatry 1998 ; 155 : 264-71.
239) Murphy TK, Goodman WK, Fudge MW, et al. B lymphocyte antigen D8/17 : A peripheral marker or childhood-onset obsessive-compulsive disorder and Tourette's syndrome. Am J Psychiatry 1997 ; 154 : 125-34.
240) Muller N, Bernd K, Schwarz MJ, et al. Increased titers of antibodies against streptococcal M12 and M19 proteins in patients with Tourette's syndrome. Psychiatry Res 2001 ; 101 : 187-93.
241) Wendlandt JT, Grus FH, Hansen BH, et al. Striatal antibodies in children with Tourette's syndrome : multivariate discriminant analysis of IgG repertoires. J Neuroimmunol 2001 ; 119 : 106-13.
242) Mink JW. Basal ganglia dysfunction in Tourette's syndrome : A new hypothesis. Pediatr Neurol 2001 ; 25 : 190-98.
243) Peterson BS, Riddle MA, Cohen DJ, et al. Reduced basal ganglia volumes in Tourette's syndrome using three-dimensional reconstruction techniques from magnetic resonance images. Neurology 1993 ; 43 : 941-49.
244) Singer HS. Current issues in Tourette syndrome. Mov Disord 2000 ; 15 : 1051-63.
245) Sallee FR, Nesbitt L, Jackson C, et al. Relative efficacy of haloperidol and pimozide in children and adolescents with Tourette's disorder. Am J Psychiatry 1997 ; 8 : 1057-62.
246) Shulman LM, Singer C, Weiner WJ. Risperidone in

Gilles de la Tourette Syndrome. Neurology 1995 ; 45 : 1419.
247) Jimenez-Jimenez FJ, Garcia-Ruiz PJ. Pharmacological options for the treatment of Tourette's disorder. Drugs 2001 ; 61 : 2207-20.
248) Onofri M, Paci C, D'Andreamatteo G, et al. Olanzapine in severe Gilles de la Tourette syndrome : a 52 week double-blind crossover study vs. low-dose pimozide. J Neurol 2000 ; 247 : 443-46.
249) Berkson G, Gallagher RJ. Control of feedback from abnormal stereotype behaviors. In : Wade MG ed. The development of coordination, control and skill in the mentally handicapped. Amsterdam : North Holland, 1986 ; 7-24.
250) Kravitz H, Boehm JJ. Rhythmic habit patterns of infancy : their sequence, age of onset, and frequency. Child Dev 1971 ; 42 : 399-413.
251) Sallustro A, Atwell CW. Body rocking, head banging, and head rolling in normal children. J Pediatr 1978 ; 93 : 704-08.
252) Dantzer R. Behavioral, physiological and functional aspects of stereotyped behavior : a review and re-interpretation. J Animal Sci 1986 ; 62 : 1776-86.
253) Dura JR, Mullick JA, Rasnake LK. Prevalence of stereotypy among institutionalized nonambulatory profoundly mentally retarded people. Am J Ment Defic 1987 ; 91 : 548-49.
254) Berkson G, Davenport RK. Stereotyped movements of mental defectives : Initial survey. Am J Men Defic 1962 ; 66 : 849-52.
255) Nomura Y, Segawa M. Characteristics of motor disturbances of the Rett syndrome. Brain Dev 1990 ; 12 : 27-30.
256) Morrison JR. Catatonia. Arch Gen Psychiatry 1973 ; 28 : 39-41.
257) Rogers D, Hymans N. Sporadic facial stereotypies in patients with schizophrenia and compulsive disorders. Adv Neurol 1988 ; 49 : 383-94.
258) Niehaus DJ, Emsley RA, Brink P, et al. Stereotypies : prevalence and association with compulsive and impulsive symptoms in college students. Psychopathology 2000 ; 33 : 31-35.
259) Klawans HL, Hitri A, Nausieda PA, et al. Animal models of dyskinesia. In : Hanin I, Esdin E eds. Animal Models in Psychiatry and Neurology. New York : Pergamon Press, 1977 ; 351-64.
260) Weiner WJ, Sanchez-Ramos JR. Movement disorders and dopaminomimetic stimulant drugs. In : Lang AE, Weiner WJ eds. Drug-induced Movement Disorders. New York : Futura, 1992 ; 315-37.
261) Stein DJ, Simeon D. Pharmacotherapy of stereotypic movement disorders. Psychiatr Ann 1998 ; 28 : 327-34.
262) Volkmar FR, Bregman JD. Stereotyped and self-injurious behaviors in disorders other than Tourette's syndrome. In : Cohn DJ, Bruun RD, Leckman JF eds. Tourette's Syndrome and Tic Disorders : Clinical Understanding and Treatment. New York : John Wiley, 163-76.
263) Tan EK, Jankovic J. Bilateral hemifacial spasm : A report of five cases and a literature review. Mov Disord 1999 ; 14 : 345-49.
264) Ho SL, Cheng PW, Wong WC, et al. A case-controlled MRI/MRA study of neurovascular contact in hemifacial spasm. Neurology 1999 ; 53 : 2132-39.
265) Oliveira LD, Cardoso F, Vargas AP. Hemifacial spasm and arterial hypertension. Mov Disord 1999 ; 14 : 832-35.
266) Defazio G, Berardelli A, Abbruzzese G, et al. Primary hemifacial spasm and arterial hypertension : A multi-center case-control study. Neurology 2000 ; 54 : 1198-1200.
267) Wang A, Jankovic J. Hemifacial spasm : clinical findings and treatment. Muscle Nerve 1998 ; 21 : 1740-47.
268) Friedman A, Jamrozik Z, Bojakowski J. Familial hemifacial spasm. Mov Disord 1989 ; 4 : 213-18.
269) Carter JB, Patrinely JR, Jankovic J, et al. Familial hemifacial spasm. Arch Ophthalmol 1990 ; 108 : 249-50.
270) Micheli F, Scorticati MC, Gatto E, et al. Familial hemifacial spasm. Mov Disord 1994 ; 9 : 330-332.
271) Miwa H, Mizuno Y, Tomoyoshi K. Familial hemifacial spasm : report of cases and review of literature. J Neurol Sci 2002 ; 193 : 997-1002.
272) Barker FG 2nd, Jannetta PJ, Bissonette DJ, et al. Microvascular decompression for hemifacial spasm. J Neurosurg 1995 ; 82 : 201-10.
273) Huang C-I, Chen I-H, Lee L-S. Microvascular decompression for hemifacial spasm : analyses of operative findings and results in 310 patients. Neurosurgery 1992 ; 30 : 53-57.
274) Jost WH, Kohl A. Botulinum toxin : evidence based medicine criteria in blepharospasm and hemifacial spasm. J Neurol 2001 ; 248 Suppl 1 : 21-24.
275) Defazio G, Abbruzzese G, Girlanda P, et al. Botulinum

275) toxin A treatment for primary hemifacial spasm : a 10 year multicenter study. Arch Neurol 2002 ; 59 : 418-20.
276) Daniele O, Caravaglios G, Marchini C, et al. Gabapentin in the treatment of hemifacial spasm. Acta Neurol Scand 2001 ; 104 : 110-12.
277) Salorio DP, Conte RQ. Ophthalmologic causes of blepharospasm. Adv Neurol 1988 ; 49 : 91-102.
278) Miranda M, Millar A. Blepharospasm associated with bilateral infarcts confined to the thalamus. Mov Disord 1998 ; 13 : 616-17.
279) Micheli F, Cersósimo G, Scorticati MC, et al. Blepharospasm and apraxia of eyelid opening in lithium intoxication. Clin Neuropharmacol 1999 ; 22 : 176-79.
280) Jankovic J. Etiology and differential diagnosis of blepharospasm and oromandibular dystonia. Adv Neurol 49 : 103-16.
281) Federico F, Simone IL, Lucivero V, et al. Proton magnetic resonance spectroscopy in primary blepharospasm. Neurology 1998 ; 51 : 892-95.
282) Weiner WJ, Nausieda PA, Glantz RH. Meige syndrome (blepharospasm-oromandibular dystonia) after long term neuroleptic therapy. Neurology 1981 ; 31 : 1555-56.
283) Tolosa E, Marti MJ. Blepharospasm-oromandibular dystonia syndrome (Meige syndrome) : clinical aspects. Adv Neurol 1988 ; 49 : 73-84.

Ⅲ てんかん発作をまねる様々な疾患

13 過剰驚愕症と関連障害

　過剰驚愕について論じるにあたって，まずは正常反射としての驚愕について述べておきたい．驚愕反射 startle reflex は可能なかぎり迅速に闘争あるいは逃走に移れるように備えさせる反応であり，ヒトのみならず多くの動物で観察することができる[1]．驚愕の強さは個体によって大きく異なり，個体によっては過剰驚愕者 hyperstartler という呼称は的を射ている．なお，疲労やストレス下では強い驚愕が生じやすくなる．過剰驚愕はチックや Tourette 症候群でもよくみられる症状ではあるが，必須ではない．

　過剰驚愕を呈する主たる疾患は過剰驚愕症（びっくり病），驚愕てんかん，文化結合症候群の3つである[2]．過剰驚愕症と驚愕てんかんの区別は Alajouanine と Gastaut[3] の貢献によるもので，かれらは非てんかん性の疾病過程を驚愕病 maladie du sursaut，てんかん発作を伴う過剰驚愕を驚愕てんかん epilepsie sursaut とよんだ．しかし，両者の鑑別は容易とはかぎらず，過剰驚愕症であれば一度はてんかんと誤診されている．

1

過剰驚愕症 hyperekplexia

　Kirstein と Silverskiold[4] が報告した家族性の異型てんかんは今にして思えばびっくり病 startle disease であった．その後，Kok と Bruyn[5]，Suhren ら[6] の症例が報告され，非てんかん性の過剰驚愕症の臨床像がつまびらかとなった[7]．最も重要な徴候は不意の刺激に対する過剰かつ持続的な驚愕反応である．この刺激は聴覚，体性感覚，視覚の如何を問わない．乳児期に発症することが多いが，周産期に発症することもある[8]．強直性に体が硬くなる発作は呼吸を妨げ，患児は stiff baby 症候群とよばれてきた[9]．この身体硬化が引き起こす無呼吸のために死亡することがあるので，親が過剰驚愕症の場合には子供の発症リスクについても認識しておく必要がある．また，驚愕によって胃食道逆流が生じることもある．

　随伴所見としては裂孔ヘルニア，鼠径ヘルニア，臍ヘルニア，先天性股関節脱臼があるが，おそらくすべて筋硬直に伴うものである．

　患児の始歩は遅れることが多く，歩き始めると全身性の非てんかん性強直性スパズムによって転倒発作を繰り返すようになる．このスパズムはストレスや驚愕などの強い情動だけでなく，不意の感覚刺激にも反応して生じる．子供はなす術もなく転倒してしまうが，意識を消失することはない．発作時の刺激や状況の特徴から診断がつくことも少なくない．われわれが診察した患児の1人は始終硬直していていたために痙性四肢麻痺と診断されていたが，こうした誤診も珍しいことではない．その子には釣り上げた小魚が自分に向かって跳ねたときに棒状に転倒してしまったエピソードもあった．当初はてんかんを疑われていた．その子の姉たちにも転倒する発作があり，長い間てんかんと診断されていたが，その発作は大量の抗てんかん薬によっても抑制できずにいた．母親から詳しく話を訊いたところ，その子供たちのひとりが金属製の洗面器を石敷の上に落としたときに体を硬直させて転倒したことがあり，ようやく驚愕の役割が明らかとなった．その子は頭を打って泣き出したが，意識が減損することはなかった．このように，過剰驚愕症では驚愕反応の後に短時間の

全身性の硬直が生じる．硬直の最中は随意的に体を動かすことは不可能であり，そのために無防備なまま転倒し，骨折やまれには頭部外傷を負うことがある．この場合も往々にしててんかんと誤診されてしまう．この疾病に気づかなければ，抗てんかん薬を過剰に投与してしまう危険性は無視できない．

激しい驚愕は一生を通じて続き，鼻先や額を軽く叩くだけで簡単に誘発される．この反応はMcCarthy反射（訳注：一方の目の上の額を叩くと片目だけ閉じる乳児反射）に似ている．この反射もストレス状況下でみられることが多い．全身性の筋硬直は年齢とともに徐々に軽くなるが，驚愕に対する過剰反応は変化しないので，独特のおぼつかない歩行になる．不意の刺激を見越して，壁際を張り付くように多少広めの歩幅で歩く傾向がある．また，下肢の腱反射亢進を認めることがある．

全身性の間代性けいれんの発作が夜間に生じることもある．この発作は下肢で目立ち，何分間も続く．意識は保たれているので，この激しい不随意運動にたいていは狼狽してしまう．この発作も疲労，不眠，ストレスが引き金となって生じると考えられている．家族もこのような発作があることに気づいていることが多いが，運動障害の専門家でさえ誤診し，転換性障害と診断してしまうこともある[10]．

まれではあるが，学童期や成人期に，持続の長い硬直が一肢または複数の肢を巻き込んで生じることがある．これは乳児期にみられる硬直に多少似ていて，限られた経験からではあるが治療中断による症状再発と考えられている[11]．

知能はたいてい正常である．しかし，軽度の精神遅滞とてんかん性脳波異常を認めることがあり，過剰驚愕症に広範な脳領域が関与していることが示唆される．しかし，てんかん発作を併発することはまずない[6]．クロナゼパムが劇的に奏効し，鼻や額のタッピングによる項部硬直を除いてほとんどの臨床症状が消失する[7]．

過剰驚愕症の家族にもときおり過剰な驚愕がみられることから，われわれは過剰驚愕症には完全型の主形態に加えて軽症型が存在する可能性を疑ってきた[6,7]．たとえば，ある過剰驚愕症の女児の母親は離婚問題を乗り切っている時期に激しく驚愕するようになり，実際に電話が鳴ったときに椅子から転んでしまったのだが，生活が落ち着いてからは驚愕症状は現れなくなった．しかし，Tijssenら[12]のその後の研究によると，この軽症型では分子変異を認めないことから，正常範囲内の過剰驚愕にすぎないのかもしれない．

びっくり病は常染色体優性遺伝を示し，その浸透率は90％を超えるほど高いが，発現度は様々である．孤発例と常染色体劣性遺伝形式の例も報告されているが，孤発例と家族例の表現型は同じであると考えられている．孤発例は発端者における新たな変異，常染色体劣性遺伝，生殖細胞系列変異，親族における浸透欠如のいずれかに相当するであろう[7,13,14]．

過剰驚愕症の分子基盤が抑制性グリシン受容体inhibitory glycine receptorの異常にあることを明らかにしたのはShiangら[15]である．かれらは抑制性グリシン受容体のアルファ1サブユニットGLRA1の第6エクソンの塩基対に生じたミスセンス変異を2つ発見した．これは1192番目の塩基であるグアニンがアデニン（G1192A）あるいはチミン（G1192C）に変異したもので，271番目のコドンが表すアミノ酸がアルギニンからロイシンまたはグルタミンに置換されてしまう．かれらは7家系を調査し，そのうち4家系でこの変異を発見した．1番目の変異はSchorderetら[16]が報告したスイス家系，SuhrenらによるドイツVい家系でも確認されている．

同一部位の点変異が2つ発見されたということは271番目に位置するアルギニンが抑制性グリシン受容体の機能に関して決定的に重要な役割を担っていることを物語っている．ドイツ・オランダの大規模家系の研究では，不意の刺激（特に音刺激）に過剰驚愕反応を示すだけの軽症型の両親ではこの変異は見つからなかった[17]．これは度を越えてはいるが正常範囲内の驚愕なのか，あるいは別の調節遺伝子の変異によるものなのだろう．

ピクロトキシンはヒト抑制性グリシン受容体のアルファ1サブユニットの競合的拮抗物質であ

る．上述の2つのミスセンス変異はアロステリック活性型競合的拮抗物質であるピクロトキシンを低濃度ではアロステリック増強物質に，高濃度では非競合的阻害物質に変化させる．したがって，作動物質と拮抗物質のアロステリック変換経路はこのチャネル遺伝子が活性化する前に共通の残基に合流することになり，この残基が細胞外の様々なリガンド結合部位からの情報を統合する場所として働いてしまうことが考えられる[18]．

グリシン受容体に結合する作動物質は神経細胞膜電位を調節する塩素選択的チャネルを開口させる．271番目のアルギニンをロイシンまたはグルタミンに置換するミスセンス変異はグリシン受容体単一チャネルコンダクタンスを低下させてしまう．グリシン様作動物質であるベータアラニンやタウリンを変異したグリシン受容体に結合させると，塩素電流は発生しないどころかグリシンによって惹起されるはずの電流も完全に遮断してしまう．したがって，このミスセンス変異は作動物質結合過程と受容体チャネルの活性化メカニズムを脱共役させてしまうことになる．

その後の展開について要約すると，この10年で過剰驚愕症の分子基盤に関する知見は膨大なものとなった．GLRA1遺伝子については新たに9つの変異が発見され，そのうち5つは優性遺伝であり，4つは劣性遺伝である．劣性変異のひとつはヌル変異であり，2つは複合ヘテロ接合体である．しかし，グリシン受容体の遺伝子変異が見つかっていない家系が数多く存在する．このことは非対立遺伝子異質性（訳注：同じ疾患が全く異なる複数の遺伝子の組み合わせで生じること）の可能性やほかのグリシン受容体サブユニットが変異している可能性を示唆している．マウスの過剰驚愕症モデルではGLRA1ミスセンス変異，GLRB挿入変異，GLRA1ヌル対立遺伝子が同定されている[19]．

このような分子生物学的進歩は遺伝カウンセリングの改善，新生児死亡・合併症の予防，異常驚愕の発現機序の解明，そして最終的には合理的治療へと導いてくれるに違いない．

中枢神経系の病変によって症候性に過剰驚愕症が生じることがあり，脳性麻痺[20]，無酸素脳症，外傷性脳症，サルコイドーシス，傍腫瘍症候群によるものが報告されている．脳幹の病変でも過剰驚愕を呈することがある[21,22]．これら様々な症候性過剰驚愕についても驚愕てんかんとの鑑別が必要だが，前頭葉てんかんでは脳波異常を認めないことがあるので鑑別は容易ではない．

2

驚愕てんかん startle epilepsy

驚愕てんかんは聴覚刺激と触覚刺激によって生じることが多く，視覚刺激は比較的まれである．驚愕てんかんは乳児不全片麻痺，乳児四肢不全麻痺，びまん性脳症，症候性全般てんかん，ダウン症でみられるので，併発する神経学的異常があれば診断は容易である．神経学的にも知的にも正常な場合にも生じることがあるが，例外的である．驚愕てんかんの病態生理についてはChauvelら[23]の研究に詳しい．このてんかん発作は驚愕反射が最初に生じる筋肉から始まり，対側肢に伝播し，それから同側に移動する．補足運動野と中心傍小葉の近接領域を含む前頭葉と頭頂葉に異常を認めることが多い[24,25]．Agugliaら[26]によれば，驚愕てんかんの60％は前頭葉内側面の萎縮を示し，驚愕発作は頭蓋頂領域の棘波で始まるのが特徴的であるという．

驚愕てんかんの治療反応性は様々である．患者によっては発作は容易に抑制されて，驚愕に対してわずかな異常反応を示すだけになる．一方，適切な薬物治療によっても異常反応が進行し，転倒に伴う外傷を繰り返す患者もいる．明らかな構造病変が存在する場合，正確な解剖学的局在診断が可能であれば外科治療は極めて有効である．明らかな病変を認めない場合は外科治療による改善の見込みは低く，車椅子の生活を余儀なくされる．Gimenez-Roldanら[27]は驚愕てんかんにクロナゼパムが特に有効であると報告しているが，追試は行われていない．

3

文化結合症候群
culture-bound syndrome

過剰驚愕は19世紀以降知られるようになった文化結合症候群（訳注：特定の文化環境においてのみ発生する精神障害の総称）の特徴のひとつでもある。Beard[28]が報告した「メイン州のジャンプするフランス人」は米国メイン州のムースヘッド湖畔で働いていたフランス系カナダ人の伐採者たちの間で発生した文化結合症候群である。その臨床症状は過剰驚愕，反響言語，反響動作，自動服従である。患者は「投げろ」「殴れ」「叩け」などの命令に自動的に従ってしまうので，恥をかかされるだけにとどまらず事故の危険性があった。この「メイン州のジャンプするフランス人」を後年研究したKunkle[29]は慢性緊張状態や脳梗塞，頭部外傷後にも過剰驚愕が生じるが，この場合は反響言語や自動服従が生じないことを指摘している。家族研究は十分とは言いがたいが，家族性に発症することもあり，条件学習だけでは説明がつかない。Saint-Hilaireら[30]は驚愕刺激に反応し，攻撃姿勢を取ってののしり声を上げる複数の症例を報告している。Saint-HilaireらもRobinovitch[31]もこれが内気で驚愕刺激に敏感な人が周囲の気を引くために条件付けられた学習行動であると推察したが，これではその遺伝的性質の説明がつかない。

類似の文化結合症候群としてシベリアの*myriachit*, *amurath*, *icotta* が知られている。*Myriachit* はのちの米国軍医総監のHammond[32]によって報告された。マレーシアの*Latah*，米国のおっちょこちょいの怒れるケージャン人，ビルマの*Jaun*，タイの*Bahtsche*，フィリピンの*Mali Mali*と*Silok*，ラップ人のパニックは全く同じではないにしても類似の症候群であろう[33]。Simmons[34]とTanner[35]はマレーシアの*Latah*について研究し，その行動の特徴と社会的意義について報告している。イム*imu*とよばれる北海道のアイヌにみられる文化結合症候群も同じ症状を示す。イムを最初に報告したUchimura[36]は発症者の撮影記録を残している。その後の報告によると，イムは主に女性に生じるが，現在ではほとんどみられなくなったとのことである。イムの生物学的原因は明確に否定されている。

これら種々の文化結合症候群の報告を渉猟してみると，それぞれの社会構造は異なってはいるものの，その臨床症状（激しい驚愕，反響言語，反響動作，まれには自動服従）の著しい類似性を無視するわけにはいかない。しかし，この症候群の臨床症状は驚愕てんかんや過剰驚愕症とは全く異なるものである。おそらく，この文化結合性驚愕障害はチックのまれな形態なのであろう。

文化結合症候群の分子生物学的基盤はTourette症候群と同じように不明なままではあるが，両者はその遺伝的背景を含めて多くの臨床特徴を共有している。

驚愕性障害の鑑別診断は主に上述した3つの疾患の間で問題となる。過剰驚愕症に伴う認知障害やてんかん原性異常が偶然見つかることがあり，この場合は診断が難しい。また，明らかな神経学的異常を認めない驚愕てんかんもごくまれに存在し，この場合も診断上のジレンマに陥る。

とはいえ，診断に疑いをもち続けることが正しい診断へと導いてくれるにちがいない。

文献

1) Brown P, Day BL, Rothwell JC, et al. The effect of a posture on the normal and pathological auditory startle reflex. J Neurol Neurosurg Psychiatry 1991；54：892-97.
2) Andermann F, Andermann E. Excessive reflex syndromes：startle disease, jumping, and startle epilepsy. Adv Neurol 1986；43：321-38.
3) Alajouanine T, Gastaut H. La syncinesie-sursaut et l'épilépsie-sursaut à déclenchement sensoriel or sensitif inopiné. I., Les faits anatorno-cliniques（15 observations）. Rev Neurol 1955；93：29-41.
4) Kirstein L, Silfverskiold B. A family with emotionally precipitated drop seizures. Acta Psychiatr Scand 1958；33：417-76.
5) Kok O, Bruyn GW. An unidentified hereditary disease. Lancet 1962：1359.
6) Suhren O, Bruyn GW, Tuynman JA. Hyperekplexia：a hereditary startle syndrome. J Neurol Sci 1966；3：577-

605.
7) Andermann F, Keene DL, Andermann E, et al. Startle disease or hyperekplexia: further delineation of the syndrome. Brain 1980; 103: 985-97.
8) Gordon N. Startle disease or hyperekplexia. Dev Med Child Neurol 1993; 35: 1015-18.
9) Cioni G, Biagioni E, Bottai P, et al. Hyperekplexia and stiff-baby syndrome: an identical neurological disorder? Ital J Neurol Sci 1993; 14: 145-52.
10) De Groen JH, Kamphuisen HA. Periodic nocturnal myoclonus in a patient with hyperekplexia (startle disease). J Neurol Sci 1978; 38: 207-13.
11) Dooley JM, Andermann F. Startle disease or hyperekplexia: adolescent onset and response to valproate. Pediatr Neurol 1989; 55: 126-27.
12) Tijssen MAJ, Vergouwe MN, van Dijk GJ. Major and minor form of hereditary hyperekplexia. Mov Disord 2002; 17: 826-30.
13) Ryan SG, Dixon MJ, Nigro MA, et al., Genetic and radiation hybrid mapping of the hyperekplexia region on chromosome 5q. Am J Hum Genet 1992; 51: 1334-43.
14) Ryan SG, Sherman SL, Terry JC, et al. Startle disease, or hyperekplexia: response to clonazepam and assignment of the gene (STHE) to chromosome 5q by linkage analysis. Ann Neurol 1992; 31: 663-68.
15) Shiang R, Ryan SG, Zhu YZ, et al. Mutations in the alpha 1 subunit of the inhibitory glycine receptor cause the dominant neurological disorder, hyperekplexia. Nat Genet 1993; 5: 351-58.
16) Schorderet DF, Pescia G, Bernasconi A, et al. An additional family with startle disease and Gl192A mutation at the a1 subunit of the inhibitory glycine receptor gene. Hum Mol Genet 1994; 3: 1201.
17) Tijssen MA, Shiang R, van Deutekom J, et al. Molecular genetic reevaluation of the Dutch hyperekplexia family. Arch Neurol 1995; 52: 578-82.
18) Lynch JW, Rajendra S, Pierce KD, et al. Identification of intracellular and extracellular domains mediating signal transduction in the inhibitory glycine receptor chloride channel. EMBO J 1997; 16: 110-20.
19) Rajendra S, Lynch JW, Pierce KD, et al. Mutation of an arginine residue in the human glycine receptor transforms beta-alanine and taurine from agonist into competitive antagonists. Neuron 1995; 14: 169-75.
20) Shimamura M. Neural mechanisms of the startle reflex in cerebral palsy, with special reference to its relationship with spinobulbo-spinal reflexes. In: Desmedt JE ed. New Developments in Electromyography and Clinical Neurophysiology, Volume 3. Basel: Karger, 1995; 761-66.
21) Duensing F. Schreckreflex und Schreckreaktion als hirnorganische Zeichen. Archiv für Psychiatrie und Nervenkrankheiten 1952; 188: 162-92.
22) Shibasaki H, Kakigi R, Oda K-I, et al. Somatosensory and acoustic brain stem reflex myoclonus. J Neurol Neurosurg Psychiatry 1988; 51: 572-75.
23) Chauvel P, Liegeois C, Chodkiewicz JP, et al. Startle epilepsy with infantile hemiplegia: the physiopathological data leading to surgical therapy. Abstracts of the 15th Epilepsy International Symposium, 1983; 180.
24) Bancaud J, Talairach J, Bonis A. Physiopathogénie des épilepsiessursaut: (à propos d'une épilepsie de l'aire motrice supplémentaire). Revue Neurologique 1967; 117: 441-53.
25) Bancaud J, Talairach J, Lamarche M, et al. Hypothèses neuro-physiopathologiques sur l'épilepsie-sursaut chez l'homme. Revue Neurologique 1975; 131: 559-71.
26) Aguglia U, Tinuper P, Gastaut H. Startle-induced epileptic seizures. Epilepsia 1984; 25: 712-20.
27) Gimenez-Roldan S, Martin M. Effectiveness of clonazepam in startle-induced seizures. Epilepsia 1979; 20: 555-61.
28) Beard GM. Remarks on "Jumpers" of Maine. Popular Science Monthly 1878; 5: 526.
29) Kunkle EC. Jumpers of Maine: a reappraisal. Arch Int Med 1967; 119: 355-58.
30) Saint-Hilaire MH, Saint-Hilaire JM, Granger L. Jumping Frenchmen of Maine. Neurology 1986; 36: 1269-71.
31) Rabinovitch R. An exaggerated startle reflex resembling a kicking horse. Can Med Ass J 1965; 93: 130.
32) Hammond W. Miryachit: a newly described disease of the nervous system, and its analogues. New York Med J 1884; 39: 191-92.
33) Andermann F, Andermann E. Startle disorders of man: hyperekplexia, jumping and startle epilepsy. Brain Dev 1988; 10: 213-22.
34) Simons RC. The resolution of the Latah paradox. J Nerv Ment Dis 1980; 168: 195-206.
35) Tanner CM, Chamberland J. Latah in Jakarta, Indonesia. Mov Disord 2001; 16: 526-29.
36) Uchimura, Y. Imu, a psychoreactive manifestation in Ainu women. Nervenarzt 1956 20; 27: 535-40.

III てんかん発作をまねる様々な疾患

14 脳症と非けいれん性発作重積

　せん妄 delirium，急性錯乱状態 acute confusional state，脳症 encephalopathy はいずれも皮質機能が全般的に低下した際に用いる術語である．せん妄に関しては精神運動興奮を伴う急性錯乱状態に限定して用いるべきという意見もある．いずれにせよ，この用語は意味が曖昧なまま使われることが多いので，われわれは用いないようにしている．急性錯乱状態についてもそもそも「錯乱」自体が医学用語ではないために最適な用語とはいえない．一方，脳症は全般的な認知機能障害を中核とする臨床症候群を意味し，その定義は最も明確である．

　脳症は様々な病態を反映して出現するため，単一疾患としてではなく症候群としてとらえるべきである．脳症を引き起こす疾患を**表1**にまとめておく．代表例としては臓器不全や代謝異常などの内科疾患，感染症，医薬品の副作用または離脱があげられる．また，てんかん発作とてんかん発作後状態も脳症を引き起こす．つまり，てんかん発作は脳症と鑑別すべきものではなく，その病因の鑑別診断に加えるべきものなのである．

　脳症では意識の変容と全般的な認知機能の低下を来すので，まずは覚醒と認知にかかわる解剖学的基盤について触れてから，脳症の病態生理について解説を進めていこう．

　脳症の原因としててんかん発作を鑑別診断できるようになるためには，脳症の一般的な臨床症状の理解にとどまらず，その鑑別手順についても理解しておく必要がある．さらに，症候学的な特徴だけで脳症の病因を特定できない場合にはどうすればよいのか．そのためには脳症の脳波所見についても理解しておく必要がある．最後に，てんかん発作による脳症とそれ以外の脳症の鑑別点について触れる．

1

覚醒維持機構

　認知機能を正常に保つためには両側の大脳半球が機能しているだけでなく，それを支える上行性賦活系が正常に機能していなければならない．したがって，脳症の病態生理を理解するためには上行性賦活系とその皮質投射路の機能解剖についての知識が欠かせない．たとえば，コリン作動性投射路の役割が理解できれば，なぜ抗コリン薬が脳症を引き起こすのかを理解できるようになるはずである[1]．

　上行性賦活系は橋被蓋に始まるコリン作動性神経路（訳注：背側経路ともよばれ，視床に至る）と脳幹および前脳基底核に始まるモノアミン作動性神経路，ヒスタミン作動性神経路（訳注：共に腹側経路を形成し，皮質全域に投射する）からなる[2]．上行性賦活系の中で覚醒維持に重要な役割を演じているのが視床中継細胞である．この神経細胞には伝達モードとバーストモードとよばれる2つの生理学的状態がある[2]．伝達モードでは静止膜電位が興奮閾値の近くで維持されている．このため，感覚刺激によるシナプス電位が入力されると視床中継細胞が発火し，感覚刺激がそのまま皮質に伝わる．これに対して，バーストモードでは視床網様核からのGABA作動性の抑制性入力によって静止膜電位が過分極状態に置かれている．このため，感覚刺激の入力に対して同期性発射バーストが皮質に出力される[2]．つまり，視床中継細胞は

表 1 脳症の原因

1. 中枢神経系
    脳血管障害
        脳梗塞，一過性脳虚血
        脳出血：脳内出血，くも膜下出血
        高血圧性脳症
    外傷
        脳振盪，脳挫傷
        硬膜下血腫，硬膜外血腫
    感染症
        髄膜脳炎
    腫瘍
        原発性脳腫瘍，転移性脳腫瘍
        癌性髄膜炎
    てんかん
        非けいれん性発作重積
        発作後状態
    感覚遮断または断眠

2. 全身疾患
    感染症
        全身感染症：発熱，敗血症
        臓器感染症：肺炎，尿路感染症
    代謝性
        薬物中毒（抗コリン薬，ドパミン刺激薬，ステロイド，ベンゾジアゼピン，バルビツール，その他の鎮静薬，麻酔薬）
        離脱状態（アルコール，ベンゾジアゼピン，バルビツール）
        電解質（低ナトリウム血症，高ナトリウム血症，高カルシウム血症）
        低血糖・高血糖
        高炭酸血症
        肝不全
        腎不全
        内分泌（甲状腺機能低下症，甲状腺機能亢進症，高コルチゾール血症）
    血管性・血液性
        低血圧，低灌流
        低酸素状態・うっ血性心不全
        過粘稠症候群
        低酸素症
        一酸化炭素中毒
    傍腫瘍症候群

皮質への感覚入力を調節する門番とみなすことができる．

背側経路は脚橋被蓋核と外背側被蓋核から起こり，視床中継細胞には興奮性入力を，視床網様核には抑制性入力を送っている[2]．つまり，これらの神経路は伝達モードを促進する働きをもつ．腹側経路には縫線核から起こるセロトニン作動性神経路，青斑核から起こるノルアドレナリン作動性神経路，前脳基底部の結節乳頭核から起こるヒスタミン作動性神経路，前脳基底部のマイネルト基底核から起こるコリン作動性神経路があるが，これらはすべて皮質全域に投射している．背側経路と腹側経路という2つの上行性賦活系によって覚醒が維持されているのである．

正常な覚醒状態とは両側の大脳半球の機能が賦活化されていて，しかも感覚刺激入力を受容できる状態にほかならない．モノアミン作動性神経路，ヒスタミン作動性神経路，コリン作動性神経路はそれぞれ縫線核，青斑核，前脳基底部から起こり皮質全域を賦活化して覚醒を促すのに対して，脚橋被蓋核と外背側被蓋核から起こるコリン作動性神経路は視床に投射し，視床中継細胞の伝達モードを維持することによって覚醒を促す．覚醒状態に特徴的な脳波所見は脱同期である．もっとも安静閉眼時には後頭部優位に規則性的なアルファ律動が出現する．一方，徐波睡眠に特徴的な脳波所見は基礎活動の同期化と徐化であり，これは上行性賦活系の活動性が低下し，視床中継細胞がバーストモードに入ったことを反映している[2]．

2

脳症の病態生理

脳症の病態生理は十分解明されているわけではないが，ここでは最近の知見に基づく理論のいくつかを紹介する．脳症の病態生理は単一ではなく，複数存在し，それによって同じ臨床症状を呈するものと考えられる．脳症の発症には好気性代謝の障害（低血糖症など），シナプス伝達の障害，内部環境の水分電解質異常などが関与しているが，これらは互いに関連している．たとえば，低酸素症や低血糖症は神経伝達物質の合成や遊離に

影響を与えるので，当然シナプス伝達も損なわれる[3]．

アセチルコリンは覚醒維持に不可欠な神経伝達物質であり，橋被蓋から視床に投射するコリン作動性神経路は覚醒維持に深く関わっている．この事実から直感的に浮かぶのは，アセチルコリンの欠乏状態が覚醒レベルの低下を引き起こすというコリン欠乏仮説である．たしかに抗コリン薬によって脳症が誘発されることがあるし[1]，コリン作動薬（アセチルコリンエステラーゼ阻害薬のフィゾスチグミンなど）によって脳症が改善することがある[4]．また，酸化的リン酸化はアセチルコリンの産生に不可欠な過程であるが，中毒性・代謝性脳症ではこの酸化的リン酸化過程が損なわれてしまう[5]．

アセチルコリン以外の神経伝達物質については不明な点が多い．ドパミン過剰仮説はドパミン受容体拮抗薬のハロペリドールによって脳症が改善することがあること，ドパミン・ノルアドレナリン再取り込み阻害薬であるbupropionが脳症を誘発することがあることに基づいている[6]．しかし，Parkinson病の治療に用いられるドパミン作動薬による脳症が同じ機序によるものなのかどうかははっきりしない．

セロトニン過剰状態によっても脳症が生じる．その典型例がセロトニン症候群である．縫線核から起こるセロトニン作動性神経路は覚醒維持を担っているので，この脳症を直感的に理解することは難しい．しかし，セロトニン神経路は皮質以外にも広く投射しているので，別のセロトニン作動性神経路の関与や，セロトニン作動性神経とコリン作動性神経との不均衡によって脳症が生じるのだろう．

GABAは抑制性の神経伝達物質であるので，脳症の発症に関与していると考えて間違いないだろう．視床網様核から起こるGABA作動性神経路は視床中継細胞に投射しており，皮質への感覚刺激入力を調節している．この神経路にGABA過剰状態が生じると，視床中継細胞はバーストモードに切り替わっていしまう．たとえば，肝性脳症でみられる高アンモニア血症ではGABAの前駆物質であるグルタミン酸とグルタミンが過剰に産生され，GABA作動性神経伝達が増強されやすくなる[3]．

脳症ではほとんどの場合，脳幹の上行性賦活系あるいは両側大脳半球のどちらかを巻き込む広汎な障害が存在すると考えられる．このことは非けいれん性てんかん発作重積，てんかん発作後状態による脳症にも当てはまる．ただし，局在性あるいは一側性の皮質損傷であっても脳症と同じ臨床症状を呈することがある．たとえば，Horensteinら[7]によると，見当識障害，注意障害，精神運動興奮，焦燥，幻視，幻聴を認め，動揺性の経過を示した9名の脳症患者の剖検結果は舌状回，紡錘回，鳥距皮質を含む側頭葉底部と後頭葉の梗塞であったという．また，Mesulamら[8]は中大脳動脈領域の急性脳梗塞によって注意障害，精神運動興奮，思考散乱などの急性錯乱状態を呈した3例を報告している．しかし，これらの報告では脳波が記録されていないため，急性脳梗塞後の非けいれん性発作重積や発作後脳症の可能性を除外することができない．

3

脳症の臨床症状

脳症は症候群であるので，特定の症状に基づいて操作的に定義せざるをえない．しかし，脳症の本格的な研究は少ないうえに，研究者ごとに脳症の診断基準が異なるために，脳症を定義しようという試みは報われずにいるのが現状である．実際に観察される脳症の症状はその定義のし方しだいである．言い換えれば，脳症を定義する操作的診断基準が実際に観察される症状を決定するのである．こうした問題点を念頭に置いたうえでなければ，脳症の症候学を検討しても意味はない．

脳症を注意，見当識，記憶，知覚，言語などの認知機能を主に巻き込む高次皮質機能障害として記述し，概念化する方法は有用である．また，気分，精神運動活動，睡眠覚醒サイクルも変化する

だろう．

　注意は選択（ある刺激に焦点を当てる能力），集中（その注意を維持する能力），切り換え（別の刺激に焦点を移す能力）を必要とする複雑な認知作業である．脳症では注意が損なわれるので[9]，広汎な注意障害の観点から脳症を定義する研究者もいる[10〜12]．注意の散漫（速すぎる注意の切り換え）も脳症でよくみられる特徴である．注意障害 inattention は脳症の 17〜100％でみられると報告されている[13]．

　見当識 orientation は時空間において自分自身を識別し，位置づけるための能力である．見当識障害も脳症ではよくみられ，43[14]〜88％[15]に生じる．時間見当識が最も損なわれやすく，最初に障害され，最後に改善することが多い[16]．場所と人の見当識障害は脳症がさらに重くなったときに現れる．なじみのないものを慣れ親しんでいるものと間違えることが多く，病院を自宅だと思い込んだり，医師や看護師を友人とみなしたりする．しかし，脳症のために自己同一性意識を喪失することはまずない．

　重複記憶錯誤 reduplicative paramnesia は興味深い症状のひとつである．これは記憶喪失というよりは記憶の歪曲であり，場所に関する記憶錯誤が最もよくみられる．重複記憶錯誤では正しい記憶情報に何かしらアクセスできてはいるものの，出てくる答えが誤っている．Geschwind[10]は例として「自分はニューハンプシャー州，コンコードのベス・イスラエル病院にいる」と言い張るボストンのベス・イスラエル病院の患者を報告している．その病院が実在しないことを患者に尋ねると，「ボストンのベス・イスラエル病院の分院がコンコードにあるんだ」と答えたという．

　記憶障害は脳症の 64〜90％に生じる[13]．しかし，注意障害を併発しているために真の健忘症候群の正確な数字を割り出すことは難しい．部分健忘や全健忘によって失われた記憶は戻らない[16]．重複記憶錯誤が独立した症状単位であることは既に述べた．

　知覚は感覚情報入力を把握し，解釈し，統合する過程である．脳症では 17〜55％に知覚障害が生じる[13]．知覚不全によって感覚刺激の歪曲や誤った解釈が生じ，その結果，錯覚や幻覚が生じる．Webster ら[17]の遡及的調査によると，脳症の 32％に幻覚 hallucination を認め，幻視，幻聴，幻触の頻度はそれぞれ 27％，12％，3％であった．この結果は幻覚が複数の感覚に及ぶことが少なくないことを示している．Cutting[18]の研究でも同様の割合が観察されており，幻視 31％，幻聴 18％，幻触 4％であった．どちらの研究も幻嗅と幻味には遭遇していない．幻声，特に命令や脅迫の幻声は精神障害，なかでも統合失調症を強く疑わせる．脳症や統合失調症の幻覚の内容は変化に富むことが多いが，てんかん発作の幻覚は常同的に反復する傾向がある．

　訂正不能の誤った確信である妄想 delusion は脳症の 20〜47％に生じる[15,17〜19]．脳症でみられる妄想には鑑別に役立つ特徴がある．Cutting[18]の研究によると，脳症でみられる妄想では患者自身は妄想の主役でも中心でもなかった．このような妄想は統合失調症ではまれであり，脳症と統合失調症の最も際立った相違点であると考えられる．さらに，妄想の生じた脳症患者 35 名の中で Schneider の一級症状（考想吹入，考想伝播，作為体験などの被影響体験を主題とする幻覚妄想状態で統合失調症に特徴的な症状）を認めたのは 2 名にすぎなかった．脳症でみられる妄想は知覚の誤りの結果であるという指摘もある．すなわち，幻覚や錯覚によって生じる認識のギャップを「埋め合わせる」ための作話が妄想だという[3]．

　思考障害 thought disorder は脳症の 64％でみられ，非論理性，無関心，内容に乏しい緩徐発話，脱線，迂遠がよく観察される[18]．なお，ここでは談話心拍，談話散漫，支離滅裂，言語新作，保続，反響言語，途絶，過剰な自己言及性を思考障害に含めていない．

　言語機能障害 language dysfunction もよくみられ，脳症の 41〜93％に生じる[13]．Chédru と Geschwind[11]は急性錯乱状態を注意障害が存在する状態と定義したうえで，これを認めた 24 名について言語機能を詳細に評価した．低頻度語の呼称障害によって明らかとなる喚語困難（訳注：言

いたい言葉を思い出せないこと），自発発語中の繰り返し，迂遠，保続，換喩など，様々な言語機能障害について言及している．錯語（訳注：発音や単語を言い間違えてしまうこと）は自発発語ではまれだったが，読字と復唱では認められた．書字の異常はほぼ必発で，文字構造の崩れ，空間配置の乱れ（文字と単語の配列の乱れ），スペルミスがみられた[12]．発語もまとまりが悪く，話している最中に中断したり，思いつきを挟んだり，あるいは接続詞（「しかし」とか「だから」）で始まる別の文を加えることによって文の意味を変えてしまう傾向を示した．Cummingsら[20]も喚語困難，迂遠，錯語を呈した脳症患者を報告している．

精神運動活動 psychomotor activity も脳症では多様に変化する．精神運動活動は言語活動と非言語活動によって評価するが，これには随意運動と不随意運動，発語の流れ，非言語的発声，運動反応時間などが含まれる．脳症では精神運動活動が強まることもあれば，弱まることもあり，これをもとに脳症を興奮型と抑制型の亜型に分類することがある．精神運動興奮では過覚醒，焦燥，早口，大声，被刺激性，好戦性，短気，悪態，易驚愕性，多幸，速い運動反応，注意散漫などがみられる．このような興奮型脳症をせん妄とよぶことが多い．離脱状態では，たとえばアルコール離脱せん妄でみられるように，著しい自律神経異常を伴うことがある．

精神運動抑制では無関心，覚醒レベルの低下，嗜眠，断片的で遅い発話，緩慢な動作，反応時間の遅延が生じる．抑制型脳症では症状が重くなると嗜眠，昏迷，昏睡を呈するようになる．LiptzinとLevkoff[21]の研究によると脳症患者125名をDSM-Ⅲの診断基準に従って診断したところ，15％は興奮型，19％は抑制型，52％は混合型に分類され，残りはどの基準も満たさなかったという．

精神運動の状態像の少なくとも一部は脳症の原因を反映している．たとえば，薬物関連（アンフェタミンやコカインのような中枢神経刺激剤の中毒またはアルコール，ベンゾジアゼピン，バルビツールなどの鎮静剤の離脱）であればたいていは興奮型となる[21]．抑制型は全身性の臓器不全，ベンゾジアゼピンやバルビツールなどによる過鎮静でみられることが多い．

睡眠障害は脳症の25〜96％にみられる[9,13]．また，睡眠覚醒サイクルの逆転（日中に寝て，夜に覚醒するパターン）は脳症の初期徴候でもある．HarrellとOthmer[22]は不眠と脳症の関係を開胸術後の患者27名で検討し，認知障害が不眠よりも先に生じることを見出した．したがって，睡眠覚醒サイクルの乱れは脳症の結果である．もちろん，不眠や昼夜逆転によっても覚醒レベルの変動，注意障害，全般的認知機能障害が生じる．

最後に固定姿勢保持困難 asterixis を取り上げるが，これもまた脳症に特徴的な症状である．この用語は「保持する」を意味するギリシア語の *sterigma* に由来し，文字どおり，固定姿勢を維持できない状態を意味する．これは伸展した肢に生じる間欠的な「筋緊張の喪失」であり（訳注：両上肢を伸展させたときにasterixisが生じると，肩関節を支点に上肢全体が羽ばたくように大きく動くので，羽ばたき振戦とよばれることもある），肝疾患の患者で最初に報告された[23]．その後，それ以外の代謝疾患でも生じることが明らかとなった[24〜26]．また，抗てんかん薬の中毒症状として生じることもある[27]．Asterixis は中毒・代謝性脳症に共通する症状であると考えられているが，asterixis の併発率に関するデータはなく，したがって，脳症診断における asterixis の感度と特異度は不明である．

症状の経時的変化のし方も脳症の診断に重要である．脳症は多くの場合，かなり急速（数時間から数日）に発症する症候群ではあるが，数分で発症してくることはまずありえない．数分単位の時間経過であればてんかん発作や脳血管障害が強く疑われる．亜急性に発症する脳症では認知症との鑑別が問題となる．脳症であれば症状が動揺したり，夜間に増悪することが多く，診断上重要である．患者によっては一時的に注意力が改善し，周囲の状況に適切に対応できようになることがある．この「清明期 lucid interval」の持続期間は数分から数時間と様々である[16]．

4 脳症の脳波所見

脳症における最も一般的な脳波変化は基礎活動の全般性徐化である．徐化の程度や三相波などの特殊な脳波パターンの出現は脳症の重症度に応じて決まる[28]．

全般性非同期性徐波 generalized asynchronous slow waves では左右大脳半球で位相の合わない8 Hz 未満の徐波が連続する．健常者の入眠時または睡眠中にもよく似た波形が現れるが，この徐化は脳症に特徴的な所見である[29]．軽症例では正常な基礎活動に混じって少量の散発性シータ波が出現する．中等症では正常な基礎律動が消失し，シータ帯域が中心となる．さらに重症になると，基礎活動はデルタ帯域にまで徐化し，不規則パターンや高振幅律動パターンを示すようになる．

脳症の臨床経過と脳波変化の対応関係を最初に明らかにしたのは Romano と Engel[30] である．かれらは脳症患者 53 名（注意障害に基づく診断であり，その原因は様々）の脳波を回復後まで繰り返し測定し，臨床経過との対応関係を調査した．局在性脳損傷に伴う脳波変化を除いて，全例で病因にかかわりなく全般性脳波異常が出現していた．さらに，臨床症状の重症度と脳波変化の程度には相関を認め，臨床症状の回復に合わせて脳波も改善した．その後の追試はすべて，かれらの結論が正しいことを支持している[29]．

1977 年には脳症の脳波所見に関する報告を Pro と Wells[29] が総説しているが，その中で脳症が必ずしも明らかな脳波異常を来すとはかぎらないことを指摘している．たとえば，元々の基礎活動が速アルファ律動であった患者の場合，基礎活動が徐化してもなおアルファ帯域内にとどまる可能性がある．また，低振幅速波活動が優勢な場合は異常の判定が難しく，繰り返し脳波を測定しないかぎり病的意義が明らかにならないこともある．

全般性徐化以外にみられる脳波所見には全般性速波律動，三相波，アルファ昏睡，群発・抑制交代がある．これらは重症の脳症でみられることが多いが，脳症に特異的なわけではない．

昏睡状態の脳波が全般性速波律動 generalized fast activity であった場合，最初に疑うべきは薬物中毒である．特にバルビツールとベンゾジアゼピンが疑わしい．これらの薬剤にはベータ活動を増やす作用があり，常用量であれば 16〜25 Hz の帯域が，中毒量であれば 12〜16 Hz の帯域が増大する[31,32]．

三相波 triphasic wave は三相で構成される鈍い鋭徐波複合である．第二相が陽性波であり，振幅が最も深くなる．三相波は群発することが多く，双極誘導では前方と後方の間に 25〜100 ミリ秒の時間差を認めることがある．通常は両側同期性であるが，非対称性のずれを示すこともある．「三相波」という術語を最初に使ったのは 1955 年の Bickford と Butt[33] である．当時は肝性脳症に特異的な波形と考えられていたが，その後の研究によって否定された．たとえば，Simsarian と Harner[34] は三相波を認めた代謝性脳症 42 名のうち約半数は肝性脳症ではなかったと報告している．また，Karnaze と Bickford[35] の報告では，三相波を認めた患者 50 名のうち，28 名が肝性脳症，10 名が尿毒症，9 名が低酸素血症，2 名が低浸透圧血症であった．三相波は脳症で広くみられる所見であり，肝性脳症に特異的なわけではない．

昏睡状態にもかかわらず，アルファ帯域の脳波活動を示すことがある．このアルファ昏睡 alpha-coma は広汎性または前頭優位に出現し，刺激を加えても減衰しない．心肺停止後にみられることが多く，予後が極めて不良であることを意味する[36]．薬物中毒でもアルファ昏睡が生じることがある．この場合，予後は一定しないものの良好なことが多い[37]．粗大な橋損傷（橋出血など）に伴うアルファ昏睡の予後は不良である[38]．

群発・抑制交代 burst-suppression は全般性周期性放電のひとつであり，1 秒以上持続する多形波または鋭波の群発と相対的静止期が交互に現れる．脳症では症状の進行に伴って徐々に振幅が小さくなり，最終的には平坦化（皮質活動信号の消

表 2 脳症に酷似するてんかん発作

脳症の臨床徴候	酷似するてんかん発作
もうろう状態（見当識障害，注意障害，集中力低下，健忘）	非けいれん性発作重積
精神病状態（知覚異常，思考障害，妄想，幻覚）	発作時精神病，発作後精神病
言語障害	発作時失語
固定姿勢保持困難（羽ばたき振戦）	てんかん性陰性ミオクローヌス

失）する．心肺停止後や薬物中毒の深昏睡でよくみられ，前者の場合は予後不良を意味する．KuroiwaとCelesia[39]の総説によれば，心肺蘇生後に群発・抑制交代を示した患者116名の致死率は96％であった．

5 てんかん性脳症とその関連障害

てんかん発作によっては脳症と同じ臨床症状を呈することがある（表2）．非けいれん性発作重積では高次脳機能が広範に障害されるが，これはまた脳症の必須症状でもある．焦点性非けいれん性てんかん発作は側頭葉由来のことがほとんどだが，このてんかん発作は知覚障害を呈する脳症と同じように妄想，幻覚，精神病状態の原因ともなる．左側頭葉あるいは左前頭葉のてんかん発作では失語が生じることがある．てんかん性陰性ミオクローヌスではasterixisとの鑑別が必要となる．

1. 非けいれん性発作重積

(1) 臨床症状

非けいれん性発作重積 nonconvulsive status epileptics（NCSE）ではもうろう状態，言語障害，自動症，健忘などの症状が遷延する．現時点ではNCSEの分類法は統一されていないが，まずは電気生理学的所見に基づく分類方法が考えられる．これに従えば，NCSEは全般発作による全般発作重積と部分発作で始まる複雑部分発作重積の2つに分類され，それぞれspike-wave stupor, psychomotor statusとよばれることもある．全般NCSEには特発性全般てんかんに分類される欠神発作重積が含まれる．この分類法の長所は失語発作重積などの非けいれん性の単純部分発作重積も分類できる点にある．遷延性の情動症状や認知症状を示した前頭葉由来の単純部分発作重積も報告されている．しかし，このような単純部分発作重積を臨床症状だけから鑑別することができないのがこの分類法の欠点である．

NCSEを焦点性と全般性に分類し，さらに全般性を一次性（すなわち，欠神発作重積）と二次性全般化に分けるのもよいだろう．多数例のNCSEの脳波所見を検討したGrannerとLee[40]によると，脳波上明らかな焦点性パターンを示したF群や明らかな全般性パターンを示したG群よりも全般性放電ではあるものの局所優位性を示したGF群が多かったという．また，GF群の一部ではジアゼパム静注後や発作間欠期に焦点性異常波を認めた．さらに，ある患者は2回のNCSEのうち，1回目は全般性パターン，2回目は焦点性パターンを示した．したがって，GF群とは二次性全般化したてんかん性放電によっても原発焦点がかき消されなかったものと考えられる．また，欠神発作重積でみられるような全般性てんかん性放電が前頭極の焦点性発作放電から始まることもある[41]．このような症例では発作間欠期の脳波所見が鑑別に役立つ．

こうした亜型分類はNCSEの概念を整理するうえでおおいに役立つ．しかし，実際の臨床場面では欠神発作重積と複雑部分発作重積を即座に鑑別できなくてもかまわない．鑑別できたとしても治療方針（訳注：抗てんかん薬の静注）が変わるわけではない．つまり，亜型診断は長期的な治療や再発予防を検討するうえで意味をもつ．

非けいれん性単純部分発作重積では発作焦点部

位に応じた臨床症状が出現する．たとえば，言語領野の発作であれば失語が現れる[42〜48]．ただし，言語領野以外の焦点性発作によっても発語が停止することがあるので，安易に失語発作と診断してはならない．側頭葉由来のてんかん発作では精神病状態を呈することがある[49]．

定義に従えば，複雑部分発作重積と欠神発作重積はどちらも意識障害を来す．しかし，その意識障害の程度は様々であり，軽度の不注意から完全な無反応までと幅広い[50,51]．自動症には一連の動作を繰り返す常同型自動症 stereotyped automatism（咀嚼，瞬目，嚥下などの反復）と，複雑で一見合目的的な行動を示す反応型自動症 reactive automatism（歩き回る，グラスの水を飲む，たばこに火を点けるなど）がある[52]．とはいえ，「反応型自動症」であっても同一の行動を繰り返すことがあり，これは広義の常同型自動症に含まれる．

欠神発作重積 absence status については Andermann と Robb[53] の詳細な報告がある．この38例の調査によると，欠神発作重積の基本的特徴は遷延性のもうろう状態であり，意識障害の程度は様々で，自覚症状のみの軽度のものから覚醒困難な深睡眠様状態までが含まれていた．覚醒レベルや課題処理能力が経時的に変動することもあった．動作はぎこちなく，発語は乏しいか，全く欠如していた．一部では吃逆，口唇の震え，無表情，困惑した表情を認めた．目を半分閉じていたり，食事の最中に咀嚼が止まることもあった．反応型自動症はまれであったが，律動的な瞬目（常同型自動症）や顔面・上肢に軽微なミオクローヌスを認めることが多かった．発作の持続時間は30分〜2時間で，多くは大発作の出現とともに終了した．同様の報告はほかにもある[54,55]．

複雑部分発作重積 complex partial status epilepticus については Ballenger ら[56] の報告が参考になる．8名の患者を検討したかれらは複雑部分発作重積には持続型とサイクル型（訳注：複雑部分発作が繰り返し生じ，意識が十分に回復する前に次の発作が始まるもの）の2つの亜型が存在することに気づいた．意識障害は全例で認めたが，その程度は様々で，従命可能な軽度のもうろう状態から完全な無反応までが含まれていた．サイクル型の場合，「発作間欠期」には反応性が改善するものの正常レベルまでには回復しなかった．なんらかの自動症を伴うことが多く，サイクル型では常同型自動症，持続型では反応型自動症が多かった．持続時間は1.5〜24時間で，持続型のほうが若干短かった．3カ月間持続した複雑部分発作重積も報告されている[57]．NCSE の亜型，臨床徴候については Kaplan の見事な総説がある[58]．

Treiman と Delgado-Escueta[59] は複雑部分発作重積を診断するうえで症状の動揺性変化が重要であることを指摘している．かれらは複雑部分発作重積11例の症状を分析し，反応期と無反応期に分けられることを報告した．反応期では反応性が部分的に保たれ，発語や半合目的的行動（反応型自動症）がみられる．一方，無反応期ではこれらがすべて消失し，凝視，発語停止，常同型自動症が生じる．一例では夢様状態あるいは遁走状態が続いているようにみえたが，反応期と無反応期を区別することができ，複雑部分発作重積と診断することができたという．このような症状の変動はてんかん発作の起始と停止に対応しているのだろう．複雑部分発作重積にみられる意識の変動についてはほかにも報告がある[52,60,61]．

とはいえ，先に紹介した Ballenger ら[56] の「持続型」のように，複雑部分発作重積であってもサイクル型の行動パターンを示さず，遷延性のもうろう状態を呈することもある．Markand ら[62] はもうろう状態が2日間持続した20歳の女性を報告している．この患者は発作中に質問に答えることはできなかったが，付き添えばトイレに行くことはできた．また，発作中には自動症が持続していた．紛らわしい話だが，欠神発作重積でも症状が経時的に変動しうることが報告されている．Tomson ら[63] は複雑部分発作重積14名と欠神発作重積18名を調査し，各群のそれぞれ4名がサイクル型を示したと報告している．つまり，サイクル型や動揺性経過は複雑部分発作重積に特異的な現象ではなく，欠神発作重積との鑑別には役立たないことになる．

てんかん発作の既往歴も複雑部分発作重積と欠

表 3　脳症と非けいれん性発作重積の脳波所見

脳症	非けいれん性発作重積
全般性非同期性徐波活動	3～3.5 Hz 棘徐波群発（欠神発作重積）
正常な背景活動にシータ波を伴うもの（軽症）	非典型棘徐波群発
背景活動がデルタ律動（重症）	多棘徐波群発
三相波	間欠性棘波を伴う律動性デルタ
アルファ昏睡または群発・抑制交代（昏睡でみられる）	

神発作重積の鑑別には役立たない．先に紹介したTomsonら[63]の報告によれば，発作重積が初回発作であった患者の割合は両群ともに約30％であった．てんかん発作の既往のない欠神発作重積[54,55]と複雑部分発作重積[41]についてはほかにも報告がある．

(2) 脳波所見

NCSEの脳波所見も多彩である（表3）．欠神発作重積と複雑部分発作重積の発作活動の決定的な違いは前者が全般性であるのに対し，後者は焦点性に局在する点である．

GrannerとLee[40]によるNCSEの脳波研究はおそらく過去最大規模の調査である．この研究では85件のNCSEの発作時脳波と発作間欠期脳波所見を波形，周波数，分布，持続性に分けて解析している．特徴的な波形には「典型的な棘徐波」（3～3.5 Hzの棘徐波複合）「非典型的な棘徐波」「多棘徐波」「間欠性棘波を伴う律動性デルタ」があった．各波形は焦点性NCSEと全般性NCSEの両方でみられ，波形による鑑別はできなかった．また，周波数に関しては3 Hz以下が96％を占め，周波数帯域は焦点性と全般性でほとんど同じであった．発作放電の持続性に関しては持続的な放電のほうが間欠的な放電（発作放電が数秒間の静止期を挟んで繰り返すもの）よりも多かった．発作放電の持続性は焦点性と全般性で有意な差を認めなかったが，間欠性放電は焦点性でやや多かった．このことは複雑部分発作ではサイクル型が多いという臨床観察と一致する．

2. てんかん性精神病状態

てんかんと精神病状態（現実検討力の障害）の関係は複雑である．論点を明確にするためにはてんかん性精神病状態を発作時精神病，発作間欠期精神病，発作後精神病に分けて扱うのがよいだろう．発作間欠期精神病 interictal psychosisではてんかん発作と時間的な関係なしに精神病状態が生じる．

発作間欠期精神病はてんかん精神病状態の中で最もよく研究されて，ほとんどの研究が統合失調症によく似ていると報告している[64～66]．たとえば，発作間欠期に精神病状態を呈した23名の症状を評価したPerezとTrimble[67]によると，統合失調症の診断基準にSchneiderの一級症状を用いた場合，発作間欠期精神病の約半数が統合失調症と診断されたという．統合失調症様状態の次に多かったのは感情障害だった．

てんかん発作後に精神病状態が続く発作後精神病 postictal psychosisもまれではないが，その臨床症状を詳細に報告している研究は意外と少ない[68～70]．精神病状態は大発作[68,70]あるいは複雑部分発作[69]の後に生じ，その前にはてんかん発作が重延したり，発作が増えていることが多い．精神病状態を発症する時期は発作後もうろう状態から完全に回復した後，数時間[70]から1カ月間[69]の「清明期 lucid interval」を経てからのことがほとんどである．よくみられるのは体系化していない被害妄想であり[68,70]，感情障害も多い[68,69]．幻覚もよくみられ，多くは幻視であり，幻聴はそれほど多くはなく，幻触と幻嗅はまれである[68,70]．複数の知覚様態にまたがる幻覚もまれである．まとめると，発作後精神病は均質な一群なのではなく，幻覚妄想状態，統合失調症様状態，感情障害の混成群であるといえる．

発作時精神病 ictal psychosisは発作時症状その

ものであり，したがって，NCSEもその一例ということになる．発作時精神病に関する報告は少ない．Tuckerら[49]は精神症状のために精神科に入院した側頭葉てんかん患者20名について報告している（訳注：この研究報告は必ずしも発作時精神病を取り上げているわけではない）．その症状としては，パニック発作あるいは抑うつ気分の一過性激越感情症状（70%），妄想様観念（30%），Schneiderの一級症状（25%），幻覚（幻聴50%，幻視40%，幻嗅30%，幻触10%）などが認められた．際立った特徴は症状が一過性であり，その間は症状が一貫している点であった．

3. 発作後脳症 postictal encephalopathy

大発作の後には短時間のもうろう状態が続くのが通例である．しかし，この状態が遷延することがあり，その場合は非けいれん性発作が持続している可能性も考慮する必要がある[71]．集中治療室の昏睡患者の脳波を測定すると5〜26%にNCSEが見出されることが複数の研究によって報告されている[72〜74]．

NCSEでなくても，発作後もうろう状態が遷延することもある．たとえば，Bitonら[75]は4〜10日という長時間にわたって持続した発作後もうろう状態を呈した患者11名を報告し，これを遷延性発作後脳症 prolonged postictal encephalopathy（PPIE）とよんだ．それぞれ全般性強直間代発作，欠神発作，複雑部分発作の群発の後にPPIEが続いていた．精査しても潜在的な中毒・代謝障害やてんかん発作活動は見出せなかったが，脳症を示唆する脳波異常だけが持続していた．電気けいれん療法後にPPIEが生じたとの報告もある[76]．

4. てんかん性陰性ミオクローヌス

脳症とてんかん発作の鑑別について考えていくと，てんかん発作性のasterixisもあるのかという疑問に行き着く．てんかん性陰性ミオクローヌス epileptic negative myoclonus（ENM）は緊張性筋活動が一過性に中断するまれな発作であり，対側半球の感覚運動皮質に陰性ミオクローヌスと同期した棘波や徐波を伴う[77]．AsterixisとENMの臨床特徴はともに筋緊張の一過性喪失であるが，両者の臨床所見は大きく異なる．5例のENMを検討したGuerriniら[78]によると，2例では片方の腕だけに限局し，1例では足に限局し，残りの2例では多焦点性であったという．Obesoら[79]の総説ではENMは姿勢筋（頸部，躯幹，下肢近位筋）に現れることが多いと結論している．一方，脳症によるasterixisは必ず両側性であり，腕に生じる．Asterixisが足に生じることもあるが，足だけに限局することはまずない．

6

脳症と非けいれん性発作重積の鑑別診断

既に明らかなように，脳症とNCSEの臨床症状には重複する部分が多い（表4）．失見当識は脳症[14,15]とNCSE[41,52,53,55,61,63]の両方でよくみられる．注意は脳症[10]とNCSE[41,54,61,62]のほとんどで障害される．記憶障害[54,61]や作話[80]もNCSEでよくみられる．幻覚妄想状態は薬物・アルコールの中毒と離脱などによる脳症と側頭葉起源の複雑部分発作重積に特徴的である[80]．

資料が豊富にあるわけではないが，一般的な印象として，症状の経時的変化が非てんかん性脳症とNCSEを鑑別するのに役に立つことがある．NCSE，特に複雑部分発作重積では症状の変動が大きい（訳注：サイクル型の場合）．脳症も多少の変動は示すが，その原因疾患と関連して遷延することが多い．NCSEでは発作的に幻覚や運動症状が生じることがある．

脳症に伴う精神病状態，発作時精神病，発作後精神病の鑑別はたとえ症状を詳細に分析できたとしても難しい．程度の差はあるものの，ともに顕著な感情面の症状が特徴であり，ときには統合失調症様症状や被害妄想もみられる[17,18,49,67〜70]．脳症と発作時精神病で生じる幻覚では幻聴が最も多く，発作後精神病と薬物離脱状態では幻視が比較的多いが，感覚様態別の幻覚の相対的な出現頻度

表 4 非けいれん性発作重積と脳症の鑑別点

非けいれん性発作重積	脳症
1. てんかん発作の既往（de novo のこともある）てんかん発作の発症リスク（頭部外傷，脳卒中，中枢神経系の感染症，てんかん発作の家族歴）	代謝障害，糖尿病，腎不全，肝疾患，麻酔，術後
2. 抗てんかん薬の減量，中断	薬物治療・薬物乱用の既往，抗コリン薬・ドパミン作動薬・ステロイド・ベンゾジアゼピン・バルビツール・鎮痛剤・抗てんかん薬の使用
3. 局在性の神経所見，中枢神経系病変	代謝異常，臓器不全の検査所見
4. 秒単位の突然の発症	亜急性の発症（時間単位，日単位）
5. けいれん，律動性眼振，律動性ミオクローヌスなどの運動症状	対称的で不規則な asterixis，多源性ミオクローヌス
6. 反復性・常同的自動症，緊張病症状	自動症はまれ，生じたとしても反応性のもの
7. 常同的な幻覚	複数の感覚様態にまたがる多彩な幻覚
8. 失語や発語停止が生じることがある	発話の減少や変化
9. てんかん性異常脳波	顕著な徐化，三相波
10. ベンゾジアゼピンの静注で改善することがある	ベンゾジアゼピンで増悪することが多い
11. 症状の起始と停止が明確．変動することもある	症状は多少変動するにしても一定のことが多い
12. 意識障害が変動することがある	昏迷，昏睡に進行することがある

　によって脳症とてんかん発作を鑑別することはできない．とはいえ，常同的で反復的な幻覚は脳症よりもてんかん発作を疑わせる．

　発話と言語の症状も脳症と NCSE の両方でよくみられる症状である．てんかん発作では発話停止，無言症，構音障害，発声異常（うめき声，うなり声）などがよくみられる[81]．自発語の極端な減少や無言症は脳症でも生じる[52,55,60,80]．喚語困難，低頻度語の健忘失語，言い淀み，迂遠は脳症でよくみられるが，失語はまれである[11]．失語発作については複数の症例報告があり，ほとんどすべての失語が NCSE で生じうる[42～47]．NCSE によって失語が生じるときは複数の失語症状にまたがるのが常である．失語以外の発作症状（間代性肢運動，幻嗅，失語に続く意識減損）を伴えば，てんかん発作であるとわかるが，現実にはそうした症例は少なく，てんかん発作性失語の診断は難しい．

　先にも触れたように，脳症では精神運動が過活動と低活動を両極として連続的に変化するが，同じような変化が NCSE でも観察される．NCSE も自発的活動の低下[54,61]，反応遅延[55,63]，保続[41]を呈することがある．また，傾眠[54]や嗜眠[80]が生じることもある．反対に軽躁状態[41]，焦燥[54,80]，脱抑制，語流暢性の増大[41]を呈することもある．したがって，精神運動性の変化だけで脳症と NCSE を鑑別することはできない．

　NCSE では顔面や肢のミオクローヌス，眼瞼のけいれん，強制向反，強制眼球偏位などの軽微な運動徴候を示すことがあり，てんかん発作を疑う契機となる．ある研究によると，こうした運動症状は 32 名中 18 名で認められ[63]，別の研究では 23 名中 7 名で観察された[80]．てんかん発作でみられる軽微な運動症状は律動的なことが多く，一方，脳症の asterixis と多源性ミオクローヌスは非律動的であるが，われわれの知るかぎりこの相違を明確に検証した研究はない．

　自動症は NCSE の特徴であり，脳症では報告されたことがない．NCSE に生じる自動症の正確な頻度は不明であるが，欠神発作重積よりも複雑部分発作重積のほうが多いかもしれない．成人発症の欠神発作重積では 11 例中 4 例に自動症を認め

たという報告がある[55]．一方，複雑部分発作重積では10例中5例[41]あるいは8例中7例[56]に自動症を認めたと報告されている．後者の著者らは過去に報告された複雑部分発作重積についてもまとめていて，17例中9例で自動症を認めたという[56]．したがって，自動症の存在は特にそれが反復的で常同的な場合にはNCSEを強く示唆するにちがいない．しかし，自動症を認めないからといっててんかん発作を否定することはできない．

NCSEであればベンゾジアゼピンなどの抗てんかん薬の静注に対して反応することが多い．一方非てんかん性脳症であれば症状の改善は得られず，逆に増悪するだろう．しかし，代謝性脳症による三相波がベンゾジアゼピンの静注によって減弱あるいは消失することがあり[82]，ベンゾジアゼピンに対する反応性はてんかん性脳症を意味するとはかぎらない（訳注：ただし，三相波は消失しても意識状態は改善しない）．

NCSE患者32名を研究したTomsonら[63]によると，10名でベンゾジアゼピンの静注（ジアゼパム5～10 mgまたはクロナゼパム1 mg）に対して臨床症状および脳波の即時的かつ持続的な反応がみられ，18名で一過性の反応（数時間後に再発）がみられたという．脳波所見をもとにベンゾジアゼピン静注に対する反応性を検討したGrannerとLee[40]によると，全般性NCSEでは90%が反応し，焦点性NCSEでは60%が反応したという．しかし，このような見事な結果がいつも得られるとはかぎらない．Thomasら[41]は前頭葉起源の複雑部分発作重積10例のうち8例は無反応あるいは早期に再発したと報告しているが，これは特に難治な例であろう．また，NCSEによっては数時間あるいは数日遅れて治療に反応することがあるので，治療反応性をNCSEの診断基準として用いることには限界がある[76,80]．まとめると，ベンゾジアゼピン静注によってたとえ一過性でも臨床症状が改善するのであれば，NCSEと非てんかん性脳症を鑑別するのに役に立つ．治療反応が迅速な場合はほぼ間違いなくてんかん発作である．しかし，治療に反応しなかった場合は鑑別の役に立たない．

臨床症状だけでNCSEを診断することはまず不可能である．Towneら[74]の報告からも明らかなように，診断に際しては脳波検査が必須である（表3）．かれらによると，昏睡ではあるがてんかん発作の証左となるような症状を認めない集中治療室患者236名の脳波を測定したところ，18名（8%）でNCSEが同定されたという．Priviteraら[83]による同様の研究でも，意識障害のために入院した患者の37%にNCSEの証拠となる脳波所見が見つかっている．原因不明の脳症の場合，てんかん発作を疑わせるような軽微な運動徴候がなくても，脳波検査は極めて重要である．

最後に，基礎疾患によっては非てんかん性脳症とNCSEを併発することを明記したい．ある種の中毒代謝障害や離脱状態では脳症とてんかん発作が同時に生じうるのである．また，リチウム，バクロフェン，イホスファミド，抗けいれん薬による治療自体が脳症とてんかん発作両方の原因となりうる．脳症を引き起こす疾病過程がてんかん発作の引き金となったり，発作閾値を下げることもある．したがって，この2つの疾患が併発する可能性を無視してはならない．たとえば，尿毒症性脳症や治療薬によって脳症とNCSEの両方が引き起こされた場合，その意識障害のどこまでがてんかん性で，どこからが代謝性なのかを見極めることはほぼ不可能である[51]．このような症例の場合，基礎疾患の治療を目指すことが第一ではあるが，抗てんかん薬も必要となることがほとんどである．

まとめ

脳症の原因は多様であり，全身性の中毒・代謝障害，薬物中毒・離脱，限局性脳病変だけではなく，てんかん発作や発作後状態でも生じる．脳症の治療の成否はその原因に気づけるかどうかにかかっているので，抗てんかん薬による治療が必須なNCSEを鑑別診断に加えておくことが肝要である．てんかん性脳症と非てんかん性脳症は臨床

症状が幅広く重複しているために，臨床症状だけから両者を鑑別することは非常に難しい．自動症や軽微な運動徴候（特に常同的な反復症状）が存在し，ベンゾジアゼピンの静注によって臨床症状が改善するのであれば，てんかん発作を強く疑うべきである．てんかん性脳症ではこれらの所見の特異度は高いが，感度は高いとは言いがたい．したがって，こうした特徴を認めないからといって，NCSE を除外してはならない．脳波ほどてんかん発作の診断に有用な検査はほかにはない．実際，NCSE と非てんかん性脳症の脳波所見は全く異なる．とはいえ，てんかん性脳症と非てんかん性脳症を明確に鑑別できないこともあるし，両者が併発することもある．

文献

1) Brizer DA, Manning DW. Delirium induced by poisoning with anticholinergic agents. Am J Psychiatry 1982；139：1343-44.
2) Saper CB. Brainstem modulation of sensation, movement and consciousness. In：Kandel ER, Schwartz JH, Jessell TM eds. Principles of Neural Science, New York：McGraw-Hill, 2000；889-909.
3) Trzepacz PT. The neuropathogenesis of delirium：a need to focus our research. Psychosomatics 1994；35：374-91.
4) Stern TA. Continuous infusion of physostigmine in anticholinergic delirium：case report. J Clin Psychiatry 1983；44：463-64.
5) Blass J, Plum E. Metabolic encephalopathies in older adults. In：Katzman R, Terry R eds. The Neurology of Aging. Philadelphia：EA Davis Co, 1983；189-220.
6) Liberzon I, Dequardo JR, Silk KR. Bupropion and delirium. Am J Psychiatry 1990；147：1689-90.
7) Horenstein S, Chamerlain W, Conomy J. Infarction of the fusiform and calcarine regions：agitated delirium and hemianopia. Trans Am Neurol Assoc 1967；92：85-89.
8) Mesulam MM, Waxman S, Geschwind N, et al. Acute confusional states with right middle cerebral artery infarctions. J Neurol Neurosurg Psychiatry. 1976；39：84-89.
9) Trzepacz PR, Brenner RP, Coffman G. Delirium in liver transplantation candidates：discriminant analysis of multiple test variables. Biol Psychiatry 1988；24：3-14.
10) Geschwind N. Disorders of attention：frontiers in neuropsychology. Philos Trans R Soc Lond B Biol Sci 1982；298：173-85.
11) Chedru F, Geschwind N. Disorders of higher cortical functions in acute confusional states. Cortex 1972；8：395-411.
12) Chedru F, Geschwind N. Writing disturbances in acute confusional states. Neuropsychologia 1972；10：343-53.
13) Meagher D, Trzepacz P. Delirium phenomenology illuminates pathophysiology, management, and course. J Geriatr Psychiatry Neurol 1998；11：150-56.
14) Levkoff SE. Evans DA, Liptzin B, et al. Delirium. The occurrence and persistence of symptoms among elderly hospitalized patients. Arch Intern Med 1992；152：334-40.
15) Sirois E. Delirium：100 cases. Can J Psychiatry 1988；33：375-78.
16) Lipowski ZJ. Delirium（acute confusional state）. In：Frederiks J ed. Handbook of Clinical Neurology. Elsevier Science, 1985；523-59.
17) Webster R, Holroyd S. Prevalence of psychotic symptoms in delirium. Psychosomatics 2000；41：519-22.
18) Cutting J. The phenomenology of acute organic psychosis. Comparison with acute schizophrenia. Br J Psychiatry 1987；151：324-32.
19) Ross CA, Peyser CE, Shapiro I. Delirium. Phenomenologic and etiologic subtypes. Int Psychogeriatr 1991；3：135-47.
20) Cummings J, Hebben NA, Obler L, et al. Nonaphasic misnaming and other neurobehavioral features of an unusual toxic encephalopathy：case study. Cortex 1980；15：315-23.
21) Liptzin B, Levkoff S. An empirical study of delirium subtypes. Br J Psychiatry 1992；161：843-45.
22) Harrell R, Othmer E. Postcardiotomy confusion and sleep loss. J Clin Psychiatry 1987；48：445-46.
23) Adams RD, Foley J. The neurological changes in the more common types of severe liver disease. Trans Am Neurol Assoc 1949；74：217-19.
24) Conn HO. Asterixis. Its occurrence in chronic pulmonary disease, with a commentary on its general mechanism. N Engl J Med 1958；25 9：564-69.
25) Smythe CM, Baroody NB. Hepatic-type "flapping tremor" occurring in patients without hepatic disease.

J Am Med Assoc 1957 165 : 1851-57.
26) Sievers M, Vander J. Toxic effects of ammonium chloride in cardiac, renal and hepatic disease. J Am Med Assoc 1956 ; 161 : 411-15.
27) Murphy M, Goldstein M. Diphenylhydantoin-induced asterixis. J Am Med Assoc 1974 ; 229 : 538-40.
28) Niedermeyer E. Metabolic central nervous system disorders In : Niedermeyer E, Lopes da Silva F eds. Electroencephalography : Basic Principles, Clinical Applications, and Related Fields. Baltimore : Williams & Wilkins, 1999 ; 416-31.
29) Pro J, Wells C. The use of the electroencephalogram in the diagnosis of delirium. Dis Nerv Sys 1977 ; 38 : 804-08.
30) Romano J, Engel G. Delirium. I. Electroencephalographic data. Arch Neurol Psychiatry 1944 ; 51 : 356-77.
31) Brenner R. The electroencephalogram in altered states of consciousness. Neurol Clin 1985 ; 3 : 615-31.
32) Bauer G. EEG, drug effects, and central nervous system poisoning. In : Niedermeyer E, Lopes da Silva F eds. Electroencephalography : Basic Principles, Clinical Applications, and Related Fields. Baltimore : Williams & Wilkins, 1999 ; 671-91.
33) Bickford R, Butt H. Hepatic coma : the electrocephalographic pattern. J Clin Invest 1955 ; 34 : 790-99.
34) Simsarian JP, Harner RN. Diagnosis of metabolic encephalopathy : significance of triphasic waves in the electroencephalogram. Neurology 1972 ; 22 : 456.
35) Karnaze D, Bickford R. Triphasic waves : a reassessment of their significance. Electroencephalogr Clin Neurophysiol 1984 ; 57 : 193-98.
36) Westmoreland BF, Klass DW, Sharbrough FW, et al. Alpha-coma. Electroencephalographic, clinical, pathologic, and etiologic considerations. Arch Neurol 1975 ; 32 : 713-18.
37) Iragui V, McCutchen C. Physiologic and prognostic significance of "alpha coma." J Neurol Neurosurg Psychiatry 1983 ; 46 : 632-38.
38) Sharbrough FW. Nonspecific abnormal EEG patterns. In : Niedermeyer E, Lopes da Silva F eds. Electroencephalography : Basic Principles, Clinical Applications, and Related Fields. Baltimore : Williams & Wilkins, 1999 ; 215-34.
39) Kuroiwa Y, Celesia G. Clinical significance of periodic EEG patterns. Arch Neurol 1980 ; 37 : 15-20.
40) Granner M, Lee S. Nonconvulsive status epilepticus : EEG analysis in a large series. Epilepsia 1994 ; 35 : 42-47.
41) Thomas P, Zifkin B, Migneco O, et al. Nonconvulsive status epilepticus of frontal origin. Neurology 1999 ; 52 : 1174-83.
42) Grimes DA, Guberman A. De novo aphasic status epilepticus. Epilepsia 1997 ; 38 : 945-49.
43) Dinner DS, Lüders H, Lederman R, et al. Aphasic status epilepticus : a case report. Neurology 1981 ; 31 : 888-90.
44) Kirshner HS, Hughes T, Fakhoury T, et al. Aphasia secondary to partial status epilepticus of the basal temporal language area. Neurology 1995 ; 45 : 1616-18.
45) Knight RT, Cooper J. Status epilepticus manifesting as reversible Wernicke's aphasia. Epilepsia 1986 ; 27 : 301-04.
47) Hamilton NG, Matthews T. Aphasia : the sole manifestation of focal status epilepticus. Neurology 1979 ; 29 : 745-48.
48) Racy A, Osborn MA, Vern BA, et al. Epileptic aphasia. First onset of prolonged monosymptomatic status epilepticus in adults. Arch Neurol 1980 ; 37 : 419-22.
49) Benatar M. Ictal aphasia. Epilepsy Behav 2002 ; 3 : 413-19.
49) Tucker GJ, Price TR, Johnson VB, et al. Phenomenology of temporal lobe dysfunction : a link to atypical psychosis-a series of cases. J Nerv Ment Dis 1986 ; 174 : 348-56.
50) Kaplan P. Nonconvulsive status epilepticus. Sem Neurol 1996 ; 16 : 33-39.
51) Drislane FW, Schomer DL. Clinical implications of generalized electrographic status epilepticus. Epilepsy Res 1994 ; 19 : 111-21.
52) Belafsky M, Carwille S, Miller P, et al. Prolonged epileptic twilight states : continuous recordings with nasopharyngeal electrodes and videotape analysis. Neurology 1978 ; 28 : 239-45.
53) Andermann F, Robb J. Absence status : A reappraisal following review of thirty-eight patients. Epilepsia 1972 ; 13 : 177-87.
54) Ellis J, Lee S. Acute prolonged confusion in later life as an ictal state. Epilepsia 1978 ; 19 : 119-28.
55) Thomas P, Beaumanoir A, Genton P, et al. 'De novo' absence status of late onset : report of 11 cases. Neurology 1992 ; 42 : 104-10.
56) Ballenger C, King D, Gallagher B. Partial complex status epilepticus. Neurology 1983 ; 33 : 1545-52.

57) Mikati MA, Lee WL, DeLong GR. Protracted epileptiform encephalopathy: an unusual form of partial complex status epilepticus. Epilepsia 1985; 26: 563-71.
58) Kaplan PW. Behavioral manifestations of nonconvulsive status epilepticus. Epilepsy Behav 2002; 3: 122-39.
59) Treiman D, Delgado-Escueta AV. Complex partial status epilepticus. Adv Neurol 1983; 34: 69-81.
60) Delgado-Escueta AV, Boxley J, Stubbs N, et al. Prolonged twilight state and automatisms: a case report. Neurology 1974; 24: 331-39.
61) Engel J Jr, Ludwig JB, Fetell M. Prolonged partial complex status epilepticus: EEG and behavioral observations. Neurology 1978; 28: 863-69.
62) Markand RN, Wheeler PG, Pollack S. Complex partial status epilepticus (psychomotor status). Neurology 1978; 28: 189-96.
63) Tomson T, Lindbom U, Nilsson B. Nonconvulsive status epilepticus in adults: thirty-two consecutive patients from a general hospital population. Epilepsia 1992; 33: 829-35.
64) Slater E, Beard A. The schizophrenia-like psychoses of epilepsy. i. psychiatric aspects. Br J Psychiatry 1963; 109: 95-150.
65) Flor-Henry P. Psychosis and temporal lobe epilepsy-a controlled investigation. Epilepsia 1969; 10: 363-95.
66) Kanemoto K, Tsuji T, Kawasaki J. Reexamination of interictal psychosis based on DSM-IV psychosis classification and international epilepsy classification. Epilepsia 2001; 43: 98-103.
67) Perez M, Trimble M. Epileptic psychosis-diagnostic comparison with process schizophrenia. Br J Psychiatry 1980; 137: 245-49.
68) Logsdail S, Toone B. Post-ictal psychoses. A clinical and phenomenological description. Br J Psychiatry 1988; 152: 246-52.
69) Savard G, Andermann F, Olivier A, et al. Postictal psychosis after partial complex seizures: a multiple case study. Epilepsia 1991; 32: 225-31.
70) Devinsky O, Abramson H, Alper K, et al. Postictal psychosis: a case control series of 20 patients and 150 controls. Epilepsy Res 1995; 20: 247-53.
71) Fagan K, Lee SI. Prolonged confusion following convulsions due to generalized non-convulsive status epilepticus. Neurology 1990; 40: 1689-94.
72) DeLorenzo RJ, Waterhouse EJ, Towne AR, et al. Persistent nonconvulsive status epilepticus after the control of convulsive status epilepticus. Epilepsia 1998; 39: 833-40.
73) Vespa PM, Nuwer MR, Nenov V, et al. Increased incidence and impact of nonconvulsive seizures after traumatic brain injury as detected by continuous electroencephalographic monitoring. J Neurosurg 1999; 91: 750-60.
74) Towne AR, Waterhouse EJ, Boggs JG, et al. Prevalence of nonconvulsive status epilepticus in comatose patients. Neurology 2000; 54: 340-45.
75) Biton V, Gates JR, Sussman L. Prolonged postictal encephalopathy. Neurology 1990; 30: 963-66.
76) Daniel W, Crovitz H. Disorientation during electroconvulsive therapy: technical, theoretical, and neuropsychological issues. Ann NY Acad Sci 1986; 462: 293-306.
77) Tassinari CA, Rubboli G, Parmeggiani L, et al. Epileptic negative myoclonus. Adv Neurol 1995; 67: 181-97.
78) Guerrini R, Dravet C, Genton P, et al. Epileptic negative myoclonus. Neurology 1993; 43: 1078-83.
79) Obeso J, Artieda J, Burleigh A. Clinical aspects of negative myoclonus. Adv Neurol 1995; 67: 1-7.
80) Kaplan PW. Nonconvulsive status epilepticus in the emergency room. Epilepsia 1996; 37: 643-50.
81) Gabor M, Lüders H, Dinner D, et al. Speech manifestations in lateralization of temporal lobe seizures. Ann Neurol 1989; 25: 82-87.
82) Fountain NB, Waldman WA. Effects of benzodiazepines on triphasic waves: implications for nonconvulsive status epilepticus. J Clin Neurophysiol 2001; 18: 345-52.
83) Privitera M, Hoffman M, Moore JL, et al. EEG detection of nontonic-clonic status epilepticus in patients with altered consciousness. Epilepsy Res 1994; 18: 155-66.

III てんかん発作をまねる様々な疾患

15 内分泌代謝障害と薬剤性障害

内科疾患の経過中にも様々な発作が出現し，なかにはてんかん発作と見紛うものもある．こうした発作を適切に診断治療するためには神経疾患以外についても幅広い知識が必要となる．診断の決め手はていねいな病歴聴取と身体診察にある．病歴については服薬歴も忘れずに聴取する．発作の目撃情報は重要な手がかりになるが，直接観察できればそれにこしたことはない．そして，その発作が中枢神経系の原発症状なのか，それとも続発症状なのかを見極めていく．非てんかん性発作はてんかん発作と併発することもあり，必ずしも二律背反であるとはかぎらない．たとえば，肝性脳症では羽ばたき振戦だけでなく急性症候性発作が生じることもあるし，さらに重症になれば昏睡に加えて除脳硬直も生じる．

てんかん発作と鑑別を要する発作症状には舞踏運動，ジストニア，バリスムス，ヘミバリスムス，間欠的に生じる振戦などがある．また，粗大な反射運動，スパズム，ある種の呼吸運動などもてんかん発作に酷似することがある．たとえば，荒い鼻息や激しい息遣いをてんかんの発作症状と見誤ることがある．呼気時にうめき声を発するカタスレニア catathrenia は睡眠随伴症のひとつである．REM 睡眠行動障害，周期性四肢運動などもてんかん発作と間違えやすい．脳損傷による異常姿位，片頭痛に伴う神経症状だけでなく，中枢性抗コリン症候群やセロトニン症候群などの薬剤性脳症に伴う運動症状も発作性に出現することがある．インスリン過剰による低血糖では一過性に意識喪失，頻脈，発汗を呈するため，てんかん発作のように映ることがある．

1

代謝障害

脳症は様々な原因によって生じうる．これには電解質異常，低カルシウム血症，高カルシウム血症，低血糖症，甲状腺機能低下症，甲状腺クリーゼ，医薬品の副作用，臓器不全などがある．脳症ではミオクローヌスを認めることが多い．Friedreich[1]は未知の原因による一連の筋収縮を paramyoclonus multiplex とよんだ．これは上肢または肩から始まり上半身に広がる筋収縮を指すものであった．ミオクローヌスとは筋群単位でみられる非律動的かつ不規則な電撃的収縮であり，通常は非同期性，非対称性に生じる．単一の筋群に限局したミオクローヌスは myoclonus simplex，広範囲に現れるミオクローヌスは myoclonus multiplex または polymyoclonus とよばれる．尿毒症性脳症と無酸素脳症はミオクローヌスが生じる代表的な脳症である．

1. 肝性脳症 hepatic encephalopathy

肝障害はその原因によってウイルス性，中毒性，代謝性，自己免疫性，虚血性，腫瘍性に分類される．神経内科領域ではアルコール性，薬剤性（アセトアミノフェン，バルプロ酸）の肝障害に遭遇する機会が多い．原発性胆汁性肝硬変は自己免疫疾患のひとつである．肝性脳症を来す主なものはアルコール性，感染性，中毒性肝炎であるが，Wilson 病，後天性肝脳変性症，Reye 症候群，劇症肝炎によっても生じる．

肝性脳症は4つの病期に区分される．第1期は

潜在性肝性脳症である．第2期になると精神症状と固定姿勢保持困難 asterixis（羽ばたき振戦）が顕在化する．第3期には焦点性または全般性発作を来すことがある．第4期には昏睡状態と除脳硬直が現れる．急性症候性発作の出現率は報告によって異なるが，ある報告では33％に達したという[2]．肝不全では低血糖を併発しやすく，これによって発作が引き起こされることもある．高アンモニア血症でも急性症候性発作が生じる．原発性高アンモニア血症によっても脳症が生じるが，血中アンモニアが低下すれば改善する[3]．

2. 尿毒症 uremia

尿毒症性脳症の際立った特徴は神経活動の低下（知覚鈍麻）と亢進（ミオクローヌス，全般発作）を同時に認める点である．尿毒症患者の4人に1人は急性症候性発作を来すという報告もある[4]．その発現機序は実に様々である．

3. 骨髄移植

骨髄移植のためにシクロスポリンによる治療を受けると5.5％にけいれん発作が生じることが約800名の患者調査によって明らかにされている[5]．Patchellら[6]によれば，骨髄移植に伴うけいれん発作の発症率は10％を超えるが，再発することはないという．けいれん発作は全般性のことが多く，ほとんどの場合，代謝性障害を伴っている．骨髄移植の前処置中にも発作が生じることがあり，アルキル化剤のブスルファン投与中に生じた全般発作が報告されている[7]．

4. 低ナトリウム血症 hyponatremia

けいれん発作は様々な疾患に続発するため，適切な治療を行うためにはまず基礎疾患を特定しなければならない．基礎疾患の治療と併せて電解質異常の補正も重要である．電解質異常の中でも低ナトリウム血症は頻度が高く，入院患者の2.5％にみられる[8]．低ナトリウム血症は血漿ナトリウム値が115 mEq/L以下の状態と定義されるが，けいれん発作はナトリウムが急激に低下した場合に現れやすい[9〜11]．低ナトリウム血症によってけいれん発作が生じた場合，致死率は50％以上になる[12]．緊急時の最低補正目標は120 mEq/Lだが，補正を急いではならない．しかし，どの程度の速度で補正を進めるべきかについては意見が分かれる．急激なナトリウムの補正は橋中心髄鞘融解症 central pontine myelinolysis（CPM）の原因となり，仮性球麻痺と痙性四肢麻痺が生じる[13]．CPMの病理所見は橋中心部の対称性，非炎症性の脱髄性変化と比較的軽度の神経細胞損傷，軸索損傷である．CPMは最初，低栄養状態を伴うアルコール症で報告され，次いで補液中に発症した脱水の症例が報告された[14]．Norenbergら[15]はCPM 12例を報告し，全例で発症直前に血漿ナトリウム値が急激に上昇していたことを明らかにした．動物実験によれば，合成バソプレシンによって低ナトリウム血症を誘発した後，高張食塩水を投与すると脱髄が生じるという[16,17]．したがって，血漿ナトリウムの補正速度は1日当たり12 mEq/Lを上限とすべきである[15]．

薬剤誘発性の低ナトリウム血症には医原性のもの[18]と違法薬物の乱用によるもの[19,20]がある．エクスタシーともよばれる methylene dioxymethamphetamine（MDMA）では摂取後速やかに高熱，低ナトリウム血症を来す[21]．MDMAの詳細については後述する．薬剤相互作用によっても低ナトリウム血症が引き起こされることがある．たとえば，非ステロイド性鎮痛剤とデスモプレシンの組み合わせは低ナトリウム血症と水中毒を引き起こすことがある[22]．したがって，デスモプレシンで治療している原発性夜尿症や中枢性尿崩症の患者には非ステロイド性鎮痛剤を投与してはならない．この組み合わせによる副作用は重大であり，致死的となることもある．これ以外にも危険な組み合わせがある．

塩分枯渇と水中毒による低ナトリウム血症は低浸透圧性である[12]．等浸透圧性低ナトリウム血症はまれだが，高脂血症，高蛋白血症でみられることがある．高浸透圧性低ナトリウム血症は高血糖などでみられるが，詳細は後述する．低浸透圧性低ナトリウム血症はさらに細胞外液 extracellular fluid（ECF）の多寡に応じて，ECF減少性，ECF

正常性，ECF過剰性の3つに分類される[23]．低浸透圧性ECF減少性低ナトリウム血症は腎障害（利尿剤投与中，Addison病など）または腎外喪失（嘔吐，下痢，組織内体液貯留）でみられる．低浸透圧性ECF正常性低ナトリウム血症は抗利尿ホルモン不適合分泌症候群や甲状腺機能低下症でみられたり，ある種の薬剤（カルバマゼピン，向精神薬など）によって引き起こされる．低浸透圧性ECF過剰性低ナトリウム血症は心不全，ネフローゼ症候群，急性腎不全，慢性腎不全などの浮腫に伴ってみられる．こうした分類は治療方針の決定にも役立つ．たとえば，ECF正常性または過剰性の場合は水分制限が有効であるし，ECF減少性の場合は水分と塩分の補給が有効である[23]．

5. 低カルシウム血症 hypocalcemia

低カルシウム血症でみられるテタニー tetany もてんかん発作に似ることがある[24]．テタニーは比較的持続の長い筋攣縮であり，末梢神経に自然発生する反復性の活動電位によって引き起こされる．過呼吸や局所性の虚血によってテタニーが顕在化することもある（Trousseau徴候）．けいれん発作は低カルシウム血症が著明（6 mg/dL未満）であっても比較的まれだが，25%にみられたという報告もある．低カルシウム血症はビタミンD欠乏症や尿細管性アシドーシスによっても生じる．米国では栄養障害に伴うくる病がまれながら存在し，低カルシウム血症によるけいれん発作を引き起こす[25]．血漿カルシウム値が正常下限であっても過呼吸によって手足の痙縮 carpopedal spasm，テタニー，筋痙直を来すことがある．低カルシウム血症でみられる脳波所見は汎性徐波である．

6. 低マグネシウム血症 hypomagnesemia

血漿マグネシウム値が0.8 mg/Lを下回るとけいれん発作が生じる．副甲状腺機能低下症あるいは偽性副甲状腺機能低下症に伴う二次性低カルシウム血症では十分量のカルシウム剤を投与しても改善が得られないことがあり，この場合は血漿マグネシウム値を測定するとよい．マグネシウムを補充するには50%硫酸マグネシウムを6時間ごとに筋注する．この時，一過性に高マグネシウム血症が出現し呼吸筋麻痺を惹起することがあるので[26]，同時にグルコン酸カルシウムを点滴静注する．

7. 低血糖 hypoglycemia

よく知られているように，低血糖もけいれん発作を引き起こす．その原因として最も多いのはインスリンや経口血糖降下剤によるものである．経口血糖降下剤と相互作用を有する薬剤の使用によっても低血糖が生じるが[27]，往々にして原因がはっきりしないことがある．小児の高インスリン血症性低血糖を引き起こす島細胞成熟不全症候群では島細胞低形成，膵腺腫症，島細胞増殖症を認める[28]．まれだが，先天性障害が原因で低血糖症を繰り返すことがある．

8. 神経内分泌腫瘍 neuroendocrine tumor

転移性悪性腫瘍ではホルモンの過剰産生に伴って発作症状を呈することがある．たとえば，転移性大腸腺癌による腫瘍関連性低血糖症の成人例が報告されている[29]．いわゆる「インスリノーマ症候群」ではインスリンとプロインスリンが過剰に産生され，低血糖を引き起こす[30]．消化管や膵臓の内分泌腫瘍でもホルモンの過剰産生が生じる．たとえば，紅潮，下痢，喘鳴，右心不全を呈するカルチノイド症候群は主に中腸（訳注：十二指腸遠位部から上行結腸に至る領域）のセロトニン産生カルチノイドとタキキニン（訳注：平滑筋収縮作用のある生理活性ペプチド）産生カルチノイドによって生じる（訳注：カルチノイドは神経内分泌細胞への分化を示す腫瘍の総称）．Zollinger-Ellison症候群は胃酸分泌を促進する胃粘膜ホルモンであるガストリン産生腫瘍によって生じる．グルカゴン産生腫瘍症候群では壊死性遊走性紅斑，糖尿病，下痢が特徴的である（訳注：グルカゴンは肝細胞に作用しグリコーゲンの分解を促進するペプチド）．内分泌消化器腫瘍は生化学マーカーを用いて診断するが，これには一般マーカーと固有マーカーがある．一般マーカーの中で特に有用なのはクロモグラニ

ンAと膵ペプチドである．内分泌腫瘍の固有マーカーにはインスリン，ガストリン，グルカゴン，血管腸管ペプチド，セロトニンの主な異化産物である 5-hydroxyindoleacetic acid（5-HIAA）などがある．

褐色細胞腫 pheochromocytoma では激しい頭痛，動悸，発汗，蒼白が発作性に生じる．発作は数分から1時間程度続き，発作中はほとんど常に血圧が著明に上昇する．

この褐色細胞腫誘発性高血圧クリーゼは高血圧性脳症を惹起することがあり，意識障害，局所神経症状，けいれん発作が生じる．また，脳梗塞や拡張型心筋症の壁在血栓による脳塞栓を併発することもあれば，コントロール不能の高血圧のために脳内出血が生じることもある．褐色細胞腫ではこの他に振戦，嘔気，不安，死の切迫感，心窩部痛，側腹部痛，便秘，下痢，体重減少などを呈する．

甲状腺中毒症 thyrotoxicosis では神経過敏，発汗，高温環境不耐性，動悸，振戦，倦怠を伴う．橋本甲状腺炎では発症時には甲状腺中毒症を呈し，その後で甲状腺機能低下症となる．甲状腺機能低下症と橋本脳症は異なる病態であり，これについては後述する．

9. ポルフィリン症 porphyria

ヘムの生合成障害であるポルフィリン症は骨髄性と肝性に大別されるが，けいれん発作などの神経症状は肝性ポルフィリン症でしか生じない．肝性ポルフィリン症はさらに急性間欠性ポルフィリン症，遺伝性コプロポルフィリン症，多様性ポルフィリン症に分類される[31]．肝性ポルフィリン症の主な症状は腹部症状，神経症状，精神症状だが，特に急性間欠性ポルフィリン症では内臓神経症状と精神神経症状が顕著である．けいれん発作はポルフィリン症の急性発作の最中に生じ，その出現率は5～15％である．急性発作は医原性に生じることが多く，けいれん発作は原因薬剤に曝露後28日以内に生じる．けいれん発作のほとんどは全般性だが，焦点性のこともある．発作の発現機序はよくわかっていない．皮質の脱落症状や精神症状を伴うこともあり，せん妄，失語，失行，皮質盲，不安，焦燥，もうろう，抑うつ，幻覚，妄想，興奮などが生じる．

抗てんかん薬の投与後に発作が増悪する場合はポルフィリン症も考慮すべきである．治療の基本はポルフィリンを減らすためにカロリー摂取の大部分を炭水化物にすることである．ポルフィリン症を誘発する薬剤にはフェニトイン，バルビツレート，カルバマゼピン，succinimide，oxazolidinedione などがある．ポルフィリン症に併発した複雑部分発作および二次性全般化発作の治療にはガバペンチン（訳注：チトクローム P450 に影響を与えず，体内でほとんど代謝されない）を用いる[32,33]．

2

消化器疾患

1. セリアック病 celiac disease

グルテン不耐性による吸収不全症候群であるセリアック病（訳注：celiac は腹部を意味するギリシャ語に由来する）は非熱帯性スプルー nontropical sprue（訳注：sprue は熱帯地域でみられる小腸の吸収障害を伴う症候群）ともよばれ，成人例の8～10％が神経疾患を併発する[35]．これにはてんかん（後頭葉石灰化と葉酸欠乏を伴うことが多い），小脳失調，末梢神経障害，筋炎，神経性筋強直，筋無力症，脊椎症，認知症（成人例で脳萎縮を伴う）などがある．その中でもてんかん発作の併発率が最も高く，1～6％と見積もられている[34]．セリアック病ではグルテンによって小腸が損傷され，慢性的な吸収障害が生じる．現在では早期診断が可能であり，重症例はまれである．中枢神経系の損傷メカニズムとしてはカルシウム，マグネシウム，ビタミン類の潜在的欠乏，遺伝的要因[36]，限局性血管炎[37]が疑われている．症状はグルテン制限食によって急速に改善する．

セリアック病では神経症状だけを認めることもある．Hadjivassiliou ら[38]は神経内科の外来患者

のうち，診断のつかない神経疾患，特に小脳失調と末梢神経障害の患者の過半（57％）でグルテン過敏症のマーカーである抗グリアジン抗体（訳注：小麦粉の主要蛋白質はグリアジンとグルテニンの2つで，これに水が加わると重合し，グルテンになる）が陽性であることを見出した．さらに，この陽性群の16％はセリアック病であった．グルテン過敏症は遺伝的素因を背景として，グルテンに対するTリンパ球とBリンパ球を介した免疫応答が強化された状態と考えられている．脳はこの免疫応答に特に脆弱であり，セリアック病では血管炎あるいは炎症性脱髄によって限局性白質病変がもたらされ，神経症状が生じるものと考えられている[38]．潰瘍性大腸炎とクローン病でも頻度は低いものの全般発作あるいは部分発作が生じることがある．全般発作の多くは感染や脱水によるものだが，部分発作の約半分についてはその原因として血管炎が疑われる[39]．

2. Whipple病

Whipple病は *Tropheryma whippelii* による多系統性肉芽腫疾患である（訳注：桿菌である *Tropheryma whippelii* が原因となってリンパ管が閉塞して，主に脂肪の吸収障害を呈する．中年の白人に多く，腸脂肪異栄養症ともよばれる）[40]．患者の約10％に認知症，失調，眼球運動異常などの中枢神経症状を認める．この場合，約25％にてんかん発作も生じる[41]．中枢神経症状は初期治療が重要であり，未治療のままだと12カ月以内に死亡する[42]．一部の患者では胃腸症状に対する抗菌薬治療に成功した後に大脳症状が生じることがある[43]．このため，クロラムフェニコールやペニシリンなどの血液脳関門を通過する薬剤による治療が推奨されているが[44]，中枢神経症状は再発しやすい．Keinathら[45]はペニシリン120万単位とストレプトマイシン1gを10～14日間，トリメトプリムとスルファメトキサゾールの合剤を1日2回，1年間継続することを推奨している．しかし，基礎疾患の治療だけではてんかん発作を予防できないことがあり，この場合は抗てんかん薬が必要となる[46]．吸収障害があるので，抗てんかん薬の懸濁液かエリキシル（訳注：甘味アルコール溶剤）を用いることが推奨されている．最も有効な抗菌薬はトリメトプリムとスルファメトキサゾールの合剤と第三世代のセファロスポリン系である[47,48]．

3

薬剤性脳症と薬剤関連性障害

薬剤性脳症もてんかん発作と見紛う発作症状を呈することがある．薬剤性脳症とその症状を**表1**にまとめた．

1. 抗うつ薬 antidepressant

選択的セロトニン再取り込み阻害剤 serotonin reuptake inhibitor（SSRI）[49]やvenlafaxine[50]だけでなく，おそらく三環系抗うつ薬によっても周期性四肢運動 periodic limb movement が治療量で

表1 薬剤性脳症

症候群	中枢神経系症状	末梢神経症状
中枢性抗コリン症候群	幻覚，もうろう，鎮静，急性症候性発作，散瞳，高熱	腸蠕動低下，皮膚・口腔粘膜乾燥，頻脈，尿閉
交感神経刺激剤（コカイン，アンフェタミン）	焦燥，急性症候性発作	発汗，高血圧，高熱，頻脈，不整脈
セロトニン症候群	もうろう，焦燥，ミオクローヌス，軽躁，構音障害，口部ジスキネジア，振戦，筋強剛，腱反射亢進，運動失調	自律神経症状，高熱，発汗，下痢，散瞳，頻脈
悪性症候群	著明な筋強剛，意識障害	高熱，自律神経症状，横紋筋融解

生じうる．SSRIによってnon-REM睡眠中の緩徐眼球運動が増大することもある[49]．抗うつ薬によるけいれん発作の発症危険率は約0.2%[51]だが，治療量のSSRIには抗てんかん作用もある[52]．抗うつ薬と別のセロトニン作動薬やMAO阻害剤を併用するとセロトニン症候群 serotonin syndromeのリスクが高まる．セロトニン症候群では焦燥，ミオクローヌス，反射亢進，発汗，戦慄，振戦，下痢，失調，発熱などの症状だけでなく，せん妄やけいれん発作が生じることもある[53]．脳波では三相波がみられたという報告がある[54]．新規に合成された抗菌薬であるリネゾリドはメチシリン抵抗性 *Staphylococcus aureus*（MRSA）に対して威力を発揮するが，これとSSRIのパロキセチン，citalopram[55]，ミルタザピン[56]を併用した際にセロトニン症候群が生じたという報告がある．セイヨウオトギリソウ St. John's Wort（訳注：ハーブの一種．うつ病や不安障害などの代替医療で用いることがある）とSSRIを併用してもセロトニン症候群が起きやすくなる[57]．

2. 抗精神病薬 antipsychotic

よく知られているように，抗精神病薬によってもけいれん発作が生じる[58,59]．けいれん発作を引き起こす危険性はハロペリドールよりもフェノチアジン系のほうが高く，投与量が多いほど生じやすくなる[60]．非定型抗精神病薬のクロザピンは難治性統合失調症だけでなく，Parkinson病の精神病症状や振戦にも有効だが[61,62]，けいれん発作の発症率が定型抗精神病薬と同様に用量依存性に高くなる[63]．けいれん発作が生じた場合，用量を減らす必要があるが，それが現実的でない場合はフェニトインやバルプロ酸などの抗てんかん薬を追加する．ただし，カルバマゼピンは無顆粒球症を起こすことがあるので避けたほうがよい．

3. その他の薬物

バクロフェンやリチウムは治療域を超えると中毒性脳症を引き起こし，もうろう状態となる．このもうろう状態はてんかん様の脳波異常を伴うために，非けいれん性発作重積や複雑部分発作重積と見誤りやすい．リチウムはけいれん発作を引き起こすこともある[64]．抗てんかん薬のtiagabineも精神神経症状を引き起こすとがあり，めまい，無力症，傾眠，神経過敏，振戦，集中力低下，発話障害，言語障害，もうろう状態などを呈すると同時に棘徐波放電の増加を伴う．また，まれではあるが複雑部分発作重積も報告されている．幻覚薬であるフェンシクリジン phencyclidineの中毒では正弦波様の全般性6 Hzシータ波と全般性徐波放電が4秒ごとに置き換わる特徴的な脳波パターンを示す．

4. 悪性症候群

悪性症候群 neuroleptic malignant syndrome（NMS）は抗精神病薬による体温調節不全であり，一部は致死的な経過をたどる．原因薬剤の多くは定型抗精神病薬であるが[65]，オランザピンなどの非定型抗精神病薬でも生じる[66]．熱放散には視床下部外側領域のドパミン神経路が不可欠であり[67]，中枢のドパミン神経系に影響する薬剤であれば，レボドパなどのドパミン作動薬であっても，NMSが生じる可能性がある．自律神経症状（発熱は全例に出現する），錐体外路症状（筋強剛），意識障害がNMSの古典的三徴である．意識障害は75%にみられ，初期には傾眠を示し，進行すると昏迷や昏睡に至る．けいれん発作，錐体路徴候，眼球粗動，不整脈が生じることもある．検査所見ではクレアチンキナーゼ creatine kinase（CK）の上昇と白血球数の増多が特徴的である．興味深いことに，鉄欠乏を認めることが多い．髄液検査は一般に正常である．脳波は汎性徐化を示す．頻呼吸，著しい発汗，不安定な血圧変動を認めることもある．体温が41℃を超えることはまれで，筋強剛が目立つ前にピークに達することがある．

Parkinson病にNMSを合併した場合は特に危険である[68]．レボドパ離脱による悪性症候群でも発熱が目立ち，体温は40℃前後まで上昇する[69]．ただし，まれに平熱にとどまることがある．意識障害が昏睡にまで進行する場合は肺炎，播種性血管内凝固症候群（DIC），横紋筋融解症，腎不全などの重篤な合併症を伴っていることがほとんどで

ある[69]．診断の決め手は著明な高 CK 血症であり，10,000 IU/L を超えることもある．高 CK 血症の原因は横紋筋融解症であり，血中および尿中にミオグロビンが検出される．横紋筋融解症が進行すると急性尿細管壊死が生じ，腎不全に至る．横紋筋融解症は筋小胞体からのカルシウム遊離が増大するために生じると考えられているが，その分子機序は不明である[67]．血中 CK 値があまり上昇しないこともあるが，これは局所的な横紋筋融解によるものか，筋膜から CK が漏出するためであろう．

5. コカイン cocaine

コカインは米国で最も乱用されている生体化合物のひとつである．乱用によって生じることの多い神経合併症には振戦と大発作がある[70]．Darasら[71]は舞踏アテトーゼや Parkinson 病様振戦などを呈したコカイン誘発性運動障害の 7 症例を報告しているが，この研究が行われた市立病院には 2 年間で 701 名ものコカイン乱用患者が受診していた．この運動異常はドパミン神経系の変化によって生じると考えられている．コカインは大発作を誘発するだけでなく，てんかん発作も増悪させる．さらに，脳梗塞や脳出血を引き起こし，急性症候性発作の原因ともなる[72]．発作はコカイン摂取直後にそのほかの中毒症状を伴わずに生じることがある．

コカインを大量に摂取すると数分以内に大発作を来し，死亡する．けいれん発作は静脈注射やクラック（訳注：コカインと重曹を混合し煮沸したもので純度が高い）吸引後に生じることが多く，そのほとんどは単発性の大発作である．この場合，けいれん発作以外には神経学的異常を全く認めないこともある．部分発作を呈したり，発作が頻発する場合は急性脳疾患や併用乱用薬の検索が必要となる[73]．

6. MDMA

通称エクスタシー ecstasy とよばれる 3,4-methylenedioxymethamphetamine（MDMA）はメタンフェタミンの環置換誘導体であり，その乱用問題は根深い．MDMA にはセロトニンの放出促進・取り込み阻害作用がある．また，程度は弱いもののドパミン系にも作用する．米国では「レイブ」とよばれる大規模なダンスパーティーで「クラブ・ドラッグ」として乱用されている．熱気に包まれ，群衆のうごめく会場で MDMA を使用すると，軽度のセロトニン症候群が容易に生じ，発熱，錯乱，多動などを呈する[74]．運動症状では吸啜動作を繰り返すのが特徴的である．MDMA 乱用者は脱水を防ぐために大量の水分を吸啜するが，発熱を予防する効果はほとんどない．また，解熱剤をネックレスにして身に付けていることもある．事情を知らずに吸啜動作を目撃した場合，口部自動症と見誤る可能性がある．

7. ガンマヒドロキシ酪酸

ガンマヒドロキシ酪酸 gamma hydroxybutyric acid（GHB）は sodium oxybate ともよばれ，ナルコレプシーにみられるカタプレキシー（情動脱力発作）に限って使用が認められているが，依存性薬物としてもよく知られている．そもそも GHB は GABA の前駆体であり，ヒトの脳内にも分布している．1960 年代に人工合成されると，筋肉増強作用と脂質燃焼作用に注目したボディービル選手を中心に爆発的に売れ，「成長ホルモン増強剤」という俗称でよばれていた．しかし，多幸感を引き起こし，しかも持ち越し効果がないために乱用されやすく，さらに性感を増し，脱抑制を引き起こすことからますます乱用されるようになった．「液体エクスタシー」「液体 X」「尻軽」などともよばれ，デート・レイプに悪用されている．

急性中毒の場合，せん妄状態となり，一過性の呼吸抑制に陥る[75]．「呼吸が停止していたので刺激したところ攻撃行動に転じた」という報告もある．大量摂取では死に至ることもある．救命救急センターでは「パーティーで何かを口にした後に意識がおかしくなった」という患者に遭遇することがあるが，こうした患者では GHB を服用している可能性も考慮する必要がある[76]．

GHB は GABA-B 受容体と GHB 受容体に結合し，シナプスからのドパミンの放出を抑制し，神

経細胞内のドパミン濃度を上昇させる．その後，時間がたつにしたがって神経細胞からドパミンが漏出するようになる．GHB が徐波睡眠を増やすことも報告されている．GHB の毒性は用量依存的であり，嘔気，嘔吐，筋緊張低下，徐脈，低体温，不規則な間代運動，昏睡，呼吸抑制，呼吸停止の順に出現する．抗うつ薬やその他の向精神薬と併用した場合，GHB の効果が増強される．アルコールや MDMA などと一緒に GHB を乱用することが多い[77]．

8. 中枢性抗コリン症候群
central anticholinergic syndrome

麻酔薬を含め，集中治療室で使用する薬剤にはけいれん発作を引き起こすものが多い．詳細は成書にゆずり，ここでは中枢性抗コリン症候群[78]に絞って解説する．アセチルコリンは中枢神経系における多くの相互作用を調節している．中枢神経系のアセチルコリン伝達が遮断されると，アトロピン中毒と全く同じ症状，すなわち，けいれん発作，精神運動興奮，幻覚，見当識障害，昏迷，昏睡，呼吸抑制が生じる．原因薬剤にはオピオイド系麻薬，ケタミン，etomidate，プロポフォール，一酸化窒素，ハロゲン化吸入麻酔薬，シメチジンなどがある．中枢性抗コリン症候群の発症にはなんらかの素因が関与していると考えられるが，検査所見や臨床徴候から発症を予測することはできない．麻酔後の抗コリン症候群はフィゾスチグミンによって予防することができる．

9. 薬剤誘発性運動障害

フェニトインあるいはラモトリギンによって舞踏運動 chorea が引き起こされることがあるが，これは中枢ドパミン経路が増強された結果と考えられている[79]．特に，乳児重症ミオクローニーてんかんではフェニトインによる舞踏アテトーゼが誘発されやすい[80]．バルプロ酸でも舞踏運動が生じることがあるが，用量依存的に出現するので，血中濃度の変動を抑えるために徐放剤を用いるとよい[81]．

4

血管炎に伴う脳症

血管炎に伴う脳症の臨床像は極めて複雑である．その代表例が橋本脳症 Hashimoto's encephalopathy であり，動揺性の意識障害が数日間続き，全般発作や部分発作を伴うこともある．また，発作がなくても脳波異常を示す[82]．「CADASIL 昏睡」も見逃しやすい急性脳症である[83]．家族性白質脳症である cerebral autosomal dominant arteriopathy with subcortical infarcts and leucoencephalopathy（CADASIL）は片頭痛類縁障害のひとつだが，脳卒中を繰り返し，最終的には認知症を来す．典型例では発熱，急性錯乱，昏睡，けいれん発作が生じ，1～2 週間後には完全に回復する．

CADASIL 昏睡はウイルス性脳炎と間違えやすいが，前兆のある片頭痛の既往を認めることが多い．病因不明の急性脳症では CADASIL も考慮すべきである．

文献

1) Hallett M. Early history of myoclonus. Adv Neurol 1986；43：7-10.
2) Adams RD, Foley JM. The neurological disorder associated with liver disease. Res Publ Assoc Res Nerv Ment Dis 1953；32：198-231.
3) Herlong HE. Hepatic encephalopathy. In：Johnson RT ed. Current Therapy in Neurologic Disease. Vol 2. Toronto：BC Becher Inc, 1987；303-06.
4) Plum F, Posner JB. Diagnosis of Stupor and Coma. Philadelphia：TA Davis Co, 1984；222-25.
5) O'Sullivan DP. Convulsions associated with cyclosporin A. Br Med J 1985；290：858.
6) Patchell RA, White CL III, Clark AW, et al. Neurologic complications of bone marrow transplantation. Neurology 1985；35：300-06.
7) Murphy CP, Harden EA, Thompson JM. Generalized seizures secondary to high-dose busulfan therapy. Ann Pharmacother 1992；26：30-31.
8) Anderson RJ, Chung HM, Kluge R, et al. Hyponatre-

mia : a prospective analysis of its epidemiology and the pathogenetic role of vasopressin. Ann Intern Med 1985 ; 102 : 164-68.
9) Arieff AI, Guisado R. Effects on the central nervous system of hypernatremic and hyponatremic states. Kidney Int 1976 ; 10 : 104-16.
10) Daggett P, Deanfield J, Moss F. Neurological aspects of hyponatremia. Postgrad Med J 1982 ; 58 : 737-40.
11) Epstein FH. Signs and symptoms of electrolyte disorders. In : Maxwell MJ, Kleemand CR eds. Clinical Disorders of Fluid and Electrolyte Metabolism, 3rd Ed. New York : McGraw-Hill, 1979 ; 499-530.
12) Riggs JE. Neurologic manifestations of fluid and electrolyte disturbances. Neurol Clin 1989 ; 7 : 509-23.
13) Adams RD, Victor M, Mancall EL. Central pontine myelinolysis : a hitherto undescribed disease occurring in alcoholic and malnourished patients. Arch Neurol Psychiatry 1959 ; 81 : 154-62.
14) Paguirigan A, Lefken EB. Central pontine myelinolysis. Neurology 1969 ; 19 : 1007-11.
15) Norenberg MD, Leslie KO, Robertson AS. Association between rise in sodium and central pontine myelinolysis. Ann Neurol 1982 ; 11 : 128-35.
16) Kleinschmidt-DeMasters BK, Norenberg MD. Neuropathologic observations in electrolyte-induced myelinolysis in the rat. J Neuropathol Exp Neurol 1962 ; 41 : 67-80.
17) Laureno R. Central pontine myelinolysis following rapid correction of hyponatremia. Ann Neurol 1983 : 13 : 232-42.
18) Schmidt D, Sachdeo R. Oxcarbazepine for treatment of partial epilepsy : a review and recommendations for clinical use. Epilepsy Behav 2000 ; 1 : 396-405.
19) Sue YM, Lee YL, Huang JJ. Acute hyponatremia, seizure, and rhabdomyolysis after ecstasy use. J Toxicol Clin Toxicol 2002 ; 40 : 931-32.
20) Hartung TK, Schofield E, Short AI, et al. Hyponatraemic states following 3,4-methylenedioxymethamphetamine (MDMA, 'ecstasy') ingestion. Q J Med 2002 ; 95 : 431-37.
21) Gowing LR, Henry-Edwards SM, Irvine RJ, et al. The health effects of ecstasy : a literature review. Drug Alcohol Rev 2002 ; 21 : 53-63.
22) Garcia EB, Ruitenberg A, Madretsma GS, et al. Hyponatremic coma induced by desmopressin and ibuprofen in a woman with von Willebrand's disease. Haemophilia 2003 ; 9 : 232-34.

23) Rossi NF, Schrier RW. Hyponatremic states. In : Maxwell MH, Cleeman CR, Narins RG eds. Clinical Disorders of Fluid and Electrolyte Metabolism, 5th Ed. New York : McGraw-Hill, 1987 ; 461-70.
24) Layzer RB. Neuromuscular Manifestations of Systemic Disease. Philadelphia : FA Davis Co, 1985 ; 58-62.
25) Pugliese MT, Blumberg DL, Hludzinski J, et al. Nutritional rickets in suburbia. J Am Coll Nutr 1998 : 17 : 637-41.
26) Whang R. Clinical disorders of magnesium metabolism. Compr Ther 1997 ; 23 : 168-73.
27) Juurlink DN, Mamdani M, Kopp A, et al. Drug-drug interactions among elderly patients hospitalized for drug toxicity. J Am Med Assoc 2003 ; 289 : 1652-58.
28) Bjerke HS, Kelly RE Jr, Geffner ME, et al. Surgical management of islet cell dysmaturation syndrome in young children. Surg Gynecol Obstet 1990 ; 171 : 321-25.
29) Ko AH, Bergsland EK, Lee GA. Tumor-associated hypoglycemia from metastatic colorectal adenocarcinoma : case report and review of the literature. Dig Dis Sci 2003 ; 48 : 192-96.
30) Tomassetti P, Migliori M, Lalli S, et al. Epidemiology, clinical features and diagnosis of gastroenteropancreatic endocrine tumours. Ann Oncol 2001 ; 12 Suppl 2 : S95-95.
31) Sergay SM. Management of neurologic exacerbations of hepatic porphyria. Med Clin North Am 1979 ; 65 : 453-63.
32) Krauss GL, Simmons-O'Brien E, Campbell M. Successful treatment of seizures and porphyria with gabapentin. Neurology 1995 ; 45 : 594-95.
33) Zadra M, Grandi R, Erli LC, et al. Treatment of seizures in acute intermittent porphyria : safety and efficacy of gabapentin. Seizure 1998 ; 7 : 415-16.
34) Kieslich M, Errazuriz G, Posselt HG, et al. Brain whitematter lesions in celiac disease : a prospective study of 75 diet-treated patients. Pediatrics 2001 ; 108 : E21.
35) Finelli PF, McEntee WJ, Ambler M, et al. Adult celiac disease presenting as cerebellar syndrome. Neurology 1980 ; 30 : 245-49.
36) Albers JW, Nostrant TT, Riggs JE. Neurologic manifestations of gastrointestinal disease. Neurol Clin 1989 ; 7 : 525-48.
37) Rush PJ, Inman R, Berstein M, et al. Isolated vasculitis of the central nervous system in a patient with celiac disease. Am J Med 1986 ; 81 : 1092-94.

38) Hadjivassiliou M, Gibson A, Davies-Jones GAB, et al. Does cryptic gluten sensitivity playa part in neurological illness? Lancet 1996 ; 347 : 369-71.
39) Gendelman S, Present D, Janowitz HD. Neurological complications of inflammatory bowel disease (IBD). Gastroenterology 1982 ; 82 : 1065.
40) Relman DA, Schmidt TM, MacDermott RP, et al. Identification of the uncultured bacillus of Whipple's disease. New Engl J Med 1992 ; 327 : 293-301.
41) Louis ED, Lynch T, Kaufmann P, et al. Diagnostic guidelines in central nervous system Whipple's disease. Ann Neurol 1996 ; 40 : 561-68.
42) Johnson L, Diamond 1. Cerebral Whipple's disease : diagnosis by brain biopsy. Early treatment is important. Am J Clin Pathol 1980 ; 74 : 486-90.
43) Feurk GE, Volk B, Waldherr R. Cerebral Whipple's disease with negative jejunal histology. N Engl J Med 1979 ; 300 : 907-08.
44) Ryser RJ, Locksley RM, Eng SC, et al. Reversal of dementia associated with Whipple's disease by trimethoprim-sulfamethoxazole, drugs that penetrate the blood-brain barrier. Gastroenterology 1984 ; 86 : 745-52.
45) Keinath RD, Merrell DE, Vlietstra R, et al. Antibiotic treatment and relapse in Whipple's disease. Gastroenterology 1985 ; 88 : 1867-73.
46) Gerard A, Sarrot-Reynauld F, Liozon E, et al. Neurologic presentation of Whipple disease : report of 12 cases and review of the literature. Medicine 2002 ; 81 : 443-57.
47) Schnider PJ, Reisinger EC, Gerschlager W, et al. Long-term follow-up in cerebral Whipple's disease. Eur J Gastroenterol Hepatol 1996 ; 8 : 899-903.
48) Schnider PJ, Reisinger EC, Berger T, et al. Treatment guidelines in central nervous system Whipple's disease. Ann Neurol 1997 ; 41 : 561-62.
49) Dorsey CM, Lukas SE, Cunningham SL. Fluoxetine-induced sleep disturbance in depressed patients. Neuropsychopharmacology 1996 ; 14 : 437-42.
50) Salin-Pascual RJ, Galicia-Polo L, Drucker-Colin R. Sleep changes after 4 consecutive days of venlafaxine administration in normal volunteers. J Clin Psychiatry 1997 ; 58 : 348-50.
51) Physicians'Desk Reference 53rd ed, 1999.
52) Favale E, Rubino V, Mainardi P, et al. Anticonvulsant effect of fluoxetine in humans. Neurology 1995 ; 45 : 1926-26.
53) Bodner RA, Lynch T, Lewis L, et al. Serotonin syndrome. Neurology 1995 ; 45 : 219-23.
54) Dike GL. Triphasic waves in serotonin syndrome. J Neurol Neurosurg Psychiatry 1997 ; 62 : 200.
55) Bernard L, Stern R, Lew D, et al. Serotonin syndrome after concomitant treatment with linezolid and citalopram. Clin Infect Dis 2003 ; 1 ; 36 : 1197.
56) Ubogu EE, Katirji B. Mirtazapine-induced serotonin syndrome. Clin Neuropharmacol 2003 ; 26 : 54-57.
57) Dannawi M. Possible serotonin syndrome after combination of buspirone and St. John's Wort. J Psychopharmacol 2002 ; 16 : 401.
58) Kurtzke JF. Seizures with promazine. J Nerv Ment Dis 1957 ; 125 : 119-25.
59) Messing RO, Closson RG, Simon RP. Drug-induced seizures : a 10-year experience. Neurology 1984 ; 34 : 1582-86.
60) Logothetis J. Spontaneous epileptic seizures and electroencephalographic changes in the course of phenothiazine therapy. Neurology 1967 ; 17 : 869-77.
61) Friedman JH, Lannun MC. Clozapine-responsive tremor in Parkinson's disease. Mov Disord 1990 ; 5 : 225-29.
62) Pfeiffer RF, Kang J, Graber B, et al. Clozapine for psychosis in Parkinson's disease. Mov Disord 1990 ; 5 : 239-42.
63) Devinsky O, Honigfeld G, Patin J. Clozapine-related seizures. Neurology 1991 ; 41 : 369-71.
64) Julius SC, Brenner RP. Myoclonic seizures with lithium. Biol Psychiatry 1987 ; 22 : 1184-90.
65) Jeste DV, Naimark D. Medication-induced movement disorders. In : Tasman A, Kay J, Lieberman JA eds. Psychiatry, 1st Ed. Philadelphia : WB Saunders, 1997 ; 1334-50.
66) Stanfield SC, Privette T. Neuroleptic malignant syndrome associated with olanzapine therapy : a case report. J Emerg Med 2000 ; 19 : 355-57.
67) Parada MA, Puig de Parada M, Rada M, et al. Sulpiride increases and dopamine decreases intracranial temperature in rats when injected in the lateral hypothalamus : an animal model for the neuroleptic malignant syndrome? Brain Res 1995 ; 674 : 117-21.
68) Mizuno Y, Takubo H, Mizuta E, et al. Malignant syndrome in Parkinson's disease : concept and review of the literature. Parkinsonism Relat Disord 2003 ; 9 Suppl 1 : 3-9.
69) Takubo H, Harada T, Hashimoto T, et al. A collabora-

tive study on the malignant syndrome in Parkinson's disease and related disorders. Parkinsonism Relat Disord 2003 ; 9 Suppl 1 : 31-41.
70) Jeri FR, Sanchez CC, Del Pozo T, et al. Further experience with the syndromes produced by coco paste smoking. Bull Narc 1978 ; 30 : 1-7.
71) Daras M, Koppel BS, Atos-Radzion E. Cocaine-induced choreoathetoid movements ('crack dancing'). Neurology 1994 ; 44 : 751-52.
72) Koppel BS, Samkoff L, Daras M. Relation of cocaine use to seizures and epilepsy. Epilepsia 1996 ; 37 : 875-78.
73) Pascual-Leone A, Dhuna A, Altafullah I, et al. Cocaine-induced seizures. Neurology 1990 ; 40 : 404-07.
74) Parrott AC. Recreational Ecstasy/MDMA, the serotonin syndrome, and serotonergic neurotoxicity. Pharmacol Biochem Behav 2002 ; 71 : 837-44.
75) Li J, Stokes SA, Wockener A. A tale of novel intoxication : seven cases of gamma-hydroxybutyric acid overdose. Ann Emerg Med 1998 ; 31 : 723-28.
76) Viera AJ, Yates SW. Toxic ingestion of gamma-hydroxybutyric acid. South Med J 1999 ; 92 : 404-05.

77) European Monitoring Centre for Drugs and Drug Addiction Scientific Committee Report on the Risk assessment of GHB in the framework of the joint action on new synthetic drugs. Sept. 26, 2000, Lisbon.
78) Schneck HJ, Rupreht J. Central anticholinergic syndrome (CAS) in anesthesia and intensive care. Acta Anaesthesiol Belg 1989 ; 40 : 219-28.
79) Zaatreh M, Tennison M, D'Cruz O, et al. Anticonvulsants-induced chorea : a role for pharmacodynamic drug interaction? Seizure 2001 ; 10 : 596-99.
80) Saito Y, Oguni H, Awaya Y, et al. Phenytoin-induced choreoathetosis in patients with severe myoclonic epilepsy in infancy. Neuropediatrics 2001 ; 32 : 231-35.
81) Lancman ME, Asconape JJ, Penry JK. Choreiform movements associated with the use of valproate. Arch Neurol 1994 ; 51 : 702-04.
82) Henchey R, Cibula J, Helveston W, et al. Electroencephalographic findings in Hashimoto's encephalopathy. Neurology 1995 ; 45 : 977-98.
83) Schon F, Martin RJ, Prevett M, et al. "CADASIL coma" : an underdiagnosed acute encephalopathy. J Neurol Neurosurg Psychiatry 2003 ; 74 : 249-52.

III てんかん発作をまねる様々な疾患

16 睡眠関連障害

　眠らない人間はいないし，誰もが夢や眠りのことを知っている．しかし，この神秘的な意識の変容状態には不明な点が多い．正常睡眠の変化でさえ患者を悩ませ，医師を混乱させることがある．睡眠障害には不眠や過眠を呈する睡眠異常症 dyssomnia とカタプレキシーなどの睡眠時随伴症 parasomnia があるが，これらは患者の就労能力や運転能力を損なうだけでなく，ただテレビを観るだけのことさえも妨げてしまうことがある．

　睡眠障害とてんかん発作には突然発症して意識が変化するという共通点がある．したがって，睡眠障害をてんかん発作と間違えたり，あるいはその反対にてんかん発作を睡眠障害と間違えたとしても驚くには当たらない．この章では正常睡眠の生理学，睡眠がてんかん発作に及ぼす影響について触れてから，てんかん発作と間違えやすい正常睡眠と異常睡眠について解説する．最後に鑑別診断と治療戦略について述べる．

1 正常睡眠の生理学

　睡眠障害を理解するには睡眠の生理学の基礎から復習を始めるとよいだろう．睡眠は単なる意識の欠落ではなく，複数の睡眠相の複雑な連なりである．各睡眠相の様相はときとして変化することがあり，その変化は正常現象のこともあれば，睡眠障害の症状のこともあり，場合によってはてんかんと誤診することもある．

　睡眠は REM 睡眠と non-REM 睡眠に大別される．この分類は Rechtschaffen と Kales[1] の原著で定義されたものだが，現在においても睡眠分類の標準である．この分類体系にあてはまらない例外も存在するが，このモノグラフに記載されている分類基準は正常睡眠状態を記録する際の原器であり続けている．各睡眠ステージは脳波，呼吸，眼球運動，筋電図などの電気生理学的指標によって定義されている．

　成人の覚醒時脳波は低振幅速波であり，8 Hz 未満の周波数成分はほとんど認めない．そして，眼球運動アーチファクトと筋電図が頻繁に入り込む．患者が目を閉じてくつろいでいれば，お決まりの「後頭優位律動」が出現する．これは後頭領域のアルファ帯域活動であるが，意識の集中や開眼によって中断される．臨床的には患者は周囲のことに十分気づいていて，筋緊張は高い．

　Non-REM 睡眠は 4 つのステージに分類される（図 1）[2]．ステージ 1 は後頭優位律動の中断と様々な周波数成分を混じた低振幅活動で始まる．頭蓋頂鋭波が出現し，場合によっては後頭一過性陽性鋭波 positive occipital sharp transient of sleep（POSTS）も現れる．小児や青少年では汎性高振幅律動性デルタ活動を認めることがあり，入眠時過同期現象 hypnagogic hypersynchrony とよばれる．眼球運動もみられるが，覚醒時の瞬目を伴った主に垂直方向の急峻な眼球運動に比べるとゆっくりとした横揺れである．筋緊張は若干緩んでいる．このステージは生理学的には「うとうと状態」に相当する．患者は周囲のことにある程度気づいていて，容易に覚醒する．

　ステージ 2 でも低振幅活動が続くが，睡眠紡錘（0.5 秒以上持続する頭蓋頂領域の 14〜16 Hz 群発）と K-complex（頭蓋頂の高振幅二相性活動）が現れる．ステージ 1 のように簡単には覚醒しな

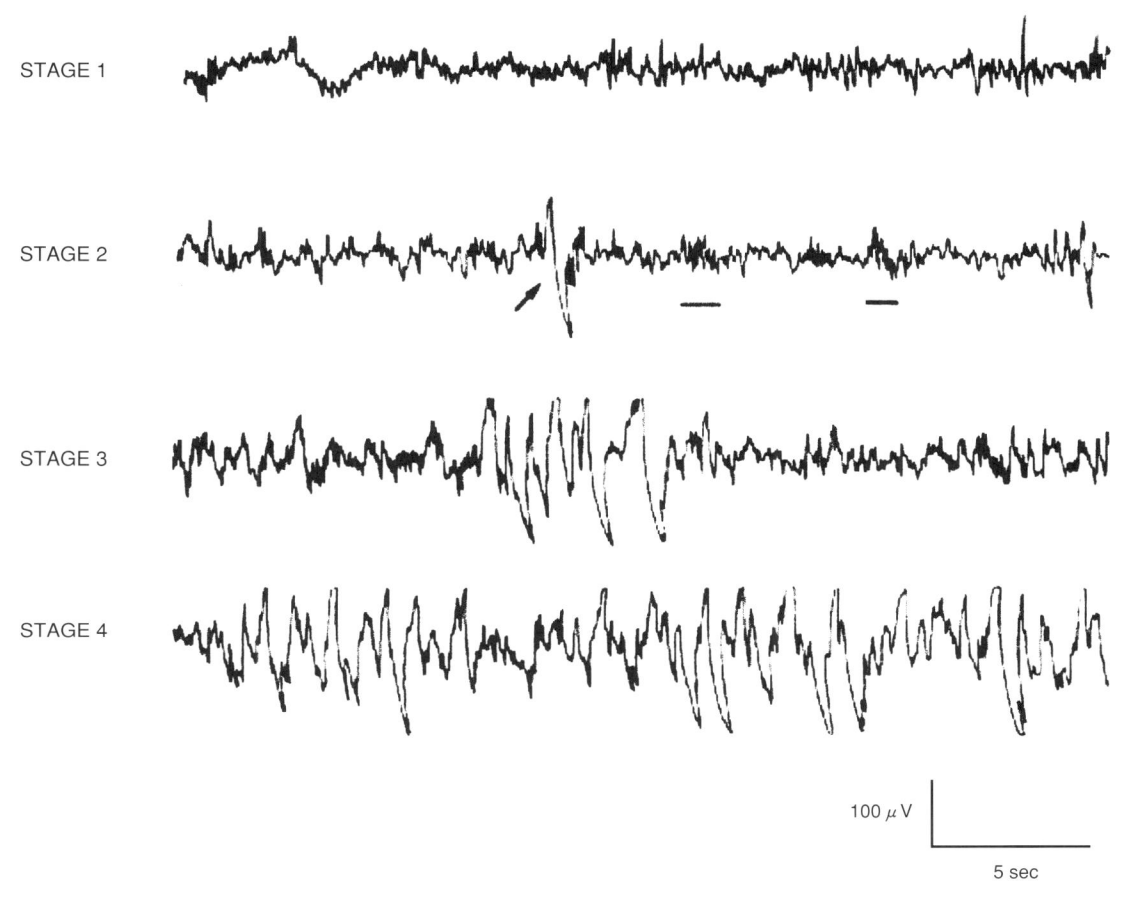

図1 Non-REM睡眠の脳波

19歳女性の単一チャネル記録（C3-A1）．矢印はK-complex，下線は睡眠紡錘を示す．〔CarskadonとDemet 1994, p16より〕

い．ステージ3では高振幅デルタ活動が脳波記録の20〜50％を占める．ステージ4ではこの高振幅デルタ活動が50％を超える．筋緊張はnon-REM睡眠のステージが進むにしたがって減じていく．ステージ3と4（徐波睡眠ともよばれる）から覚醒することはまず不可能であり，覚醒させた場合には一過性のもうろう状態が生じる．

REM睡眠では脳波は低振幅パターンに回帰する．ステージ1と異なるのは筋緊張の顕著な低下，急速眼球運動，脳波上の鋸歯状波形である（図2）．REM睡眠では最も鮮やかな夢が生じる．

正常な夜間睡眠では各睡眠ステージが周期的に繰り返される（図3）．ステージ1，2，3，4と深くなり，その後にREM睡眠が続く．この1周期は約90分である．この周期は朝まで繰り返されるが，しだいに徐波睡眠は少なくなり，REM睡眠が増えていく．健常若年成人の場合，ステージ1が睡眠に占める割合は10％未満，ステージ2は50％，徐波睡眠とREM睡眠はそれぞれ20％である．睡眠効率（睡眠時間を就床時間で割った値）は90％以上となる．

睡眠は複雑な生理現象であり，脳幹と高次神経路の様々な領域の活動が各睡眠ステージで亢進したり低下したりする．睡眠はヒトと哺乳類が有している概日リズムのひとつにすぎず，睡眠以外にも体温やホルモン分泌（最も重要なのはメラトニ

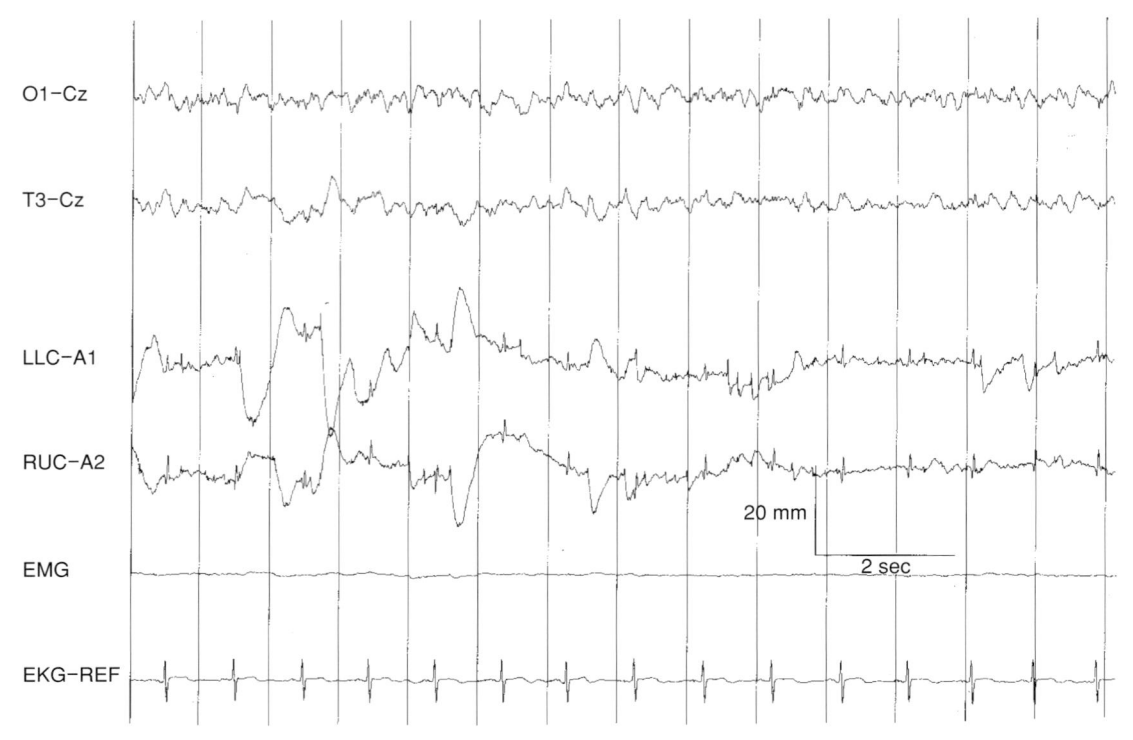

図 2　37 歳女性の正常 REM 睡眠
脳波パターンは図 1 の STAGE 1 に似ているが，筋電の減少と急速眼球運動を認める．LLC：左眼窩下縁，RUC：右眼窩上縁．

ン，成長ホルモン，コルチゾール）などがある．睡眠は動物界全体にみられ，ヒトも動物も眠るためであれば労を厭わない．この点からも睡眠の重要性は明らかである．水の中に棲み，繰り返し水面で呼吸しなくてはならないイルカは大脳半球の片方ずつが別々に眠り，眠っていないほうの大脳半球によって呼吸が維持されている．断眠は反跳現象を引き起こし，断眠のために取れなかった「絶対必要な睡眠」（徐波睡眠と REM 睡眠）のほとんどは後の睡眠で埋め合わせられる．睡眠の意義はよくわかっていないが，広く受け入れられているのは記憶の定着に睡眠が必要であるという考えである[3〜5]．しかし，記憶には手続き記憶，宣言記憶，言語記憶，非言語記憶など様々な種類があり，それぞれに異なる機序が関与していることから，観察結果も様々に解釈されてきた．この分野の研究は活発に続けられているので，睡眠のもつ意味，睡眠の生理機構，睡眠障害の原因に関する知識はこれからも深化していくことだろう．

2　睡眠とてんかんの関係

睡眠とてんかん発作の関係は複雑であり，睡眠中の発作間欠期てんかん性放電，睡眠と関連するてんかん症候群，睡眠のてんかん発作に及ぼす影響，てんかん発作と抗てんかん薬の睡眠に及ぼす影響など，様々なレベルで相互に影響し合う．

睡眠と断眠はともに発作間欠期てんかん性放電を増加させる[6,7]．焦点性放電の出現頻度は徐波睡眠で最大となるが[8]，REM 睡眠中はすべてのタイプのてんかん性放電が著明に減少する．

睡眠脳波では発作間欠期てんかん性放電と見間違えやすい波形も出現する．軽眠期に出現する頭

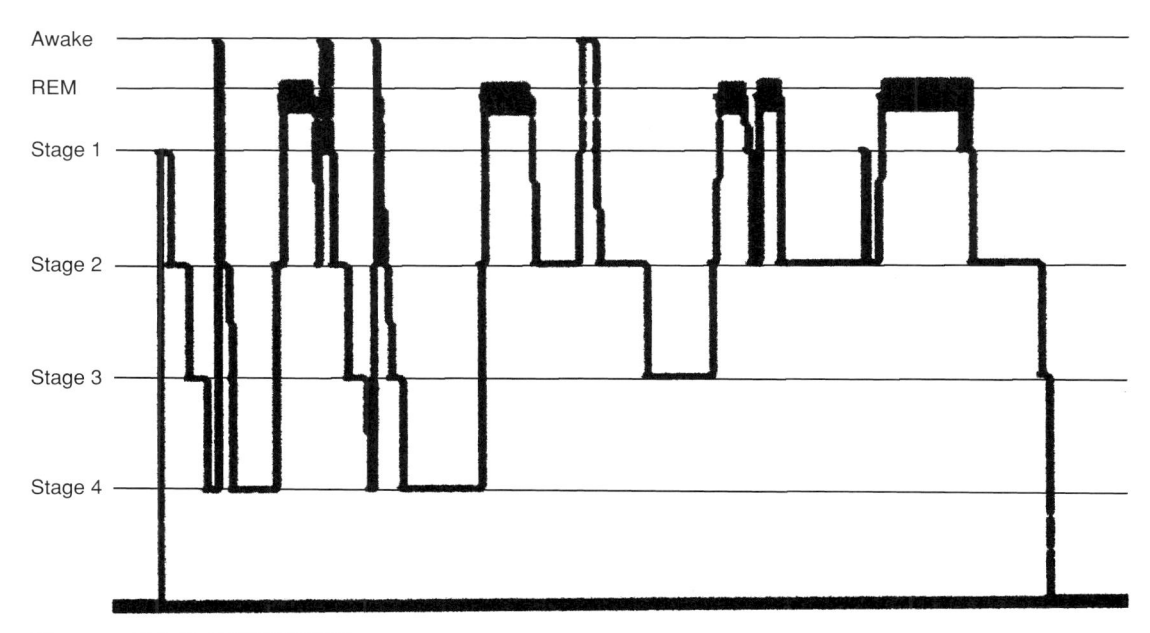

図 3　42 歳女性の正常睡眠構造

蓋頂鋭波 vertex sharp wave は波形に特徴がある点，中心領域に分布する点，極性が陰性である点からたいていは容易に識別できるが，若年小児では波形が極端に鋭くなったり，あるいは連続して出現することがあり，てんかん性鋭波と間違えやすい．しかし，頭蓋頂鋭波の場合は基礎律動に異常を認めることはない．

　Benign epileptiform transients of sleep (BETS) ともよばれる小鋭棘波 small sharp spike (SSS) も軽眠期に出現する．これは低振幅，二相性を示し，その後に低振幅徐波が続く．側頭領域で目立つが，頭皮上に広く分布し，横方向の双極子が推定されることもある．小鋭棘波は電極間距離が長いとき，特に対側の耳を基準電極としたときに最もよくみられる．小鋭棘波はおそらく臨床的意義のない正常波形である．もちろん，てんかん性棘波を小鋭棘波と見誤った場合を除いての話ではあるが．

　POSTS は極性が陽性であり，てんかん性鋭波との鑑別に迷うことはないが，双極導出の場合に極性が不明瞭になることがある．頭蓋頂鋭波や小鋭棘波と同様に POSTS も軽眠時に最も生じやすい．

　てんかん症候群の中には睡眠との関係が特に深いものがある．たとえば，覚醒時大発作てんかんと若年ミオクロニーてんかんの発作のほとんどは覚醒直後に生じるし，良性ローランドてんかんの発作のほとんどは睡眠中に生じる[9]．前頭葉発作は側頭葉発作よりも睡眠中に生じることが多い（それぞれ全発作の 57％，43％）．一方，側頭葉発作（31％）は前頭葉発作（10％）よりも睡眠中に二次性全般化しやすい[10]．

　てんかん発作は睡眠に甚大な影響を及ぼす．夜間の発作によって覚醒するのはほんの短い時間だが，発作後には REM 睡眠と徐波睡眠が極端に減少し，睡眠の効率が悪くなる．日中の発作でさえその日の夜の REM 睡眠を減らすことがある[11]．てんかん患者は日中の眠気を訴えることが多い[12]．眠気の原因としては治療薬の影響や併発睡眠障害のほかに夜間の発作も影響するが，本人は発作に気づいていないことがある．

表 1 Non-REM 睡眠関連障害とてんかん発作

	てんかん発作	睡眠酩酊	夜驚症	睡眠遊行症	寝言	夜尿症	PLM
失禁	+	−	−	−	−	+	−
咬舌	+	−	−	−	−	−	−
もうろう状態	+	+	+	+	+	−	−
強直間代運動	+	−	−	−	−	−	−
流涎	+	−	−	−	−	−	−
健忘	+	+	−	+	+	−	−
中途覚醒	+	−	−	−	−	−	−

PLM：周期性四肢運動

3

てんかん発作と見紛う睡眠現象と睡眠障害

　睡眠中に現れる発作性エピソードは実に多彩であり，てんかん発作と見紛うことも少なくない．こうした睡眠現象はてんかん発作と同じく診察時に直接観察することができないため，病歴聴取に基づいて診断することが多い．ただし，その目撃情報が不正確であるということを忘れてはならない．夜間であれば発作起始時の症状がどんなに派手であっても目撃されることはまずないし，本人もそのエピソードを想起できないことが多い．

　ここでは睡眠中のエピソードを正常な睡眠現象，不眠症，睡眠時無呼吸，睡眠時随伴症に大別して論じる．睡眠時随伴症については non-REM 睡眠に関連したもの（表1）と REM 睡眠に関連したもの（表2）に分けて解説する．表3にはてんかんと鑑別すべき主な睡眠障害を列挙した．

1. 正常睡眠現象

　正常な睡眠現象とてんかん発作との鑑別はそれほど難しくない．「睡眠時ひきつけ sleep starts」は眠りに落ちるときに上肢や下肢がビクッと伸展する現象であり，誰もが経験するものである．躯幹を巻き込むこともあるし，夢見の最中に生じれば落下するような感覚に陥る．睡眠時ひきつけはカフェインなどの刺激薬の過剰摂取や断眠によって強まることがあるが，頻発することはないので，てんかん発作と間違えることはまずない．

　「睡眠酩酊 sleep drunkenness」は遷延性のもうろう状態であり，深い non-REM 睡眠から覚醒した際に生じる（訳注：錯乱性覚醒ともよばれる）．睡眠酩酊ではアウェアネスを欠いたまま複雑な行動を示すことがある[13]．たとえば，患者（多くは患児）はベッドから起き上り，よろめきながら歩いたり，意味のわからない言葉を発したりするが，全く覚えていない．深睡眠の増加（断眠，睡眠薬使用など）や不眠（睡眠時無呼吸など）によって生じやすくなる[14]．紛らわしいのは，覚醒したことに誰も気づかずにもうろう状態だけが目撃された場合である．この場合，複雑部分発作や発作後もうろう状態と区別がつかない．

2. 不眠症と日中の眠気

　不眠 insomnia と日中の眠気 daytime sleepiness は非常に多い症状である．米国の国立睡眠財団が実施した2001年の一般住民調査によると，日常生活に支障を来すほどの眠気を毎日自覚している住民は7％，週に数回自覚している住民は14％にも上った[15]．日中の眠気が深刻な健康問題に発展することもあり，回答者の1％は居眠り運転による交通事故を経験していた．睡眠障害を抱えていても医師に相談するものは少なく，医師も睡眠障害の評価を行っていないことが多い．

　日中の眠気だけであればてんかん発作と間違うことはほとんどない．しかし，患者の訴えがあまりにも奇妙だとてんかん発作と誤診してしまう場合がある．たとえば，一時的に記憶が完全に欠落し，どうやってベッドやソファに移動したのかを思い出せない場合などである．目撃情報がない場

表 2 REM睡眠関連障害とてんかん発作

	てんかん発作	悪夢	カタプレキシー	睡眠麻痺	入眠時幻覚	REM睡眠行動障害
失禁	+	−	−	−	−	−
咬舌	+	−	−	−	−	−
もうろう状態	+	−	−	−	−	−
強直間代運動	+	−	−	−	−	−
流涎	+	−	−	−	−	−
健忘	+	−	−	−	−	−
中途覚醒	+	+	−	+	+	−

表 3 てんかん発作と間違えやすい睡眠障害

覚醒時	Non-REM睡眠	REM睡眠
睡眠麻痺	夜驚症	入眠時幻覚
カタプレキシー	睡眠遊行症	睡眠麻痺
	夜尿症	REM睡眠行動障害
	寝言	悪夢
	周期性四肢運動・むずむず脚症候群	

合,ビデオ脳波を記録しないかぎりてんかん発作を除外できないことがある.

3. 睡眠時無呼吸 sleep apnea

健康問題の観点からみて最も重要な睡眠障害は閉塞性睡眠時無呼吸 obstructive sleep apnea である.有病率は調査対象や定義によって様々だが,おおむね3%以上と推定される[16].診断の決め手は繰り返し起こる気道閉塞(完全閉塞または部分閉塞),日中の過度の眠気,不眠である.

睡眠時無呼吸でみられる上気道閉塞は喉頭蓋と軟口蓋の間に生じることが多い.筋トーヌスが減弱するREM睡眠では特に気道が閉塞しやすくなる.上半身の肥満も睡眠時無呼吸を増悪させる.最も多い訴えは日中の過度の眠気と頻回の中途覚醒だが,歯ぎしり,覚醒時の口渇,起床時の頭痛,勃起障害,記憶障害,いびきの訴えも多い.有効な治療法には持続陽圧呼吸,マウスピースによる気道確保,口蓋垂軟口蓋咽頭形成術,保存的治療(姿勢変換や減量)がある[17].

睡眠時無呼吸をてんかん発作と間違えることはまずない.たしかに日中の眠気があまりにも強いと睡眠発作を来し,突然意識を喪失することもあるが,これも正常睡眠となんら変わりはない.ただし,睡眠時無呼吸が誘因となってんかん発作が生じたり,発作の難治化につながることがある[18,19].これはおそらく無呼吸に起因する低酸素症によるものであり,同時に不整脈を伴いやすい.適切に治療してもてんかん発作を抑制できない場合,睡眠時無呼吸を見逃していることがある.

4. Non-REM睡眠でみられる異常

(1) 夜驚症 sleep terror

夜驚症は小児期にみられることが多く,小児ではpavor nocturnus,成人では夢魔発作 incubus attack とよばれることがある.通常は思春期までに自然軽快する.成人では重度の情動ストレス[20]などの精神障害に併発したり,向精神薬(鎮静催眠薬,中枢神経刺激薬,抗精神病薬),アルコール摂取,断眠などによって誘発されることがある.典型例では夜中に突然起き上がって叫び声を上げ,激しく混乱し,慰めてもよくならない.親や目撃者からは泣き声を聞いて駆けつけたところ錯乱していたという情報が得られるのみで,夜間のてんかん発作との鑑別には役に立たない.患者自身も夜驚症のエピソードをほとんど思い出せないので,てんかん発作と間違える可能性がある.

夜驚症は深いnon-REM睡眠の最中に生じるため，夜間睡眠の前半に好発する．脳波では徐波睡眠でみられる多形性または律動性のデルタ波あるいは覚醒時脳波が記録される．深睡眠を促す薬物の服用や断眠によっても誘発されることがある．一般的に治療は不要であるが，必要な場合は三環系抗うつ薬やベンゾジアゼピンを用いる[21]．精神療法，リラクゼーション，催眠療法も有効である．

夜驚症とてんかん発作の鑑別はそれほど難しくない．夜驚症であれば睡眠中にだけ生じ，恐怖感が顕著であり，迅速に回復するはずである．異常な運動症状を示したり，もうろう状態が長引いたり，流涎や咬舌を伴う場合にはてんかん発作が疑われる．診断が確定しない場合は携帯型脳波計あるいはビデオ脳波による記録が必要となる．

(2) 睡眠遊行症，寝言，夜尿症

睡眠遊行症 somnambulism，寝言 somniloquy，夜尿症 sleep enuresis はいずれも主に小児期にみられる．睡眠遊行症ではベッドから起き上がって歩き回るなどの複雑な行動を示すが，後から想起することはできない．睡眠遊行症は徐波睡眠の最中に現れるが，持続時間は様々であり，行動内容も変化に富み，興奮することもある．小児での有病率は1～17％と見積もられ，発症のピークは12歳である．成人の有病率は小児に比べると低いが，2.5％とも報告されていて，決してまれではない[22,23]．

寝言はnon-REM睡眠，REM睡眠のいずれでもみられる．小児期に多く，良性であり，夜間のてんかん発作との鑑別も容易である．寝言の内容はその都度異なり（不明瞭で意味不明なことが多い），てんかん発作でみられる常同的な発語とは明らかに異なる．寝言であれば，異常な運動症状，流涎，咬舌，失禁を伴うことはなく，治療は不要である．

夜尿症はnon-REM睡眠中に生じることが多いが，REM睡眠でもみられる．夜尿症の原因は不明だが，遺伝的要因，行動学的要因，心理的要因が関与していると考えられている[24]．治療についてはアラームを用いた行動療法や抗コリン作用のある三環系抗うつ薬は試してみる価値がある．泌尿器科受診は通常必要ない．夜尿では目撃情報が得られることはまずないので，外傷，咬舌，口唇裂傷，朝の筋肉痛などを伴う場合は，てんかん発作を除外するために脳波検査やビデオ脳波記録が必要となる．

(3) 周期性四肢運動とむずむず脚症候群

周期性四肢運動 periodic limb movement とむずむず脚症候群 restless legs syndrome はどちらもよくみられる睡眠時随伴症である．周期性四肢運動は若年成人では5％にみられるにすぎないが，65歳以上では44％にも達する[27〜30]．むずむず脚症候群の発症率は2.5〜15％と見積もられている[25,26]．この2つは併発することが多いので一括して論じる．

周期性四肢運動は体肢の周期的な律動運動であり，一側または両側の下肢に生じることが多いが，上肢に現れることもある．患者は頻繁に中途覚醒するが，運動症状にはほとんど気づいていない．「寝ている間にビクッと動いた」などの家族の目撃情報だけではてんかん発作と誤診するおそれがある．しかし，詳しく聞き直してみると，間代性の運動ではないこと，多くは一肢に限局した運動であること，一定の間隔で何回も繰り返すことが明らかとなる．典型例では5〜90秒周期で群発し，それぞれ0.5〜5秒持続する[31]．

むずむず脚症候群では両下肢に異常知覚が生じ，患者はむずむず感とかほてり感などと表現することが多い．就床時にかぎらず，くつろいでいるときにも生じる．この異常知覚は下肢を随意的に動かすと消失するが，止めると再燃する．耐えがたいむずむず感のためにどうしても動きたくなり，実際に歩き回ってしまうことも多い．睡眠中に生じやすい周期性四肢運動とは対照的に，うとうと時と覚醒時に生じる．むずむず感のために不眠となり，日中の眠気を来す．抑えがたい下肢の運動をてんかん発作と間違えることもあるが，むずむず脚症候群であれば下肢の動きを随意的に止めることができる．

尿毒症ではむずむず脚症候群が生じやすく，有

表4 睡眠および睡眠障害に対する薬物の影響

薬物	睡眠への影響		睡眠障害への影響	
	プラス	マイナス	改善	悪化
アルコール	睡眠潜時↓	SWS↓, 覚醒↑		覚醒障害
抗うつ薬 （三環系, SSRI）		REM↓		覚醒障害
抗ヒスタミン薬	睡眠潜時↓			覚醒障害
抗精神病薬				覚醒障害
鎮静・睡眠薬 （ベンゾジアゼピン, バルビツール）	睡眠潜時↓	SWS↓, REM↓		覚醒障害, OSA
精神刺激薬 （アンフェタミン）			日中の眠気	覚醒障害

OSA：閉塞性睡眠時無呼吸, REM：REM 睡眠, SWS：徐波睡眠

病率は40％に達する[32]．鉄欠乏性貧血，妊娠，末梢神経障害，薬物（抗精神病薬，カフェイン）によっても生じる．

周期性四肢運動，むずむず脚症候群の治療は基礎疾患の検索から始めるべきである．併発症がなければ治療の必要はない．日中の眠気が強い場合はドパミン作動薬（レボドパ，カルビドパ，ブロモクリプチン），クロナゼパム，オピオイド系麻薬（コデイン），抗てんかん薬（ガバペンチン，カルバマゼピン）などを用いる．

(4) 睡眠時ひきつけ sleep starts

寝つくときに突然身体がビクッとする経験は誰にでもある．これは睡眠時ひきつけあるいは良性入眠時ミオクローヌス benign hypnic myoclonus とよばれるもので，鑑別に困ることはほとんどない．しかし，まれに繰り返し現れたり，頻発することがあり，この場合は直接観察しないかぎり，ミオクロニー発作と間違える可能性がある．決め手となる所見は覚醒睡眠移行期にのみ現れ，ほかの徴候を伴わないことである．ただし，例外的に知覚症状を伴うことがある．たとえば，閃光やイメージが一瞬見えたり，大きな音が聞こえたり，痛みを感じたり，浮揚感を感じたりする．こうした知覚症状を伴うことはまれだが，睡眠覚醒移行期に生じる発作では睡眠時ひきつけを鑑別診断に加えておくべきである．

(5) 夢見 dreaming

Non-REM 睡眠でも夢を見ることがある．REM 睡眠の夢では筋書きが複雑なのに比べて，non-REM 睡眠の夢は単に恐ろしいだけの単純な内容が多い．錯乱性覚醒を呈さないかぎり診断に困ることはまずない．

(6) 歯ぎしり bruxism

歯ぎしりはどの睡眠ステージでもみられるが，主に non-REM 睡眠で生じる．典型例では歯ぎしり以外の運動症状，発声，錯乱性覚醒を欠くので，てんかん発作との鑑別は容易である．

歯ぎしりは疾病，睡眠不足，情動ストレス，アルコール，薬剤によっても惹起される．覚醒障害を引き起こす薬物には抗精神病薬，鎮静・睡眠導入薬，精神刺激薬，抗ヒスタミン薬などがある[24,33,34]．表4に睡眠障害の原因となる薬物をまとめた．歯ぎしりは治療不要のことが多く，良性であることを説明するだけで十分である．睡眠不足を避けたり，原因が疑われる薬剤を中止することを勧めるとよい．歯ぎしりによって口腔内を傷つける危険性があったり，日中の眠気が著しい場合には三環系抗うつ薬やベンゾジアゼピンを使うことがある．

5. REM 睡眠でみられる異常

(1) 悪夢 nightmare

目が覚めてしまうほどの恐ろしい夢が悪夢であり，興奮することもある．夜驚症のような non-REM 現象とは異なり，手足をばたつかせたり，歩き回ることはない．経過を聞けば，その悪夢が悪性のものではないことがわかる．しかし，夢の内容を思い出せず，突然の恐怖の後に混乱した場合にはてんかん発作と誤診することがある．

(2) ナルコレプシー narcolepsy

ナルコレプシーは REM 睡眠中に生じる現象が正常覚醒状態に侵入するもので，日中の過度の眠気，カタプレキシー，入眠時幻覚，睡眠麻痺の四徴によって定義される．しかし，四徴すべてが揃うのは 10～15% にすぎない[35]．日中の過度の眠気は全例にみられ，カタプレキシーは 70%，入眠時幻覚は 30%，睡眠麻痺は 25% に生じる．日中の過度の眠気によって睡眠発作が引き起こされることもあり，四徴のどれもがてんかん発作と誤診されうる．また，ナルコレプシーでなくてもこれらの症状が単独で生じることがある．

ナルコレプシーは比較的まれな疾患である．カフカス人の有病率は 0.05% であるが，ほかの民族の有病率はこれよりも高い[36]．過眠症の家族歴を半数に認め，カタプレキシーの家族歴もよくみられる[37]．発症時期は思春期あるいは若年成人期のことが多く，55 歳以降の発症はまれである[35,38]．

日中の過度の眠気 excessive daytime sleepiness はナルコレプシーの診断に必須だが，この症状をてんかんと間違えることはまずないだろう．患者は，耐えがたい眠気がついには「睡眠発作 sleep attack」となり，会話中，運転中，歩行中に寝てしまうことがあると訴える．眠気が著しく強いにもかかわらず活動しつづけた場合，その間のことを思い出せなくなることもある．この場合，複雑な課題も遂行できるのだが，予定外の場所へ車を走らせていたり，その後で突然意識がはっきりして，何が起きていたのか思い出せない．眠気に伴うこうした体験の繰り返しがナルコレプシーの診断根拠となるが，もうろう状態やてんかん発作と見誤ることがある．

患者を当惑させることの多いカタプレキシー cataplexy もてんかんと誤診されやすい．カタプレキシーの発作では意識が保たれたままで筋緊張が突然喪失する（顔と膝が最も多い）．これによって転倒や麻痺が生じることもあるが，膝の力が抜けたり発音が不明瞭になるだけのことが多い．カタプレキシーはゆっくりと生じるので外傷を負うことはほとんどない．顔面あるいは体肢に一瞬のけいれんが生じることがあり，これが律動的に生じるとてんかんと誤診してしまう危険性が増す．典型的なカタプレキシーは強い情動に伴って生じる．最も多いのは笑いだが[39]，怒り，恐怖，驚き，興奮でも生じる[36]．外発的な情動を伴う点はてんかん発作との鑑別に役立つ．てんかん発作はストレスによって増悪すると考えられているが，陽性情動を伴って生じることはまずない．

睡眠麻痺 sleep paralysis では入眠するときに運動や発語ができなくなる．比較的まれではあるが出眠時に生じることもある．麻痺の持続は 10 分以内が多いが，30 分近く続くこともあり，患者にとって非常に恐ろしい体験である．患者に触れると麻痺が解除されることがある．

入眠時幻覚 hypnagogic hallucination は出眠時にも生じる．幻覚の内容は単純なもの（一瞬の顔のイメージ）もあれば複雑なもの（部屋の中で起きていることすべてが幻覚）もある．幻視のことが多いが，幻聴，体感幻覚，前庭感覚幻覚，幻嗅が生じることもある．この幻覚は背景意識に組み込まれていて，患者ははっきりと覚醒している．

ナルコレプシーはまずは症状に基づいて診断するが，確定診断にはポリソムノグラフィ polysomnography，睡眠潜時反復検査 multiple sleep latency test（MSLT），ヒト白血球型抗原 human leukocyte antigen（HLA）を用いる．ポリソムノグラフィでは睡眠潜時の短縮（10 分以内）と REM 潜時の短縮（20 分以内）がみられる．MSLT では平均睡眠潜時が 5 分以内かつ睡眠開始時 REM 期が 2 回以上の場合にナルコレプシー

が強く疑われる．ただし，睡眠時無呼吸などによってREM睡眠が著しく不足していればナルコレプシーでなくても睡眠開始時REMは生じうる．HLA亜型は白人のナルコレプシーでは感度が高いが，アフリカ系アメリカ人では指標とはならない（訳注：日本人ではDRB1*1501の感度はほぼ100％である）．一般人口の35％近くがナルコレプシーと同じHLA亜型を有している[35]．

カタプレキシー，入眠時幻覚，睡眠麻痺はナルコレプシーでなくても生じることがあり，てんかん発作と誤診しやすい．カタプレキシーは若年成人の29％が経験しているとの報告がある[40,41]．睡眠麻痺は健常者の60％近くが経験しているが[36,42]，反復エピソードとなると5％に留まる[43]．入眠時幻覚と出眠時幻覚は健常者の19％が体験しているが，反復することはほとんどない[44]．これらの現象は断眠によって生じやすくなる．健常者に生じたときに行うべきことは不安を取り除くことにつきるが，カタプレキシーが繰り返し生じる場合には治療も考慮する．

ナルコレプシーの治療には行動療法と薬物療法がある．まずは症状が良性のものであることを説明し，危険性の高い状況（眠気があるときの運転や重機操作）を避けることを指導する．こうした患者教育の効果は大きい．また計画的に午睡を取ることによって睡眠発作を劇的に減らすことができる．薬物治療はどの症状が顕著なのかによって異なってくる．日中の眠気にはメチルフェニデートやモダフィニルなどのアンフェタミン類を用いる．カタプレキシーは三環系抗うつ薬によく反応するので，イミプラミン，アミトリプチリン，クロミプラミンを用いる．fluoxetineやパロキセチンなどのSSRIやsodium oxybateを用いることもある．入眠時幻覚や睡眠麻痺にも三環系抗うつ薬を用いる．

(3) REM睡眠行動障害
　　REM sleep behavior disorder

REM睡眠行動障害は比較的最近になって認識された睡眠時随伴症である[45,46]．これはREM睡眠中に生じる運動興奮であり，暴力を伴うこともある．多くの場合，蹴ったり，殴ったり，飛び跳ねたり，ベッドから走り出したりする．患者や同衾者がけがを負うことも少なくない．ほとんどの患者は発作の最中にひと続きの夢を見ていたと報告する．患者の大半は60歳以上の男性であり[47,48]，約半数に神経疾患を認めるが，そのほとんどはParkinson病，認知症，多系統萎縮症である[47,48]．心的外傷後ストレス障害に併発することもある[49]．生理学的にはREM睡眠中に筋弛緩が生じず，筋電図活動が持続している．これらの所見は頤と体軸の筋電図を記録する通常のポリソムノグラフィで明らかにすることができる．

REM睡眠行動障害の病態に橋被蓋が関わっていることはほぼ間違いない[50]．橋被蓋はREM睡眠とnon-REM睡眠を調整し，REM睡眠中の筋弛緩に関与している領域である．構造異常を認めることはほとんどないが，この領域の神経制御が不安定になることによってREM睡眠行動障害が生じると考えられる．

奇怪だが合目的的な部分もあるREM睡眠行動障害をてんかん発作や発作後の異常行動と鑑別できないこともある．REM睡眠行動障害であれば発作は睡眠中に限られ，REM睡眠が優勢な未明に生じることが多い．一連の夢の記憶が残っていれば鑑別に役立つ．それでも鑑別できない場合はビデオ脳波記録（理想的にはポリソムノグラフィも加える）を用いれば診断は容易である．治療にはクロナゼパムを用い，よく反応する[49]．

4

診断と治療

てんかんと同じように，睡眠時随伴症の診断には注意深い病歴聴取が最も重要であることはいうまでもない．てんかん発作と睡眠時随伴症はともに発作的に生じるだけでなく，臨床症状も酷似している．てんかんと誤診しやすいのはカタプレキシー，睡眠発作，夜驚症，REM睡眠行動障害である．睡眠中にしか生じない発作であれば睡眠障害

を疑わせるが，カタプレキシーや睡眠発作は覚醒中に生じる．また，睡眠障害では日中の過度の眠気のために発作が午睡中に生じることもある．一方，良性ローランドてんかんや夜間前頭葉てんかんの発作は睡眠中にだけ生じる．日中の過度の眠気はナルコレプシーを疑わせるが，むずむず脚症候群，睡眠時無呼吸，周期性四肢運動の可能性もある．しかし，てんかんであっても夜間に発作が頻回に生じると睡眠が妨げられ，日中の過度の眠気の原因となりうる．

てんかんと睡眠時随伴症ではともに客観的に観察することのできない主観的症状も重要であり，患者自身からの情報は欠かせない．発作性恐怖の前兆はてんかんを疑わせるが，恐ろしい体験や怒りの後に意識を失うことなく突然転倒したのであれば，カタプレキシーのほうが矛盾しない．発作中の出来事に気づいていれば単純部分発作のこともあるが，入眠時幻覚やカタプレキシーでもアウェアネスは保たれている．目撃者や同衾者からの情報も重要であり，可能なかぎり面接すべきである．患者は自分がただ単に意識を失っただけと考えているかもしれないが，目撃者は睡眠発作を疑わせる長時間の眠気があったことに気づいているかもしれず，あるいは部分発作を疑わせるような流涎や口部自動症を目撃しているかもしれない．

1. 携帯型脳波計とビデオ脳波検査

診断がはっきりしない場合に最初に実施すべき検査は一般脳波検査である．てんかん性活動（棘波あるいは棘徐波放電）を認めればてんかんが疑われるが，健常者であっても1〜2%にてんかん様脳波異常を認める[51]．また，てんかんの50%は初回脳波検査が正常であり，脳波が正常だからといっててんかん発作を除外することはできない[52]．こうした場合には長時間脳波記録が有用である．長時間記録することによって異常放電を捕捉できる見込みが高まるだけでなく，実際の発作を記録できることもある．

携帯型脳波計は最近になって著しく進歩した．16チャネル記録が可能となり，判読中にモンタージュを変えることができる機種もある．この検査では検査技師による記録監視ができないので，電極が外れたことに気づかずに検査を続けてしまい，結果を判読できないということもありうる．イベント記録のタイミングについては患者あるいは介助者を信頼するしかない．ビデオ同時記録はできないので，アーチファクトを誤診してしまう可能性もある．脳波記録とは別に並行してビデオを記録する方法もあるが，脳波と同期しているわけではないので脳波変化とアーチファクトを確実に鑑別することはできない．

ビデオ脳波記録はてんかん発作の究極の判断基準である．記録中，専門家が患者を観察し，記録の質も極めて高い．短所は携帯型脳波計に比べて費用がかかる点である．したがって，携帯型脳波計をスクリーニングに用い，診断に疑問が残る場合にビデオ脳波記録を実施するのがよい．

2. ポリソムノグラフィとビデオ脳波ポリソムノグラフィ

睡眠障害が疑われるときにはポリソムノグラフィが最も役に立つ．この検査によって全体的な睡眠構造だけでなく各睡眠ステージについても詳細な評価が可能となる．周期性四肢運動やむずむず脚症候群が疑われる場合は筋電図電極を足に追加するとよい．てんかん発作を否定できない症例の場合，機種によっては全脳波電極を装着することも可能である．

一部の高度専門センターではポリソムノグラフィとビデオ脳波の同期記録が可能である．この検査は睡眠障害とてんかんを併発している場合に最も役に立ち，両者の相互関係を効率的に評価検討することができる．しかし，ほとんどの施設ではビデオ脳波とポリソムノグラフィは別々に実施しているはずである．

3. 睡眠障害とてんかんを併発している場合の治療

てんかんと睡眠障害の併発症例の治療上最も重要な点はその相互関係をよく知ることである．たとえば，睡眠時無呼吸を併発していて，てんかん

表 5 睡眠および睡眠障害に対する抗てんかん薬の影響

抗てんかん薬	睡眠への影響 プラス	睡眠への影響 マイナス	睡眠障害への影響 改善	睡眠障害への影響 悪化
バルビツール類	睡眠潜時↓	SWS↓, REM↓		OSA
ベンゾジアゼピン類	睡眠潜時↓	SWS↓, REM↓	夜驚	OSA
カルバマゼピン				RLS
felbamate				不眠症
ガバペンチン	SWS↑, 覚醒↓		RLS, PLM	
レベチラセタム				
ラモトリギン				
oxcarbazepine				
フェニトイン	睡眠潜時↓	REM↓		
tiagabine	SWS↑			
トピラマート				
バルプロ酸				
ゾニサミド				

OSA：閉塞性睡眠時無呼吸，PLM：周期性四肢運動，REM：REM 睡眠，RLS：むずむず脚症候群，SWS：徐波睡眠

発作の頻度や強度が増した場合，睡眠時無呼吸の影響を判断するための詳細な問診と再評価が必要となる．睡眠障害を新たに併発したためにてんかん発作が増悪することもある．てんかん患者の睡眠障害の薬物治療も重要な課題のひとつである．ベンゾジアゼピン類には服用を中断した際に離脱発作が生じるリスクがある．メチルフェニデートなどの刺激薬も発作を増悪させることがあるので，この種の薬物治療が必要な場合にはモダフィニルが望ましい．抗てんかん薬の選択にも配慮が必要である．睡眠潜時を短縮させる抗てんかん薬（フェノバルビタール，フェニトイン，ベンゾジアゼピン）を入眠目的に就床時だけに服用させてもよい．中途覚醒しがちな患者ではガバペンチンを就床時に服用させることで睡眠が改善することがある．日中に眠気がある場合は覚醒作用のある抗てんかん薬（ラモトリギン，felbamate）を朝に服用させたほうがよい．抗てんかん薬によっては投与時間にかかわらず睡眠の質を悪化させることがある．研究結果は一致していないが，フェニトイン，バルプロ酸，バルビツールは中途覚醒を増やすことがある[9,53]．睡眠および睡眠障害に対する抗てんかん薬の影響の概要を表5に示す．

日中の過度の眠気にかぎらず，どのような睡眠障害であっても自動車運転について患者と話し合う必要がある．眠気が強い場合は治療効果が現れるまでは運転を禁止する必要があるだろう．それ以外の場合でも眠気のあるときの自動車運転の危険性について詳しく説明し，薬物治療や計画的な午睡などによって眠気を最小化しなくてはならない．

まとめ

睡眠障害の中にはてんかん発作に似た性質を有しているものがある．したがって，てんかん専門医は睡眠障害についての知識も身に付けておかなくてはならない．特に発作が睡眠中にしか生じない場合には睡眠障害を鑑別診断に加えておく必要がある．てんかんに睡眠障害を併発した場合，てんかん発作が増悪することがある．睡眠障害とてんかんはともに有病率が高く，併発することも少なくない．このような場合，てんかん発作を十分抑制するためには睡眠障害の治療を並行して行う必要がある．抗てんかん薬によっては睡眠障害を悪化させる．同じように睡眠薬がてんかん発作を増悪させることもある．したがって，併発症例では治療薬の選択に注意を払わなくてはならない．

文献

1) Rechtschaffen A, Kales A eds. A Manual of Standardized Terminology, Techniques, and Scoring System for Sleep Stages of Human Subjects. Los Angeles : UCLA Brain Information Service/Brain Research Institute, 1968.
2) Caskadon MA, Dement WC. Normal human sleep : An overview. In : Kryger MH, Roth T, Dement WC eds. Principles and Practice of Sleep Medicine. Philadelphia : W. B. Saunders Co, 1994 ; 16-25.
3) Stickgold R, Whidbee D, Schirmer B, et al. Visual discrimination task improvement : a multi-step process occurring during sleep. J Cogn Neurosci 2000 ; 12 : 246-54.
4) Maquet P. The role of sleep in learning and memory. Science 2001 ; 294 : 1048-52.
5) Stickgold R, Hobson JA, Fosse M. Sleep, learning, and dreams : off-line memory reprocessing. Science 2001 ; 294 : 1052-57.
6) Malow BA, Selwa LM, Ross D, et al. Lateralizing value of interictal spikes on overnight sleep-EEG studies in temporal lobe epilepsy. Epilepsia 1999 ; 40 : 1587-92.
7) Fountain NB, Kim JS, Lee SI. Sleep deprivation activates epileptiform discharges independent of the activating effects of sleep. J Clin Neurophysiol 1998 ; 15 : 69-75.
8) Sammaritano M, Gigli GL, Gotman J. Interictal spiking during wakefulness and sleep and localization of foci in temporal lobe epilepsy. Neurology 1991 ; 41 : 290-97.
9) Mendez M, Radke RA. Interactions between sleep and epilepsy. J Clin Neurophysiol 2001 ; 18 : 106-27.
10) Herman ST, Walczak TS, Bazil CW. Distribution of partial seizures during the sleep-wake cycle : Differences by seizure onset site. Neurology 2001 ; 56 : 1453-58.
11) Bazil CW, Castro LHM, Walczak TS. Diurnal and nocturnal seizures reduce REM in patients with temporal lobe epilepsy. Arch Neurol 2000 ; 57 : 363-68.
12) Hoeppner JB, Garron DC, Cartwright RD. Self-reported sleep disorder symptoms in epilepsy. Epilepsia 1984 ; 25 : 434-37.
13) Guilleminault C, Phillips R, Dement WC. A syndrome of hypersomnia with automatic behavior. Electroencephalogr Clin Neurophysiol 1975 ; 38 : 403-13.
14) Broughton RJ. Behavioral parasomnias. In : Chokroverty S, Daroff RB eds. Sleep Disorders Medicine. Boston : Butterworth Heinemann, 1999 ; 635-60.
15) National Sleep Foundation. Sleep in America Poll. Washington, DC : National Sleep Foundation, 2001.
16) Chervin RD, Guilleminault C. Obstructive sleep apnea and related disorders. Neurol Clin 1996 ; 14 : 5 83-609.
17) Flemons WW. Obstructive sleep apnea. New Engl J Med 2002 ; 347 : 498-504.
18) Malow BA, Levy K, Maturen K, et al. Obstructive sleep apnea is common in medically refractory epilepsy patients. Neurology 2000 ; 55 : 1002-07.
19) Devinsky O, Ehrenberg B, Barthlen GM, et al. Epilepsy and sleep apnea syndrome. Neurology 1994 ; 44 : 2060-64.
20) Kales A, Soldatos CR, Caldwell AB, et al. Somnambulism : clinical characteristics and personality pattern. Arch Gen Psychiatry 1980 ; 37 : 1406-10.
21) Fisher C, Kahn E, Edwards A, et al. A psychopathological study of nightmares and night terrors : the suppression of stage 4 night terrors with diazepam. Arch Gen Psychiatry 1973 ; 28 : 252-59.
22) Bixler EO, Kales A, Soldatos CR, et al. Prevalence of sleep disorders in the Los Angeles metropolitan area. Am J Psychiatry 1979 ; 136 : 1257-62.
23) Klackenberg G. Somnambulism in childhood-Prevalence, course and behavioral correlates : A prospective longitudinal study (6-16years). Acta Paediatr Scand 1982 ; 71 : 495-99.
24) Mahowald MW, Schenck CH. NREM sleep parasomnias. Neurol Clin 1996 ; 4 : 657-96.
25) Strang RR. The symptoms of RLS. Med J Aust 1967 ; 1 : 1211.
26) Lavigne GJ, Montplaisir JY. Restless legs syndrome and sleep bruxism : prevalence and association among Canadians. Sleep 1994 ; 17 : 739.
27) Bixler EO, Kales A. Vela-Bueno A, et al. Nocturnal myoclonus and nocturnal myoclonic activity in the normal population. Res Commun Chem Pathol Pharmacol 1982 ; 36 : 129-40.
28) Ancoli-Israel S, Kripke DF, Mason W, et al. Sleep apnea and periodic movements in an aging sample. J Gerontol 1985 ; 40 : 419-25.
29) Mosko SS, Dickel MJ, Paul T, et al. Sleep apnea and sleep-related periodic leg movements in community resident seniors. J Am Geriatr Soc 1988 ; 36 : 502-08.
30) Bannerman C. Sleep disorders in the later years. Postgrad Med 1988 ; 84 : 265-66, 271-72, 274.
31) Trenkwalder C, Walters AS, Hening W. Periodic limb movements and restless legs syndrome. Neurol Clin

1996 ; 14 : 629-50.
32) Roger SD, Harris DCH, Stewart JH. Possible relationship between restless legs and anemia in renal dialysis patients. Lancet 1991 ; 337 : 1551.
33) Mendelson WB. Sleepwalking associated with zolpidem. J Clin Psychopharmacol 1994 ; 14 : 150.
34) Landry P, Warnes H, Nielsen T, et al. Somnambulistic-like behaviour in patients attending a lithium clinic. Int Clin Psychopharmacol 1999 ; 14 : 173-75.
35) Overeem S, Mignot E, van Dijk JG, et al. Narcolepsy : clinical features, new pathophysiologic insights, and future perspectives. J Clin Neurophysiol 2001 ; 18 : 78-105.
36) Bassetti C, Aldrich M. Narcolepsy. Neurol Clin 1996 ; 14 : 545-71.
37) Yoss RE, Daly DD. Narcolepsy. Med Clin North Am 1960 ; 44 : 955-68.
38) Broughton R, Mullington J. Chronobiological aspects of narcolepsy. Sleep 1994 ; 17 : S35-44.
39) Guilleminault C, Wilson RA, Dement WC. A study on cataplexy. Arch Neurol 1974 ; 32 : 255-61.
40) Hublin S, Kaprio J, Partinen M, et al. The prevalence of narcolepsy : an epidemiological study of the Finnish twin cohort. Ann Neurol 1994 ; 35 : 709-16.
41) Billiard M, Alperovitch A, Perot C, et al. Excessive daytime somnolence in young men : prevalence and contributing factors. Sleep 1987 ; 10 : 297-305.
42) Dahlitz M, Parkes JD. Sleep paralysis. Lancet 1993 ; 341 : 406-07.
43) Roth B, Buuhova S. Berkova L. Familial sleep paralysis. Schweiz Arch Neurol Neurochir Psychiatr 1968 ; 102 : 321-30.
44) Aldrich M. The clinical spectrum of narcolepsy and idiopathic hypersomnia. Neurology 1996 ; 46 : 393-401.
45) Schenck CH, Bundlie SR, Mahowald MW. Human REM sleep chronic behavior disorders : A new category of parasomnia. Sleep Res 1985 ; 14 : 208.
46) Schenck CH, Bundlie SR, Patterson AL et al. Rapid eye movement sleep behavior disorder : A treatable parasomnia affecting older adults. J Am Med Assoc 1987 ; 257 : 1786.
47) Schenck CH, Mahowald MW. REM sleep parasomnias. Neurol Clin 1996 ; 14 : 697-720.
48) Olson EJ, Boeve BE, Silber MH. Rapid eye movement sleep behaviour disorder : demographic, clinical and laboratory findings in 93 cases. Brain 2000 ; 123 : 331-39.
49) Husain AM, Miller PP, Carwile ST. REM sleep behavior disorder : potential relationship to post-traumatic stress disorder. J Clin Neurophysiol 2001 ; 18 : 148-57.
50) Jouvet M, Delorme F. Locus caeruleus et sommeil paradoxal. C R Seances Soc Biol Fi 1965 ; 159 : 895-99.
51) Daly DD. Epilepsy and syncope. In : Daly DD, Pedley TA eds. Current Practice of Clinical Electroencephalography. New York : Raven Press, 1990 ; 269-334.
52) Ajmone-Marsan C, Zivin LS. Factors related to the occurrence of typical paroxysmal abnormalities in the EEG records of epileptic patients. Epilepsia 1970 ; 11 : 361-81.
53) Legros B, Bazil CW. Effects of anticonvulsants on sleep structure : a pilot study. Sleep Med 2003 ; 4 : 51-55.

Ⅲ てんかん発作をまねる様々な疾患

17 脳血管障害

てんかん発作では神経機能が突然変化するが，数秒から数分後には元に戻る．しかし，発作性に生じる疾患はてんかん発作だけではない．

本章で取り上げる脳血管障害も発作的に生じる．まずは脳血管障害の中で最も多い一過性脳虚血と片頭痛の解説から始めよう．

1 一過性脳虚血，てんかん発作，片頭痛の鑑別

症例検討1 75歳男性．右手のしびれと筋力低下に突然見舞われたために来院した．高血圧，高脂血症，心筋梗塞の既往があった．妻の話によると，何かを話そうとしても正しい言葉が頭に浮かんでこないようだったという．症状は数分以内に改善した．

症例検討2 36歳男性．突然生じる右指のけいれんのために来院した．このけいれんは瞬く間に右腕，顔面に広がり，頭部と眼球が右を向いた直後に意識を失い，転倒した．スキー選手のこの患者は2年前に重篤な頭部外傷を負っていた．

症例検討3 25歳女性．右母指がぴりぴりするために受診した．この感覚はゆっくりとほかの指にも広がり，数分後には右腕全体に広がった．しだいに指は無感覚となり，ぴりぴりする感覚が顔面に広がるころには指の感覚は回復した．顔のぴりぴり感が消えた後，字が読めないことに気づき，何かを話そうとしても言葉を間違えてしまった．20分後には普通に話せるようになったが，今度は左側頭部に激しい頭痛が現れた．

症例1は一過性脳虚血 transient ischemic attack（TIA），症例2はてんかん発作，症例3は片頭痛の典型例である．しかし，これらの疾患が必ずしも典型的な臨床徴候を示すとはかぎらない．この3つの疾患にはそれぞれ様々な特徴がある．表1に主な鑑別点を示す．

1.「陽性症状」対「陰性症状」

てんかん発作は神経細胞の過剰な放電によって生じるので，その放電活動を反映した臨床症状，すなわち「陽性症状 positive symptom」が現れる．片頭痛の前兆も神経細胞の放電によるものだが，その放電は神経路に沿ってゆっくりと広がっていく．この拡延性抑制 cortical spreading depression とよばれる症状の広がり方はてんかん発作の広がり方とは異なる．片頭痛発作の前兆もほとんどの場合，陽性症状から始まる．一方，脳虚血や網膜虚血では神経活動の停止を反映して機能の脱落，すなわち「陰性症状 negative symptom」が現れる．

陽性症状と陰性症状の違いを理解するには，視覚症状による比較が最もわかりやすい．同じ後頭葉症状であっても，てんかん発作，片頭痛発作，TIAではそれぞれ始まり方が異なる．てんかん発作が線条皮質付近に生じると，焦点部位に対応した視覚像が現れる．たとえば，有形無形の物体，景色，しみ，点滅する光，色，人，物，動画などが現れる．片頭痛発作の前兆も陽性徴候で始まることがほとんどで，たいていは小型の物体が現れる．物体の形状は様々で，星，円，四角，ジグザグ，鋭い線，蛍，稲妻，熱波，回転花火，棒，数

表1　てんかん発作，一過性脳虚血，片頭痛の比較

てんかん発作	一過性脳虚血	片頭痛
知覚様式は一種類	時に複数の知覚様式を示すが同時に出現	ある知覚様式から別の知覚様式に移行
陽性症状	陰性症状	陽性症状から陰性症状へ
急速な伝播	すべての症状が同時に出現	数分以上かけて緩徐に伝播
すべての症状が同時に改善	すべての症状が同時に改善	ある症状が消失すると別の症状が出現
頭痛が後続	頭痛は先行，同時，後続のいずれもあり	通常頭痛が後続
1〜3分間持続	多くは1〜30分間，ときに数時間持続	20〜30分間持続
小児期に発症することもある	40歳以降に発症	10〜20代発症
年単位で出現	数週から数カ月で生じなくなる	年単位で出現
外傷，腫瘍のことあり	脳卒中の危険因子あり	片頭痛の家族歴あり
性差なし	やや男性に多い	女性に多い
発作後も意識減損が続くことあり	意識減損なし	意識減損なし

珠玉などと形容される[1〜3]．ときには定規のような直線や角張った形が現れ，患者によっては防護壁で囲まれた城郭都市あるいは「要塞」のようだと訴えることがある（訳注：星形をした要塞を俯瞰したような閃輝暗点のことで，要塞像あるいは城壁視とよばれる）[1]．明るく輝いて，赤色，緑色，青色，純白色，紫色などの色が付いていることもある．また，物体は1カ所にとどまって動くこともあれば視野のいたる所を動き回ることもある．1カ所で動く場合，点滅したり，ちらちらしたり，回転したり，振動したり，あるいは万華鏡のようだと表現することが多い[2]．

後大脳動脈が閉塞し，虚血が視覚皮質に及ぶと視覚機能が失われる．この場合，視野の片側が真空になった，暗闇になった，全く見えなくなったと表現することが多い．

てんかん発作が体性感覚領域を含む頭頂葉皮質に生じると，対側肢にしびれや熱感が生じる．片頭痛前兆の場合，異常感覚は身体の一部に限局して現れ，ゆっくりと広がっていく．TIAでは感覚脱失や無感覚が生じることがほとんどである．

運動皮質のてんかん発作では対側肢に痙動や攣縮が現れるのに対し，TIAでは筋力が低下する．片頭痛では律動的な攣縮や肢運動が生じることはない．

てんかん発作の中には陰性症状を示すものもある．ただし，こうした場合でも局所的な筋攣縮や陰性症状に先行するかすかな陽性症状を見逃していることがある．

2. 発作症状の広がり方

てんかん発作ではJackson発作ともよばれるように，放電の拡延に伴って発作症状も広がっていく．この拡延は非常に速く，通常は数秒以内である．片頭痛の視覚性前兆の場合，視覚像が組み上がりながら広がっていくのが特徴的である．また，徐々に明るさを増したり，大きくなったり，数を増したりすることもある．視覚像がゆっくりと数分かけて視野を横切ることもある．暗点scotomaは陽性症状に引き続いて現れることが多い．片頭痛前兆ではある感覚系の症状が消失した後に別の感覚系の症状が現れることもある．たとえば，右視野に輝きが現れ，きらめきながら右に移動し，暗点となる．視覚症状がすっかり消失した後に右母指にぴりぴりした感覚が現れ，隣の指へと次々に広がり，ゆっくりと右腕を上がっていく．この感覚が右腕を上がっていくにつれて指の症状は消えていく．TIAでは症状が短時間の間に拡延することはないし，視覚症状の発作であれば最初から完全な暗点を示す．無感覚，筋力低下につ

いても同様である．症状が段階的に強まることはあるが，視覚野や体部位に沿って徐々に移動することはない．また，別の感覚系に症状が移行することはない．ただし，複数の感覚系の症状が最初から同時に生じることはある．

3. 発作の持続時間

単発のてんかん発作であればほとんどの場合1分以内に終了し，長くてもせいぜい数分である．TIAの場合は様々であるが，多くは数分以内に終了し，1時間を超えることはまずない[4〜6]．また，数秒以内に消退することもまずありえない．片頭痛前兆の平均持続時間は約20分だが，数時間に及ぶこともある．

4. 次の発作までの間隔

片頭痛とてんかん発作は慢性反復性の疾患であり，何年もの間を空けて再発することがある．一方，TIAが6カ月以上の月日を隔てて再発することはまれである．閉塞性血管障害では時間がたつにつれて側副循環が形成され，血管内皮の活動病変と動脈硬化巣も修復され，塞栓を生じさせた主だった原因は解消する．この代償的なメカニズムが機能しない場合は脳卒中を起こし，この場合もTIAは生じなくなる．したがって，どのような場合であっても数年にわたりTIAが続くことはまずありえない．穿通動脈の閉塞による脳卒中の場合，その数時間ないし数日前から同じ症状のTIAが常同的に何回も繰り返し生じることがある．この反復性発作はそのタイミングが一斉射撃に似ていることから，「ショットガン発作」とよばれることがある．

5. 発症年齢

てんかん発作，片頭痛，TIAのいずれもどの年齢層にも生じうる．TIAはそのほとんどが中年期以降に生じ，若年者ではまれである．対照的に片頭痛のほとんどは20〜40歳までに発症する．てんかん発作は小児期と10代後半に多い（訳注：最近の疫学研究によるとてんかん発症率は老年期が最も高い）．

6. 家族歴

いずれも家族性に発症する傾向がある．片頭痛では家族歴を認めることがほとんどだが，家族性に発症しやすいことや家族の頭痛の性状を知らない患者が多い．診察に際しては頭痛の家族歴についても問診し，家族から詳しく聞いてくるように指導する．患者によっては誰もが頭痛もちであると思い込んでいることがある．てんかん発作も家族歴を認めることが多く，家族歴があれば，ほとんどの患者はそのことを把握している．TIAでは心臓発作，高血圧，糖尿病などの脳卒中の危険因子や脳卒中の家族歴を認めることが多い．

7. 危険因子と併発疾患

TIAのほとんどは喫煙，高血圧，高脂血症，跛行を伴う末梢血管の閉塞性疾患，冠動脈疾患，脳塞栓の原因となる心疾患などの閉塞性血管障害の発症危険因子を有している．また，肥満であったり，運動をしない生活習慣でありがちである．アテローム性動脈硬化症の危険因子を有さないTIAの患者はまずいない．

急性および慢性脳疾患の多くがてんかん発作の誘因となる．これには原発性脳腫瘍，転移性脳腫瘍，脳炎，脳卒中などがある．

8. 発作の誘発因子

TIAは突然立ち上がったときや前屈姿勢から起き上がったときなど，脳血流を減らす姿勢変化によって誘発されることがある．また，降圧薬が増量された後にも生じやすい．片頭痛は活動量，高度，温度の変化によって誘発されやすい．反射てんかんの発作は読書，音楽鑑賞，ストロボ光などの特定の条件下でのみ生じる．もちろん，抗てんかん薬の怠薬によっても発作が増悪する．失神は採血時，長時間動かずに立ち続けた後，電動カッターでギプスを外した後，大量の食事を摂った後に生じることがある．排尿や排便の後に失神を繰り返すこともある．

9. 発作中の意識とアウェアネス

失神やてんかん発作と違って，TIA や片頭痛では意識を喪失することはまずありえない．片頭痛や TIA であれば，発作の最中であっても患者の注意を引くことは可能だが，てんかん発作では不可能なことが多い．

10. 一過性脳虚血の症状

TIA では閉塞する動脈の支配域によって症状が大きく異なる．

(1) 内頸動脈 internal carotid artery（ICA）

内頸動脈領域が閉塞した際の最も重要な手がかりは片眼の一過性視力低下発作である．患者ははっきりと見えない，暗くなる，ぼんやりとしか見えないなどと訴えることが多い．この視力低下は幕のようなものが上から降りてくる感じであるが，劇場の幕のように片側から動いてくることもある．数分もたてばこの幕のようなものは上がるか，消え失せてしまい，視力低下が持続することはない．この視力低下発作は ICA の第一分枝である眼動脈の血流低下によって生じる．これは眼動脈分枝より近位側の ICA（頸部内頸動脈と頸動脈サイフォン部）や眼動脈自体の病変によるものである．眼動脈の血流減少は内頸動脈疾患が存在することの手がかりとなる．内頸動脈解離ではこの片眼の視力低下発作を繰り返す．これは carotid allegro とよばれ[7,8]，頸部，顔面，頭部の痛みとともに carotid allegro が若年者に生じた場合には内頸動脈解離と診断してほぼ間違いない（訳注： allegro は急速調を意味する音楽用語）．同側の Horner 症候群（訳注：頸部交感神経麻痺，縮瞳，眼瞼下垂，発汗低下，眼球陥没が生じる）と拍動性耳鳴も内頸動脈解離の手がかりとなる．

ICA の閉塞性疾患では一側半球の虚血発作が生じることもある．一側半球の虚血発作であってもその持続は数分と短い．発作症状は多彩であって，常同的な発作もあれば，発作のたびに別の肢が異なる程度に障害されることもある．狭窄が重度になると頻繁に発作が生じ，急に立ち上がったときや血圧が低下したときに誘発されやすい．発作が機関銃のように頻繁に生じるときは近位側の重度狭窄による低灌流を反映していることが多い．一方，塞栓による発作の場合は持続が長く，発作が頻発することもない．

内頸動脈が 90% 以上狭窄している場合の TIA では対側の上肢や下肢に反復性のふるえが生じることがあり，てんかん発作と見誤りやすい[9,10]．この「肢ふるえ発作 limb shaking spell」は急に立ち上がったり，前屈姿勢から背を伸ばした後に生じることが多い．典型例では起立したときや動き出したときに対側の腕と手が激しく震え出すが，発作症状がマーチしたり，間代けいれんに発展することはない．まれに下肢が巻き込まれ，粗大な羽ばたき運動を呈することがある．この発作は座ったり，横たわると止まることからも，てんかん性ではないことがわかる．

(2) 中大脳動脈 middle cerebral artery（MCA）

頭蓋内の ICA とその主な分枝である中大脳動脈，前大脳動脈，前脈絡叢動脈の閉塞性病変は頸部 ICA に比べるとまれである．しかし，アジア人，アフリカ系アメリカ人，女性，糖尿病患者では頸部 ICA のアテローム硬化を伴わない頭蓋内閉塞性病変を認めることがある．MCA の閉塞性病変によって生じる TIA は ICA による片側半球性の発作と区別がつかないが，MCA の発作症状のほうが常同的ではある．左側 MCA の発作ではなんらかの発語異常を伴うことが多い．

(3) 前大脳動脈 anterior cerebral artery（ACA）

ACA 領域の虚血発作では下肢のしびれや刺痛を伴うことがほとんどである．

(4) 椎骨脳底動脈 vertebrobasilar artery

後方循環系の TIA の症状は前方循環系とは全く異なる．よくみられる症状にはふらつき，回転性めまい，顔面の鋭い痛みや灼熱感，複視，失調症状，体幹両側のしびれや脱力，両側の視力低下がある．血管閉塞部位によって症状はほぼ決まっている．頭蓋外椎骨動脈 extracranial vertebral artery（ECVA）の狭窄はほとんど常に鎖骨下動脈からの分枝点あるいはその近傍に生じ，内頸動脈狭窄と同じくらいよくみられる[1]．ECVAの閉塞ではめまい，平衡感覚障害，複視，ぼやけの発作が生じることが多い．発作は持続が短く，反復することが多い．この発作は脳幹と小脳の血流低下によって説明できる．

片側の頭蓋内椎骨動脈 intracranial vertebral artery（ICVA）の虚血発作では延髄外側症候群の断片症状が生じることが多い．症状としては同側顔面の灼熱感，同側への回旋や傾斜，回転性めまい，視野のぼやけ，失調歩行が多い．これらの症状は延髄外側部の血流低下に伴うものである．両側のICVAが狭窄すると延髄，橋，大脳後半部への血流が障害される．ICVAの両側性閉塞では脳底動脈とECVAの閉塞を伴っていることがある．ICVAは低灌流系であるので，症状は姿勢の影響を受けやすく，座ったり立ったりしたときや血圧が低下したときに増悪する（降圧薬によって血圧が低下しても生じる）．両側性の閉塞では発作が頻発しやすい．発作症状には一過性視力低下，姿勢緊張の喪失，運動失調，記憶障害，肢の両側性脱力などがある．

脳底動脈 basilar artery（BA）の狭窄ないし閉塞によるTIAでは運動症状と眼球運動症状が最もよくみられる．具体的には複視，下肢の両側性脱力，運動失調，めまいが多い．しびれ感を伴うことはまれである．脱力が片側だけに生じることもあるが，次の発作のときに脱力側が入れ替わることがある．多発性硬化症では構音障害と運動失調が発作的に生じることがあり，脳底動脈のTIAやてんかん発作と見誤ることがある[11,12]．

椎骨動脈や脳底動脈に比べると後大脳動脈 posterior cerebral artery（PCA）の閉塞は少ない．内因性のPCA閉塞の頻度は頭蓋内前方循環（MCAとACA）の閉塞と同じである．PCA支配領域のTIAでは一過性半盲が生じることが多く，半盲部に閃輝や閃光が現れることがある．また，同側の一過性感覚障害（しびれ感）が生じることがある．発作症状は視覚性か感覚性のどちらか一方のことがほとんどであるが，同時に生じることもある．めったにないが，片頭痛の前兆のように視覚症状と感覚症状のどちらか一方からもう一方の症状に移行することがある．

(5) 穿通動脈 penetrating artery

頻度は低いものの，穿通動脈にもTIAは生じうる．穿通動脈は前大脳動脈，中大脳動脈，後大脳動脈，椎骨動脈，脳底動脈から直角に分枝し，基底核，内包，視床，脳幹を支配している．穿通動脈の閉塞は高血圧症や小動脈アテロームによって生じるが，その臨床症状はほぼ決まっており，一側上下肢の筋力低下や半身の感覚消失，しびれのことが多い[8]．TIAが生じる期間は短く，1～3日で発作が起きなくなる．

(6) 塞栓症 embolism

塞栓症も脳虚血の原因として多い．栓子は心臓，大動脈，あるいは頭蓋内外の動脈で形成される．動脈由来の栓子はほとんどの場合，内頸動脈か脳底動脈の支配領域を閉塞させるが，心臓や大動脈由来の栓子はあらゆる脳血管を閉塞させる可能性があり，脳卒中であれTIAであれ臨床症状は極めて多彩である．塞栓による発作は流入動脈の重度狭窄に伴う血行動態不全による発作に比べて持続が長い．

11. 片頭痛 migraine

片頭痛の前兆では視覚，体性感覚，前庭感覚の症状が生じる．片頭痛のたびに同じような前兆を繰り返し体験することがほとんどだが，視覚性前兆の場合，毎回異なる視覚像が現れたり，半盲側が入れ替わったりすることがある．体性感覚性前兆でも患側が交代したり，患部が移動したりすることがある．視覚性前兆や体性感覚性前兆の後にもうろう状態（訳注：錯乱性片頭痛）や失語が続くことがあるが，失語だけが生じることはまずない．脱力や眼筋麻痺が生じることもあるが，これは片麻痺性片頭痛や眼筋麻痺性片頭痛の場合であり，いずれも若年で発症し，20歳以降に発症することはまれである．

片頭痛発作によっては側頭葉発作でみられるよ

うな前兆が生じることがある．たとえば，奇妙な幻嗅や幻味，既視感，体外離脱体験などである．また，幻視，変形視，視覚失認が生じることもあり，「不思議の国のアリス」現象とよばれる．

12. 発作時，発作後の随伴症状

　片頭痛では発作後に嘔吐することが多い．光過敏と音過敏も片頭痛発作ではよくみられる．てんかん発作では意識を喪失することが多いが，片頭痛とTIAの発作で意識を喪失することはまずない．同じく，てんかん発作後には健忘がよくみられるが，片頭痛とTIAの後に健忘が生じることはまれである．大動脈に閉塞がある場合，例外的に頭痛を頻繁に自覚することがある．しかし，その多くはTIAの発作とは無関係である．てんかんでは発作後に頭痛と注意力の低下を認めることが多い．

　てんかん発作との鑑別で特に注意すべきなのは，Bickerstaff[13]が報告したいわゆる脳底型片頭痛 basilar-type migraine である（訳注：片頭痛前兆の責任病巣が脳幹と考えられ，脳底動脈の関与が疑われる片頭痛）．この片頭痛は女児に多いが，どの年齢でも生じる．前兆は視覚症状から始まることが多く，両側視野に目も眩むほどの火花が見えたり，全く何も見えなくなったりする．その後，回転性めまい，構音障害，歩行失調，四肢の運動失調などの前庭症状と小脳症状が現れる．複視や動揺視もよくみられる．四肢，口周囲，顔面のしびれも多い．これらの症状は2～45分間持続し，その後に拍動性の後頭部痛と嘔吐が続く．また，発作中に眼筋麻痺，運動失調，四肢協調運動障害，構音障害が生じたり，意識を喪失することもある[14]．脳波は発作時，発作後とも異常を示すことが多い[15～18]．

13. 脳画像と脳血管画像

　TIAではCT，MRIで脳梗塞の所見を認めるほか，コンピュータ断層血管影，磁気共鳴血管造影，頭蓋外超音波，経頭蓋超音波などの各種検査で脳血管異常を示すことが多い．てんかんでは先天奇形，腫瘍，脳萎縮を伴うことがある．

2 その他の脳血管障害

1. 一過性全健忘

症例検討4　68歳の男性が中南米のアルバを訪れていた．その日はすごく暑かった．プールに飛び込み，元気に何往復も泳ぎ，プールサイドに上がったまではよかった．その後，妻に向かって「ここはどこだ．ここで俺たちは何をしているんだ．隣にいるのは誰だ」と言い出した．隣に居たのは昨晩食事を共にした女性だった．落ち着かない様子であったが，顔の表情や身のこなし，言葉遣いは普段どおりだった．妻が質問に答えた後，しばらくしてまた同じ質問を繰り返した．今度は妻が聞き返した．すると，いつアルバに着いたのかもわからず，この2週間の出来事を全く思い出せないようだった．この旅行は結婚40周年を祝うものであった．

　一過性全健忘 transient global amnesia（TGA）は中年以降に好発する発作性の健忘症候群である．この健忘発作は突然発症し，前向性健忘と逆向性健忘を認め，同じ質問を繰り返す状態が数時間続く[1,8,19,20]．発作中に同じ質問を繰り返すのは，答えを聞いても全く記銘できないためである．まれに無口になり，引きこもる場合もある．発作中の逆行性健忘は数日間，数週間，数カ月，ときには数年間に及ぶ．発作は通常24時間以内に終了し，逆向性健忘は徐々に回復するが，発作中の出来事を思い出すことはできない．記憶を喪失しているにもかかわらず，運転，計算，楽器演奏はできるし，講義ですら可能である．片頭痛の誘発因子とTGAの誘発因子の中には共通するものがある．たとえば，不測の事態に伴う情動的ストレス，脳血管撮影，性交，肉体疲労，運動，冷水浴（海水浴健忘 amnesia by the sea），温浴，シャワー，自動車旅行などである[1,19～21]．さらに，片頭痛患者のTGA発症率は健常者に比べて有意に高

表2 一過性全健忘の診断基準

1. 発作開始時の状況が目撃されている（頭部外傷，てんかん発作の除外）
2. 発作中の行動や状態が正確に記録されている
3. 発作時に記憶障害以外の症状がない（ただし，片頭痛性の閃輝暗転を伴うことがある）
4. 発作中に何度も同じ質問を繰り返す
5. 発作は24時間以内に終了する

（文献22を修正）

く，少なくとも一部は血管収縮によって生じると考えられている．特に疑わしいのは優位半球側頭葉の機能障害をもたらす血管の収縮である[1,19,21]．一過性健忘を伴うてんかん発作もあるが，同じ質問を繰り返したりはしない．PCA領域の脳卒中によっても記憶障害が生じることがあるが，視覚症状や体性感覚症状を伴うのが常であり，同じ質問を繰り返すこともない．

TGAのCT，MRIは決まって正常である．発作中のPET，SPECTでは側頭葉内側部（特に左側）の血流異常や活動異常を認めることがある．脳波では側頭部徐波を示すことはあっても，棘波や発作放電を示すことはない．TGAの診断基準（表2）を満たす場合，脳波や脳画像検査は必要ないと考える．

2. 発作性めまい episodic vertigo

症例検討5　75歳女性．激しいめまいを自覚したのは夜で，トイレに行こうとベッドから起き上がったときであった．「部屋全体がすごい勢いで時計回りに回転しているようだった」という．ベッドの柱につかまり，なんとか倒れないようにしていたという．めまいを感じたのは一瞬だったが，向きを変えるたびに回転するような感覚に襲われたという．朝方には嘔気がして，嘔吐した．止まっているかぎり，めまいを感じることはなかった．

てんかん発作でも回転性めまいが生じるし，回転性めまいの患者が迷走神経反射によって失神することもあるだろう．たしかにめまいの大半は末梢性のものではあるが，発作性に生じることからてんかんも鑑別診断に加えておくべきである．前庭疾患に伴うめまいは急な動きや姿勢の変化によって誘発されることが多い．回転性めまいは椎骨脳底動脈のTIAでもよくみられる．この後方循環系の閉塞では脳幹症状や小脳症状を伴うことが多く，めまいが単独で生じることはまれである[1]．めまいだけの発作が3週間以上にわたって繰り返し生じる場合は閉塞性血管障害の可能性はまずない．

3. 転倒発作 drop attack

症例検討6　砂利道を歩いていた80歳の女性．突然，足もとをすくわれて転倒した．めまいがしたり，気を失ったわけでもなく，意識ははっきりしていた．その後の数カ月間，歩行はどことなくおぼつかなかった．診察ではバビンスキー反射を両足に認め，振動覚も低下していた．ビタミンB12の血中濃度が著しく低かった．

意識を喪失することなしに姿勢緊張が消失し，転倒することがある．このような発作は慣習的に「転倒発作」とよばれてきた．転倒発作はいわゆる椎骨脳底動脈循環不全によって生じるという俗説があるが，明確な根拠に基づいているわけではない．実際には，後方循環系の閉塞によって転倒発作だけが単独で生じることはなく，その他の脳幹症状や小脳症状を伴うものである．

転倒を引き起こす原因にはほかにも様々なものがある．過度の屈曲反射によって，石ころなどを不意に踏んだときに下肢が屈曲し，転倒してしまうことがある．悪性貧血による亜急性連合性変性症や頸椎症性脊髄症などの錐体路の異常によって転倒発作が生じることもある．回転性めまいによって発作的に転倒することもある．

4. くも膜下出血でみられるスパズム

症例検討7　突然頭をかかえ，手足をこわばらせ，倒れてしまった55歳女性．その後，嘔吐し，名前を呼んでも体をゆすっても反応しなくなった．

脳を取り巻く脳脊髄液腔に破裂動脈瘤から血液が動脈圧で漏出すると，頭蓋内圧が急激に上昇し，頭痛，嘔吐，意識障害を引き起こす．このとき，発作的に足もとから崩れたり，転倒してしまうことがある．また，四肢伸筋のスパスムと除脳硬直あるいは除皮質硬直を呈することもある．くも膜下出血がこのような症状を伴う場合，てんかん発作と誤診することがあるが，その異常な姿位は頭蓋内圧の上昇を反映し，てんかん発作によるものではない．くも膜下出血では出血の数日後に脳虚血を来すが，これは血管収縮によるものである．

5. 脳虚血でみられる不随意運動

症例検討8　糖尿病と高血圧のある67歳男性．目を覚ましたときに左腕をうまく動かせないことに気付いた．物に手を伸ばそうとしても，腕が勝手に「踊って」しまい，思ったように動かすことができなかった．診察では軽度の左不全片麻痺と左腕の舞踏アテトーゼを認めた．

ICAが重度に閉塞している際にみられる「肢ふるえ発作」については既に述べた．基底核に梗塞巣があると舞踏アテトーゼが生じることがあるが，ほとんどの場合，筋力も低下しているので，虚血が一過性でないかぎりてんかん発作と誤診することはまずない．舞踏様運動は外側視床梗塞でよくみられる．ヘミバリスムでは上肢と下肢の近位筋（多くの場合，内回旋筋群を巻き込む）の投げるような運動が特徴的だが，視床下核の小出血や梗塞で生じることが報告されている．バリスムは視床下核だけでなく線条体病変でも報告されている．ただし，線条体病変では舞踏アテトーゼ運動を伴うことがほとんどである．ヘミバリスムでは不全片麻痺が先行したり，ヘミバリスムが軽減したときに不全片麻痺が明らかになることがある．脳底動脈遠位側の閉塞性病変では間代性アテトーゼ，ミオクローヌス，しかめ顔，両側性バリスムスが生じることがある[1]．

もやもや病では舞踏様運動が発作的に生じることがある．この発作は運動や過呼吸によって誘発され，基底核の虚血を意味している．

6. 脳底動脈閉塞と橋・被殻出血でみられる異常運動

症例検討9　冠動脈の外科治療歴と長年の高血圧の既往のある74歳男性．ある朝，左腕と左足に力が入らないことに気づいた．その日のうちに右足にも力が入らなくなり，単語の発音や嚥下も悪くなっていた．病院を受診したときには右上下肢が周期的に硬直伸展し，意識レベルは低下していた．

脳底動脈の閉塞では四肢麻痺に戦慄，振戦，除脳硬直を伴うことがある[23,24]．場合によっては異常運動が間代性に生じ，てんかん発作と見誤ることがある．Ropper[23]はこのようなけいれん様肢運動を示した脳底動脈閉塞の8例を報告している．その異常運動は非麻痺側で顕著であり，部分的な虚血が原因と考えられた．脳底動脈閉塞では多くの場合，橋被蓋内側部も巻き込まれるので，核間性眼筋麻痺，側方注視麻痺（両方が組み合わさった場合は一眼半水平性注視麻痺症候群 one and a half syndrome とよばれる），垂直眼振が生じたり，昏睡に至ることもある．どの症状が出現するかは被蓋病変が両側性なのか一側性なのかによって決まる[1]．最近経験した脳底動脈閉塞の2例では異常なけいれん運動のために救命救急室でてんかん発作と誤診され，抗てんかん薬が投与されていた．同じような症例が橋出血でも報告されている[25]．

被殻出血では対側の不全片麻痺が生じる前に振戦様のけいれん性異常運動が同側上下肢に生じることがある[25]．この異常運動もてんかん発作と見誤ることがある．この異常運動は基底核から始まる下行性の同側運動神経線維が刺激されて生じるのだろう．視床出血でも異常運動が生じることがあるが，その場合は対側肢に生じる．

7. 発作性ジスキネジア
paroxysmal dyskinesia

症例検討10　17歳男子．左上下肢の動きが発作的に全く協調しなくなり，まっすぐ歩くことがで

きなくなる．その発作は突然の動作によって誘発されることが多く，1分以内に回復する．

異常運動の発作は多発性硬化症[11,12]，脳底動脈や頭蓋内椎骨動脈の閉塞に伴うTIA，もやもや病，基底核の虚血などによって生じる．発作性ジスキネジアあるいは発作性舞踏アテトーゼとよばれる一群も発作性に異常運動を呈するが，その症状は実に多彩である．運動によって発作が誘発される発作性運動誘発性ジスキネジアもそのひとつである[26]．これは主に小児期から思春期に生じ，脳卒中の好発年齢で初発することはまずない．発作性ジスキネジアは常染色体優性遺伝のこともあれば，孤発性のこともある．発作が反復すること，誘発因子があること，家族歴があること，常同的な運動症状であることから診断がつく．

文献

1) Caplan LR. Posterior Circulation Disease: Clinical Findings, Diagnosis, and Management. Boston: Blackwell Science, 1996.
2) Fisher CM. Late-life migraine accompaniments as a cause of unexplained transient ischemic attacks. Can J Neurol Sci 1980；7：9-17.
3) Hachinski VC, Porchawka J, Steele JC. Visual symptoms in the migraine syndrome. Neurology 1973；23：570-79.
4) Johnston SC. Transient ischemic attack. N Eng J Med 2002；347：1687-92.
5) Levy D. How transient are transient ischemic attacks. Neurology 1988；38：674-77.
6) Albers GW, Caplan LR, Easton JD, et al. Transient ischemic attack proposal for a new definition. N Eng J Med 2002；347：1713-16.
7) Fisher CM, Ojemann RG, Roberson GH. Spontaneous dissection of cervicocerebral arteries. Can J Neurol Sci 1978；5：9-19.
8) Caplan LR. Caplan's Stroke, A Clinical Approach, 3rd Ed. Boston: Butterworth-Heinemann, 2000.
9) Baquis GD, Pessin MS, Scott RM. Limb shaking-a carotid TIA. Stroke 1985；16：444-48.
10) Yanigahara T, Piepgras DG, Klass DW. Repetitive involuntary movement associated with episodic cerebral ischemia. Ann Neurol 1985；18：244-50.
11) Espir MLE, Watkins SM, Smith HV. Paroxysmal dysarthria and other transient neurological disturbances in disseminated sclerosis. J Neurol Neurosurg Psychiatry 1966；29：323-30.
12) Osterman PO, Westerberg CE. Paroxysmal attacks in multiple sclerosis. Brain 1975；98：189-202.
13) Bickerstaff ER. Basilar artery migraine. Lancet 1961；1：15-17.
14) Bickerstaff ER. Impairment of consciousness in migraine. Lancet 1961；1057-59.
15) Swanson JW, Vick NA. Basilar artery migraine. 12 patients, with an attack recorded electroencephalographically. Neurology 1978；28：782-86.
16) Camfield PR, Metrakos K, Andermann F. Basilar migraine, seizures, and severe epileptiform EEG abnormalities. A relatively benign syndrome in adolescents. Neurology 1978；28：584-88.
17) Panayiotopoulos CP. Basilar migraine? Seizures, and severe epileptic EEG abnormalities. Neurology 1980；30：1122-25.
18) Lapkin ML, French JH, Golden G, et al. The electroencephalogram in childhood basilar artery migraine. Neurology 1977；27：580-83.
19) Caplan LR. Transient global amnesia. In: Vinken PJ, Bruyn GW, Klawans H eds. Handbook of Clinical Neurology (revised series) Vol I. Clinical Neuropsychology. Amsterdam: Elsevier Science, 1985；205-18.
20) Caplan LR. Transient global amnesia: characteristic features and overview. In: Markowitsch HJ ed. Transient Global Amnesia and Related Disorders. Toronto: Hogrefe & Huber, 1990；15-27.
21) Caplan LR, Chedru F, Lhermitte F, et al. Transient global amnesia and migraine. Neurology 1981；31：1167-70.
22) Caplan LR. Transient global amnesia: criteria and classification. Neurology 1986；36：441.
23) Ropper AH. "Convulsions" in basilar artery occlusion. Neurology 1988；38：1500-01.
24) Saposnik G, Caplan LR. Convulsive-like movements in brainstem stroke. Arch Neurol 2001；58：654-57.
25) Kase C, Caplan LR. Intracerebral Hemorrhage. Boston: Butterworth-Heinemann 1994；1-19.
26) Victor M, Ropper A. Adams and Victor's Principles of Neurology, 7th ed. New York: McGraw-Hill, 2001；83.

IV

てんかん発作をまねる精神障害

18 過換気症候群　　*262*
19 心因性発作　　*276*
20 てんかんと心因性発作の併発　　*283*
21 パニック発作　　*300*

Ⅳ てんかん発作をまねる精神障害

18 過換気症候群

過換気症候群 hyperventilation syndrome には見逃しがつきものである．患者も医師もそれとは気づかず，てんかんと見誤ることもある[1]．定義にしたがえば，過換気症候群とは「多彩な身体症状が生理学的に不適当な過換気によって生じ，その症状の一部またはすべてを随意的な過換気によって再現することができる」症候群である[2]．実際の症状をみると過換気症候群がいかに変幻自在なのかがよくわかる（表1）．本章では神経学的な観点から過換気症候群の疫学，歴史的背景，診断，神経学的所見，症例検討，病態生理，鑑別診断，治療について解説する．

1 疫学

過換気症候群は一般人口の6〜11％に生じる[3]．急性発症のタイプは1％にすぎず，残りの99％を慢性経過型が占める[4]．めまい外来の患者の24％は過換気症候群であるという[5]．多くの研究から明らかなように，女性の発症率は男性の2〜7倍であり，好発年齢は15〜55歳である[6]．急性発症型を対象とした大規模研究によると，発症年齢は5〜85歳にわたっていたが，特に多かったのは10代後半の女性であった[7]．

症状別にみると，神経症状を来す患者の大半は女性であり，その割合は50％[8]，67％[9〜11]，87％[12]と報告されている．小児期および思春期発症の患者を対象とした研究によれば，40％は成人後も過換気症状が続き，その多くは不安障害を併発していたという[13]．これほどありふれている症候群にもかかわらず，神経内科の教科書ではほとんど取り上げられていない．

2 歴史的背景

1. 心臓過敏症 irritable heart

Da Costa[14]は1871年に「心臓過敏症について」と題する論文を発表し，南北戦争の最中に謎めいた病を発症した南部連合軍兵士300名について報告した．なお，De Costaが心臓過敏症の存在に気づいたのは日常診療を通じてのことである．その臨床症状として，動悸，胸痛，息苦しさ，労作時の息切れ，消化不良，腹部膨満感，下痢を取り上げ，頭痛，めまい，不眠など「すべての徴候は脳脊髄中枢の循環不全に起因する」と述べている．鑑別診断では詐病との見極め方についても触れ，射精や自慰のしすぎによるものではないとも記している．その原因については「過剰な活動やたび重なる興奮によって心臓が過敏になった状態」とだけ触れている．第一次世界大戦中にも倦怠を主とする類似の症状が報告され，「兵士の心臓 slodier's heart」[15]とか「神経循環無力症」[16]とよばれた．

2. てんかんの境界領域

1907年にWilliam Gower卿[17]が著した「てんかんの境界領域」はてんかん鑑別診断学の先駆けである．「迷走神経性発作および血管迷走神経性発作」の項には，女性に多く，情動によって誘発さ

れるがヒステリーとは異なるという記述がみられる．取り上げている症状も多彩であり，上腹部膨満感，頭が一杯になる感じ，息苦しさ，欠伸，胸痛，動悸，死にそうな感覚，精神活動の緩徐化，考えが進まない感じ，集中力の低下，現実感の喪失，倦怠感，四肢の冷感，無感覚，しびれ，四肢の強直，かすみ目，一瞬の失神などの記載がある．

3. 強制換気とテタニー

1922年，Goldman[18]によって「強制換気」とテタニー tetany の因果関係が初めて明らかにされた．その11例の症例報告にはテタニーに先行して，手，足，顔面に現れる無感覚としびれ，めまい，息苦しさ，緊張，啼泣がみられたと記されている．2例については「間違いなくヒステリーの中核群であり，呼吸の異常はヒステリーの一般的な徴候である」と述べている．さらに，テタニーはアルカローシスによるものであろうとも記している．

4. 過換気症候群

「過換気症候群」という術語は1937年，Kerrら[19,20]によって用いられたのが最初である．彼らはこの症候群を身体因性の症状複合体であり，不安を伴い，「過換気検査」を実施することによって症状を再現できると記載している．不安症状の原因と医師の対応方法については以下のように述べている．

> 「世界は数年前から厳しい社会的，倫理的，経済的な変動にさらされている．この激動の時代に呼応して増加の一途をたどっているのがこの症状複合体であり，人々が安定や自立，精神的かつ物質的な幸福を求めてやまないことと深く結びついている．この症状複合体が情動的要因と生理的要因の相互作用によって生じていることは間違いない．この症候群の患者はあらゆる診療科に現れる．医者から医者へとたらい回しにされたあげく，なんの成果も得られないまま途方に暮れている患者がいかに多いことか．」

5. 非典型的な臨床像

1953年，Lewis[21]は過換気症候群についてまとめ，急性型と慢性型があること，臨床像には典型例と非典型例があること，さらにはその病態生理や治療法についても論じている．この論文の内容は今日でも十分に通用する．たとえば，しびれは非対称性に出現することがあり，一側性の場合もあると記載している．過換気症候群では顔面を含む半身の脱力感を伴って一側性のしびれを呈することがあり，これが右半身よりも左半身に生じやすいことが明らかにされたのは1964年である．報告者の Tavel[22]はこの非対称性から過換気に伴う感覚症状が末梢神経に由来するものではないかと考えたのである．

3 診断

過換気症候群の急性型は素人でも簡単に診断できるが，慢性型の診断は医師であっても難しい．というのも，慢性型では呼吸が促迫しているようにみえなかったり，患者自身が訴えなかったり，あるいは症状が非定型なためである．例をあげると，呼吸数が18回であっても換気量が毎分750 mL 増えただけで過呼吸状態となるが，外見上は過換気にみえない．さらに慢性型は間欠的に生じるので，検査をしても動脈血 pCO_2 や呼気終末時 pCO_2 が正常なことさえある．

診断は過換気試験によって症状の一部あるいはすべてが再現され，それ以外に考えられる原因がない場合に確定する．必要に応じて臨床検査も追加する．症状をひとつか二つしか訴えない患者もまれではないが，過換気試験を実施すると問診の際には思い出せなかった発作症状を思い出すことがある．過換気試験では換気数を毎分60回までに増やすか，あるいは単純に深呼吸を3分間続けさせる[23]．健常者を対象とした研究によると，ほとんどの場合，最低3分間の過換気によって呼気終末時の pCO_2 が1.9キロパスカル（kPa）以下に低下するか，基準値の50％以下に低下すると症状が惹起される[24]．めまい，ふらつき，視野のぼやけが30秒以内に生じ，特に立位で生じやすい．

しびれは遅れて生じてくる[23]．胸痛は 3 分間の過換気であれば 50％で生じ，20 分の過換気であれば全員に生じる[25]．実地臨床では呼吸終末時 pCO_2 を測定する必要はない．また，pCO_2 値と神経症状の間に明確な相関はない[26]．なお，虚血性心疾患，脳血管障害，肺動脈弁閉鎖不全，過粘稠度症候群，重度の貧血，鎌状赤血球症，コントロール不良の高血圧の患者では過換気試験は禁忌である[27,28]．

過換気試験を繰り返しても必ずしも症状が再現できるわけではなく，再試験信頼性に欠ける場合がある[29]．過換気試験時には存在しなかった不安やストレスが症状形成の準備状態として働いていることがあり，おそらくこれはアドレナリン過剰状態によるものだろう[6,30]．また，呼吸数，換気量，持続時間が異なれば，過換気のパターンも異なり，それによって誘発される症状も異なってくる[31]．過換気症候群では臥位から立位に体位を変換すると換気が著明に増大する．この現象は肺ガス交換の非侵襲的測定によって計算可能であり，健常者との鑑別にも使える[32]．

過換気症候群の概念とその誘発試験の妥当性に関しては反論もある．二重盲検プラセボ比較試験を実施した Hornsveld ら[33]は過換気誘発試験には妥当性がないと論じている．さらには，過換気が中核的な自発症状とはかぎらないことから，「過換気症候群」という用語の使用を避けることまで推奨している．しかし，Hornsveld らの研究には患者選択法に問題がある．対象は過換気症候群を疑われて紹介されてきた患者であり，過換気誘発試験による症状の再現によって診断されているわけではない．さらに，対象が体験した症状が記述されていない．漠然としていて非特異的な症状もあるし，ある種の不安やストレス下においてのみ出現する症状もあるので，Hornsveld らの結論は別の対象群には当てはまらない可能性がある[34]．かれらの対象の症状は胸壁痛やパニック発作だったのかもしれない．

神経内科医である筆者の立場からすると過換気症候群は有用な概念であり，過換気誘発試験についても，指摘されているような欠点はあるものの

役に立つ検査法である[35]．症例によっては誘発試験によって症状が再現されなくても臨床的に過換気症候群の疑いが残ることがある．このような場合は息こらえ，徐呼吸，ペーパーバッグ呼吸などの治療法を試してみるとよい．

4

神経症状

過換気で生じうる症状の一覧を表 1 に示した．患者の紹介元の医師の専門分野によって過換気の症状も異なってくる．たとえば，循環器科からの紹介では胸痛，動悸，息切れが多い．

神経内科で過換気症候群と診断された患者の自覚症状については 2 件報告されている（表 2）．Pincus[12]の研究によると，主訴は多彩であり，患者の 86％は二つ以上の器官系の症状を訴え，30％は三つ以上の器官系の症状を訴えていた．過換気症候群の 77％は心身症を併発しており，対照群では 28％にすぎなかった．

Perkin と Joseph[9]の詳細な報告でも患者のほとんどは二つ以上の症状を有していた．36％はしびれを訴え，部位別にみると上肢 89％，下肢 36％，顔面 29％，体幹 18％であり，2 カ所以上に及ぶことが多かった．しびれの 10％は一側性であり，左側の顔面と上肢だけに生じていた．意識を消失するとしても一瞬であり，けいれんを伴うことはなかった．視覚障害は患者の 28％が訴え，その症状は視野のぼやけ，視力低下，羞明，閃光などであった．

1. 感覚異常 paresthesia

遠位部の左右対称性の感覚異常の原因として最も多いのが過換気症候群である[36]．したがって，過換気では顔，上肢，下肢にしびれが両側性に現れるものと信じられているが，しびれが一側性に生じることもある．過換気による一側性感覚異常が最初に報告されてから 50 年がたつが，このことを認識している神経内科医は少ない．

表 1 過換気症候群の臨床症状

全身	倦怠感,疲労感,虚脱感,睡眠障害,嘔気,発汗
循環器系	胸痛,動悸,頻脈,Raynaud 現象
消化器系	呑気,口渇,喉の圧迫感,嚥下困難,ヒステリー球,上腹部の膨満感・疼痛,曖気,鼓腸
神経系	頭痛,頭重感,頭が一杯になる感覚,頭が熱くなる感覚 かすみ目,トンネル視,一瞬の閃光,複視 めまい,ふらつき,回転性めまい,不安定感,耳鳴 しびれ,うずき,顔面・四肢・体幹の冷感 筋スパズム,筋硬直,手足のけいれん,全身テタニー,振戦 運動失調,筋力低下 失神,けいれん発作
精神系	注意・記憶の障害 現実感喪失,見当識障害,もうろう,夢様状態,既視感 幻覚 不安,心配,神経過敏,緊張,啼泣,広場恐怖,神経症,恐怖症,パニック
呼吸器系	息苦しさ,窒息感,深呼吸できない感覚,頻回の嘆息,欠伸

表 2 神経内科外来に紹介された過換気症候群患者の自覚症状

研究	Pincus[12]	Perkin と Joseph[9]
例数	30	78
【神経症状(%)】		
めまい(ふらつき,浮遊感)	80	59
感覚異常(しびれ)	50	36
意識消失	6	31
視覚障害	NR	28
頭痛	37	22
脱力	27	NR
集中困難	23	NR
失調	NR	18
振戦	NR	10
テタニー	3	NR
耳鳴	NR	3
【その他の症状(%)】		
呼吸困難	23	53
動悸	20	42
胸痛	17	8
腹痛	10	1
嚥下困難	23	NR
嘔気	NR	19
嘔吐	NR	1

NR:not reported

一側性感覚異常は左側に生じることが多いことは先に紹介したが,Perkin と Joseph[9] 以外にも 3 件の研究がこの点について言及している.1964 年,Tavel[22] はめまいや呼吸困難を伴わずに左半身のしびれ,うずき,脱力がときどき生じる患者 7 名と遭遇し,この現象に関心を抱かざるをえなかった.そこで,ボランティア 90 名に身体症状が生じるまで過換気を続けさせてみたところ,16%で症状が一側優位に生じ,しかもその 64%は左側が優位であった.Blau ら[8] は一側性に感覚異常が生じたことのある患者 12 名のうち 8 名が左側であったと報告している.そのうち 3 名の症状はしびれ感だけだったが,残りの 5 名は上肢または下肢の脱力感,ぎこちなさ,重苦しさなど様々な感覚異常を訴えていた.3〜5 分間の過換気によって全例で症状が再現された.呼吸法の指導によって全例が軽快し,平均観察期間が 19 カ月を超えても神経症状が再発することはなかったという.O'Sullivan ら[11] は一側性の体性感覚症状が発作性に生じる 9 名(7 名は左側)について呼気終末時 pCO_2 を測定しながら過換気試験を実施し,全例で症状が再現されたことを報告している.6 名では日常生活上のストレスによって発作が増悪していた.

筆者は医学生 145 名に 2〜3 分間の過換気を授

表 3　過換気による知覚異常の部位と頻度
（医学生145名の報告）

	N（%）		N（%）
【両側性】	122 (84.1)	【一側性】	22 (15.9)
両手	49	右手	4
両手足	13	右手, 口	1
口囲	19	両手, 右つま先	1
手, 足, 口	2	右腹	1
足	6	右額	1
手, 口	7	左手	10
手, 顔	12	左手, 複視	2
手, 足, 顔	3	左足	3
腕	2		
顔	2	【一側優位の両側性】	
額	2	右手>左手	4
肩, 腕	2	左手>右手	1
肩	1	右足>左足	1
手首, 足	1		
手, 視野狭窄	1		

〔Evans RW. Neurological aspects of hyperventilation syndrome. Seminor Neurology 1995；15：118 より許可を得て引用〕

業中に行わせたことがある[1]．そのときの感覚異常部位の詳細を表3に示す．Tavel[22]の結果と同じように，16%は一側性感覚異常を報告し，その68%は左側であった．4%は両側性ではあるが一側が優位であると報告した．また，額の右半分，右肩，右腹など，珍しい部位の感覚異常の報告もみられた．手指に感覚異常が生じる場合，第4指と第5指だけがしびれると報告することが多かった．興味深いことに，前兆を伴う片頭痛の患者も同じように第4指と第5指の感覚異常を呈することがある[37]．視野のぼやけもよくみられ，視野狭窄や複視を伴うこともあった．

5

精神症状

表1に示したように，過換気症候群でみられる精神症状も多彩である．特に多いのは不安，緊張，現実感喪失，失見当識，「現実離れした」感覚である．集中力低下や記憶困難を訴えることもあるが，これは過換気発作自体によることもあれば，基礎にある不安障害やうつ病の症状のこともある．過換気による様々な症状の原因を心配するあまり，差し迫った死の感覚，恐怖，パニックに陥ることがあり，これが過換気をさらに増悪させてしまう．過換気症候群の平均的な精神医学的プロフィールは心因性発作と非常によく似ていて，心理ストレスに対して身体症状で反応するという神経症パターンを示す[7]．既視感や幻覚のような訴えはまれである．既視感については次項で述べる．急性過換気がきっかけとなり幻聴と幻視が生じた2症例が報告されている[38]．

6

症例検討

次に自験例をいくつか紹介し，過換気症候群の典型例と非典型例について解説する．

症例検討1　ふらつき，めまい

38歳男性．頻回にめまいが生じるために来院した．この10週間ほぼ毎日，座って仕事をしている最中に1分間ほどめまいが続き，ふらつく感じがするという．発作中に呼吸促迫，胸痛，動悸，呼吸困難，しびれを自覚したことはなかった．15年前に混み合った場所で一瞬気を失ったことがあったが，失神，てんかん発作，精神障害の既往は認めなかった．紹介されてくる前に内科と耳鼻咽喉科を受診していたが特に異常は指摘されなかった．血液検査，心電図に異常はなく，理学所見，神経学的所見も正常であった．過換気試験の結果，全く同じ症状が再現された．

この患者には良性のめまいであり，心配する必要はないと伝え，なぜ発作が生じるのかを簡単に説明した．発作が再び出現した場合は息をこらえるか，ペーパーバッグを用いて呼吸するよう指導した．2年後に再診した際，患者はあのころは一時解雇となり失職に対する不安が高まっていたと振り返った．結局は失職したものの発作は起きな

くなった．会議の最中や緊張する場面でめまいを一瞬だけ感じることはあったが，息をこらえることでコントロールできるようになっていた．

＜コメント＞

この症例は急性発症タイプの典型的な経過を示している．すなわち，失職に対する不安という精神的ストレスによって過換気発作が頻回に誘発されていた．前医では過換気症候群とは考えていなかったので過換気試験は行っていなかった．実際，過換気症候群は積極的に疑ってかからないかぎり診断できないことが多い[39]．しばしば出会うのはHolter心電図，心臓超音波，電気眼振図，内耳のMRIなどの精査を受けながら，過換気症候群については一度も検討されたことがないという患者である．こうした患者は簡単な治療手順で発作症状が消失することが多い．

症例検討2　気が遠くなる高齢女性

71歳の女性が1年以上続く発作のために内科から紹介されてきた．その発作は座っている最中に突然息切れがして気が遠くなるというもので，1分以内に回復し，週に1〜2回生じていた．それ以外の自覚症状もなく，特別な検査を受けたこともなかった．もう何年も前から人ごみで息苦しさを感じているという．15年来の片頭痛のほか，高血圧の既往があった．1年前に罹患したリウマチ性多発筋痛症は治療によって軽快していた．糖尿病，虚血性心疾患，脳血管障害の既往はなく，理学所見，神経学的所見ともに正常であった．過換気試験を実施したところ，全く同じ症状が再現された．心配ない旨を伝えたうえで発作が起きる仕組みを説明し，再発時には息をこらえるか，ペーパーバッグを用いるように指導した．

1年半後に再診した際にはすっかり良くなっていた．初診後2回ほど軽い発作を経験したが，いずれもペーパーバッグ法により改善し，その後は全く発作がないとのことであった．

＜コメント＞

高齢者の失神，ふらつき，めまいの場合，鑑別診断には不整脈，起立性低血圧，前庭疾患，椎骨脳底動脈循環不全などが浮かぶだろう．しかし，過換気症候群は高齢者であっても生じうるので，鑑別診断に加えておく必要がある．過換気症候群はその多彩な臨床症状のために狭心症や一過性脳虚血と見誤ることがある．

症例検討3　当惑感と既視感の発作

28歳の男性が5年間続く発作のために来院した．その発作は45秒ほど続き，この3カ月間は数日ごとに出現していた．その症状はいつも同じ当惑感と既視感であり，左半身の冷感，無感覚を伴うこともあったが，そのまま会話したり，行動することができた．発作が終わると元気になり，頭痛が生じることもなかった．1カ月前に経験した発作では前兆に引き続いて少しの間意識がなくなったという．このときだけは身動きがとれなくなったが，咬舌，失禁，発作後もうろうは呈さなかった．頭部外傷，髄膜脳炎の既往もなければ，てんかんの家族歴もなかった．身体所見，神経学的所見も正常であった．

頭部MRIは正常であった．脳波では全般性の棘徐波ファントムを認めただけで，局在性異常やてんかん性放電は認めなかった．再検した脳波では異常は認めなかった．過呼吸賦活では2回ともめまいと当惑感に一致して軽度の全般性徐波化を認めた．

当初は部分発作と診断し，カルバマゼピンを開始した．1カ月後，カルバマゼピンの血中濃度は治療域に達していたが，ほぼ4日おきに同じ発作を繰り返していた．過換気試験ではめまいと当惑感は誘発されたが既視感や左半身の冷感は誘発されなかった．脳波記録を4時間続けたが，てんかん様放電は認められなかった．過換気試験を再度実施してみたが，めまいと耳鳴しか誘発されなかった．

過換気試験によってすべての症状を再現できたわけではないが，患者にはおそらく過換気症候群であろうと説明した．再度発作が出現した場合には，呼吸をこらえるか，ペーパーバッグを用いるように指導した．この方法で発作が軽減あるいは消失した場合はカルバマゼピンを漸減することになっていた．21カ月後に再診したが，発作は最終

受診の1カ月後に1回生じただけで，それも息をこらえたら治ったとのことであった．カルバマゼピンは20カ月前から服用していなかった．

＜コメント＞

この症例は過換気症候群と部分発作の境界線上の症状を示していた．すなわち，既視感，違和感，当惑感，左半身優位のしびれ，失神である．特に，違和感と失神が併発する場合，鑑別診断は非常に難しくなる[40]．

表1に示したように過換気症候群ではいっぷう変わった精神症状が生じることがある．別の例であるが，原因不明の短い発作が7年間続いた後，過換気試験でようやく診断が確定したこともあった．この患者の発作は「体が言うことをきかなくなった」感じになり，顔と両腕がチクチクしてくるものであった．10年前に全般性強直間代発作を3回起こしていたために，前医によって部分発作と診断されていた．てんかん発作の既往があるからといって，過換気による非てんかん性発作を起こさないとはかぎらない．

欠神発作や部分発作も過換気試験によって誘発されることがあるので，鑑別に際してやっかいな問題となる[25]．この場合，過換気試験によって臨床症状が再現できたとしても，脳波を同時に記録していなければ診断を確定することはできない．逆に，この症例のように過換気試験によって臨床症状を再現することができない過換気症候群もある．さらにこの症例では過換気試験のたびに異なる症状が誘発されていた．

脳波検査を実施しても診断確定に至らないこともある．初期の研究が示すとおり，てんかんであっても発作間欠期のてんかん性放電を捕捉できるのは50％にすぎない[41]．また，部分発作であれば，発作時の頭皮上脳波が正常なこともある[42]．しかし，最も多いのはアーチファクトや非てんかん性脳波異常をてんかん性放電と見誤り，過換気症候群をてんかんと誤診してしまう場合だろう[43]．言うまでもないが，てんかんでなくても発作間欠期にてんかん様放電を認めることがあるので，それだけではてんかんと診断することはできない．

症例検討4　半身のしびれ，めまい，胸部圧迫感，呼吸困難

47歳の女性が数週間続く発作のため来院した．ふらつき，神経過敏のほか，左上下肢と口周囲のしびれと脱力感，胸部圧迫感，息苦しさを感じる発作が毎日起こり，数分間持続するというものだった．ストレスや抑うつ気分は否定していた．かかりつけの内科を受診し，血液検査とトレッドミル検査を受けたが，正常だった．目立った既往歴もなく，理学所見も神経学的所見も異常はなかった．過換気試験を実施したところ，口周囲と左上下肢の無感覚とチクチク感，胸部圧迫感が誘発された．過換気症候群の可能性が高いと伝えたが，患者は納得せず，発作の最中に呼吸が速くなったことは絶対にないと言い切った．患者の希望に応じ，内頚動脈分岐部とWillis動脈輪の血管造影MRIを実施したが，全く異常はなかった．数カ月後の電話による再診によると，その後は1回も発作を起こしていないとのことであった．

＜コメント＞

この症例の鑑別診断には狭心症，脳動静脈奇形や脳腫瘍などの器質性脳障害，部分発作，多発性硬化症などがあげられる．さらに検査を追加すべきか否かは個々の症例に応じて判断する．ただし，過換気試験によって臨床症状が正確に再現され，病歴にも神経所見にも異常を認めない場合は，追加の検査は行わずにそのまま治療を開始することが多い．しかし，患者が診断に納得せず，追加検査を希望することもある．この症例では過換気症候群の誘因はわからなかった．精神障害の既往はなく，不安障害やヒステリーのようにもみえなかった．さらに直近のストレスやうつ状態も否定した．過換気症候群の大半を占めるのはなんらかの身体的負荷や情動的負荷がかかると「悪い癖」のように胸式呼吸をしすぎてしまう患者である．この換気の増大によって不安と交感神経活動が高まり，さらに過換気が強まっていく[23]．

症例検討5　双極性障害，半身のしびれ

34歳の女性が繰り返し起こる発作のため来院した．その発作は2分しか続かないが，1カ月間

にわたって毎日数回生じていた．発作中はふらつきのほか，左上唇，左頭部の無感覚，左腕のしびれが生じ，ろれつも回りにくくなるという．母親によると，発作中に意識が変化した様子はなく，凝視も認めなかったという．

双極性障害の既往があり，数回の精神科入院歴があった．1カ月前から抑うつ状態が悪化し，リチウム，fluoxetine，thiothixene，benztropineを服用していた．また，緊張型頭痛，月経時片頭痛の既往があった．理学所見，神経所見は正常だった．過換気試験によって発作が再現され，ふらつき，左顔面のチクチク感，左腕の温熱感，ろれつの回りにくさを訴えた．

頭部造影MRIではWillis動脈輪を含めて異常を認めなかった．過換気試験前の心電図，脳波も正常だった．安静呼気終末時の二酸化炭素分圧 pCO_2 は 23 mmHg と低めだった．脳血流測定のために室内気と Xenon-133 の混合気体を1分間吸入させたところ，脳血流は対称性に描出され年齢相応の所見が得られた．そのまま過換気を続けさせると，pCO_2 は 19 mmHg にまで低下し，右頭頂領域の血流量が著明に減少した．

発作対策として少しの間だけ息を止めるか，ペーパーバッグを用いて呼吸をするように指導した．1カ月後，発作は1週間に4回以下となり，息止めによって発作を抑えられるようになった．5カ月後には発作は全く生じなくなっていた．

<コメント>

「見慣れない発作」の鑑別診断には広場恐怖，パニック発作，うつ病，身体化障害，全般性不安障害，心的外傷後ストレス障害，精神病性障害などがあげられる．パニック発作は過換気症候群と共通した臨床症状を示すことが多く，鑑別すべき疾患も全く同じである[44]．パニック発作の病態生理については議論が続いており[45]，過換気症候群も原因のひとつと考えられている[46〜49]．パニック障害では二酸化炭素化学受容体の感受性が亢進していて[51]，過換気の際の低炭酸血症による血管収縮作用によって脳底動脈の血流が低下しやすい[50]．パニック発作時の片側性のしびれや脱力感も過換気試験によって再現できる[52]．この症例の脳血流検査の所見は次の項で検討する．

7

病態生理

急性の過換気は動脈血 pCO_2 を低下させ，アルカローシスを惹起する．呼吸性アルカローシスはBohr効果を引き起こし，酸素解離曲線が「左方移動」することによって，ヘモグロビンの酸素結合能が強まり，末梢組織への酸素運搬が低下する．さらにアルカローシスによって血漿カルシウムイオン濃度も低下する．また，低リン酸血症が生じることもある．おそらくこれはグルコース代謝の変化によってリン酸が細胞内に移動するためである[53]．慢性の過換気では重炭酸イオンとナトリウムイオンの腎排泄が増加し，血中濃度が低下することがある[54]．また，ストレスによってアドレナリン過剰状態が生じると，ベータアドレナリン刺激によって過換気が引き起される[27]．

1. 脳血流量の減少

過換気が神経症状を発現させるメカニズムとしては中枢性のものと末梢性のものが想定されている[55]．脳血流は過換気によって30〜40%減少するので[56,57]，頭痛，視覚症状，めまい，耳鳴，運動失調，失神，種々の精神症状は脳血流の低下によって生じるのだろう．

2. 脳波の徐化

過換気によって脳波が徐化する理由はよくわかっていない．徐化は小児と10代で最も顕著であり，成人になると少なくなり，高齢者ではまれである[58]．低二酸化炭素血症に対する脳幹の反応によって徐化するという考えもある[59]．徐化は過換気中止によって速やかに消失するが，脳内の酸素化と終末呼気中の二酸化炭素濃度は低いままである[60]．したがって，徐化は単に血行動態によるものではなく，代謝性のものなのだろう[61]．また，

低血糖症によって徐化や build-up が強まることがある.

3. その他の機序

過換気の症状のすべてが単一の機序によって生じるわけではない. 筋スパズムとテタニーは呼吸性アルカローシスと低カルシウム血症によって生じる. めまいと感覚異常の発現と pCO_2 の低下率は関係していないことから, これらの症状は低リン酸血症によるものかもしれない[62]. 低リン酸血症は倦怠, めまい, 集中力低下, 失見当識, 感覚異常などを引き起こす. アドレナリン過剰状態は振戦, 頻脈, 不安, 発汗の原因となる. 低カリウム血症は筋力低下や傾眠を惹起する.

4. 感覚異常の発現機序

感覚異常の原因ははっきりしない. というのも, 末梢性機序と中枢性機序それぞれを支持する証拠が存在するからである. 末梢性仮説についていえば, 細胞外カルシウムイオン濃度の低下は末梢神経の軸索の興奮性を高めるので, 皮神経軸索の自発バースト活動が惹起され, これが感覚異常として知覚される可能性がある[63]. 症状の側性は末梢神経とその栄養血管の解剖学的非対称性によって説明できるかもしれない[5].

一方, 両側性感覚異常は対称的な脳血流の減少によって, 一側性感覚異常は非対称的な脳血流の減少によって説明することも可能である. 症例5では左半身の感覚異常に伴って右頭頂領域の脳血流量が低下し, 脳血流が非対称性に低下しうる証左となった[1]. O'Sullivan ら[11] は過呼吸に伴う一側性感覚異常では対側半球の脳波が非対称性に徐化するが, 体性感覚誘発電位は両側とも正常であることを報告している. 脳血管系の解剖学的左右差によって一側性感覚異常が説明できるかもしれないが, 症例4と症例5では MRA が正常であり, この仮説を支持しない.

一側性感覚異常はなぜ左半身に生じやすいのか. 興味をそそられる問題ではあるが, その理由はわからない. 心身症状は右半球で処理されている精神活動と関係しているという考えもある. ストレス下や覚醒レベルが高いときには左半球よりも右半球の活動が高まる[64]. 過換気症状だけでなく転換症状も左半身に生じやすい[8,65]. しかし, この仮説では先に触れたように健常者が過換気を行っても左側の感覚異常が多いことを説明できない.

8

鑑別診断

1. 身体疾患

過換気症候群の原因には器質的, 生理的, 情動的, 習慣的なものがある. 身体疾患だけで生じる過換気症候群は5%未満であり, 60%は心因性(情動と習慣)である[66]. また, 精神障害, 呼吸障害, 神経疾患, 身体疾患がなくても激しい過換気は生じる[67]. 器質因にはサリチル酸中毒, カフェイン中毒, その他の薬物の影響, 肝硬変, 肝性昏睡, 心筋梗塞などによる急性疼痛, 脾弯曲部症候群, 胆嚢炎, 発熱, 敗血症, 解離性大動脈瘤, 呼吸筋ジスキネジア, 肺塞栓症, 気胸, 間質性肺疾患, 喘息, 高温馴化, 高度順応などがある[24]. 鑑別診断では喘息と肺塞栓をまずは除外すべきである.

2. 神経疾患

過換気症候群の原因となりうる神経疾患には, Rett 症候群, Joubert 症候群, Reye 症候群, ピルビン酸脱水素酵素欠損症, ビオチン依存性複合カルボキシル基転移酵素欠損症, 悪性高熱, 脳幹腫瘍, 原発性脳リンパ腫, 脳炎, 脳幹卒中, 視床出血, 延髄空洞症, 頭蓋内圧亢進による神経因性肺水腫などがある[45].

3. 誤診しやすい疾患

神経内科に紹介されてくる過換気症候群の患者は紹介元の医師によって誤診されていることが少なくない. この誤診にはてんかん, 片頭痛, 多発性硬化症, 動静脈奇形, 脳血管疾患, 椎骨脳底動

表 4　患者用手引き

過換気症候群（過呼吸）はめまいの原因として最も多いものです．その原因を知り，いくつかのルールに従うことによって予防可能です．

■どんな症状が出るのでしょうか？
以下の症状がひとつ以上出現します．
- たちくらみ，めまい，気が遠くなる感じ
- 胸部圧迫感，胸痛
- 息切れ，うまく呼吸できない
- 口渇
- 心拍の促迫
- 視野のぼやけ
- 発汗
- 手足のふるえ
- 脱力（足ががくがくする）
- 手，足，口周囲のしびれ，ぴりぴり感
- 頭痛
- 不安，恐怖，パニック
- 呼吸困難感
- 手足のけいれん
- 心臓発作，気絶，自制心の喪失，今にも死にそうな感覚

過呼吸しているときに空気を飲み込んでいるかもしれません．その結果以下のことが起きます．
- 胃拡張
- げっぷ
- おなら

以下のような呼吸は過呼吸です．
- 深いため息呼吸
- あくびが多い
- 早くて浅い呼吸
- 深呼吸

■過換気には急性（過換気症候群の1％）と慢性（99％）の2種類があります．
- 急性過換気は非常に早い呼吸であり，一目瞭然です．
- 慢性過換気ははっきりとはわかりません．呼吸をほんの少し早く，深くするだけで過換気になりますが，あなたも主治医も発作を起こしていることにはなかなか気づけません．

■過換気が起きやすい状況は？
人ごみ，集会，外出中に緊張していたり，うんざりしていたり，憂うつなとき．

■どのようにして症状が生じるのですか？
正常であれば，呼吸の回数と深さは自然のなりゆきに任されていて，血液中の二酸化炭素があなたに呼吸をさせています．呼吸は二酸化炭素を十分に排出し，十分な酸素を取り入れるために必要です．この自然な呼吸を無視して，過呼吸をしてしまうと血液中の二酸化炭素が過度に取り除かれてしまいます．こうなると脳への血流が減り，めまいを感じるようになります．また，血液中の利用可能なカルシウムが減り，ぴりぴり感，しびれ感，うずきが生じて，手足がけいれんしてしまいます．

血液中のアドレナリンが増加し，不安感，発汗，ふるえが生じ，心拍も早くなります．

筋収縮は胸痛，胸部圧迫感，頭痛の原因となります．

■過呼吸を止めるには？
ため息やあくびなどの初期の兆候を見つけます．
してはいけないこと：
- 窓を開ける
- 外を走る
- 深呼吸する

そのかわりにすること：
- 座る
- 呼吸を止め，10数える
- ゆっくり息を吐き，リラックスと自分に言い聞かせ，6秒ごと（毎分10回）にゆっくりと呼吸する
- その代わりに紙袋を鼻と口に当てて，1分間呼吸してもよい
- できるだけ呼吸について考えないようして，呼吸を自然にまかせるようにする

■原則
- リラックスすること．誰かの名前を忘れてしまっても，夕食を焦がしてしまっても，芝を刈る時間がなくても，そんなことを心配する必要はありません．
- もっとゆっくり話しましょう．ゆっくり歩きましょう．時間は十分にあります．
- プラス思考で考えましょう．あなたの問題対処能力は誰にも劣りません．人はみな問題を抱えているものです．
- その日の仕事量を分散させましょう．ひとつひとつの仕事に十二分に時間を割きましょう．
- 平常心を保ちましょう．
- 自分の感情を押し殺してはいけません．あなたを怒らせたり，動揺させたりする心配事はどんなことであっても話し合いましょう．
- ゆっくり食事をしましょう．急いではいけません．
- ソフトドリンク，コーヒー，紅茶のカフェインを減らしましょう．
- 筋肉をリラックスさせることを学びましょう．顔をしかめたり，歯を食いしばってはいけません．
- 定期的に運動しましょう．
- 社会活動や余暇のために時間を割きましょう．

以上のルールを守れば，発作をコントロールすることができます．

〔Lance[79]より許可を得て一部修正の上掲載〕

脈循環不全，腕神経叢炎，狭心症，詐病，血管迷走神経性失神，低血糖症，脳腫瘍などがある[5,6]．冠動脈疾患がなくても過換気によって陰性T波，ST低下，ST上昇などの心電図変化が生じることがあるので，狭心症と鑑別できないことがある[68]．逆に，狭心症ではその痛みと不安のために過換気が生じることがある．

過換気症候群の鑑別診断に加えておくべきものにはパニック障害，内分泌疾患，僧帽弁逸脱，てんかん発作とその前兆，心因性発作，片頭痛前兆，睡眠時随伴症などがある．

パニック発作や僧帽弁逸脱では過換気によって症状が生じることもあるので紛らわしい[69]．片頭痛や失神についても同様である．

4. 多発性硬化症による強直性けいれん

多発性硬化症 multiple sclerosis の強直性けいれん tonic spasm（有痛性発作性ジストニア）は過換気症候群の筋スパズム，テタニー，感覚異常に多少似ることがある．この異常姿位は一肢または複数の肢を巻き込み，持続は短く，反復性に生じ，痛みを伴う．意識の変容，括約筋のコントロール喪失，間代性運動を伴うことはない．持続時間は10秒〜3分程度であり，1日に30回程度繰り返し生じる．場合によっては発作の前か最中にその肢に感覚障害が短時間生じることがある．この強直性けいれんは内包あるいは橋レベルの皮質脊髄路の脱髄によって生じる[70〜72]．カルバマゼピン[59]やガバペンチン[73]が有効なことがある．この発作は多発性硬化症の初発症状であったり[74]，過呼吸によって惹起されることがあるので[75]，誤診しやすい．

9

治療

治療法には不安の除去と疾病教育（息を止める，ゆっくり呼吸する，ペーパーバッグで呼吸する），呼吸法訓練と腹式呼吸訓練，バイオフィードバック，催眠，精神療法のほか，ベータ遮断剤，ベンゾジアゼピン類，抗うつ薬による薬物治療がある[45]．非薬物治療の研究によると，患者教育，呼吸法訓練，リラクゼーションはいずれも有効であり，疾病教育と8回からなる呼吸法訓練を受けた治療群の改善率が最も高かった[76]．ただし，これらの治療法については比較対照試験が実施されていない[77]．

私見ではあるが，本章で紹介した症例の転帰は一般的なものである．不安の除去，教育，呼吸法の指導はほとんどの患者で効果を認める[78]．Lance[79]が用いているような資料（表4）を患者に提供するのもよい．ストレス，不安，抑うつ症状が目立つ場合には薬物治療や精神療法が有用である．

10

予後

小児と青年の経過観察研究によると，40%は成人になっても過換気が続き，その多くは慢性不安を抱えていた[80]．急性過換気症候群の半分は治療しなくても回復する．慢性過換気症候群の10%は3年以上症状が持続する[81]．適切に治療すれば，成人患者の70〜90%で症状は消失すると考えられる[82]．

文献

1) Evans RW. Neurologic aspects of hyperventilation syndrome. Semin Neurol 1995；15：115-25.
2) Lewis RA, Howell JBL. Definition of the hyperventilation syndrome. Bull Eur Physiopathol Respir 1986；22：201-04.
3) Brashear RE. Hyperventilation syndrome. Lung 1983；161：257-73.
4) Lum LC. Hyperventilation：the tip and the iceberg. J Psychosom Res 1975；19：375-83.
5) Drachman DA, Hart CW. An approach to the dizzy patient. Neurology 1972；22：323-34.
6) Garssen B, Rijken H. Hyperventilation syndrome. In：

Kaptein AA, van der Ploeg HM, Schreurs PJG, Beunderman R eds. Behavioural Medicine. New York : John Wiley and Sons, 1990 : 159-72.
7) Hirokawa Y, Kondo T, Ohta Y, et al. Clinical characteristics and outcome of 508 patients with hyperventilation syndrome. Nippon Kyobu Shikkan Gakkai Zasshi 1995 ; 33 : 940-46.
8) Blau JN, Wiles CM, Solomon FS. Unilateral somatic symptoms due to hyperventilation. Br Med J 1983 ; 286 : 1108.
9) Perkin GD, Joseph R. Neurological manifestations of the hyperventilation syndrome. J R Soc Med 1986 ; 79 : 448-50.
10) Brodtkorb E, Gimse R, Antonaci F, et al. Hyperventilation syndrome : clinical, ventilatory, and personality characteristics as observed in neurological practice. Acta Neurol Scand 1990 ; 81 : 307-13.
11) O'Sullivan G, Harvey I, Bass C, et al. Psychophysiological investigations of patients with unilateral symptoms in the hyperventilation syndrome. Br J Psychiatry 1992 ; 160 : 664-67.
12) Pincus JH. Disorders of conscious awareness. Hyperventilation syndrome. Br J Hosp Med 1978 ; 19 : 312-13.
13) Herman SP, Stickler GB, Lucas AR. Hyperventilation syndrome in children and adolescents : long-term follow up. Pediatrics 67 : 183-87.
14) Da Costa JM. On irritable heart ; a clinical study of a form of functional cardiac disorder and its consequences. Am J Med Sci 1871 ; 71 : 2-52.
15) Lewis T. The Soldier's Heart and The Effort Syndrome. New York : Paul B Hoeber, 1919.
16) Levine SA. The origin of the term neurocirculatory asthenia. N Engl J Med 1965 ; 273 : 604-05.
17) Gower WR. The Border-land of Epilepsy : Faints, Vagal Attacks, Vertigo, Migraine, Sleep Symptoms, and Their Treatment. London : Churchill, 1907.
18) Goldman A. Clinical tetany by forced respiration. J Am Med Assoc 1922 ; 78 : 1193-95.
19) Kerr WJ, Dalton JW, Gliebe PA. Some physical phenomena associated with the anxiety states and their relation to hyperventilation. Ann Int Med 1937 ; 11 : 961-91.
20) Kerr WJ, Gliebe PA, Dalton JW. Physical phenomena associated with anxiety states : the hyperventilation syndrome. Cal West Med 1938 ; 48 : 12-16.
21) Lewis BI. The hyperventilation syndrome. Ann Int Med 1953 ; 38 : 918-27.
22) Tavel ME. Hyperventilation syndrome with unilateral somatic symptoms. J Am Med Assoc 1964 ; 187 : 301-02.
23) Lum LC. Hyperventilation syndromes in medicine and psychiatry : a review. J R Soc Med 1987 ; 80 : 229-31.
24) Hornsveld H, Garssen B, van Spiegel P. Voluntary hyperventilation : the influence of duration and depth on the development of symptoms. Biol Psychol 1995 ; 40 : 299-312.
25) Evans DW, Lum LC. Hyperventilation : an important cause of pseudo-angina. Lancet 1977 ; 1 : 155-57.
26) Stoop A, de Boo T, Lemmens W, et al. Hyperventilation syndrome : measurement of objective symptoms and subjective complaints. Respiration 1986 ; 49 : 37-44.
27) Brashear RE. Hyperventilation syndrome. Lung 1983 ; 161 : 257-73.
28) Drury I. Chapter 17. Activation procedures. In : Wyllie E ed. The Treatment of Epilepsy : Principles and Practices. Philadelphia : Lea and Febiger, 1993 ; 234-48.
29) Lindsay S, Saqi S, Bass C. The test-retest reliability of the hyperventilation provocation test. J Psychosom Res 1991 ; 35 : 155-62.
30) Magarian GJ. Hyperventilation syndromes : infrequently recognized common expressions of anxiety and stress. Medicine 1982 ; 61 : 219-36.
31) Grossman P, De Swart JCG. Diagnosis of hyperventilation syndrome on the basis of reported complaints. J Psychosom Res 1984 ; 28 : 97-104.
32) Malmberg LP, Tamminen K, Sovijarvi AR. Orthostatic increase of respiratory gas exchange in hyperventilation syndrome. Thorax 2000 ; 55 : 295-301.
33) Hornsveld HK, Garssen B, Fiedeldij Dop MJC, et al. Double-blind placebo-controlled study of the hyperventilation provocation test and the validity of the hyperventilation syndrome. Lancet 1996 ; 348 : 154-58.
34) Naschitz JE, Yeshurun D, Hardoff D, et al. Hyperventilation syndrome. Lancet 1996 ; 348 : 750.
35) Gardner W. Editorial. Orthostatic increase of respiratory gas exchange in hyperventilation syndrome. Thorax 2000 ; 55 : 257-59.
36) Macefield G, Burke D. Paraesthesiae and tetany induced by voluntary hyperventilation. Increased excitability of human cutaneous and motor axons. Brain 1991 ; 114 : 527-40.

37) Raskin NH. Headache. New York : Churchill Livingstone, 1988 ; 67.
38) Allen TE, Agus B. Hyperventilation leading to hallucinations. Am J Psychiatry 1968 ; 125 : 632-37.
39) Magarian GJ, Middaugh DA, Linz DH. Hyperventilation syndrome : a diagnosis begging for recognition. West J Med 1983 ; 138 : 733-36.
40) Hoefnagels WAJ, Padberg GW, Overweg J, et al. Syncope or seizure? The diagnostic value of the EEG and hyperventilation test in transient loss of consciousness. Clin Neurol Neurosurg 1992 ; 94 : 153-56.
41) Ebersole JS. Electrophysiologic methods of evaluating epilepsy. Sem Neurol 1990 ; 10 : 339-48.
42) Devinsky O, Kelley K, Porter RJ, et al. Clinical and electroencephalographic features of simple partial seizures. Neurology 1988 ; 38 : 1347-52.
43) Drury I, Beydoun A. Pitfalls of EEG interpretation in epilepsy. Neurol Clin 1993 ; 11 : 857-81.
44) Tesar GE, Rosenbaum JF. Recognition and management of panic disorder. Adv Int Med 1993 ; 38 : 123-49.
45) Gorman JM, Kent JM, Sullivan GM, et al. Neuroanatomical hypothesis of pain disorder, revised. Am J Psychiatry 2000 ; 157 : 493-505.
46) Ley R. Agoraphobia, the panic attack and the hyperventilation syndrome. Behav Res Ther 1985 ; 1 : 79-81.
47) De Ruiter C, Garssen B, Rijken H, et al. The hyperventilation syndrome in panic disorder, agoraphobia and generalized anxiety disorder. Behav Res Ther 1989 ; 27 : 447-52.
48) Spinhoven P, Ornstein EJ, Sterk PJ, et al. The hyperventilation provocation test in panic disorder. Behav Res Ther 1992 ; 30 : 453-61.
49) Nutt D, Lawson C. Panic attacks. A neurochemical overview of models and mechanisms. Br J Psychiatry 1992 ; 160 : 165-78.
50) Nardi AE, Valencia AM, Nascimento I, et al. Hyperventilation challenge test in panic disorder and depression with panic attacks. Psychiatry Res 2001 ; 105 : 57-65.
51) Dratcu L. Panic, hyperventilation and perpetuation of anxiety. Prog Neuropsychopharmacol Biol Psychiatry 2000 ; 24 : 1069-89.
52) Coyle PK, Sterman AB. Focal neurologic symptoms in panic attacks. Am J Psychiatry 1986 ; 143 : 648-49.
53) Brautbar N, Leibovici H, Finlander P, et al. Mechanism of hypophosphatemia during acute hyperventilation. Clin Res 1980 ; 28 : 387A.
54) Pearson MG, Qadiri MR, Finn R. Hypokalaemia in the chronic hyperventilation syndrome. Br J Clin Pract 1986 ; 40 : 28-29.
55) Beumer HM, Bruyn GW. Chapter 19. Hyperventilation syndrome. In : Goetz CG, Tanner CM, Aminoff MJ eds. Handbook of Clinical Neurology, Vol. 19. Amsterdam : Elsevier, 1993 ; 429-48.
56) Gotoh F, Meyer JS, Takagi Y. Cerebral effects of hyperventilation in man. Arch Neurol 1965 ; 12 : 410-23.
57) Jibiki I, Kurokawa K, Matsuda H, et al. Widespread reduction of regional cerebral blood flow during hyperventilation-induced EEG slowing ('buildup'). Neuropsychobiology 1992 ; 26 : 120-24.
58) Fisch BJ. Chapter 14. Activation procedures. In : Spehlmann's EEG Primer, 2nd ed. Amsterdam : Elsevier, 1991 ; 251-67.
59) Patel VM, Maulsby RI. How hyperventilation alters the electroencephalogram : a review of controversial viewpoints emphasizing neurophysiological mechanisms. J Clin Neurophysiol 1987 ; 4 : 101-20.
60) Hoshi Y, Okuhara H, Nakane S, et al. Re-evaluation of the hypoxia theory as the mechanism of hyperventilation-induced EEG slowing. Pediatr Neurol 1999 ; 21 : 638-43.
61) Kraaier V, Van Huffelen AC, Wieneke GH, et al. Quantitative EEG changes due to cerebral vasoconstriction. Indomethacin versus hyperventilation-induced reduction in cerebral blood flow in normal subjects. Electroencephalogr Clin Neurophysiol 1992 ; 82 : 208-12.
62) Rafferty GF, Saisch SGN, Gardner WN. Relation of hypocapnic symptoms to rate of fall of end-tidal PCO_2 in normal subjects. Resp Med 1992 ; 86 : 335-40.
63) Macefield G, Burke D. Paraesthesiae and tetany induced by voluntary hyperventilation. Increased excitability of human cutaneous and motor axons. Brain 1991 ; 114 : 527-40.
64) Tucker DM, Roth RS, Arneson BA, et al. Right hemisphere activation during stress. Neuropsychologia 1977 ; 15 : 697-700.
65) Galin D, Dimond R, Braff D. Lateralization of conversion symptoms more frequent on the left. Am J Psychiatry 1977 ; 134 : 578-80.
66) Brashear RE. Hyperventilation syndrome : managing elderly patients. Geriatrics 1984 ; 39 : 114-25.

67) Bass C, Gardner WN. Respiratory and psychiatric abnormalities in chronic symptomatic hyperventilation. Br Med J 1985 ; 290 : 1387-90.
68) Heckerling PS, Hanashiro PK. ST segment elevation in hyperventilation syndrome. Ann Emerg Med 1985 ; 14 : 126-27.
69) Tavel ME. Hyperventilation syndrome-hiding behind pseudonyms? Chest 1990 ; 97 : 1285-88.
70) Honig LS, Wasserstein PH, Adornato BT. Tonic spasms in multiple sclerosis. Anatomic basis and treatment. West J Med 1991 ; 154 : 723-26.
71) Maimone D, Reder AT, Finocchiaro F, et al. Internal capsule plaque and tonic spasms in multiple sclerosis. Arch Neurol 1991 ; 48 : 427-29.
72) Rose MR, Ball JA, Thompson PD. Magnetic resonance imaging in tonic spasms of multiple sclerosis. J Neurol 1993 ; 241 : 115-17.
73) Solaro C, Lunardi GL, Capello E, et al. An open-label trial of gabapentin treatment of paroxysmal symptoms in multiple sclerosis patients. Neurology 1998 ; 51 : 609-11.
74) Heath PD, Nightingale S. Clusters of tonic spasms as an initial manifestation of multiple sclerosis. Ann Neurol 1982 ; 12 : 494-95.
75) Shibasaki H, Kuroiwa Y. Painful tonic seizure in multiple sclerosis. Arch Neurol 1974 ; 30 : 47-51.
76) Monday J, Gautrin D, Cartier A. Chronic hyperventilation syndrome. The role of respiratory re-training. Rev Mal Respir 1995 ; 12 : 291-98.
77) Herxheimer A. Hyperventilation syndrome-not to be dismissed. Drug Ther Bull 1991 ; 29 : 83-84.
78) Evans RW. Hyperventilation syndrome. In : Gilman S ed. MedLink Neurology, www.medlink.com.
79) Lance JW, Goadsby PJ. Appendix A. An explanation of hyperventilation. In : Lance JW ed. Mechanism and Management of Headache, 5th ed. Oxford : Butterworth-Heinemann, 1998 : 299-301.
80) Herman SP, Stickler GB, Lucas AR. Hyperventilation syndrome in children and adolescents : long-term follow up. Pediatrics 67 : 183-87.
81) Hirokawa Y, Kondo T, Ohta Y, et al. Clinical characteristics and outcome of 508 patients with hyperventilation syndrome. Nippon Kyobu Shikkan Gakkai Zasshi 1995 ; 33 : 940-96.
82) Compernolle T, Hoogduin K, Joele L. Diagnosis and treatment of the hyperventilation syndrome. Psychosomatics 1979 ; 20 : 612-25.

IV てんかん発作をまねる精神障害

19 心因性発作

　非てんかん性発作の正確な有病率はわからないが，てんかんセンターではおそらく入院患者の約20%，外来患者の約5%に上ると推定されている．非てんかん性発作には様々なものがあり，どれも誤診する可能性が高い．本章では心因性の非てんかん性発作を取り上げ，術語，分類，診断手順，治療について概説する[1]．

1 術語について

　非てんかん性発作の記述および分類のし方については長年議論されているが，いまだに混乱を極めている．同様にこの分野の疫学研究も遅れているため，非てんかん性発作について知り得る発症率は大まかな推計に基づくものでしかない．
　非てんかん性発作の分類方法についての結論は出ていないが，Gates[1]がまとめているように，二つの疾患群に大別するという形で大筋の合意が得られている．そのひとつは身体因性の一群であり，もうひとつは心因性の非てんかん性発作である．ただし，心因性発作については術語が明確に定義されていないので記述する際には注意が必要である．たとえば，「ヒステリー性擬似発作」や「擬似発作 pseudoseizure」などは現在でも用いられているが，定義があいまいであり，精神医学の古典に登場する時代遅れの表現といえる．これらの用語は現在では転換性障害 conversion disorder という術語に取って代わられている．ただし，転換性障害も心因性発作の原因のひとつにすぎない．つまり，「ヒステリー発作」と心因性発作は同義ではない．これは「複雑部分発作と側頭葉発作は同義ではない」というのに近い．複雑部分発作が側頭葉以外からも生じることはいうまでもない．さらに，ヒステリー hysteria という術語には侮蔑的な意味合いが含まれており，否定的なニュアンスに満ちている．医学の素人にとってみれば，ヒステリーとは「コントロールできない不合理な状態」であり，ヒステリーと診断されて愉快に思うものはいない．同様に，擬似発作という術語も少なくとも米国では侮蔑的なニュアンスを含んでいる．実際，相手を激しく否定するときに使う似非インテリ pseudointellectual という用語と同列の表現である．そもそもこの術語は「偽嚢胞 pseudo-cyst」などと同じく中立的な表現をもとにしたものであり，侮蔑的な意味合いは含まれていない．しかし，言外に否定的なニュアンスが伝わってしまう以上，できるかぎり患者とのやりとりに用いるべきではない．その点，非てんかん性発作という表現は，最適ではないかもしれないが，最も中立的であり使い勝手がよい[2]．
　米国てんかん協会の調査によると，てんかん専門医が最も好んで用いる術語はやはり非てんかん性発作であった[2]．しかし，国際的に見るとやや事情は異なっている．たとえば，英国の Betts と Duffy[3]は心因性発作の代わりに「非てんかん性発作性障害 nonepileptic attack disorder」という術語を提案している．しかし，attack という用語は暴行を連想させるため，好ましくない．実際，心因性発作のかなりの数の患者が家族や知人から性的暴行を受けている．
　DSM-IV を用いた心因性発作 psychogenic episode の推奨分類を図1に示す[4]．他の章でも触れているとおり，心因性発作の原因には様々なもの

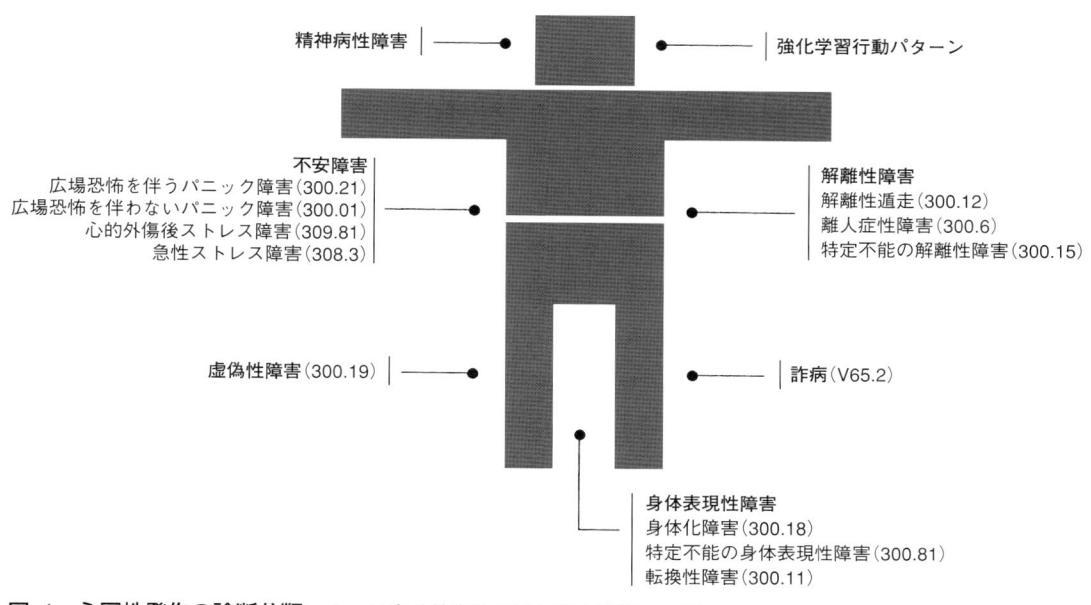

```
                    精神病性障害 ●━━━━━━━━● 強化学習行動パターン

        不安障害
        広場恐怖を伴うパニック障害(300.21)
        広場恐怖を伴わないパニック障害(300.01)  ●       ●  解離性障害
        心的外傷後ストレス障害(309.81)                  解離性遁走(300.12)
        急性ストレス障害(308.3)                        離人症性障害(300.6)
                                                    特定不能の解離性障害(300.15)

        虚偽性障害(300.19) ●                    ● 詐病(V65.2)

                                    ●
                                 身体表現性障害
                                 身体化障害(300.18)
                                 特定不能の身体表現性障害(300.81)
                                 転換性障害(300.11)
```

図1　心因性発作の診断分類　カッコ内の数字はDSM-Ⅳの診断コード

がある．不安障害 anxiety disorder の中で発作が生じるものには広場恐怖を伴うパニック障害，広場恐怖を伴わないパニック障害，心的外傷後ストレス障害，急性ストレス障害があるが，いずれも誤診しやすい[1]．虚偽性障害 factitious disorder には Münchausen 症候群と代理人による Münchausen 症候群があるが，どちらも誤診しやすい[5]．身体表現性障害 somatoform disorder も発作性の症状を呈し，その鑑別が難しい．転換性障害 conversion disorder は心因性発作の大半を占め，心理的虐待や性的虐待が引き金となって発症することが多い．解離性障害 dissociative disorder は解離性遁走，離人症などからなる一連のスペクトラムであるが，意図的に症状を捏造する詐病 malingering と間違えやすい．虚偽性障害と詐病を区別することも極めて重要である．詐病であればてんかんセンターを紹介受診するころには症状は治まっていることが多いが，虚偽性障害ではそのようなことはない（訳注：詐病，虚偽性障害はともに意図的に症状を捏造するが，詐病には明確な動機があるのに対し，虚偽性障害には動機がない）．心因性発作が疑われる場合，看護スタッフと十分な

意見交換を行い，差別的になりがちな言動に気を配ることが重要である．そうすることによって，患者に対して冷淡な態度を取ってしまったり，その結果患者が早期に退院してしまうことを防ぐことができる．しかし，必ずしもうまくいくとはかぎらない．

心因性発作を嗜癖モデルに準えることもできる．これにならえば，心因性発作の患者は苦痛や感情のコントロールが苦手で，独自の対処メカニズムを身に付けていると解釈することができ，治療的介入の見通しも立つ[6]．

筆者の属すミネソタてんかんグループの多少ともユニークなところは心因性発作を「強化学習行動パターン」として捉えている点である．これは発作によって周囲の注目を引きつけ，言いなりにすることができるために，無意識のうちに発作を身に付けてしまうという考え方である．ただし，この強化学習行動パターンはあくまでも独自の概念であり，DSM の診断カテゴリーに含まれているわけではない[1]．

2 疫学

　心因性発作の発症率は実際に考えられているよりもはるかに高く，てんかんに併発する割合も高い．たとえば，治療抵抗性のためにてんかんセンターに紹介される患者の約20%は心因性発作であり，そのうち30%はてんかん発作も併発している[1,7,8]．

　心因性発作はどの程度の経済的損失をもたらすのだろうか．残念ながら，この点に関する研究はほとんど行われていない．この損失額を見積もるためには，救命救急室の受診者数，救急車の出動回数だけでなく，直接経費として診察料，血液検査料，薬剤処方料，不要な治療費，呼吸管理を含む集中治療を受けている心因性発作重積にかかる費用，通院費，患者および家族の労働時間の喪失などを考慮しなくてはならず，実際の損失は甚大に違いない．家族，ケア担当者，地域社会の負担は相当なものになろう[9]．

3 鑑別診断

　てんかん専門医であれば，てんかん発作とほとんど区別のつかない心因性発作を診察するのは日常茶飯のことだろう．病歴で目に付くのは年余にわたる「てんかん発作」があり，何人もの医師の診察を受け，既に何種類もの抗てんかん薬を処方されているという経過である．一方，病歴の中には心因性発作の存在を疑わせるものもある．たとえば，患者の説明は要領を得ず，はっきりしない発作型が複数存在し，治療に対して逆説的な反応を示している場合がある．つまり，抗てんかん薬の種類や量を増やしたにもかかわらず，「発作」はますます悪化しているという経過である．たしかに難治てんかんではこうした経過を認めることもあるが，難治てんかんであれば，たとえ異型発作を伴っていたとしても発作型は明確なはずである．複数のあいまいな発作型を有し，多剤併用によっても改善が得られない場合，心因性発作である可能性がかなり高い[10]．

　「満ち足りた無関心 la belle indifference」もよくみられる．奇妙なことに患者は発作に関心を示さない．これは心因性発作の最中にみられる激しい情動反応と極めて対照的である．重ねて強調するが，診断の決め手は病歴の中に隠されている．

　頻回の入院歴，頻回の救急外来受診歴も心因性発作を疑う手がかりとなる．頻回に転倒しているにもかかわらず外傷を負わない場合も心因性発作を疑わせる．心因性発作でも舌を噛むことがあるが，この場合，舌尖のことが多い．一方，大発作では舌側面を損傷することが多い．失禁を伴う心因性発作はまれであり，躾の厳しい北欧，日本，台湾では特に少ない[10]．

　うつ病や精神病性障害を併発している心因性発作も少なくない．パーソナリティ障害も非常に多い．ただし，てんかんも精神障害を併発することが多いので，てんかん発作との鑑別にはほとんど役には立たない．しかし，多くの場合，併発している精神障害を治療することによって心因性発作の改善も促される[10]．

　心因性発作では小児期に性的虐待歴を認めることが多く，成人女性の転換性障害では特に高率である．米国文化圏でみると，心因性発作の男女比は1対2.3であり，半数以上は性的虐待歴をもつ転換性障害であった．米国社会が深刻な性的虐待問題を抱えていることは間違いない．Finkelhorら[11]による一般人口を対象とした大規模調査では女性の26%，男性の16%がなんらかの性的虐待を受けたことがあると報告している．

　興味深いのは，小児の心因性発作では性的虐待がそれほど多くない点である．小児では虐待以外のストレス要因が発症に関与しているのである．女児の場合，家庭内葛藤，親の精神障害，親のアルコール・薬物の乱用，親の不仲，学業困難，友人関係のトラブル，平均以下のIQを認めることが非常に多い．しかし，性的虐待が小児期の心因性発作の発症に関与していないわけではない．成

人男性25名，成人女性35名を調査したBowman[12]によると，半数が心因性発作につながる性的虐待を幼児期に受けており，3分の1は小児期に心因性発作を発症していた．

身体的虐待や心的外傷がうまく処理できない場合，かなり後になってから心因性発作に発展することがある．Bowman[12]はこれを火山にたとえ，「臨界寸前ではあるものの休火山状態のエネルギーが悲痛な体験を契機に一気に爆発するようなもの」と述べている．筆者は60年の歳月を経て顕在化した性的虐待例を経験したことがある．

Bowman[12]によると，心因性発作の男性例では怒りを抑圧していることが多く，成人期の欲求不満につながっているという．怒りの抑圧は男性患者の35％にみられたが，女性ではわずか6％であったとのことである．こうした男性は怒りの表出が苦手な家庭に育ち，怒りを押し殺したり否認したりする習慣が身に付いており，怒りに対する歪んだ信念をもっていることが多い．

4 ビデオ脳波記録

心因性発作の究極の判定基準は発作をビデオ脳波に複数回記録し，見かけ上意識が減損しているときにてんかん性放電を伴っていないことを証明することである．単純部分発作などでは脳波変化を捉えられないことがあるが[10]，筆者の経験では，発作を複数回記録できた場合にはその発作がてんかん性か否かを迷うことはほとんどなかった．部分発作であれば，たとえそれが奇妙な前頭葉発作であっても，発作症状は常同的に繰り返されているはずである．必要に応じて，看護，神経心理学，心理学，精神医学の専門家を交えた集学的な治療チームでビデオ脳波を供覧すれば，診断に迷うことはない．

ビデオ脳波にしろ病歴聴取にしろ，発作について得られる情報には示唆に富むものが多い．たとえば，「その発作は緩徐に発症し，徐々に消退する」といった情報である．心因性発作は症状の進展が緩慢であり，ゆっくりと始まり，しだいに激しくなっていく傾向がある．また，生理学的にありえない症状を示すことが多い．たとえば，全身性の運動発作の後に意識を失ったり，局所性の運動発作が現われたり，あるいは発作の拡延のしかたが皮質の体部位再現（ホムンクルス）に一致していなかったりする．もちろん，前頭葉発作も著しく奇異にみえることがある．しかし，てんかん発作であれば発作症状に明らかな常同性を認めるはずである[10]．

1985年に報告された研究では，心因性発作をてんかん発作から鑑別する際に手がかりとなる発作時徴候として，位相の一致しない運動症状（特に腕と足の位相のずれ），前方へ大きく振り出す腰振り動作，発作起始時に発声を伴わないこと（その一方で強直相から間代相への移行時には発声を伴う）をあげている[13]．その後の追試が示しているように，これらの症状を基準とした鑑別診断に誤りがないわけではないが，てんかん発作と心因性発作を鑑別する際にはおおいに役に立つ[14〜16]．検者によって運動症状のパターンを変えることができれば，それも心因性発作を疑わせる所見である．てんかん発作では運動症状のパターンを変化させることはほとんど不可能である．

心因性発作を誘発させ，迅速に診断する方法もある[17]．最もよく用いられている方法は生理食塩水の静注である．米国てんかん学会の会員を対象とした誘発法に関するアンケート調査によると，426名の回答者のうち40％は誘発法を用いたことがあると回答したが，その23％は倫理的なジレンマを感じていた[2]．われわれミネソタてんかんグループでは誘発法を用いていない．誘発法は誤解を招きやすく，倫理的に問題があるだけでなく，患者の治療上の転移の妨げとなる．転換性障害の場合，その多くは若い女性であり，性的あるいは身体的虐待によって家族や権威ある人に対する信頼は踏みにじられている．こうした騙しのテクニックと変わらない手法を用いると，長期にわたる治療関係を築いていくうえで認知的不協和を引き起こしたり，逆効果となる．われわれは誘発法

を用いなくても発作が十二分に記録できるようにしかるべき時間を割くように心がけている[9]．治療関係において最も重要なことは信頼の構築であり，発作を捕捉する際には審判員的態度をとらずに支持的に接することが求められる．

5 心理検査と神経心理検査

心因性発作の神経心理学的評価は何年もの間，多くの研究者によって試みられてきた．DodrillとHolm[18]がまとめた総説によると，心因性発作をもつ人の知能はてんかんをもつ人と同様に正常知能の下位4分の1に属する．したがって，IQによって心因性発作とてんかんを鑑別することはできない．一方，適応レベルを評価することには意味がある．この分野で最も広く用いられている尺度はミネソタ多面人格検査 Minnesota Multiphasic Personality Inventory（MMPI）である．この検査も完璧なものではないが，明確に診断された心因性発作群の70％を正しく分類することができる．心因性発作の患者は典型的な転換性障害パターン〔心気症尺度（Hs）とヒステリー尺度（Hy）が高く，抑うつ尺度（D）が若干高いか，正常〕を示す[19]．

包括的な神経心理検査バッテリを用いても心因性発作の特性を明らかにすることはできていないが，てんかん患者では頭部外傷後遺症と一致する神経心理検査プロフィールを示すことがある．DodrillとHolm[18]によると，MMPIプロフィールの性差の応用やパーソナリティ変数の組み合せが研究されているようである．

6 治療

心因性発作については，「ヒステリーてんかん hysteroepilepsy」（1880年代後半にCharcotが考案した用語）として古くからその存在が認識されてはいたが，治療法となると不確かで，適切な前向き評価も実施されていない[20]．Charcotは卵巣圧迫を治療に用いたという．Gowers（訳注：19世紀末の英国で活躍した神経学者）は基礎疾患として推定されていた貧血を補正するために鉄分の入った炭酸水を処方し，「この水は頭に垂らしたときに有効なことが多く，それも口を開けさせておくと特によく作用する．この治療によって発作が悪化してしまったときはもう一度試すとよい」と述べている[21]．

とはいえ，てんかん専門医の間では心因性発作は原則的には治療可能であるとの意見の一致をみている．これは20年を超える治療経験からの結論である．集学的なチーム医療が最も効果を発揮するように思う．ビデオ脳波記録，心理士や社会福祉士による面接，神経心理検査，治療チームでの検討会によって診断が明確になっていく過程で治療戦略が得られることも多い．

Bowman[12]は心因性発作の治療上の留意点として以下の点をあげている．

- 抑うつ状態は必ず評価すること．大うつ病の場合，抗うつ薬による治療を最低6カ月間は続ける．抑うつ状態が死別反応や現在進行中の葛藤やストレスと関連しているときには精神療法が有効である．
- パニック障害の可能性も検討すること．パニック障害では選択的セロトニン再取り込み阻害剤（SSRI）を少量から開始する．ベンゾジアゼピンの使用には注意が必要だが，SSRIの作用を補い，有用なことがある．認知療法はパニック発作を抑制し，予防するので，薬物治療を終了する際には必要となる．
- 成人期と小児期における心的外傷を評価すること．この評価自体が心的外傷の言語化につながり，その影響を軽減する認知的再構成を目指した精神療法ともなる．
- 健忘，遁走，離人症，現実感消失，人格交代などの解離性障害の可能性も検討すること．この場合も過去の心的外傷が関係していることが多

い．解離性障害では催眠が心的外傷の評価に役立つことがある．
- 心因性発作の原因となりうる生活上の出来事や葛藤を検索すること．
- 死別反応，家族間葛藤や夫婦間葛藤，言語化されていない怒りや欲求不満（特に男性）を同定するのに手間を省かないこと．これらの問題を扱うべく，認知療法を実施すること．

心因性発作の原因がどうしてもわからない場合，患者に発作コントロールの仕方を習得させるのに催眠が役立つことがある．これに関してはBarry[22]の総説がある．

入院中は支持的かつ非断定的な態度を取り続けるべきである．生死を扱うために訓練されている医療従事者であれば，心因性発作に対して意識するしないにかかわらず軽蔑的な態度を取ってしまうこともあるだろう．しかし，これは全くの逆効果であり，患者が適切な対処技能を身に付けるのになんの役にも立たない．ミネソタてんかんグループはてんかん専門医，臨床心理士，社会福祉士，専門看護師，脳波検査技師，精神科医からなり，患者心理を徹底的に評価検討し，患者と援助環境の相対的な関係性を見極めることにしている．この実践をもとに治療ガイドラインを作成しているが，患者とその家族に診断名を告知する際には十二分に注意を払い，その後も精神療法を受け続けられるように心がけている．病名告知は患者が自分の発作の性質とその心理的原因を理解する手助けとなり，スムーズに外来治療に切り替えていく準備ともなる．ミネソタてんかんグループでは治療抵抗性心因性発作の成人患者29名について27カ月間の経過観察を行っているが，11名で発作が消失し，12名では発作頻度が25％以下に減少した[20]．別の研究でも心因性発作であると確定診断された患者の25〜87％で発作が消失している[23〜30]．

心因性発作は罹病期間が短いほど（特に6カ月未満），予後が良い傾向を示す．ビデオ脳波記録や集学的アプローチが利用できなかった以前に比べると，心因性発作の転帰は改善しているに違いない．小規模研究によると小児と青年のほうが成人よりも予後が良いという．とはいえ，転帰に関する研究が少なすぎる．各治療法の効果を検証し，個別の治療法を立案するのに最も良い方法を見つけるためにはさらに多くの研究を実施する必要がある．

まとめ

この25年の間に心因性発作に関する理解は目に見えて深まり，治療法も進歩した．しかし，解決すべき多くの課題が残されているし，実施しなくてはならない研究も多い．包括的研究を積極的に推し進めるためには，その根拠となるような心因性発作が経済に及ぼす影響を明らかにしていく必要がある．用語の統一も課題であるが，先に触れたように，それも合意に近づきつつある．診断と治療のための集学的アプローチも強化しなくてはならない．予防，診断，治療法，予後の改善には一般人口を対象とした心因性発作各亜型に関する疫学研究が必要である．治療法の比較試験を標準化し，複数のてんかんセンターで実施すべきである．最後に，心因性発作を治療するうえで何ものにも代えがたいものは医師と治療チームの謙虚な態度である．

文献

1) Gates JR. Epidemiology and classification of nonepileptic events. In：Gates JR, Rowan AJ eds. Nonepileptic Seizures, 2nd ed. Boston：Butterworth-Heinemann, 2000：3-14.
2) Schachter SC, Brown F, Rowan AJ. Provocative testing for nonepileptic seizures：Attitudes and practices in the United States among American Epilepsy Society members. J Epilepsy 1996；9：249-952.
3) Betts T, Duffy N. Treatment of nonepileptic attack disorder (pseudoseizures) in the community. In：Gram L, Johannessen SI, Osterman PO, et al. eds. Pseudoepileptic Seizures. Briston, Penn.：Wrightson Biomedical, 1993；109-21.
4) American Psychiatric Association. DSM-Ⅳ. Washing-

ton, DC, 1994.
5) Dreifuss FE, Gates JR. Munchausen syndrome by proxy and Svengali syndrome. In : Gates JR, Rowan AJ eds. Nonepileptic Seizures, 2nd ed. Boston : Butterworth-Heinemann, 2000 : 285-203.
6) Alper KR. Non-epileptic seizures as a paradigm for research on historical theories of conversion. In : Gates JR, Rowan AJ eds. Nonepileptic Seizures, 2nd ed. Boston : Butterworth-Heinemann, 2000 : 285.
7) Devinsky O, Paraiso JO. Unusual epileptic events and nonepileptic seizures : differential diagnosis and coexistence. In : Gates JR, Rowan AJ eds. Chapter 3. Nonepileptic Seizures, 2nd Ed. Boston : Butterworth-Heinemann, 2000 : 31-50.
8) Sigurdardottir KR, Olafsson E. Incidence of psychogenic seizures in adults : a population-based study in Iceland. Epilepsia 1998 ; 39 : 749-52.
9) Gates JR. Nonepileptic Seizures : time for progress. Editorial. Epilepsy Behav 2000 ; 1 : 2-6.
10) Rowan AJ. Diagnosis of nonepileptic seizures. In : Gates JR, Rowan AJ eds. Chapter 2. Nonepileptic Seizures, 2nd Ed. Boston : Butterworth-Heinemann, 2000 ; 15-30.
11) Finkelhor D, Hotaling G, Lewis JA, et al. Sexual abuse in a national survey of adult men and women : prevalence, characteristics and risk factors. Child Abuse Neglect 1990 ; 14 : 19-28.
12) Bowman ES. Relationship of remote and recent life events to the onset and course of nonepileptic seizures. In : Gates JR, Rowan AJ eds. Chapter 21. Nonepileptic Seizures, 2nd Ed. Boston : Butterworth-Heinemann, 2000 ; 269-83.
13) Gates JR, Ramani V, Whalen S, et al. Ictal characteristics of pseudoseizures. Arch Neurol 1985 ; 42 : 1183-87.
14) Leis AA, Ross MA, Summers AK. Psychogenic seizures : ictal characteristics and diagnostic pitfalls. Neurology 1992 ; 42 : 95.
15) Gulick TA, Spinks IP, King DW. Pseudoseizures : ictal phenomena. Neurology 1982 ; 32 : 3440.
16) Kanner AM, Morris HH, Lüders H, et al. Supplementary motor seizures mimicking pseudoseizures : some clinical differences. Neurology 1990 ; 40 : 1404.
17) Burack JH, Back AL, Pearlman RA. Provoking nonepileptic seizures : the ethics of deceptive diagnostic testing. Hastings Cent Rep 1997 ; 24 : 24-33.
18) Dodrill CB, Holmes MD. Part Summary : psychological and neuropsychological evaluation of the patient with nonepileptic seizures. In : Gates JR, Rowan AJ eds. Chapter 13. Nonepileptic Seizures, 2nd Ed. Boston : Butterworth-Heinemann, 2000 ; 169-81.
19) Risse GL, Mason SL, Mercer DK. Neuropsychological performance and cognitive complaints in epileptic and non-epileptic seizure patients. In : Gates JR, Rowan AJ eds. Nonepileptic Seizures, 2nd ed. Boston : Butterworth-Heinemann, 2000 : 139-150.
20) Ramani V. Treatment of the adult patient with nonepileptic seizures. In : Gates JR, Rowan AJ eds. Chapter 25. Nonepileptic Seizures, 2nd Ed. Boston : Butterworth-Heinemann, 2000 ; 139-150.
21) Gowers WR. Epilepsy and Other Chronic Convulsive Disorders. New York : William Wood & Co, 1881.
22) Barry JJ, Atzmon O. Diagnosis of nonepileptic seizures. In : Gates JR, Rowan AJ eds. Chapter 23. Nonepileptic Seizures, 2nd Ed. Boston : Butterworth-Heinemann, 2000 : 295-303.
23) Lancman ME, Brotherton TA, Asconape JJ, et al. Psychogenic seizures in adults : a longitudinal analysis. Seizure 1993 ; 2 : 281-86.
24) Kristensen O, Alving J. Pseudoseizures-risk factors and prognosis. Acta Neurol Scand 1992 ; 85 : 177-80.
25) Meierkord H, Will B, Rish D, et al. The clinical features and prognosis of pseudoseizures diagnosed using video-EEG telemetry. Neurology 1991 ; 41 : 1643-46.
26) Wyllie E, Friedman D, Lüders H, et al. Outcome of psychogenic seizures in children and adolescents compared with adults. Neurology 1991 ; 41 : 742-44.
27) Lempert T, Schmidt D. Natural history and outcome of psychogenic seizures : a clinical study in 50 patients. J Neurol 1990 ; 237 : 35-38.
28) Krumholz A. Psychogenic seizures : a clinical study with follow-up data. Neurology 1983 ; 33 : 498-502.
29) Ramani V, Gumnit RJ. Management of hysterical seizures in epileptic patients. Arch Neurol 1982 ; 39 : 78-81.
30) Gates JR, Luciano D, Devinsky O. The classification and treatment of nonepileptic events. In : Devinsky O, Theodore WA eds. Epilepsy and Behavior. New York : Wiley-Liss, 1991 ; 251-63.

IV てんかん発作をまねる精神障害

20 てんかんと心因性発作の併発

　てんかん臨床において頻繁に遭遇する問題のひとつに心因性発作がある．心因性発作はてんかんセンターに紹介されてくる「難治てんかん」の約20%を占め，年間発症率はてんかん発作の4%に相当する[1~4]．心因性発作は誤診されやすく，意味のない高額な治療を年余にわたって受けていることも少なくない[5,6]．心因性発作の診断や治療全般については第19章を参照されたい．本章では，①てんかん発作と心因性発作の併発，②心因性発作と誤診しやすいてんかん発作の2点に絞って解説を進める．

　てんかん発作と心因性発作は排他的な関係にあるのではなく，しばしば併発する．正確な併発率は把握できていないが，高いものでは50%以上，低いものでは約2%とする報告がある[1]．このような併発率の大きなばらつきは調査対象や診断基準の違いを反映しているのであろうが，てんかん発作と心因性発作の併発例の診断が極めて難しいこともたしかである．

　もうひとつの難問は心因性発作と誤診しやすいてんかん発作の存在である．ビデオ脳波の発達によって鑑別診断の精度が格段に向上したとはいえ，これとて万能ではなく[1,7]，現在もてんかん発作を心因性発作と誤診してしまうことがある．たとえば，発作時のてんかん性放電は最も信頼できる指標だが，前頭葉発作では臨床発作像が極めて奇異なうえに脳波変化をほとんど伴わないことがある[1]．つまり，真性のてんかんであっても発作症状が非定型な場合には心因性発作であると誤診してしまう可能性がある．

1
心因性発作の歴史

　現在われわれが用いている心因性発作という術語は「ヒステリー hysteria」に端を発するが，その記述は既に古代エジプト時代にみられる．当時のヒステリーは子宮の機能障害に由来する女性の病を意味していた[8,9]．また，ヒステリーはてんかん発作の身体因のひとつとみなされ，てんかん発作と明確に区別されていたわけではなかった．古代エジプトの理論を受け継いだ古代ギリシャ人は子宮を意味するギリシャ語から hysteria という言葉を生み出した[8,9]．古代ギリシャ人，古代ローマ人はともにヒステリーをてんかん発作を引き起こす身体疾患ととらえていた．暗黒時代から中世にかけてはてんかん発作もヒステリー発作も悪魔憑きなどの超自然的な現象として解されていた．ルネサンス時代には古代ギリシャ・ローマ時代の復興が叫ばれたが，てんかんとヒステリーは区別されることなく，同じものと考えられていた．

　19世紀の後半になると，ヒステリー発作を単一疾患とみなす考えが登場する．これは神経学の創始者のひとりである Jean Martin Charcot[10,11] によって打ち立てられ，明晰な臨床記述に裏打ちされたものであった．Charcot はヒステリー発作とてんかん発作を見極める方法を編み出している．ただし，ヒステリー発作とてんかん発作の併発を否定していたわけではなく，ヒステリーに起因するてんかん発作を「ヒステリーてんかん hystero-epilepsy」あるいはてんかん様ヒステリー epileptiform hysteria とよんでいた（**図1**）．Charcot

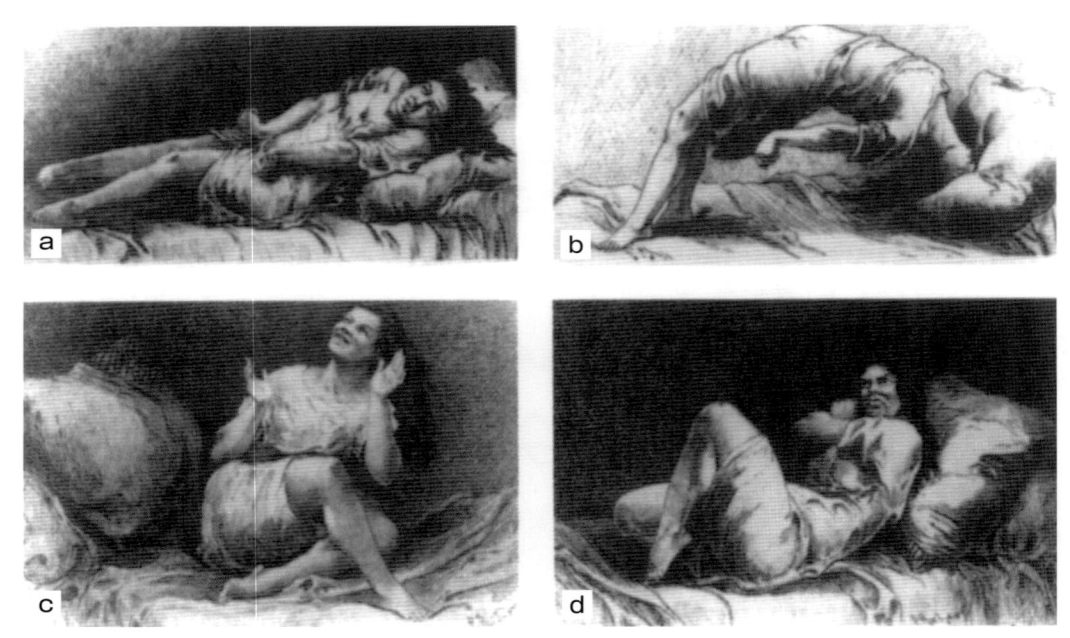

図1 ヒステリーてんかんの典型例
Charcotの定義に基づく「ヒステリーてんかん」発作の諸相．a．類てんかん相（強直スパズムが優勢），b．曲芸相（後弓反張などの風変わりな姿勢や律動的な身体の揺れ），c, d．幸福，恍惚，怒りなどの情動表出姿勢を伴う精神錯乱〔Richer P（1885）Etudes Cliniques sur la Grande Hysterie ou l'Hysteroepilepsie より〕

はヒステリー発作を女性生殖器の障害に由来するある種の器質性脳障害であると考えていたのである（図2）．

　Charcotの高弟のひとりであるSigmund FreudもCharcotの臨床講義を受けていたが，全く異なる結論に達した．Freudはヒステリーはcharcotの言うような器質性脳障害ではなく，その起源を抑圧された精神エネルギーや欲動に求め，ヒステリーを無意識の情動障害であると考えた．すなわち，抑圧された性的欲動が情動障害に転換された結果，ヒステリー発作が生じると解釈したのである[9,12]．CharcotとFreudの理論を礎として，ヒステリーは心理的な障害に基づくもの，てんかんは身体因または脳障害に基づくものとして区別されるようになった．この時代，ヒステリー発作とてんかん発作は併発しないという考えが大勢を占めていた[9,12]．

　1930年代に脳波計が登場すると，脳の電気的異常を伴うてんかん発作とそれを伴わないヒステリー発作の違いはますます際立つようになった．また，20世紀前半にヒステリー発作の臨床像が変化したことも見逃せない．Charcotの時代にはよくみられていたおおげさで芝居がかったけいれん性の発作は減り，次第に慢性の疼痛を中心とするヒステリーが増えていった[13,14]．

　とはいえ1960年代まではヒステリー性けいれん発作が依然としてよくみられていたことは間違いない．このころ使われるようになった用語が「擬似発作 pseudoseizure」である．ヒステリーという言葉が前時代的であり，侮蔑的なニュアンスや反フェミニズム思想を含意していると考えられたためである[15,16]．1970年代以降，ビデオ脳波記録の本格的な普及とてんかんセンターの整備によってあらためて明らかになったことは，心因性発作が実際にはかなり多いことと心因性発作とてんかんの併発率の高さであった[1,16]．

　この10年間でさらに明らかになったことは，当初心因性発作と診断されていた患者の中に真性

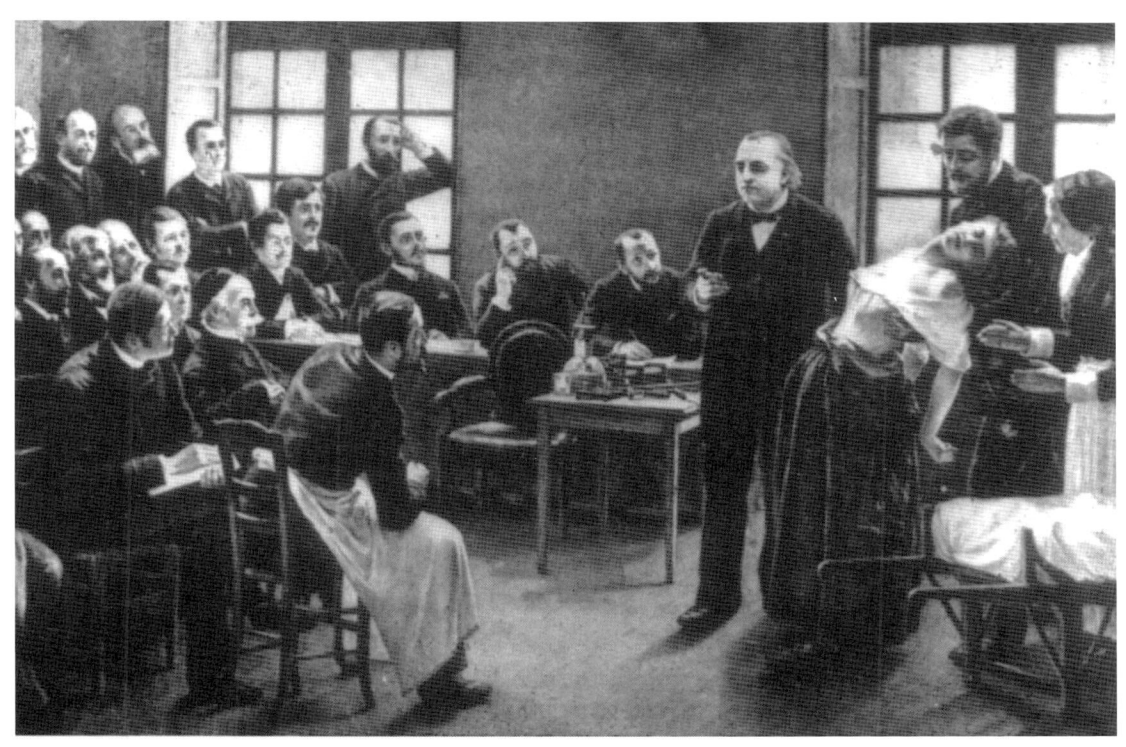

図 2 Pitié-Salpêtrière 病院での臨床講義（1887 年 Brouillet 作，リトグラフ）
Charcot による女性患者のヒステリー性脱力発作の誘発実演．Charcot の講義には Freud も参加していた．

のてんかん発作が紛れ込んでいたという点である．心因性発作としか考えられないような奇妙な発作症状であっても，あるいは発作時脳波で異常所見を欠いていても，実は前頭葉発作をはじめとするてんかん発作のことがある．このような発作は「擬似擬似てんかん発作 pseudo pseudoseizure」などと称されたこともある．こうした発作を見落とさないためには，その発作症状に精通しているだけでなく，常に疑いの眼差しをもち続ける必要がある[1]．

近年，ヒステリー概念も大きく変貌をとげた．今日ではヒステリーは包括的な精神障害の枠組みの中でとらえ直され，身体表現性障害 somatoform disorder あるいは転換性障害 conversion disorder と診断されるようになった．その発症には心因だけでなく，環境因，生物学的要因などが多元的に関与することも理解されてきた[1,14,15]．そして，てんかんをはじめとする身体疾患とも併発しうるのである．

2

非てんかん性発作の定義

「てんかん」の定義は明確であり，大脳の放電異常による脳障害を意味する．一方，非てんかん性発作 nonepileptic seizure とはてんかんの定義は満たさないものの，てんかん発作に似た発作を記述する際に用いる用語である．しかし，この術語では本来「てんかん発作」を意味する seizure の意味が拡散してしまうので，代わりに非てんかん性イベントとよぶ方法もある．非てんかん性発作という用語は身体因性の発作にも心因性の発作にも用いることができ，てんかんが原因ではない発作を記述するのには使い勝手がよい（**表1**）．

表 1　非てんかん性発作の分類

　Ⅰ．身体因性非てんかん性発作
　　　A．純粋型
　　　B．混合型（精神症状を伴うもの）
　Ⅱ．心因性発作
　　　A．身体表現性障害
　　　　　1．身体化障害
　　　　　2．転換性障害
　　　B．解離性障害
　　　C．虚偽性障害（Münchausen症候群）
　　　D．詐病

　身体因性非てんかん性発作を引き起こす基礎疾患には年齢依存性がある。身体因性非てんかん性発作のうち，精神症状を伴わないものを「純粋型」，伴うものを「混合型」とよぶが，混合型は特に誤診しやすい。身体因性発作は非てんかん性発作のごく一部を占めるに過ぎない[1]。

　非てんかん性発作の大半を占めるのは心因性発作 psychogenic episode である。心因性発作は身体表現性障害，解離性障害，虚偽性障害，詐病（訳注：詐病，虚偽性障害はともに意図的に症状を捏造するが，詐病には明確な動機があるのに対し，虚偽性障害には動機がない）の4つのカテゴリーに大別することができる。最も多いのは身体表現性障害であり，これはさらに身体化障害と転換性障害に二分することができる[1,17]。解離性障害については心因性発作の精神病理の中核を担うものとして理解されつつある[18〜20]。

3

非てんかん性発作の疫学

　非てんかん性発作はどの年齢層でもみられるが，15〜35歳が最も多い[1,7]。乳児と幼児では心因性よりも身体因性の非てんかん性発作が生じやすい。これには胃食道逆流，夜驚症，息止め発作，蒼白性乳児失神（訳注：反射性心静止性失神）などがある[1,21,22]。

　心因性発作の割合は外来通院中の治療抵抗性てんかん患者の5〜20％，てんかんセンター入院患者の10〜40％と報告されている[1,2,5,7]。一般人口調査によると，心因性発作の発症率は10万人あたり1.4人，15〜24歳では10万人あたり3.4人と見積もられている[4]。

　心因性発作は女性に生じることが多い。その割合は報告によって様々だが，心因性発作の70〜80％は女性であろうと考えられている[1,2,5]。身体表現性障害の発症率や種類には社会構造や文化的背景が関わっている。

4

てんかんと心因性発作の併発

　てんかんと心因性発作の併発率についてはてんかんセンターをはじめとする多くの施設が独自の報告を行ってはいるものの，正確なところはよくわかっていない（**表2**）。てんかんの発症率は心因性発作の発症率よりも明らかに高い。したがって，心因性発作におけるてんかんの併発率とてんかんにおける心因性発作の併発率は同じではないだろう。

　研究の大半は心因性発作におけるてんかんの併発に関するものである。その中で最大規模の研究によると心因性発作患者110名のうちてんかんを併発していたのは12.7％であった[23]。しかし，併発率は研究ごとに大きく異なり，9.4〜56％の間のどこかということになる[24〜33]。このような併発率の大きな違いは用いているてんかん診断基準の違いによるのだろう。たとえば，ある研究では発作間欠期てんかん性放電の有無を根拠としているが，別の研究ではビデオ脳波記録によっててんかん発作が捕捉されていることを条件にしている。さらに別の研究では病歴だけに基づいている。採用しているてんかん診断基準によって併発率が劇的に変化するのは当然である。Gatesら[24]の研究を例にあげると，ビデオ脳波あるいは病歴のどちらかでてんかん発作が確認できることを基準とした場合，心因性発作患者25名のうち14名（56％）

表 2 てんかんと心因性発作の併発率

文献	年齢幅	患者数	併発数（％）	てんかん診断基準
【心因性発作のてんかん併発】				
Gates[24]	16〜60	25	14（56.0）	VEEG または病歴＋/−iiEEG
			5（20.0）	VEEG のみ
Sackellares[26]	15〜55	37	18（48.6）	VEEG
Gulick/King[25]	8〜49	27	10（37.0）	VEEG または iiEEG
			2（7.4）	VEEG のみ
Krumholz[30]	9〜59	41	15（36.6）	病歴と専門医診断＋/−iiEEG
Ramsay[86]		34	6（17.6）	VEEG，iiEEG または「十分な記述」
Luther[29]	9〜55	30	5（16.7）	記述なし
Lempert[87]	15〜78	50	7（14.0）	「てんかん発作の疑い」（定義なし）
Meierkord[2]		110	14（12.7）	「明らかな臨床証拠」＋/−iiEEG
Cohen[88]	10〜60	51	6（11.8）	病歴＋/−「明らかに異常な脳波」
Lesser[89]		50	5（10.0）	iEEG または iiEEG
Benbadis[21]	19〜72	32	3（9.4）	iiEEG
【てんかんの心因性発作併発】				
Ramani[90]	17〜54	46	9（19.6）	てんかん発作の証拠＋異常脳波の既往
King[91]	16〜54	40	4（10.0）	iEEG または iiEEG
Henry[92]		145	12（8.3）	てんかんの疑い
Gates[24]	16〜60	25	1（4.0）	てんかんであることが確実
Walsh[28]	0.5〜74	184	4（2.2）	てんかんの疑い

iEEG：発作時脳波，iiEEG：発作間欠時脳波，VEEG：ビデオ脳波

がてんかんを併発していると診断されたが，厳密な診断基準（ビデオ脳波で確認された発作のみ）を適用してみると，てんかんを併発していると確定できたのは5名（20％）にすぎなかった．Gulickら[25]の研究も同様であり，発作時ビデオ脳波あるいは発作間欠期てんかん性放電のどちらかを認めた場合を基準とした場合，27名のうち10名（37％）がてんかんを併発していると診断されたが，ビデオ脳波のみを証拠として採用した場合は2名（7.4％）にすぎなかった．発作間欠期てんかん性放電は必ずしもてんかんに特異的なわけではないので，てんかん診断に脳波所見だけを採用すると，理論的には過剰診断となるおそれがある．反対に，ビデオ脳波によって確認されたてんかん発作だけに診断を限定すると，記録感度が低いために過少診断してしまう可能性がある．

併発率の推定に影響を与える因子はほかにもある．たとえば，ビデオ脳波によるてんかん発作の確認という厳密な診断基準を採用しているにもかかわらず，48.6％という驚くほど高い併発率を報告している研究がある[26]．その一方で，ゆるい診断基準を採用しているにもかかわらず9.4％という低い併発率を報告している研究もある[27]．このように推定値が大きく異なる理由としては患者背景や患者の紹介元の違いなどが考えられる．心因性発作患者におけるてんかん併発率の正確な数字を決定することはできないが，おそらくこれらの推定値の間に位置するだろう．大半の研究の推定値は10〜18％の間に収まっている．まとめると，心因性発作患者のてんかん併発率が50％を超えるということはなく，極端には高くはないと考えられる．

併発の問題をてんかん患者における心因性発作の併発率という別の視点からみると，てんかん患者の2.2〜19.6％が心因性発作を併発していると報告されている[24,34〜37]．この場合も研究によって結果が異なっているが，これも患者選択と紹介元の違いによるバイアスがかかっているためだろう（表2）．また，てんかん診断基準の定義も研究ごとに異なっている[1,34]．てんかん発作の疑われる

外来患者622名を対象とした大規模研究では発作間欠期脳波異常を認めた184名を真性てんかんとみなし，そのうち4名（2.2％）でビデオ脳波によって心因性発作が確認されている[34]．

1. 続発型と同時併発型

てんかんと心因性発作が併発する場合，続発型か同時併発型のどちらかの形式を取る．続発型の例をあげると，小児期にてんかんに罹患した患者の中には後年てんかん発作がもはや問題ではなくなったり，治療によって抑制された時期に心因性発作を発症することがある．一方，同時併発型は心因性発作とてんかん発作の両方が現在進行形で生じている場合に相当する．てんかんと心因性発作の併発を続発型と同時併発型に明確に分けている研究は少ない．てんかんと心因性発作の同時併発に関する最も説得力のある証拠はビデオ脳波によって両発作を確認することである[22,24,25]．とはいえ，ビデオ脳波によって同時併発が明らかになったとしても，てんかんと心因性発作の両方が患者にとって重要な現在進行形の問題であるとはかぎらない．たとえば，治療抵抗性心因性発作の患者が発作捕捉のために入院した場合，てんかん発作はコントロールされていたとしても，減薬などの賦活処置によっててんかん発作が人工的に誘発されることがある．

てんかんと心因性発作が併発する場合，同時併発型よりも続発型が圧倒的に多い．Lutherら[28]によると，てんかんと心因性発作を併発している場合，心因性発作のほうがはるかに活動性が高く，その発作頻度も先に発症しているてんかん発作よりも高いという．別の研究では心因性発作患者41名のうち15名（36.6％）がてんかんの病歴を有していたが，心因性発作が生じたときにはほとんどの患者にとってんかん発作は過去の問題になっていた[29]．てんかん発作が消失した後に心因性発作が続発するということは，心因性発作とはてんかん発作のために意識下で形成されていた心理社会的依存によって生じた一種の学習行動であることを示唆している．

2. てんかん外科治療と心因性発作

てんかん外科治療後にも心因性発作が生じることがあり，これも学習行動によるものだろう．てんかん外科治療後の経過観察中に新たに生じた心因性発作については複数の報告がある[38〜40]．てんかん以外の適応（腫瘍や血管奇形の切除や硬膜下血腫の除去）で脳外科手術を受けた患者でも少数ながら心因性発作を発症しうることを報告した研究は特に興味深い[41]．というのも，術後に心因性発作が生じた17名のうちなんと12名では術前にてんかん発作を併発していたのである．術後にてんかん発作が消失しているということが心因性発作を発症する際の特徴であるが，心因性発作が生じるまでの期間については術後数カ月[40]から約4年[39]までと報告によってまちまちである．また，てんかん外科治療後に心因性発作を生じやすいのは思春期以降にてんかんを発症し，右半球に機能障害のある女性であることが報告されている[40]．しかし，術前の精神医学的評価によって術後の心因性発作の発症を予測することはできなかったという．術後に心因性発作を引き起こす原因については粗大な脳損傷，てんかん発作による心理社会的依存の形成，外科手術に伴う「精神不安定」[40]が議論されている．

5

誘発因子

環境因も心因性発作の発症原因のひとつである．その中でも性的虐待は特に重要である．古くはFreudの時代からヒステリーと性欲の抑圧や性的虐待との関係が取り上げられてきた[1]．最近の研究によると，心因性発作では性的虐待や身体的虐待の既往を認めることが多く[1,42]，さらには解離性障害の原因となることが力説されている[18,19]．ある研究によると，心因性発作の約25％に性的虐待の既往を認め，身体的虐待を含めると32％に達したという[42]．これよりも高い虐待率を

表 3 全般性強直間代発作と心因性発作の比較：臨床徴候

	全般性強直間代発作	心因性発作
発症年齢	全年齢層（小児，思春期に好発）	全年齢層（15～35歳に好発）
性別	性差なし	女性に多い（3：1）
精神科受診歴	時にあり	多い
運動徴候	全般性けいれん，両側同期性	転倒，揺動，左右非対称性，頭部の横揺れ，腰振り動作
発声	叫声から始まる，絶叫も多い	啼泣，叫声あり
失禁	しばしば	まれ
持続時間	2～3分以内	遷延あり，2～3分以上
外傷	しばしば咬舌あり	まれ
健忘	必発，発作中意識を失う	様々，発作中の意識が保たれていることもある
暗示による誘発	なし	多い

報告している研究もある[18,19]．虐待の問題は検討しなくてはならないし，必要に応じて治療に取り入れるべきである．残念なことに，われわれの社会では性的虐待と身体的虐待は比較的よくみられる問題であり，てんかんの患者も虐待されていることがある．ある研究では対照群であるはずのてんかん患者群の9％が性的あるいは身体的虐待を受けていた[42]．

最近になり，頭部外傷も心因性発作の誘発因子となりうることが認識されるようになった．心因性発作の20～30％は頭部外傷（その多くは軽傷）によるものであるという[5,43]．感受性の強い患者にとって偶発的な外傷およびそれによるストレスは転換症状や心因性発作を生じさせる潜在的な誘発因子として働くのかもしれない．

6

診断

てんかん発作と心因性発作の鑑別は以前であれば臨床観察に頼るしかなかった．しかし，この35年の間にビデオ脳波記録はもちろんのこと，血清プロラクチン濃度，神経心理学的評価，携帯型脳波計が利用できるようになり，診断技術は大きく進歩した．

とはいえ，てんかん発作と心因性発作の併発例の診断はやっかいである．心因性発作の10～40％はてんかん発作をあわせもつと考えられている[1,3]．てんかんと心因性発作が併発する理由にはいくつか考えられる．そのひとつはてんかん発作に対する周囲の注目がある種の心理的欲求を満たすというものである．また，てんかんに併発する神経疾患，パーソナリティ障害，認知機能障害，対処技能障害が心因性発作を引き起こすこともある．ただし，てんかん発作と心因性発作の併発といっても，心因性発作が現れるときにはてんかん発作はもはや過去の問題になっていることが多い[1]．

1. 臨床症状

いかなる臨床症状であれ，それだけでてんかん発作と心因性発作を鑑別することはできない．心因性発作の症状は多種多様であり，全身性のけいれん，意識変容あるいは意識喪失，局所性の運動・感覚症状のいずれをも示しうる[25,44～47]．

とはいっても，臨床観察によっていくつかの鑑別点をあぶり出すことはできる（表3）．たとえば，てんかん発作は発作後もうろう状態を除けば通常3分以内に終了するが，心因性発作はこれに比べて持続時間が著しく長い．また，心因性発作

表 4 てんかん発作と心因性発作の比較：脳波所見

	てんかん発作	心因性発作
発作間欠期	棘波・鋭波が一般的	正常，または非特異的異常（軽度徐化など）
発作前	棘波，鋭波，律動性発作波	運動アーチファクト
発作時	棘波，鋭波，律動性発作波	運動アーチファクト
発作後	徐波	正常，アルファ活動維持

のけいれん症状はてんかん発作とは異なる特徴を示す．心因性発作ではなかば目的に適った動きを示し，非対称性または非同期性であり，腰振り動作，身もだえ動作などを伴うことが多いが，このような特徴は強直間代発作ではみられない[45~47]．しかし，難渋するのは複雑部分発作，特に前頭葉性自動症との鑑別である[1]．

このほかにも鑑別の手がかりはある．たとえば，心因性発作であれば発作中の意識や反応性は驚くほど保たれている．啼泣やすすり泣きも心因性発作に多い[48,49]．失禁や自傷行為も心因性発作に多いとされるが[50]，目撃情報が得られることはまずない．また，当然のことだが，心因性発作が抗てんかん薬に反応することはない[1,3,5,7]．

心因性発作は情動刺激や暗示によって誘発されやすい[1]．実際に脳波測定中に誘発試験を行うこともある．誘発法にはいくつもの種類があるが，生理食塩水を注射したり，音叉を頭や体に当てたりするのが一般的である[51~54]．その際，「これから行う刺激試験はいつもの発作を誘発するためのものです」といった強い暗示を与える．脳波と同時にビデオを記録し，誘発された発作が心因性発作であることを確認する．しかしながら，こうした誘発試験の実施に倫理的問題がないわけではない．患者に誤解を与え，治療関係を損なうような誘発試験は避けるべきである．逆に，十分説明したうえで行うのであれば，患者の利益にもなる[55]．また，心因性発作の誘発に暗示の一種である催眠を用いることもある[56]．

2. ビデオ脳波記録

ビデオ脳波記録によって発作中にてんかん性放電を伴わないことが確認できれば，ほぼ間違いなく心因性発作と診断することができる．てんかん性の全般けいれん発作であれば，発作時に間違いなく脳波変化を伴う．複雑部分発作では焦点が深部に局在していることがあるため，発作時脳波異常が記録できる確率は85~95％である[1]．単純部分発作では異常脳波が捕捉できる確率は60％に下がるが，発作を繰り返し測定することによって80％にまで高めることができる[57]．発作間欠期脳波記録だけでは解釈を誤る可能性がある（表4）．てんかんでは発作間欠期脳波が正常なこともあるし，心因性発作だからといってなんらかの発作間欠期脳波異常を示さないともかぎらない[1,5,7]．

脳波記録中に臨床発作を捕捉するにはいくつかの方法がある．発作頻度が日単位の場合は外来での携帯型脳波計が有用である．これよりも発作頻度が低い場合には入院したうえで長時間にわたるビデオ脳波記録を行う必要がある．ビデオ脳波記録の利点は発作症状を繰り返し詳細に検討できる点にある．その波形が体動や筋由来のアーチファクトなのか，それともてんかん性放電なのかをビデオで確認しながら吟味することができるため，心因性発作では特に有用である．

てんかん発作の中には睡眠中に好発するものがある．一方，心因性発作は覚醒中に生じる．しかし，心因性発作でも睡眠中に発作を起こしたと患者本人が申告することがある．この場合，病歴聴取や行動観察だけでは見極めが難しいが，ビデオ脳波を記録すれば，心因性発作の出現時には寝ていないことが一目瞭然である[58,59]．

3. 血清プロラクチン濃度

心因性発作が疑われる場合には血清プロラクチン濃度も参考になる[60,61]．血清プロラクチン濃度は全般性強直間代発作の後であれば5~10倍に上昇する[62]．複雑部分発作ではここまでは上昇しな

いが，それでも2～3倍に達し，有意な所見を示す[62]．プロラクチン濃度は発作後20分～1時間の間に最大値に達する[60〜62]．プロラクチンの測定はてんかん発作と心因性発作の鑑別に有用ではあるが，偽陽性や偽陰性を示すこともある[62,63]．また，失神の後でも血清プロラクチン濃度が上昇することが報告されている[64]．一方，単純部分発作，運動症状が目立たない軽度の複雑部分発作の場合は上昇しない．また，てんかん発作重積後や発作群発後にもプロラクチンは上昇しない[63,65]．詳細については第5章を参照のこと．

4. 神経心理学的評価

心因性発作が疑われる場合，神経心理学的評価を行うことも重要である．こうした評価は心理学的評価，精神医学的評価，心理検査，精神療法に精通した精神科医に依頼すべきである[66,67]．

ただし，精神科医は神経学のトレーニングを積んでいるわけではないので，てんかん発作と心因性発作の鑑別までを期待すべきではない．さらに注意したいのは，神経心理検査の結果だけで心因性発作であるか否かを決定づけることはできない点である．てんかんと心因性発作の検査結果が大きく異なるわけではない[66,67]．神経心理検査によって期待できることは，①心因性発作の背景にある精神障害や認知機能障害の特定，②心理的葛藤や心理社会的問題の明確化，③心理的介入の適応の判断である[1]．

7
心因性発作に酷似したてんかん発作

心因性と診断されていた発作の中には後になってんかん発作であることが判明するものがある．このような発作は「擬似擬似てんかん発作 pseudo pseudoseizure」とか「非てんかん様てんかん発作 epileptic-nonepileptic seizure」などとよばれることもある[1]．特に，前頭葉発作の場合は発作中も脳波異常を伴わないことがあるため，心因性発作と誤診しやすい．臨床症状を見極めることが何よりも肝心である．

1. 前頭葉てんかん

前頭葉発作は風変わりなうえにかなり複雑である．意識がある程度保たれていたり，発作症状が合目的的にみえるために心因性発作と誤診しやすい．前頭葉発作の中で最もよく知られているのは補足運動野発作 supplementary motor area seizure であろう．この発作では強直姿勢が突然生じ，頭部の向反を伴えば有名なフェンシング姿位となる．強直姿勢の後には体肢に間代性けいれんが生じる[68]．二次性全般化しないかぎり意識は減損せず，発作後もうろうも示さない．このため，心因性発作と誤診する可能性が高い．意識喪失を伴わない両上肢の強直を目撃した場合は特に間違えやすい．また，前頭葉性の複雑部分発作ではアウェアネスが損なわれていたとしても，自動症の最中に疎通がとれたり，外部刺激に反応したりすることがある．発作時脳波も正常であったり，筋由来のアーチファクトで覆われていることが多く，ますます診断が難しくなる[68,69]．

症例検討1 38歳男性．中等度の精神遅滞がある．小児期にけいれんを伴うてんかん発作を数回呈したことがあるが，発作は消失し，治療も終了しているとのことであった．ところが，成人に達してから奇妙な発作が夜間に生じるようになり，行動管理上の問題から精神科病院に入院した．その発作はてんかん性のものと診断されたが，抗てんかん薬によって抑制することはできなかった．

発作はほとんど毎晩生じ，一晩に何回も生じることもあった．眠りから目を覚ましたようにもうろうとした状態で周囲を見渡し，大声で叫びはじめ，激しく身をひるがえすものだった．この発作の激しさは自分の体を傷つけてしまうのではないかと両親が心配するほどで，最後には床の上で寝てしまう．隣の部屋で寝ている両親はこの発作のためにひどい寝不足になっていたが，本人は両親が駆けつけていることを覚えていなかった．脳波を何回記録してもMRIを撮像しても原因はわからなかった．

てんかん監視ユニットに入院したところ，いつもの発作が何回も記録された．その発作は極めて常同的であり，毎晩同じであった．しかし，発作前，発作中，発作後を通じて脳波異常は全く認められず，生理的睡眠からの覚醒が記録されているだけだった．夜驚症と診断し，抗てんかん薬を中止し，就床前にベンゾジアゼピンを処方し，支持的精神療法を実施した．しかし，発作は消失しなかった．

この発作が常同的であること，睡眠中に生じること，発声と運動症状を伴うことから前頭葉てんかんである可能性は否定できずにいた．頭蓋内帯状電極を両側前頭葉と側頭葉に挿入したところ，左前頭葉から始まる局在性てんかん性放電が記録された．左前頭葉切除術によって発作は消失した．

この患者のように前頭葉発作は睡眠中に群発する傾向があり，非定型で奇怪な発作症状を呈することもまれではない．特に内側前頭葉発作 mesial frontal lobe seizure では叫ぶ，笑う，ののしる，手を叩く，吐き捨てる，性器をいじる，腰を振る，ペダルを漕ぐ，走り出す，蹴る，ばたつかせるなどの発作症状を呈するために，ヒステリー症状と簡単に間違えられてしまう[70,71]．これらの症状のすべてが前頭葉発作に特異的なわけではない．たとえば，下肢のペダル漕ぎ運動は側頭葉発作でも生じることがある[71]．

前頭葉発作と心因性発作の臨床特徴を比較すると，鑑別に役立つ特徴が見えてくる．前頭葉発作は心因性発作よりも発症年齢が若く，発作持続時間が短く（1分未満），発作症状が常同的であり，夜間に生じることが多い．また，発作中に腹臥位となったり，単調なうめき声を発し続ける症状も前頭葉発作との関連が強い．ただし，精神障害の既往，腰振り動作，頭を左右に振る動作，体を揺らす動作，短い発作後もうろう状態によって両者を鑑別することはできない[72]．

2. 発作性運動誘発性ジスキネジア

発作の原因がてんかんではないからといって，心因性とはかぎらず，身体因性のこともある．次の症例は発作性運動誘発性舞踏アテトーゼ paroxysmal kinesigenic choreoathetosis（PKC）あるいは発作性運動誘発性ジスキネジア paroxysmal kinesigenic dyskinesia（PKD）とよばれる比較的まれな神経疾患である．PKD が運動障害なのか，それともてんかんの一種なのかについてはまだはっきりしない部分がある（第12章を参照）．PKD では不意の動作によってジストニア，舞踏運動，アテトーゼ，バリスムスが主に一側性に誘発され，発作性ジスキネジアともよばれる運動過剰障害のひとつに分類されている．PKD の発作は短く，ほとんどの場合数秒〜数分で終了する．発作の頻度は週1回から日に数十回までと様々である[73]．また，動作とは無関係に生じることもある[70]．

症例検討2 43歳のその男性医師は思春期から奇妙な発作を繰り返していた．それは左腕と左足が硬くなって不自然な姿勢になる短い発作だった．以前に脳波と MRI を受けたことがあるが，原因は見つからなかった．本人は心因性ないしストレス関連障害あるいはてんかんではないかと考えていた．

この発作はストレスがかかったときや特定の場所で生じやすかった．たとえば，狭い廊下や急な曲がり角でひどく歩きづらくなることがあった．抗てんかん薬を服薬しても改善せず，症状は年単位で変動した．最近になり抗てんかん薬を再開していた．

ある日，発作のために転倒して頭部を強打し，急性硬膜外血腫を合併した．外科治療を受けた後の経過には厳しいものがあったが回復し，われわれのてんかん監視ユニットで詳細な評価を受けることになった．複数の発作が捕捉され，意識の変容も伴っていたが，脳波上明らかな変化は認めなかった．発作時 SPECT でも明らかな異常は認められなかった．PKD あるいは前頭葉てんかんのどちらかであろうと診断し，高用量のカルバマゼピンとベンゾジアゼピンで治療を開始した．現在，発作は軽快しているものの，抑制には至っていない．

PKDが運動障害なのかそれともてんかんなのかについては議論が絶えない．錐体外路原因説の支持者はPKDの不随意運動は大脳基底核疾患に特徴的なものであることを指摘している．発作中に意識状態が変化せず，脳波変化を認めないことも非てんかん性であることを支持する．一方，非進行性であり，症状が発作性に生じ，カルバマゼピンによく反応する点はてんかん性であることを支持する[74]．さらに，発作が皮質下（視床あるいは大脳基底核）や脳波では検知できない前頭葉領域から生じているのであれば，発作中の脳波変化を検出することは容易ではない[75]．この仮説に関するかなり有望な証拠が頭蓋内脳波記録によってもたらされている．PKDと考えられる発作に一致して補足感覚運動皮質と尾状核から始まる発作放電が深部および硬膜下電極記録によって記録されたのである[76]．

　PKDとてんかんを併発している家系および孤発例の研究から，両者の関係性についての認識も深まってきた．併発例ではPKD発作の直後に意識混濁と全身けいれんを呈することがあり，さらに発作間欠期てんかん性放電が中心中側頭領域と前頭領域から頻繁に生じているのである[77]．PKDとてんかんをつなぐ病態生理としてはイオンチャネルの遺伝子異常が考えられている[78]．

3. 常染色体優性夜間前頭葉てんかん

　夜間発作性ジストニア nocturnal paroxysmal dystonia はてんかん発作であることがはっきりしているが，非てんかん性発作と間違えやすい．これは睡眠中に生じる短い発作で，泣き声やうめき声，あるいは開眼凝視で始まることが多い．のたうち回るような激しい運動や過伸展するジストニアはこの発作の典型的な症状である．意識は保たれていることが多いが，発作症状を抑えたり，周囲に反応したりすることはできない[79]．発作は群発しやすく，一晩に何回も繰り返すことがある[79]．

　日中にも発作が生じることがあること，少量のカルバマゼピンによく反応することからこの発作はてんかん性であろうと長い間考えられてきたが確証が得られずにいた．しかし，ビデオ脳波によって前頭領域の発作時放電が証明され，夜間発作性ジストニアは前頭葉てんかんとして再認識されるに至ったのである[79,80]．その後，遺伝形式が常染色体優性であることが分離分析を用いた家系解析によって明らかとなり，常染色体優性夜間前頭葉てんかん autosomal dominant nocturnal frontal lobe epilepsy（ADNFLE）とよばれることになった．ADNFLEは単一遺伝子によって遺伝することが初めて証明された部分てんかん症候群でもあり[78]，ニコチン性アセチルコリン受容体に影響を与える分子欠損が発見されている[81]．

　ADNFLEは発作症状が派手なうえに脳波変化を伴わないことが多く，さらに臨床家にとってなじみがないために，ヒステリーや多動などの精神障害や睡眠障害であると誤診され続けてきた．最も誤診しやすいのは夜驚症，悪夢，夢中遊行などの良性の睡眠時随伴症である（第16章参照）．夜驚症は持続時間が長いこと，健忘を残すこと，発作が群発しないことから夜間前頭葉てんかん発作と鑑別することができる[77,79]．

4. 頭頂葉てんかん

　前頭葉以外のてんかん発作でも心因性発作を擬態することがある．頭頂葉発作 parietal lobe seizure では痛みや激しい恐怖を呈することがあり，この発作症状になじみがないと心因性のものだと簡単に誤診してしまう．頭頂葉内に限局するてんかん発作の多くは臨床症状を示さないので，そのてんかん原性焦点の位置を特定することは粗大病変を伴わないかぎりかなり難しい．しかし，粗大病変を伴う頭頂葉てんかんの頭蓋内記録などの詳細な研究によって頭頂葉発作の臨床症状が明らかにされてきた．頭頂葉発作は感覚異常として現れることもあるが，焦点性間代性けいれん，頭部と眼の偏位，体肢の不自然な姿位などの運動症状として現れることもある．感覚症状には，しびれ，うずき，ちくちく感，ぴりぴり感，蟻走感，かゆみ，痛みなどがある．疼痛発作 ictal pain は頭頂葉由来の発作としてよく知られているが，頭頂

以外の発作でも生じる．疼痛発作は半身の焼けるような感覚であったり，耐えがたい激しい腹部のけいれん痛であったりする．片頭痛に似た一側性の頭痛発作も報告されている[82]．てんかん性の疼痛発作はまれにしかみられないために，虫垂炎などの非てんかん性の身体因を探し求めて検査を繰り返してしまうことがある．

頭頂葉発作ではいわれのない恐怖や動悸が突然生じ，パニック発作と見紛うことがある[83]．実際，頭頂葉発作が警告症状なしに始まり，動悸，嘔気，感覚異常，ほてり，冷感などの症状を伴えば，パニック障害のDSM-IV診断基準を満たしうる[17]．特に頭皮上脳波で発作活動を認めない場合はパニック発作と鑑別することができない（第2章および第21章を参照）．頭頂葉後部から始まるてんかん発作は「精神麻痺発作 psychoparetic seizure」とよばれている．この発作は既視感や恐怖などの精神性前兆で始まり，意識減損と動作停止が続くので，情動によって誘発される血管迷走神経性失神と見紛うことがある[84]．

5. 後頭葉てんかん

後頭葉発作 occipital lobe seizure は片頭痛や一過性脳虚血などの身体因性非てんかん性発作だけでなく，心因性黒内障などの心因性発作にも似ることがある（第2章を参照）．後頭葉発作で最もよくみられる症状は幻視と黒内障である．典型的な幻視は形をなさない要素性のもので，点滅する白い光や色の付いた光，直線やギザギザの線などが多い[85]．後頭葉発作ではこうした「陽性症状」だけでなく，「陰性症状」もみられ，これは発作性黒内障 ictal amaurosis として知られている．発作性黒内障では一側あるいは両側の視野が薄れていき，「真っ暗」あるいは「真っ白」になる[86]．後頭葉発作では運動症状もみられる．これには眼球偏位（頭部の向反を伴うこともある）と素早い瞬目がある．また，嘔吐や意識減損を伴ったり，発作時頭痛や発作後頭痛が生じることもある[87]．

視覚症状の前後に頭痛を伴う後頭葉発作の場合，片頭痛と誤診しやすい．片頭痛では閃光や閃輝暗点などの視覚性前兆を伴うことが多いし，部分的な視力低下が一過性に生じることもある．しかし，てんかん発作であれば症状の進展が秒単位であるのに対し，片頭痛の場合は分単位で進展するので，鑑別の手がかりとなる[87]．

失神や椎骨脳底動脈の一過性脳虚血も後頭葉てんかんとの鑑別が必要となる（第17章参照）．失神であれば，誘発因子が存在し，自律神経症状を伴い，横臥によって迅速に回復する．血管障害の危険因子を有し，脳幹や小脳の症状を伴っていれば，椎骨脳底動脈の一過性脳虚血が疑われる[85,87]．

後頭葉発作による視力低下を心因性黒内障 psychogenic amaurosis と見誤ってしまうこともまれではない[88]．ヒステリー性視野欠損の場合は全盲，周辺視力が同心円上に低下するトンネル状視野，視野検査で明らかになる螺旋状視野，単眼半盲を示すことが多い[88]．後頭葉てんかんでは後頭領域の脳波異常（アルファ律動の乱れや徐化，発作間欠期てんかん性放電など）を認めることが多いので，心因性視力障害との鑑別に役立つはずである（第1章参照）．

8

治療

心因性発作では診断を確定することが何よりも重要である．というのも，診断が早いほど転帰が良好となる[1,7,22]．心因性発作ということが判明したからといって，医療の対象でなくなるわけではない．実際，心因性発作の大半は神経内科医や家庭医による教育やサポートを受けている[1]．ただし，神経心理学的評価によって専門的な治療介入が必要と判断された場合には精神科に紹介する．

心因性発作の診療はいわゆる「病的行動パターン」を示す患者に対するものと変わらない[1]．まずは患者と家族に心因性発作であることを告知することになるが，ていねいかつ肯定的な説明が肝要である[89]．その際，幸いにもてんかんではなかったこと，その症状はたしかに存在するが抗てんかん薬は不要であること，精神的ストレスや葛

藤状況が解消されれば，発作を抑制できるようになることを強調するとよい[1,89]．

しかし，患者が心因性発作という診断やその治療をすんなりと受け容れるとはかぎらない．なかには転医を希望する患者もいるが，憂慮すべきことではない．むしろ，患者と敵対関係にならないように心がけるべきである．再受診したいときには受け容れることを伝え，同じ検査をしないですむような診療情報提供書を準備するとよい．

診断を告知したら，支持的な外来診療に努める．定期的に通院させることに意味がある[1,90]．通院することによって患者の医学的な関心が高まり，病的行動パターンを示さなくなる．精神科に支持的精神療法を依頼することもある．診察時には支持的な患者教育を心がける．家族問題が発作に関与していることも少なくない．したがって，家族介入も重要となる．

てんかんと心因性発作の併発例の治療では問題となっている発作がどちらの発作なのかを把握することが最も重要である．併発とはいっても，同時期ではなく時期を隔てて続発していることのほうが多い．典型例は小児期あるいはかなり以前にてんかんを発症し，抗てんかん薬によって発作が抑制されていたにもかかわらず，新たな発作が現れたというものである．この場合，てんかん発作は十分抑制されているので問題になるはずもない．患者と家族にはてんかん発作は抑制されているので心配ないことを伝え，心因性発作の治療の動機付けを行うとよい．この他，次の症例のようにてんかん外科手術が成功した後に心因性発作が現れることもある．

症例検討3 31歳女性．複雑部分発作が難治に経過していた．うつ病と不安障害の既往もあったが，本人いわく，てんかんのせいで発病したという．発作監視ユニットで術前評価を進めたところ，左側頭葉由来の疑いようのないてんかん発作が捕捉された．術後，発作は完全に消失したが，2年間はカルバマゼピンを続けていた．

その後，以前とは異なる発作が現れるようになった．その発作は意識が若干ぼんやりして，手足を振り回すものであった．てんかん発作の再発を疑ってカルバマゼピンを増量し，さらにトピラマートを追加したが，発作の回数も強さも増すばかりで，ついには週に数回生じるようになった．発作監視ユニットに再入院させたところ，心因性発作であることが判明した．抗てんかん薬を減量し，支持的精神療法を開始した．

心因性発作は徐々に減り，ストレスが増したときに年に1～2回出現する程度にまで回復した．本人も家族もこの発作がてんかん性ではないことを理解し，日常生活もそれなりに落ちつきを取り戻した．てんかん発作の再発は認めていないが，再発予防のために抗てんかん薬の内服を続けている．

てんかん発作と心因性発作が同時期に出現することもあり，診療上込み入った問題が生じる．こうした症例ではビデオ脳波を記録し，発作症状の臨床像に焦点を当てて両者を鑑別する．治療方針はそのときに生じている発作（てんかん発作なのか心因性発作なのか）に基づいて決めればよい．症例3の場合，新たに出現したのは「反応性の保たれている手足を振り回す発作」であり，以前に捕捉されたてんかん発作とは明らかに異なっていた．以前の発作は意識減損と自動症を伴う典型的な複雑部分発作と二次性全般化発作であり，発作症状の違いに注目することによって，その時点においてどちらの発作が出現していた公算が高いかを決定することができた．また，てんかん発作と心因性発作両方のビデオを家族に見せることによって，どちらの発作に対しても適切に対処できる術を身に付けさせることができた．

9

予後

心因性発作の予後は一定しない．半数はほぼ回復するという報告がある一方，予後不良なことが多く，完全に発作が消失するのは約30%にすぎないとする報告もある[1,7,30,91]．予後不良の要因とし

て考えられるのは長期に及ぶ心理社会的問題の存在である[1,7,30]．てんかん発作と心因性発作を併発した場合の大規模転帰調査は行われていないが，Meierkordら[2]によれば，心因性発作を単独で発症した場合に比べて寛解しにくいという．

小児の心因性発作は成人に比べて予後が良い[21,22]．小児の心因性発作は一過性のストレスや葛藤によるものが多いのに対し，成人ではパーソナリティ障害などによる慢性的な不適応状態を背景に発症することが多い[22]．また，小児では早期に診断がつきやすいために転帰が良いとも考えられる[21,22]．

ストレスや葛藤に伴う心因性発作に対しては支持的な疾病教育や行動療法が有効である．一方，身体表現性障害や虚偽性障害の場合はパーソナリティ問題を長年にわたり抱えていることが多く，予後は不良である[1,91]．また，最近の報告によると，てんかん専門医やてんかんセンターによる継続的なサポートや構造化された治療プログラムも有効とのことである[91,92]．今後，心因性発作および関連精神障害についての知識がさらに深まれば，難治例の予後をも改善しうる治療戦略が登場しないともかぎらない．

文献

1) Krumholz A. Nonepileptic seizures：diagnosis and management. Neurology 1999；53 Suppl 2：S76-83.
2) Meierkord H, Will B, Fish D, et al. The clinical features and prognosis of pseudoseizures diagnosed using video-EEG telemetry. Neurology 1991；46：1643-46.
3) Lesser RP. Psychogenic seizures. Neurology 1996；46：1499-1507.
4) Sigurdardottir KR, Olafsson E. Incidence of psychogenic seizures in adults：a population-based study in Iceland. Epilepsia 1998；39：857-62.
5) Barry E, Krumholz A, Bergey C, et al. Nonepileptic posttraumatic seizures. Epilepsia 1998；39：427-31.
6) Pakalnis A, Drake ME, Phillips B. Neuropsychiatric aspects of psychogenic status epilepticus. Neurology 1991；41：1104-06.
7) Walzack TS, Papacostas S, Williams DT, et al. Outcome after the diagnosis of psychogenic nonepileptic seizures. Epilepsia 1995；36：1131-37.
8) Slavney PR. Perspectives on Hysteria. Baltimore：The Johns Hopkins University Press, 1990.
9) Veith I. Hysteria：the History of a Disease. Chicago：University of Chicago Press, 1965.
10) Goetz CG. Charcot the Clinician. The Tuesday Lessons. New York：Raven Press, 1987.
11) Massey EW, McHenry LC. Hysteroepilepsy in the nineteenth century：Charcot and Gowers. Neurology 1986；36：65-67.
12) Lazare A. Current concepts in psychiatry：conversion symptoms. N Engl J Med 1981；305：745-48.
13) Stefanis C, Markidis M, Christodoulou G. Observations on the evolution of hysterical symptomatology. Br J Psychiatry 1976；128：269-75.
14) Zeigler FJ, Imboden JB, Meyer E. Contemporary conversion reactions：a clinical study. Am J Psychiatry 1960；116：901-10.
15) Pilowsky I. From conversion hysteria to somatization to abnormal illness behavior? J Psychosom Res 1996 40：345-50.
16) Liske E, Forster FM. Pseudoseizures：a problem in the diagnosis and management of epileptic patients. Neurology 1964；14：41-49.
17) Diagnostic and Statistical Manual of Mental Disorders 4th Ed (DSM-IV). Washington D.C.：American Psychiatric Association, 1995.
18) Bowman ES. Etiology and clinical course of pseudoseizures：relationship to trauma, depression, and dissociation. Psychosomatics 1993；34：333-42.
19) Bowman ES, Markand ON. Psychodynamics and psychiatric diagnoses of pseudoseizure subjects. Am J Psychiatry 1996；153：57-63.
20) Vanderzant CW, Giordani B, Berent S, et al. Personality of patients with pseudoseizures. Neurology 1986；36：664-68.
21) Metrick ME, Ritter FJ, Gates JR, et al. Nonepileptic events in childhood. Epilepsia 1991；32：322-28.
22) Wyllie E, Friedman D, Lüders H, et al. Outcome of psychogenic seizures in children and adolescents compared to adults. Neurology 1991；41：742-44.
23) Meierkord H, Will B, Fish D, et al. The clinical features and prognosis of pseudoseizures diagnosed using video-EEG telemetry. Neurology 1991；41：1643-46.
24) Gates JR, Ramani V, Whalen S, et al. Ictal characteristics of pseudoseizures. Arch Neurol 1985；42：1183-87.
25) Gulick TA, Spinks IP, King DW. Pseudoseizures：Ictal phenomena. Neurology 1982；32：24-30.

26) Sackellares JC, Giordani B, Berent M, et al. Patients with pseudoseizures : intellectual and cognitive performance. Neurology 1985 ; 35 : 116-19.
27) Benbadis SR, Agrawal V, Tatum WO. How many patients with psychogenic nonepileptic seizures also have epilepsy? Neurology 2001 ; 57 : 915-17.
28) Luther JS, McNamara JO, Carwile S, et al. Pseudoepileptic seizures : methods and video analysis to aid diagnosis. Ann Neurol 1982 ; 12 : 458-62.
29) Krumholz A, Niedermeyer E. Psychogenic seizures : a clinical study with follow-up data. Neurology 1983 ; 33 : 498-502.
30) Ramsay RE, Cohen A, Brown MC. Coexisting epilepsy and nonepileptic seizures. In : Non-Epileptic Seizures. Boston : Butterworth-Heinemann, 1998 ; 47-54.
31) Lempert T, Schmidt D. Natural history and outcome of psychogenic seizures : a clinical study in 50 patients. J Neurol 1990 ; 237 : 35-38.
32) Cohen RJ, Suter C. Hysterical seizures : suggestion as a provocative EEG test. Ann Neurol 1982 ; 11 : 391-95.
33) Lesser RP, Lüders H, Dinner DS. Evidence for epilepsy is rare in patients with psychogenic seizures. Neurology 1983 ; 33 : 502-04.
34) Walsh JC, Vignaendra V, Burrows S, et al. The application of prolonged electroencephalographic monitoring and video recording to the diagnosis of epilepsy. Med J Aust 1986 ; 144 : 401-04.
35) Ramani SV, Quesney LF, Olson D, et al. Diagnosis of hysterical seizures in epileptic patients. Am J Psychiatry 1980 ; 137 : 705-09.
36) King DW, Gallagher BB, Murvin AJ, et al. Pseudoseizures : diagnostic evaluation. Neurology 1982 ; 32 : 18-23.
37) Henry TR, Drury I. Non-epileptic seizures in temporal lobectomy candidates with medically refractory seizures. Neurology 1997 ; 48 : 1374-82.
38) Krahn LE, Rummans TA, Sharbrough FW, et al. Pseudoseizures after epilepsy surgery. Psychosomatics 1995 ; 36 : 487-93.
39) Parra J, Iriarte J, Kanner AM, et al. De novo psychogenic nonepileptic seizures after epilepsy surgery. Epilepsia 1998 ; 39 : 474-77.
40) Glosser G, Roberts D, Glosser DS. Nonepileptic seizures after resective epilepsy surgery. Epilepsia 1999 ; 40 : 1750-54.
41) Reuber M, Kral T. New-onset psychogenic seizures after intracranial neurosurgery. Acta Neurochir 2002 ; 144 : 901-07.
42) Alper K, Devinsky O, Perrine K, et al. Nonepileptic seizures and childhood sexual and physical abuse. Neurology. 1993 ; 43 : 1950-53.
43) Westbrook LE, Devinsky O, Geocadin R. Nonepileptic seizures after head injury. Epilepsia 1998 ; 39 : 978-82.
44) Devinsky O, Sanchez-Villasenor F, Kothari M, et al. Clinical profile of patients with epileptic and nonepileptic seizures. Neurology 1996 ; 46 : 1530-33.
45) Gates JR, Ramani V, Whalen S, et al. Ictal characteristics of pseudoseizures. Arch Neurol 1985 ; 42 : 1183-87.
46) Leis AA, Ross MA, Summers AK. Psychogenic seizures : Ictal characteristics and diagnostic pitfalls. Neurology 1992 ; 42 : 95-99.
47) Kuyk J, Meinardi H, Spinhoven P, et al. The diagnosis of psychogenic nonepileptic seizures ; a review. Seizure 1997 ; 6 : 243-53.
48) Walczak TS, Bogolioubov A. Weeping during psychogenic nonepileptic seizures. Epilepsia 1996 ; 37 : 207-10.
49) Bergen D, Ristanovic R. Weeping is a common element during psychogenic nonepileptic seizures. Arch Neurol 1993 ; 50 : 1059-60.
50) Peguero E, Abou-Khalil B, Fakhoury T, et al. Self-injury and incontinence in psychogenic seizures. Epilepsia 1995 ; 36 : 586-91.
51) Cohen RJ, Suter C. Hysterical seizures : suggestion as a provocative EEG test. Ann Neurol 1982 ; 11 : 391-95.
52) Walczak TS, Williams DT, Berton W. Utility and reliability of placebo infusion in the evaluation of patients with seizures. Neurology 1994 ; 44 : 394-99.
53) Slater JD, Marland CB, Jacobs W, et al. Induction of pseudoseizures with intravenous saline placebo. Epilepsia 1995 ; 36 : 580-85.
54) Bazil CW, Kothari M, Luciano D, et al. Provocation of nonepileptic seizures by suggestion in a general seizure population. Epilepsia 1994 ; 35 : 768-70.
55) Devinsky O, Fisher RS. Ethical use of placebos and provocative testing in diagnosing nonepileptic seizures. Neurology 1996 ; 47 : 866-70.
56) Barry JJ, Atzman O, Morrell MJ. Discriminating between epileptic and nonepileptic events : the utility of hypnotic seizures induction. Epilepsia 2000 ; 41 : 81-84.
57) Bare MA, Burnstine TH, Fisher RS, et al. Electroencephalographic changes during simple partial seizures. Epilepsia 1994 ; 35 : 715-20.

58) Thacker K, Devinsky O, Perrine K, et al. Nonepileptic seizures during apparent sleep. Ann Neurol 1993 ; 33 : 414-18.
59) Orbach D, Ritaccio A, Devinsky O. Psychogenic, nonepileptic seizures associated with video-EEG-verified sleep. Epilepsia 2003 ; 44 : 64-68.
60) Trimble MR. Serum prolactin levels in epilepsy and hysteria. BMJ 1978 ; 2 : 1682.
61) Laxer KD, Mullooly JP, Howell B. Prolactin changes after seizures classified by EEG monitoring. Neurology 1985 ; 35 : 31-35.
62) Pritchard PB, Wannamaker BB, Sagel J, et al. Endocrine function following complex partial seizures. Ann Neurol 1983 ; 14 : 27-32.
63) Malkowicz DE, Legido A, Jackel RA, et al. Prolactin secretion following repetitive seizures. Neurology 1995 ; 45 : 448-52.
64) Oribe E, Amini R, Nissenbaum E, et al. Serum prolactin concentrations are elevated after syncope. Neurology 1996 ; 47 : 60-62.
65) Tomson T, Lindbom U, Nilsson BY, et al. Serum Prolactin during status epilepticus. J Neurol Neurosurg Psychiatry 1989 ; 52 : 1435-37.
66) Henrichs TF, Tucker DM, Farha J, et al. MMPI indices in the identification of patients evidencing pseudoseizures. Epilepsia 1988 ; 29 : 184-88.
67) Wilkus RJ, Dodrill CB. Factors affecting the outcome of MMPI and neuropsychological assessments of psychogenic and epileptic seizure patients. Epilepsia 1989 ; 30 : 339-47.
68) Morris H, Dinner D, Lüders H. Supplementary motor seizures : clinical and electrographic findings. Neurology 1988 ; 38 : 1075-82.
69) Waterman K, Purves S, Kosaka B, et al. An epileptic syndrome caused by mesial frontal lobe seizure foci. Neurology 1987 ; 37 : 577-82.
70) Williamson P, Spencer D, Spencer S, et al. Complex partial seizures of frontal lobe origin. Annals of Neurology 1985 ; 18 : 497-504.
71) Sussman N, Jackel R, Kaplan L, et al. Bicycling movements as a manifestation of complex partial seizures of temporal lobe origin. Epilepsia 1989 ; 30 : 527-31.
72) Saygi S, Katz A, Marks D, et al. Frontal lobe partial seizures and psychogenic seizures : comparison of clinical and ictal characteristics. Neurology 1992 ; 42 : 1274-77.
73) Bhatia KP. The paroxysmal dyskinesias. J Neurol 1999 ; 246 : 149-55.
74) Wein T, Andermann F, Silver K, et al. Exquisite sensitivity of paroxysmal kinesiogenic choreoathetosis to carbamazepine. Neurology 1996 ; 47 : 1104-06.
75) Ohmori I, Ohtsuka Y, Ogino T, et al. The relationship between paroxysmal kinesigenic choreoathetosis and Epilepsy. Neuropediatrics 2002 ; 33 : 15-20.
76) Lombroso CT. Paroxysmal choreoathetosis : an epileptic or nonepileptic disorder? Ital J Neurol Sci 1995 ; 16 : 271-77.
77) Guerrini R. Idiopathic epilepsy and paroxysmal dyskinesia. Epilepsia 2001 ; 42 (Supp 3) : 36-41.
78) Scheffer I, Bhatia K, Lopes-Cendes I, et al. Autosomal dominant nocturnal frontal lobe epilepsy. Brain 1995 ; 118 : 61-73.
79) Scheffer I, Bhatia K, Lopes-Cendes I, et al. Autosomal dominant frontal epilepsy misdiagnosed as sleep disorder. Lancet 1994 ; 343 : 515-17.
80) Lugaresi E, Cirignotta F, Montagna P. Nocturnal paroxysmal dystonia. J Neurol Neurosurg Psychiatry 1986 ; 49 : 375-80.
81) Nakken K, Magnusson A, Steinlein O. Autosomal dominant nocturnal frontal lobe epilepsy : an electroclinical study of a Norwegian family with ten affected members. Epilepsia 1999 ; 40 : 88-92.
82) Siegel A, Williamson P. Parietal lobe epilepsy. Adv Neurol 2000 ; 84 : 189-99.
83) Alemayehu S, Bergey GK, Barry E, et al. Panic attacks as ictal manifestations of parietal lobe seizures. Epilepsia 1995 ; 36 : 824-30.
84) Ho SS, Berkovic SF, Newton MR, et al. Parietal lobe epilepsy : clinical features and seizure localization by ictal SPECT. Neurology 1994 ; 44 : 2277-84.
85) Blume WT, Wiebe S. Occipital lobe epilepsies. Adv Neurol 2000 ; 84 : 173-87.
86) Williamson PD, Thadani VM, Darcey TM, et al. Occipital lobe epilepsy : clinical characteristics, seizure spread patterns, and results of surgery. Ann Neurology 1992 ; 31 : 3-13.
87) Van den Hout BM, Van der Meij W, Wieneke GH, et al. Seizure semiology of occipital lobe epilepsy in children. Epilepsia 1997 ; 38 : 1188-91.
88) Beatty S. Non-organic visual loss. Postgrad Med J 1999 ; 75 : 201-07.
89) Shen W, Bowman ES, Markand ON. Presenting the diagnosis of pseudoseizure. Neurology 1990 ; 40 : 756-

59.
90) Aboukasm A, Mahr G, Gahry BR, et al. Retrospective analysis of the effects of psychotherapeutic interventions on outcomes of psychogenic nonepileptic seizures. Epilepsia 1998 ; 39 : 470-73.
91) Reuber M, Pukrop T, Bauer J, et al. Outcome in psychogenic nonepileptic seizures : 1 to 10-year follow-up in 164 patients. Ann Neurol 2003 ; 53 : 305-11.
92) Bennet C, So NM, Smith WB, et al. Structured treatment improves the outcome of nonepileptic events. Epilepsia 1997 ; 38 Suppl 8 : 214.

21 パニック発作

「頭が吹き飛ぶんじゃないかと思った．手がひどくふるえて水の入ったコップを持つこともできなかった．窒息しつつあると感じていたので，どのみち水を飲むことなんてできなかった．それから指と唇がしびれてきて，全身が弱っていった．このまま気を失うのは間違いなかった．今でもまたあの発作に襲われたらどうしようかと四六時中気に病んでいる」[1]

このような症状の患者を診察した場合，神経内科であればてんかんを，循環器科であれば心筋梗塞を，内分泌科であれば褐色細胞腫を疑うだろう．実のところ，これはパニック発作の症状なのである．

パニック障害 panic disorder はほかの疾患と症状が似ているので，正しく診断されるまでに10人近くの医師の診察を受けていることがある[2]．パニック障害の罹患率は非常に高く，世界人口の約2％が罹患していることからも，この診断をめぐる問題は深刻である[3]．パニック障害では身体症状が前景に出るために，不安障害の中でも一般内科を受診する割合が最も高い[2,4]．さらに，高血圧，消化性潰瘍，片頭痛，僧帽弁逸脱症，過敏性腸症候群，喘息などの身体疾患を併発するリスクも高い[5]．

パニック障害の抱えている心理社会的問題，特に就労，家族関係，社会適応に関する問題も深刻である[6]．パニック障害の88％はうつ病を併発し，27％には物質乱用の問題がある[3]．自殺企図率はうつ病を併発していなくても15％に上る[3]．QOLもパニック発作によって打撃を受ける．ある疫学研究によると，パニック障害では33％が身体的・精神的状態がかなり悪いと回答したのに対し，精神障害のない対照群では23％であった[7]．

パニック障害ではパニック発作のために精神症状のみならず身体症状も被っているので，不安障害の中でも特にQOLが悪い[8]．

したがって，パニック障害については可能なかぎり迅速かつ正確に診断を下し，適切な治療を提供することが極めて重要となる．本章ではパニック障害の定義と想定されている原因について触れてから，パニック障害の鑑別診断，治療，予後について解説する．鑑別診断では特にてんかん発作との類似点と相違点について重点を置いた．

1 パニック発作 panic attack

パニック発作では思いも寄らぬ圧倒的な恐怖が突然生じ，身体症状や精神症状を伴う．身体症状としては循環器症状，呼吸器症状，胃腸症状のほか，頭痛，めまいなどの神経症状が生じる．そして，最悪の事態を想定し，死ぬ，自制できなくなる，発狂するなどと信じ込んでしまう．さらにはその場から逃げ出したい欲求に駆られ，不安を惹起する状況を回避するようになる．発作の持続時間は5～30分のことが多いが，もっと長く続くこともある．パニック発作の診断には**表1**に掲げた13の症状のうち最低4項目が存在しなくてはならない[9]．

1. 夜間のパニック発作 nocturnal panic

パニック発作は睡眠中にも生じることがある．発作症状は日中でも夜間でも基本的には同じで，ともに頻発することがあるが，日中に生じること

表 1　パニック発作の症状（診断には 4 項目以上を満たすこと）

1. 心悸亢進，動悸，頻脈
2. 発汗
3. 振戦，身震い
4. 息切れ感，呼吸困難感
5. 窒息感
6. 胸痛，胸部不快感
7. 嘔気，腹部苦悶
8. めまい，くらくら感，ふらつき，気を失う感覚
9. 現実感喪失（非現実感），離人感（自分自身から切り離された感覚）
10. 自制心を失って発狂する恐怖
11. 死の恐怖
12. 感覚異常
13. 冷感，のぼせ

のほうが多い．夜間にのみパニック発作が生じる患者もいないわけではないが，まれである．

2. 状況因

パニック発作によっては特定の状況が刺激となって生じることがある．刺激に曝露されるたびに必ず発作が生じるわけではないが，状況因の存在下で予期不安が生じるようになり，その状況を回避するようになる．誘発因子として多いのは乗り物や雑踏の中など，自由がきかず，逃げ場のないような状況である．

この状況因性パニック発作は社交不安障害や心的外傷後ストレス障害をはじめとする様々な不安障害でも生じる．パニック障害の診断のポイントはパニック発作が誘因なしに，すなわち予見できずに生じる点にある．

2

パニック障害 panic disorder

パニック障害と診断するには以下の症状が必要である．すなわち，予期できないパニック発作の存在，発作の再発に対する持続的な不安，発作が引き起こすであろう事態（気が狂うなど）についての憂慮，発作に伴う行動パターンの明らかな変化の 4 項目である．さらに，その発作が薬物や身体疾患の直接的な生理学的影響によるものではなく，ほかの精神障害では説明できないことが必要となる．パニック障害は主に思春期，若年成人期に発症し，45 歳以降の発症はまれである．女性の発症率は男性の倍に達する[10]．

3

広場恐怖 agoraphobia

広場恐怖はパニック障害のおよそ 3 分の 1 に生じる．これは逃げることも助けを求めることもできない場所でパニック発作が生じることへの不安である．そして，不安を伴う状況を避けるようになり，ついには外出できなくなってしまうことが多い．広場恐怖はパニック障害を伴わずに単独で発症したり，パニック障害以外の不安障害に併発することもある．ただし，広場恐怖を伴うパニック障害はパニック障害単独あるいは広場恐怖単独よりも機能障害が重い[11]．この場合，別の精神障害を併発することも多く，神経症性尺度得点が高くなる[11]．

4

パニック障害の原因

パニック発作，パニック障害，広場恐怖の発症機序については心理学，生物学，精神力動学など様々な見地による数多くの仮説がある．パニック障害の病因に関するデータが十分揃っているわけではないが，この数年間で理解が深まったこともたしかである．パニック障害とパニック発作は心理学的原因と生物学的原因の両方によって多元的に生じ，同じく心理的手法と生物学的手法の両方によって治療することができる．

1. 心理学的理論

(1) 行動理論

条件学習理論によれば，パニック発作は特定の合図と結びついている．したがって，その合図を回避すれば発作は軽減する．合図すなわち誘発因子には車に乗る，列に並ぶなどの外的なものもあれば，頻脈やめまいなどの内的なものもある．一例をあげると，運転中にパニック発作を経験すると，運転とパニック発作の間に条件連合が形成される．そして，運転中に予期不安が生じるようになり，これがパニック発作の引き金となる．こうなると，発作が生じることを恐れて，運転を避けるようになってしまう．このように行動理論では状況因性パニック発作と広場恐怖について合理的な説明が可能であり，行動療法の有効性も実証されている[12,13]．しかし，この理論では自発パニック発作が生じる理由や，パニック発作では必ずしも予期不安や回避行動が生じるとはかぎらないことを説明することができない．

(2) 認知理論

パニック発作は認知の歪みによって生じると考える理論である．すなわち，身体症状を危険で生命を脅かすものと誤って解釈し，最悪の事態を想定してしまうために，身体感覚，懸念，不安が刺激され，ついにはパニック発作が引き起こされると考える．たとえば，軽い頻脈を感じただけで重篤な身体疾患の徴候であると心配しはじめ，その懸念が死の可能性にまで発展することによって不安と関連した身体症状が引き起こされ，ついにはパニック発作が生じてしまう．認知療法は行動療法と同様に有効であり，実際には行動療法と組み合せて用いることが多い[13]．

(3) 精神力動理論

精神力動理論では無意識的幻想から生じる不安（特に小児期における親から否定されることへの不安や分離不安）を心理的防衛機制によって抑圧することができないためにパニック発作が生じると解釈する[14]．

2. 生物学的理論

(1) ノルアドレナリン系調節異常

この仮説はいくつかの薬理学研究の結果を基に提唱されたもので，ノルアドレナリン作動性神経系の過活動によってパニック障害が生じるとする理論である．ノルアドレナリン神経系ではその過活動のためにシナプス後受容体にはダウンレギュレーションが生じている．ヨヒンビンはシナプス前アルファ2アドレナリン受容体の遮断薬であり，シナプス間隙のノルアドレナリンを増加させる．このヨヒンビンには不安を惹起する作用があるが，パニック障害では健常者よりも強い不安反応を示し，パニック症状が誘発される[15〜17]．さらに，ヨヒンビンによってパニック症状が誘発されるとノルアドレナリンの代謝産物である3-methoxy-4-hydroxyphenylglycol（MHPG）の血中濃度が上昇する[18]．

また，パニック障害ではシナプス前アルファ2アドレナリン受容体の作動薬であるクロニジンに対する成長ホルモンの分泌反応が鈍いことも報告されている[18]．これもノルアドレナリン神経系の過活動を示唆する所見であり，同じような反応低下がほかの不安障害でも報告されている[19〜21]．クロニジンに対する成長ホルモンの分泌反応が低下する機序は不明だが，シナプス前またはシナプス後のアドレナリン受容体の感受性が病的に変化しているためと考えられている．

このように，薬理学研究からはアドレナリン神経系の調節異常が示唆されているのだが，自発パニック発作についてはノルアドレナリン系の関与を支持する結果は得られていない．というのも，パニック障害では自発発作時に血中MHPGが上昇しないだけでなく，安静時の交感神経活動も亢進していないのである[22〜24]．一方，別の研究によると，自発発作を起こした患者3名では発作後にアドレナリンとノルアドレナリンの血中濃度が上昇していたという[24]．この結果は交感神経系の活動亢進はパニック発作の引き金ではなく，結果で

(2) セロトニン系調節異常

セロトニン作動性抗うつ薬がパニック障害に有効なことからも，セロトニン神経系がパニック障害に関わっていることは間違いない[25]．現在では選択的セロトニン再取り込み阻害薬 serotonin selective reuptake inhibitor (SSRI) がパニック障害をはじめとする不安障害に対する第一選択薬として用いられている．最近の研究成果はセロトニン機能障害がパニック障害だけでなく[29,30]，不安障害全般に広く関わっていることを明らかにしている[26~28]．

セロトニン神経系は別の神経系を介して間接的にパニック障害に影響を与える．青斑核から縫線核に投射するノルアドレナリン作動性神経はセロトニン放出を促進し，一方，縫線核から青斑核に投射するセロトニン作動性神経はノルアドレナリンの放出を抑制する．したがって，この2つの神経系は相互に影響し合う関係にある[31]．SSRIのfluoxetineを用いた臨床研究によると，パニック障害の全般的改善度はMHPG濃度の低下と相関していたという[29]．さらに，未治療のパニック障害患者ではクロニジンによって血中MHPG濃度が不安定になるが，この変動はfluoxetineによって抑えることができる[29]．ただし，すべての研究がセロトニン系によるノルアドレナリン系調節を支持しているわけではない．たとえば，Goddardら[32]の研究ではフルボキサミンが有効であったパニック障害にもかかわらず，MHPG血中濃度もヨヒンビンに対する反応性も低下していなかった．

不安やパニック障害でみられる回避行動や自律神経症状の発現には複数の脳幹領域が関与しているが，この脳幹領域を賦活するのは恐怖反応の首座である扁桃体からの遠心路である．扁桃体はグルタミン酸作動性の入力を受けているが，この入力はセロトニンによる抑制性制御を受けている[33]．パニック障害ではこのセロトニン系の異常のために扁桃体への興奮性入力が抑制されず，臨床症状が出現するのではないかとも考えられている．

(3) GABA系調節異常

ガンマアミノ酪酸 gamma aminobutyric acid (GABA) がパニック障害に関与していることを示唆する所見もいくつか報告されている．GABAは代表的な抑制性神経伝達物質であり，GABA作動性神経は扁桃体などの不安や恐怖と関連する脳領域に豊富に存在している[31]．動物実験では不安様行動の増大に伴ってGABAが減少することが示されている[34,35]．さらに，パニック障害患者では健常者に比べて後頭葉のGABAが減少していることが報告されている[36]．

ベンゾジアゼピン系薬剤がパニック障害に有効なこともGABA系の関わりを示唆する．ベンゾジアゼピンはGABA-A受容体複合体に結合し，その出力を高めることによって，抗不安作用や抗パニック作用を発揮する[25]．このほか，GABA-A作動性の抗てんかん薬であるバルプロ酸やtiagabineにも抗パニック作用が期待されている[37~39]．

NuttとLawson[40]はパニック障害についてGABA-Aベンゾジアゼピン受容体の設定点偏位仮説を提唱している．これは「パニック障害ではベンゾジアゼピン受容体の完全作動薬が部分作動薬として働き，阻害薬が部分逆作動薬として働く」とする仮説である（図1）．実際，ベンゾジアゼピン阻害薬であるフルマゼニルを健常者に投与しても全く何の変化も来さないが，パニック障害では不安症状が惹起される[41]．また，パニック障害ではベンゾジアゼピンに対する感受性が低下していることや[42]，受容体結合部位が減少していることが報告されている[43~45]．受容体結合部位の減少については複数の追試によって確認されているが[44~47]，否定的な報告がないわけではない[48,49]．

パニック発作とてんかん発作が類似している点からもGABAの役割は興味深い．てんかん発作にもGABA系が関与しているし，その治療にもGABA作動薬を用いる[50~52]．パニック障害とてんかん発作の関連性については本章の後半で検討する．

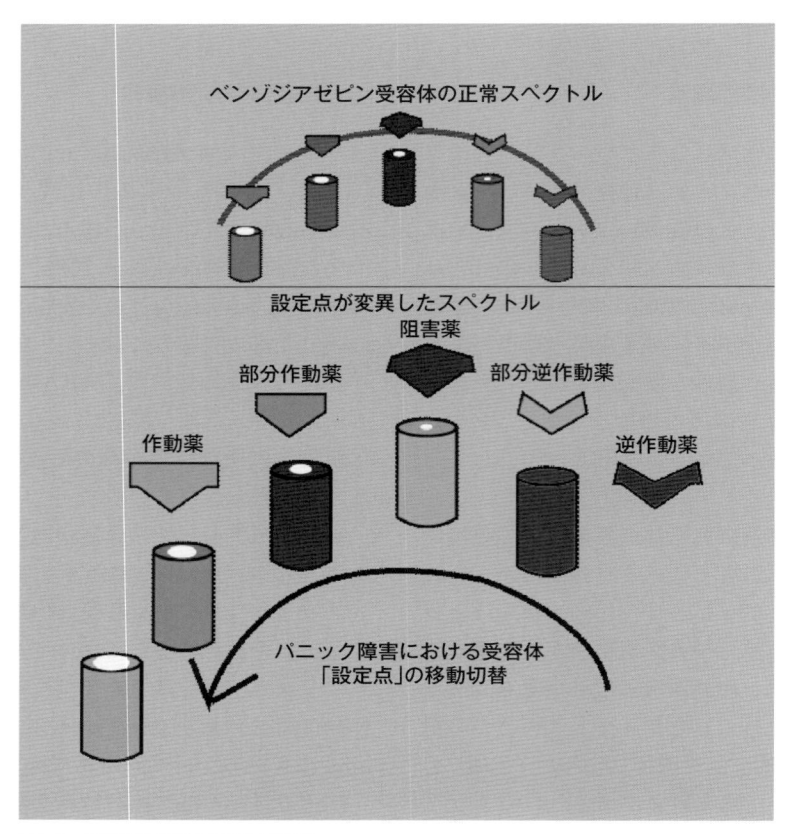

図1 受容体設定点偏位仮説

パニック障害ではベンゾジアゼピン受容体の「設定点」が左にずれているために，阻害薬を部分逆作動薬として認識してしまう．（訳注：逆作動薬 inverse agonist とは作動薬とは正反対の作用を惹起する物質であり，阻害薬は受容体と結合してもなんら作用しない物質を意味する）〔Stahl SM, Essential Psychopharmacology, Cambridge University Press より許可を得て転載〕

(4) その他の神経化学系

不安やパニック発作と関連する化学物質はほかにも存在する．パニック障害ではアデノシン受容体の阻害薬であるカフェインを摂取するとパニック発作が誘発される[53~55]．神経ペプチドのコレシストキニンもパニック発作を惹起する[56]．同様に，神経ペプチドのサブスタンスPやコルチコトロピン放出因子 corticotropin releasing factor（CRF）も不安と関連している可能性がある[57~59]．CRF-1 受容体欠損マウスは野生型マウスに比べて不安様行動を呈しにくく[60]，現在開発中のCRF阻害薬には抗不安作用が期待されている．グルタミン酸も不安とかかわりがある．グルタミン酸は脳内に存在する代表的な興奮性神経伝達物質であるが，その神経細胞はGABA作動性神経と同様に恐怖や不安と関連する部位に豊富に存在する[31]．予備的研究ではあるが，グルタミン酸もパニック障害において重要な役割を担っていることが報告されている[61,62]．

(5) 二酸化炭素過感受性

パニック障害患者では二酸化炭素負荷試験と乳酸負荷試験によって健常者よりもパニック発作が誘発されやすい[18]．したがって，パニック障害では二酸化炭素に対して感受性が亢進していること

が考えられる．この二酸化炭素過感受性は抗パニック薬によって低下する[63]．パニック障害は慢性的な代謝性アルカローシスにあるが，発作中には急性呼吸性アルカローシスが加わる[18]．これらの知見から，パニック障害は慢性的な過換気状態にあると考えられてきた．パニック障害では慢性的な過換気によって血中の二酸化炭素濃度を下げることによってパニック発作を防いでいるのかもしれない．

(6) 窒息誤警報仮説

Klein[64]の提唱した窒息誤警報仮説もパニック障害の慢性過換気状態と二酸化炭素過感受性を説明しうる．この理論によれば，パニック障害では窒息していないのにもかかわらず窒息警報システムが作動してしまい，発作が生じるという．窒息警報システムが実在することは「オンディーヌの呪い」とよばれる疾患からも明らかである．これは先天性中枢性肺胞低換気症候群ともよばれるもので，睡眠中に呼吸が停止してしまうのだが，血中二酸化炭素濃度が上昇しても窒息警報システムが働かず，呼吸が再開しない[65]．覚醒しないかぎり呼吸が再開しないのである．この仮説に従うなら，パニック発作と慢性不安状態は異なる機序によって生じていることになる．この仮説を支持する知見としては視床下部下垂体副腎系は予期不安には関与するが，パニック発作には関与しないという研究報告がある[66]．

3. 神経解剖学的知見

恐怖，不安，パニック発作の主座は青斑核にあると長い間考えられてきたが，近年の神経解剖学研究はその軸足を扁桃体 amygdala に移している．扁桃体は恐怖反応に関わるすべての領域（皮質，皮質下，脳幹）と求心性および遠心性線維でつながっている[67,68]．たとえば，中脳水道周辺灰白質[69]は「すくみ反応」などの恐怖に対する運動反応を制御し，傍小脳脚核[70]は呼吸を調節し，青斑核[31]は心拍数と血圧を制御し，視床下部[71]はステロイドホルモンの分泌を調節しているが，これらの領域はいずれも扁桃体からの興奮性入力を受

けている．そして，視床，前頭前皮質，海馬からの入力によって扁桃体が刺激されると，この興奮性出力を介して不安やパニック発作でみられる自律神経症状や行動症状が生じる[67,68]．ここで注目すべきなのは，扁桃体が視床と大脳皮質の両方から入力を受けている点である．これによって，刺激に対して速やかに恐怖反応（視床経由）を起こせるだけでなく，その反応に認知的評価（前頭前皮質および海馬経由）を組み入れることが可能になる[67,72]．

扁桃体がパニック発作に関わっていることは動物実験，臨床研究の両方から支持されている[73]．動物実験によれば，恐怖条件付けでは扁桃体が賦活されるが，この恐怖反応でみられる行動変化や自律神経活動はパニック発作に酷似している[67,74]．ヒトの扁桃体を電気刺激すると自律神経症状と不安症状が生じるだけでなく，心血管系，胃，呼吸器にも影響を与える[73]．これらはいずれもパニック発作でみられる症状である．

予期不安と回避行動の形成には海馬 hippocampus が重要な役割を演じていると考えられる[67,75]．このことは精神療法がパニック障害に有効であることの裏付けといえるかもしれない．Gorman ら[67]によれば，薬物療法は恐怖回路（扁桃体から脳幹への投射路）を脱感作させることによって効果を発揮し，精神療法は記憶（すなわち海馬）への働きかけによって状況依存的な恐怖症状の軽減をもたらすという．

4. 遺伝

一卵性双生児におけるパニック障害の一致率は30〜40％である[14,76]．第一度親族における発症危険率は10％であるが，それ以外の親族では2.1％である[76]．パニック障害は不安障害の中で遺伝性が最も高い．

表 2 各不安障害のパニック発作および関連症状

	自発パニック発作	状況因性パニック発作	予期不安	自律神経症状	回避行動
パニック障害	＋＋＋	＋／－	＋＋＋	＋＋＋	＋
広場恐怖	＋／－	＋／－	＋＋＋	＋＋	＋＋＋
SAD	－	＋＋	＋＋	＋＋	＋＋＋
特定恐怖	＋／－	＋＋＋	＋＋	＋＋	＋＋＋
PTSD	＋／－	＋	＋／－	＋＋＋	＋
GAD	＋／－	＋	＋／－	＋／－	

各記号は診断に必須かどうかとその出現頻度を意味する．－：ほとんど認められない．＋／－：症状として認められるが診断には必須ではない．
SAD：社交不安障害，PTSD：心的外傷後ストレス障害，GAD：全般性不安障害

5 鑑別診断

1. 精神科鑑別診断

先に触れたように，パニック障害の最大の特徴はパニック発作が生じることにあるのではなく，予期していないときに突然発作が生じることにある．実際，パニック発作は内科疾患でも生じるし，どの不安障害でも生じるので，発作が存在するだけではパニック障害と診断することはできない（表2）．とはいえ，各不安障害には明確な相違点がある．

社交不安障害 social anxiety disorder（SAD）では予期不安，恐怖対象の回避を認め，一部ではパニック発作も生じる．SADとパニック障害では症状の発現様式が若干異なるとはいっても，パニック症状の有無によって両者を鑑別することはできない[77,78]．しかし，両者には明確な相違点が2つある．まず，SADの不安は人前や社会的場面だけに限られ，そのような場面で恥をかくことに対する恐怖であり，パニック発作が起きたらどうしよう，助けが得られなかったらどうしようといったパニック障害でみられる恐怖とは異なる[31]．第二に，SADでみられるパニック発作は自発性ではなく状況因性である．パニック障害と特定恐怖 specific phobia を鑑別する際も同様である．特定恐怖ではパニック発作自体に対する恐怖は生じないし，自発発作を経験することもない[31]．

不安障害にはほかにも心的外傷後ストレス障害 post-traumatic stress disorder（PTSD），強迫性障害 obsessive-compulsive disorder（OCD），全般性不安障害 generalized anxiety disorder（GAD）がある．PTSDは生命を脅かすような事態に直面した後に生じる[31]．その恐怖体験をフラッシュバックによって再体験するために不安とパニック発作が生じるのであって，自発発作が生じるわけではない．OCDにみられる不安とパニック発作はその強迫観念や強迫行為に直接関係している[31]．GADでは理由なしに不安が生じ，PTSDのような明確な原因もなければ，パニック発作と関連した恐怖も生じない[31]．

薬物によってもパニック発作に似た症状が誘発されることがあるので，診断に際しては注意する．これにはマリファナやコカインだけでなく，カフェイン，アンフェタミン類，うっ血緩和薬（訳注：鼻詰まりの治療薬には交感神経作動性のものがある）などがある．これらの薬物によって健常者にもパニック発作が生じることがあるが，パニック障害患者のほうが生じやすい．自発性のパニック発作を経験したことがなく，薬物使用後にのみパニック発作が生じている場合は物質誘発性不安障害と診断する[1]．

2. 内科鑑別診断

パニック障害の症状は循環器疾患や内分泌疾患などとも多くの類似点を有している．また，その治療薬によってもパニック発作が引き起こされる

ことがある．こうした場合，原因疾患の治療や治療薬の中止によって発作は治まるはずだが，パニック障害を併発している可能性もある．パニック障害では内科疾患を併発していることも多く，診断に苦慮することも少なくない．

(1) 循環器疾患

胸痛はパニック発作の中で最も多い症状のひとつである．胸痛が生じると心筋梗塞に間違いないと確信して救急外来を受診することが多い．しかし，胸痛のうち実際に心疾患と診断されるのは16％にすぎない[79]．実際のところ，器質的原因が見つからないことが大半であり，循環器外来を受診する胸痛患者では心疾患よりもパニック障害のほうが多い．ある研究によると，胸痛患者の40％がパニック障害であり，冠動脈疾患は16％にすぎなかった[80]．

パニック発作でも心筋梗塞と同様に腕に広がる激しい胸の痛みを訴えることがあり，両者を検査せずに鑑別することは難しい．しかし，その症状には多少の違いがあり，パニック発作では「突き刺すような痛み」と表現することが多く，心筋梗塞では「押し潰されそうな痛み」と言い表わすことが多い[1,80]．ある研究によれば，その痛みが皮膚分節疼痛図の領域16（すなわち，右手掌）であれば，パニック障害の可能性が高いという[80,81]．パニック障害のスクリーニング検査法も開発されており，診断の助けとなる[80,81]．これには広場恐怖認知質問表 Agoraphobia Cognition Questionnaire (ACQ)，McGill 疼痛質問表短縮版 Short Form McGill Pain Questionnaire (SF-MPQ) の疼痛感情下位尺度，症状チェックリスト90項目改訂版 Symptom Checklist 90 Revised (SCL-90-R) の身体化症状下位尺度がある[80]．さらに，たった3つの質問項目（ACQの2問目，SF-MPQの12問目，SCL-90-Rの12問目）だけで59～85％の確率でパニック障害を同定できることが報告されている[80]．

(2) 内分泌疾患

低血糖によってもパニック症状が生じることがあるが，これは血糖検査によって鑑別できる[1]．褐色細胞腫 pheochromocytoma はまれな内分泌疾患だが，頻脈と強度の不安が生じ，早期に治療しないと致命的となるのでパニック障害の鑑別診断に加えておくべきである[82]．パニック障害と褐色細胞腫では症状に若干の違いがある[1]．褐色細胞腫の発汗は四肢や頭部よりも躯幹で目立ち，頭痛は「頭が破裂するようだ」と形容されることが多い．また，褐色細胞腫の場合，発作中はじっとして動かないほうがよいと感じるが，パニック発作では逃げ出したい欲求に駆られる．

3. てんかん発作

複雑部分発作，特に側頭葉性の場合には恐怖などのパニック発作症状が生じる[1,73]．実際，発作の中核症状が恐怖であることも少なくないので，パニック障害と誤診してしまうことがある[83~89]．反対に，パニック発作をてんかん発作と見誤ることもある[90~92]．両者はともに突然発症し，恐怖や不安が生じるだけでなく，うずき，めまい，動悸，現実感喪失，過換気，腹部症状を伴うことがある[9,93]．

パニック障害も側頭葉発作も共に扁桃体とGABAが関わっているという事実をふまえれば，症状の類似性は驚くに当たらない．先に述べたように，扁桃体はパニック発作に関わる複数の脳構造と相互に接続していて，扁桃体を電気刺激することによってパニック症状を引き起こすことができる[67,68,73]．側頭葉発作でも扁桃体に異常な電気活動が生じる[94]．GABA系の活動低下はパニック障害[36]とてんかん[50]の両方で観察されているし，GABA作動薬は不安を緩和するだけでなく[35]，てんかん発作をも抑制する[50]．ベンゾジアゼピンは両疾患の治療に長い間使われているし，抗てんかん薬の中にはパニック障害の治療薬として期待されているものもある[37~39]．

パニック発作とてんかん発作では症状が広く重なり合うので，脳波検査なしに確定診断することは難しい．しかし，鑑別に役立つ特徴的な症状がないわけではない．自動症，一過性健忘，精神感覚症状，失禁，けいれん，意識の完全喪失などの

症状がパニック発作でみられることはまずない[79,95,96]．パニック発作の持続時間は 5〜30 分のことが多いが，てんかん発作が 2 分を超えて続くことはまれである．また，不安障害あるいはてんかんの家族歴，分離不安の既往，熱性けいれん，頭部外傷，中枢神経系感染症の既往などの情報も鑑別の参考になる[95〜97]．

6

治療

1. 選択的セロトニン再取り込み阻害薬

SSRI が現時点におけるパニック障害の第一選択薬である．パロキセチン，セルトラリン，fluoxetine の三つがパニック障害の治療薬として米国食品医薬品局（FDA）によって承認されている．これらはいずれも再発予防などの治療効果が実証されていて，長期に使用しても安全であり，乱用のおそれがない[25]．citalopram, escitalopram, フルボキサミンなどの SSRI もパニック障害に有効だと考えられる．SSRI は効果を発揮するまでに数日から数週間を要するので，治療開始直後に症状が一過性に増悪することがある[25]．

2. その他の抗うつ薬

イミプラミン，デシプラミン，クロミプラミンなどの三環系抗うつ薬 tricyclic antidepressant（TCA）もパニック障害に有効である[18]．TCA の短所はその副作用にあり，抗コリン作用，体重増加，低血圧などが生じる．最近のメタ解析によれば，パニック障害に対する SSRI と TCA の効果は同等であるものの，SSRI のほうが脱落率が低く，忍容性が高いことが指摘されている[98]．

Phenelzine などのモノアミン酸化酵素阻害剤 monoamine oxydase inhibitor（MAOI）もパニック障害に効果がある[99]．ただし，MAOI では食事制限（低チラミン食）が必要であり，起立性低血圧や体重増加などの副作用と相まって治療が中断されやすい．しかし，可逆性 MAO 阻害剤 reversible inhibitor of monoamine oxydase A（RIMA）であれば食事制限は不要で，忍容性も高く，しかも効果は旧来の MAOI と同等であるという[100]．実際，RIMA である moclobemide がパニック障害に有効であり，かつ忍容性も高いことが示されている[101,102]．

セロトニン・ノルアドレナリン再取り込み阻害剤 serotonin norepinephrine reuptake inhibitor（SNRI）の venlafaxine は FDA によって大うつ病と全般性不安障害の治療薬として承認されている．予備的研究ではあるが，この venlafaxine もパニック障害に有効であることが報告されている[103,104]．nefazodone[105,106]，ミルタザピン[107,108]，reboxetine[109]などの抗うつ薬もパニック障害に効果がある．

3. GABA 作動薬と抗てんかん薬

FDA によってパニック障害の治療薬として承認されているベンゾジアゼピン系薬剤はアルプラゾラムとクロナゼパムの 2 つだが，それ以外のベンゾジアゼピンも同様に有効であることが報告されている[25]．先に述べたように，ベンゾジアゼピンには GABA-A 受容体複合体に結合し，GABA による抑制性出力を高める作用がある．ベンゾジアゼピンの作用発現は早いが，治療開始時に鎮静を招きやすい．ベンゾジアゼピンでは身体依存が生じることがあり，そのリスクは服薬期間が長いほど高くなる[25]．減量，中止する際は離脱症状を避けるために時間をかけて漸減する．

抗てんかん薬の中には不安障害に対する効果が期待されているものもある．これにはバルプロ酸[37,110,111]，ガバペンチン[38]，pregabalin[38]，tiagabine[39]などがある．カルバマゼピンもパニック障害で試験されているが，その結果は一定しない[112,113]．

4. 認知行動療法

認知療法と行動療法のどちらか一方を実施することもあるが，併用するのが通例である．認知行動療法はパニック障害に極めて有効であり，それは広場恐怖の有無によらない[114,115]．具体的には

疾病教育，認知再構成法，曝露療法，リラクゼーション療法などがある．パニック発作はたしかに苦しい症状ではあるが，生命を脅かすものではないことを疾病教育によって患者に理解させる．認知に歪みがあり，かすかな身体症状をパニック発作につながる危険な徴候と思い込んでいる場合には認知再構成法の適応がある．曝露療法はパニック誘発刺激に対する反応を修正することを目的としており，場面曝露法と内受容的曝露法がある．場面曝露法では患者を運転などのパニック誘発場面に曝露させ，内受容的曝露法ではパニック発作時の身体感覚に曝露させる．内受容的曝露法は喘息などを併発している場合は禁忌である．

5. 併用療法

これには薬物治療と精神療法の併用と薬剤の併用がある．以前は精神療法と薬物治療を併用すると転帰が悪くなるといわれていた．しかし，最近の研究によれば，この懸念は無用であり，実際，精神療法単独よりも精神療法とSSRIを併用したほうが有効であることが複数の比較試験によって確認されている[116〜120]．さらに，SSRIによる薬物療法を終了する前に認知行動療法を実施すると寛解維持に役立つ[121]．ベンゾジアゼピン系についても同様の報告がある．Ottoら[122]はベンゾジアゼピンを終了する際に認知行動療法を追加した場合としなかった場合の経過を比較し，認知行動療法を実施しなかった場合は投与量を50％に漸減した段階でパニック発作が明らかに増えたが，実施した場合は反跳性パニック発作が生じなかったと報告している．

併用薬物療法は少なくとも治療開始時には単剤治療よりも有効である．セロトニンとGABAはどちらも不安の抑制と関係しているので，抗うつ薬とベンゾジアゼピンを併用すれば相乗効果が発揮される[123]．実際，抗うつ薬にベンゾジアゼピンを併用することによって治療初期の不安を軽減することができる[124〜126]．SSRIとベンゾジアゼピンの併用に関する研究のほとんどはうつ病を対象としたものだが[124,125,127,128]，パニック障害の治療初期においてはSSRI単剤治療よりも併用療法のほうが優れていることが報告されている[126]．

6. 治療抵抗性について

治療抵抗性の予測因子は罹病期間が長いこと，治療開始時の恐怖回避傾向と不安尺度得点が高いこと，併発精神障害が存在することである[129]．しかし，治療に十分反応しないからといって必ずしも治療抵抗性とはかぎらず，投与量や治療期間が不十分であったり，診断が誤っている可能性もある．また，広場恐怖を併発しているパニック障害では寛解に至るまでに時間がかかる[130]．投与量と治療期間が十分であり，しかも服薬が遵守されているにもかかわらず反応が得られない場合は，内科疾患の可能性も含めて診断の再考が必要となる．

7

予後

症状が消失しても6カ月を待たずに治療を中断すると再発の危険性が高まる．したがって，治療には十分な期間が必要であることを認識しておくべきである．6カ月以上症状が消失していれば，治療終了を試みることも可能だが，長期にわたる維持治療が必要になることも少なくない．パニック障害は慢性的な経過を示すものの，診断と治療が適切であれば，QOLの十分な改善が期待でき，心理社会的負担，身体的苦痛のみならず医療費を軽減することもできる．

文献

1) Stahl SM, Soefje S. Panic attacks and panic disorder : the great neurologic imposters. Semin Neurology 1995 ; 15 : 126-32.
2) Pies R. Panic disorder and major depression. Psychiatric Time 1992 ; 9 Suppl : SI-S4.
3) Wittchen H, Essau CA. Epidemiology of panic disorder : progress and unresolved issues. J Psychiatr Res 1993 ; 27 : 47-68.
4) Kessler RC, DuPont RL, Berglund P, et al. Impairment

in pure and comorbid generalized anxiety disorder and major depression at 12 months in two national surveys. Am J Psychiatry 1999 ; 156 : 1915-23.
5) NIH Consensus Development Conference. Consensus Statement, Treatment of panic disorder. 1991.
6) Zaubler T, Katon W. Panic disorder in the general medical setting. J Psychosom Res 1998 ; 44 : 25-42.
7) Klerman GL, Weissman MM, Ouellette R, et al. Panic attacks in the community : social morbidity and health care utilization. J Am Med Assoc 1991 ; 265 : 742-46.
8) Simon NM, Otto MW, Korbly NB, et al. Quality of life in social anxiety disorder compared with panic disorder and the general population. Psychiatr Serv 2002 ; 53 : 714-18.
9) American Psychiatric Association. Diagnostic and Statistical Manual of Mental Disorders, 4th Ed. Washington, D. C. : American Psychiatric Association, 1994 ; 393-444.
10) Kessler RC, McGonagle KA, Zhao S, et al. Lifetime and 12month prevalence of DSM-Ⅲ-R psychiatric disorders in the United States. Results from the National Comorbidity Survey. Arch Gen Psychiatry 1994 ; 51 : 8-19.
11) Andrews G, Slade T. Agoraphobia without a history of panic disorder may be part of the panic disorder syndrome. J Nerv Ment Dis 2002 ; 190 : 624-30.
12) Barlow DH. Behavioral conception and treatment of panic. Psychopharmacol Bull 1986 ; 22 : 802-06.
13) Michelson LK, Marchione K. Behavioral, cognitive, and pharmacological treatments of panic disorder with agoraphobia : critique and synthesis. J Consult Clin Psychol 1991 ; 59 : 100-14.
14) Grinspoon L ed. Panic disorder : part Ⅱ. Harvard Mental Health Letter 1990 ; 7.
15) Charney DS, Woods SW, Krystal JH. Noradrenergic neuronal dysregulation in panic disorder : the effects of intravenous yohimbine and clonidine in panic disorder. Acta Psychiatr Scand 1992 ; 86 : 273-82.
16) Charney DS, Heninger GR, Breier A. Noradrenergic function in panic anxiety. Effects of yohimbine in healthy subjects and patients with agoraphobia and panic. Arch Gen Psychiatry 1984 ; 41 : 751-63.
17) Charney DS, Heninger GR. Abnormal regulation of noradrenergic function in panic disorder : effects of clonidine in healthy subjects and patients with agoraphobia and panic disorder. Arch Gen Psychiatry 1986 ; 43 : 1042-55.

18) Uhde TW, Nemiah JC. Panic and generalized anxiety disorders. In : Kaplan HI, Sadock BJ eds. Comprehensive Textbook of Psychiatry, 5th Edition. Baltimore : Williams and Wilkins, 1989 ; 952-72.
19) Abelson JL, Glitz D, Cameron OG, et al. Blunted growth hormone response to clonidine in patients with generalized anxiety disorder. Arch Gen Psychiatry 1991 ; 48 : 157-62.
20) Tancer ME, Stein MB, Uhde TW. Growth hormone response to intravenous clonidine in social phobia : comparison to patients with panic disorder and healthy volunteers. Biol Psychiatry 1993 ; 34 : 591-95.
21) Gurguis GNM, Uhde TW. Plasma 3-methoxy-4-hydroxyphenylethylene glycol (MHPG) and growth hormone responses to yohimbine in panic disorder patients and normal controls. Psychoneuroendocrinology 1990 ; 15 : 217-24.
22) Cameron OG, Lee MA, Curton GC, et al. Psychobiologic changes during "spontaneous" panic. Psychosom Med 1985 ; 47 : 308.
23) Woods SW, Charney DS, McPherson CA, et al. Situational panic attacks : behavioral, physiologic, and biochemical characterization. Arch Gen Psychiatry 1987 ; 33 : 365-75.
24) Wilkinson D, Thompson J, Lambert G, et al. Sympathetic activity in patients with panic disorder at rest, under laboratory mental stress, and during panic attacks. Arch Gen Psychiatry 1998 ; 55 : 511-20.
25) Kasper S, Resinger E. Panic disorder : the place of benzodiazepines and selective serotonin reuptake inhibitors. Eur Neuropsychopharmacol 2001 ; 11 : 307-21.
26) Gross C, Zhuang X, Stark K, et al. Serotonin 1A receptor acts during development to establish normal anxiety-like behaviour in the adult. Nature 2002 ; 416 : 396-400.
27) Sibille E, Pavlides C, Benke D, et al. Genetic inactivation of the Serotonin (1A) receptor in mice results in downregulation of major GABA (A) receptor alpha subunits, reduction of GABA (A) receptor binding, and benzodiazepine-resistant anxiety. J Neurosci 2000 ; 20 : 2758-65.
28) Hariri AR, Mattay VS, Tessitore A, et al. Serotonin transporter genetic variation and the response of the human amygdala. Science 2002 ; 297 : 400-03.
29) Coplan JD, Papp LA, Pine D, et al. Clinical improvement with fluoxetine therapy and noradrenergic

30) Kent JM, Coplan JD, Martinez J, et al. Ventilatory effects of tryptophan depletion in panic disorder : a preliminary report. Psychiatry Res 1996 ; 64 : 83-90.
31) Stahl SM. Essential Psychopharmacology, 2nd Ed. Cambridge : Cambridge University Press, 2000.
32) Goddard AW, Woods SW, Sholomskas DE, et al. Effects of the serotonin reuptake inhibitor fluvoxamine on yohimbine-induced anxiety in panic disorder. Psychiatry Res 1993 ; 48 : 119-33.
33) Stutzmann GE, LeDoux JE. GABAergic antagonists block the inhibitory effects of serotonin in the lateral amygdala : a mechanism for modulation of sensory inputs related to fear conditioning. J Neurosci 1991 ; 19 : RC8.
34) Davis M, Rainnie D, Cassell M. Neurotransmission in the rat amygdala related to fear and anxiety. Trends Neurosci 1994 ; 17 : 208-14.
35) Dalvi A, Rodgers RJ. GABAergic influences on plus-maze behavior in mice. Psychopharmacology 1996 ; 128 : 380-97.
36) Goddard AW, Mason GF, Almai A, et al. Reductions in occipital cortex GABA levels in panic disorder detected with 1 H-magnetic resonance spectroscopy. Arch Gen Psychiatry 2001 ; 58 : 556-61.
37) Woodman CL, Noyes R Jr. Panic disorder : treatment with valproate. J Clin Psychiatry 1994 ; 55 : 134-36.
38) Pande AC, Pollack MH, Crockatt J, et al. Placebo-controlled study of gabapentin treatment of panic disorder. J Clin Psychopharmacol 2000 ; 20 : 467-71.
39) Zwanzger P, Baghai TC, Schule C, et al. Tiagabine improves panic and agoraphobia in panic disorder patients. J Clin Psychiatry 2001 ; 62 : 656-57.
40) Nutt D, Lawson C. Panic attacks. A neurochemical overview of models and mechanisms. Br J Psychiatry 1992 ; 160 : 165-78.
41) Nutt DJ, Glue P, Lawson C, et al. Flumazenil provocation of panic attacks : evidence for altered benzodiazepine receptor sensitivity in panic disorder. Arch Gen Psychiatry 1990 ; 47 : 917-25.
42) Roy-Byrne P, Cowley D, Greenblatt D, et al. Reduced benzodiazepine sensitivity in panic disorder. Arch Gen Psychiatry 1990 ; 47 : 534-38.
43) Malizia AL, Cunningham VJ, Bell CJ, et al. Decreased brain GABA-A benzodiazepine receptor binding in panic disorder. Preliminary results from a quantitative PET study. Arch Gen Psychiatry 1998 ; 55 : 715-20.
44) Schlegel S, Steinert H, Bockisch A, et al. Decreased benzodiazepine receptor binding in panic disorder measured by iomazenil SPECT : a preliminary report. Eur Arch Psychiatry Clin Neurosci 1994 ; 244 : 49-51.
45) Kaschka W, Feistel H, Ebert D. Reduced benzodiazepine receptor binding in panic disorders measured by iomazenil SPECT. J Psychiatr Res 1995 ; 29 : 427-34.
46) Kuikka JT, Pitkanen A, Lepola U, et al. Abnormal regional benzodiazepine receptor uptake in the prefrontal cortex in patients with panic disorder. Nucl Med Commun 1995 ; 16 : 273-80.
47) Bremner JD, Innis RB, White T, et al. SPECT-[1-123] iomazenil measurement of the benzodiazepine receptor in panic disorder. Biol Psychiatry 2000 ; 47 : 96-106.
48) Abadie P, Boulenger JP, Benali K, et al. Relationships between trait and state anxiety and the central benzodiazepine receptor : a PET study. Eur J Neurosci 1999 ; 11 : 1470-78.
49) Cameron O, Huang G, Frey K, et al. Brain benzodiazepine binding sites in panic disorder. Neuroimage 2000 ; 11 : S185.
50) Treiman DM. GABAergic mechanisms in epilepsy. Epilepsia 2001 ; 42 Suppl 3 : 8-12.
51) Bohme I, Luddens H. The inhibitory neural circuitry as target of antiepileptic drugs. Curr Med Chem 2001 ; 8 : 1257-74.
52) Loscher W. New visions in the pharmacology of anticonvulsion. Eur J Pharmacol 1998 ; 342 : 1-13.
53) Boulenger JP, Uhde TW. Caffeine consumption and anxiety : preliminary results of a survey comparing patients with anxiety disorders and normal controls. Psychopharmacol Bull 1982 ; 18 : 53-57.
54) Uhde TW, Boulenger JP, Vittone B, et al. Caffeine : relationship to human anxiety plasma MHPG and cortisol. Psychopharmacol Bull 1984 ; 20 : 426-30.
55) Charney DS, Heninger GR, Jallon PI. Increased anxiogenic effects of caffeine in panic disorder. Arch Gen Psychiatry 1985 ; 42 : 233-43.
56) Bradwejn C. CCK agonists and antagonists in clinical studies of panic and anxiety. Clin Neuropharmacol 1992 ; 15 Suppl A : 481A-82A.
57) Vassout A, Veenstra S, Hauser K, et al. NKP608 : a selective NK-1 receptor antagonists with anxiolytic-like effects in the social interaction and social exploration test in rats. Regul Pept 2000 ; 96 : 7-16.

58) File SE. NKP608, an NK1 receptor antagonist, has an anxiolytic action in the social interaction test in rats. Psychopharmacology 2000 ; 152 : 105-09.
59) Takahashi LK. Role of CRF (1) and CRF (2) receptors in fear and anxiety. Neurosci Biobehav Rev 2001 ; 25 : 627-36.
60) Timpl P, Spanagel R, Sillaber I, et al. Impaired stress response and reduced anxiety in mice lacking a functional corticotropin releasing hormone receptor 1. Nat Genet 1998 ; 19 : 162-66.
61) Shekhar A, Keirn SR. LY354740, a potent group II metabotropic glutamate receptor agonist prevents lactate induced panic-like response in panic-prone rats. Neuropharmacology 2000 ; 39 : 1139-46.
62) Levine LR, Gaydos BL, Sheehan D, et al. The mGlu2/3 receptor agonist, LY354740, reduces panic anxiety induced by a CO2 challenge in patients diagnosed with panic disorder. Presented at the Annual Meeting of the American College of Neuropsychopharmacology 2001.
63) Gorman JM, Browne ST, Papp LA, et al. Effect of antipanic treatment on response to carbon dioxide. Biol Psychiatry 1997 ; 42 : 982-91.
64) Klein DF. False suffocation alarms, spontaneous panics, and related conditions. Arch Gen Psychiatry 1993 ; 50 : 306-17.
65) Gozal D. Congenital central hypoventilation syndrome : an update. Pediatr Pulmonol 1998 ; 26 : 273-82.
66) Sinha SS, Coplan JD, Pine DS, et al. Panic induced by carbon dioxide inhalation and lack of hypothalamic-pituitary-adrenal axis activation. Psychiatry Res 1999 ; 86 : 93-98.
67) Gorman JM, Kent JM, Sullivan GM, et al. Neuroanatomical hypothesis of panic disorder, revised. Am J Psychiatry 2000 ; 157 : 493-505.
68) Charney DS, Deutch A. A functional neuroanatomy of anxiety and fear : implications for the pathophysiology and treatment of anxiety disorders. Crit Rev Neurobiol 1996 ; 10 : 419-46.
69) De Oca BM, DeCola JP, Maren S, et al. Distinct regions of the periaqueductal gray are involved in the acquisition and expression of defensive responses. J Neurosci 1998 ; 18 : 3426-32.
70) Takeuchi Y, McLean JH, Hopkins DA. Reciprocal connections between the amygdala and parabrachial nuclei : ultrastructural demonstration by degeneration and axonal transport of horseradish peroxidase in the cat. Brain Res 1982 ; 239 : 583-88.
71) Gray TS, Carney ME, Magnuson DJ. Direct projections from the central amygdaloid nucleus to the hypothalamic paraventricular nucleus : possible role in stress-induced adrenocorticotropin release. Neuroendocrinology 1989 ; 50 : 433-46.
72) Stahl SM. Don't ask, don't tell, but benzodiazepines are still the leading treatments for anxiety disorder. J Clin Psychiatry 2002 ; 63 : 756-57.
73) Davis M, Whalen PJ. The amygdala : vigilance and emotion. Mol Psychiatry 2001 ; 6 : 13-34.
74) LeDoux JE, Iwata J, Cicchetti P, et al. Different projections of the central amygdaloid nucleus mediate autonomic and behavioral correlates of conditioned fear. J Neurosci 1988 ; 8 : 2517-29.
75) File SE, Kenny PJ, Cheeta S. The role of the dorsal hippocampal serotonergic and cholinergic systems in the modulation of anxiety. Pharm Biochem Behav 2000 ; 66 : 65-72.
76) Hettema JM, Neale MC, Kendler KS. A review and meta-analysis of the genetic epidemiology of anxiety disorders. Am J Psychiatry 2001 ; 158 : 1568-78.
77) Page AC. Distinguishing panic disorder and agoraphobia from social phobia. J Nerv Ment Dis 1994 ; 182 : 611-17.
78) Reich J, Noyes R, Yates W. Anxiety symptoms distinguishing social phobia from panic and generalized anxiety disorders. J Nerv Ment Dis 1988 ; 176 : 510-13.
79) Klinkman MS, Stevens D, Gorenflo DW. Episodes of care for chest pain : a preliminary report from MIRNET. Michigan Research Network. J Fam Pract 1994 ; 38 : 345-52.
80) Dammen T, Ekeberg O, Arnesen H, et al. The detection of panic disorder in chest pain patients. Gen Hosp Psychiatry 1999 ; 21 : 323-32.
81) Fleet RP, Dupuis G, Marchand A, et al. Detecting panic disorder in emergency department chest pain patients : a validated model to improve recognition. Ann Behav Med 1997 ; 19 : 124-31.
82) Agana-Defensor R, Proch M. Pheochromocytoma : a clinical review. AACN Clin Issues Crit Care Nurs 1992 ; 3 : 309-18.
83) Biraben A, Taussig D, Thomas P, et al. Fear as the main feature of epileptic seizures. J Neurol Neurosurg Psychiatry 2001 ; 70 : 186-91.

84) Henriksen GF. Status epilepticus partialis with fear as clinical expression. Report of a case and ictal EEG findings. Epilepsia 1973 ; 14 : 39-46.
85) McLachlan RS, Blume WT. Isolated fear in complex partial status epilepticus. Ann Neurol 1980 ; 8 : 639-41.
86) Devinsky O, Sato S, Theodore WH, et al. Fear episodes due to limbic seizures with normal ictal scalp EEG : a subdural electrographic study. J Clin Psychiatry 1989 ; 50 : 28-30.
87) Laidlaw JDD, Zaw KM. Epilepsy mistaken for panic attacks in an adolescent girl. Br Med J 1993 ; 306 : 709-10.
88) Alemayehu S, Bergey GK, Barry E, et al. Panic attacks as ictal manifestations of parietal lobe seizures. Epilepsia 1995 ; 36 : 824-30.
89) Lee DO, Helmers SL, Steingard RJ, et al. Seizure disorder presenting as panic disorder with agoraphobia. J Am Acad Child Adolesc Psychiatry 1997 ; 36 : 1295-98.
90) Bernik MA, Corregiari FM, Braun IM. Panic attacks in the differential diagnosis and treatment of resistant epilepsy. Depress Anxiety 2002 ; 15 : 190-92.
91) Genton P, Bartolomei F, Guerrini R. Panic attacks mistaken for relapse of epilepsy. Epilepsia 1995 ; 36 : 48-51.
92) Hirsch E, Peretti S, Boulay C, et al. Panic attacks misdiagnosed as partial epileptic seizures. Epilepsia 1990 ; 31 : 636.
93) Duncan JS, Shorvon SD, Fish DR. Clinical Epilepsy. Edinburgh : Churchill Livingstone, 1995 ; 29-33.
94) Van Paesschen W, King MD, Duncan JS, et al. The amygdala and temporal lobe simple partial seizures : a prospective and quantitative MRI study. Epilepsia 2001 ; 42 : 857-62.
95) Thompson SA, Duncan JS, Smith SJM. Partial seizures presenting as panic attacks. Br Med J 2000 ; 321 : 1002-03.
96) Young GB, Chandarana PC, Blume WT, et al. Mesial temporal lobe seizures presenting as anxiety disorders. J Neuropsychiatry Clin Neurosci 1995 ; 7 : 352-57.
97) Pegna C, Perri A, Lenti C. Panic disorder or temporal lobe epilepsy : a diagnostic problem in an adolescent girl. Eur Child Adolesc Psychiatry 1999 ; 8 : 237-39.
98) Bakker A, Van Balkom AJ, Spinhoven P. SSRIs vs. TCAs in the treatment of panic disorder : a meta-analysis. Acta Psychiatr Scand 2002 ; 106 : 163-67.

99) Norman TR, Burrows GD. Monoamine oxidase, monoamine oxidase inhibitors, and panic disorder. J Neural Transm 1989 ; 28 : 53-63.
100) Bakish D, Saxena BM, Bowen R, et al. Reversible monoamine oxidase-A inhibitors in panic disorder. Clin Neuropharmacol 1993 ; 16 Suppl 2 : S77-S82.
101) Tiller JW, Bouwer C, Behnke K. Moclobemide for anxiety disorders : a focus on moclobemide for panic disorder. Int Clin Psychopharmacol 1997 ; 12 Suppl 6 : S27-S30.
102) Kruger MB, Dahl AA. The efficacy and safety of moclobemide compared to clomipramine in the treatment of panic disorder. Eur Arch Psychiatry Clin Neurosci 1999 ; 249 Suppl 1 : S19-S24.
103) Pollack MH, Worthington III JJ, Otto MW, et al. Venlafaxine for panic disorder : results from a double-blind, placebo-controlled study. Psychopharmacol Bull 1996 ; 32 : 667-70.
104) Papp LA, Sinha SS, Martinez JM, et al. Low-dose venlafaxine treatment in panic disorder. Psychopharmacol Bull 1998 ; 34 : 207-09.
105) Bystritsky A, Rosen R, Suri R, et al. Pilot open-label study of nefazodone in panic disorder. Depress Anxiety 1999 ; 10 : 137-39.
106) Papp LA, Coplan JD, Martinez JM, et al. Efficacy of open-label nefazodone treatment in patients with panic disorder. J Clin Psychopharmacol 2000 ; 20 : 544-46.
107) Boshuisen ML, Slaap BR, Vester-Blokland ED, et al. The effect of mirtazapine in panic disorder : an open label pilot study with a single-blind placebo run-in period. Int Clin Psychopharmacol 2001 ; 16 : 363-68.
108) Ribeiro L, Busnello JV, Kauer-Sant'Anna M, et al. Mirtazapine versus fluoxetine in the treatment of panic disorder. Braz J Med Biol Res 2001 ; 34 : 1303-07.
109) Versiani M, Cassano G, Perugi G, et al. Reboxetine, a selective norepinephrine reuptake inhibitor, is an effective and well-tolerated treatment for panic disorder. J Clin Psychiatry 2002 ; 63 : 31-37.
110) Keck PE Jr, Taylor VE, Tugrul KC, et al. Valproate treatment of panic disorder and lactate-induced panic attacks. Biol Psychiatry 1993 ; 33 : 542-46.
111) Baetz M, Bowen RC. Efficacy of divalproex sodium in patients with panic disorder and mood instability who have not responded to conventional therapy. Can J Psychiatry 1998 ; 43 : 73-77.
112) Uhde TW, Stein MB, Post RM. Lack of efficacy of

113) carbamazepine in the treatment of panic disorder. Am J Psychiatry 1988 ; 145 : 1104-09.
113) Keck PE Jr, McElroy SL, Friedman LM. Valproate and carbamazepine in the treatment of panic and posttraumatic stress disorders, withdrawal states, and behavioral dyscontrol syndromes. J Clin Psychopharmacol 1992 ; 12 Suppl 1 : S36-S41.
114) Penava SJ, Otto MW, Maki KM, et al. Rate of improvement during cognitive-behavioral group treatment for panic disorder. Behav Res Ther 1998 ; 36 : 665-73.
115) Goldberg C. Cognitive-behavioral therapy for panic : effectiveness and limitations. Psychiatr Q 1998 ; 69 : 23-44.
116) Gladsjo JA, Rapaport MH, McKinney R, et al. Absence of neuropsychologic deficits in patients receiving long-term treatment with alprazolam-XR for panic disorder. J Clin Psychopharmacol 2001 ; 21 : 131-38.
117) Kampman M, Keijsers GP, Hoogduin CA, et al. A randomized, double-blind, placebo-controlled study of the effects of adjunctive paroxetine in panic disorder patients unsuccessfully treated with cognitive-behavioral therapy alone. J Clin Psychiatry 2002 ; 63 : 772-77.
118) Stein MB, Norton GR, Walker JR, et al. Do selective serotonin re-uptake inhibitors enhance the efficacy of very brief cognitive behavioral therapy for panic disorder? A pilot study. Psychiatry Res 2000 ; 94 : 191-200.
119) Bridler R, Umbricht D. Treatment of panic disorder with combination of SSRI and cognitive-behavioral therapy. Psychiatr Prax 2001 ; 28 : 244-45.
120) de Beurs E, van Balkom AJ, Lange A, et al. Treatment of panic disorder with agoraphobia : comparison of fluvoxamine, placebo, and psychological panic management combined with exposure and of exposure in vivo alone. Am J Psychiatry 1995 ; 152 : 683-91.
121) Whittal ML, Otto MW, Hong JJ. Cognitive-behavior therapy for discontinuation of SSRI treatment of panic disorder : a case series. Behav Res Ther 2001 ; 39 : 939-45.
122) Otto MW, Pollack MH, Sachs GS, et al. Discontinuation of benzodiazepine treatment : efficacy of cognitive-behavioral therapy for patients with panic disorder. Am J Psychiatry 1993 ; 150 : 1485-90.
123) Stahl SM. Independent actions on fear circuits may lead to therapeutic synergy for anxiety when combining serotonergic and GABAergic agents. J Clin Psychiatry 2002 ; 63 : 854-55.
124) Amsterdam JD, Hornig-Rohan M, Maislin G. Efficacy of alprazolam in reducing fluoxetine-induced jitteriness in patients with major depression. J Clin Psychiatry 1994 ; 55 : 394-400.
125) Londborg PD, Smith WT, Glaudin V, et al. Short-term cotherapy with clonazepam and fluoxetine : anxiety, sleep disturbance and core symptoms of depression. J Affect Disord 2000 ; 61 : 73-79.
126) Goddard AW, Brouette T, Almai A, et al. Early coadministration of clonazepam with sertraline for panic disorder. Arch Gen Psychiatry 2001 ; 58 : 681-86.
127) Smith WT, Londborg PD, Glaudin V, et al. Short-term augmentation of fluoxetine with clonazepam in the treatment of depression : a double-blind study. Am J Psychiatry 1998 ; 155 : 1339-45.
128) Smith WT, Londborg PD, Glaudin V, et al. Is extended clonazepam cotherapy of fluoxetine effective for outpatients with major depression? J Affect Disord 2002 ; 70 : 251-59.
129) Slaap BR, den Boer JA. The prediction of nonresponse to pharmacotherapy in panic disorder : a review. Depress Anxiety 2001 ; 14 : 112-22.
130) Yonkers KA, Zlotnick C, Allsworth J, et al. Is the course of panic disorder the same in women and men? Am J Psychiatry 1998 ; 155 : 596-602.

索引

欧文索引

A

absence status 219
acute confusional state 212
acute dystonic reaction 193
acute life threatening event 92
affective seizure 61
after-discharge 83
agoraphobia 301
Alice in Wonderland phenomenon 107
alpha-coma 217
alternating hemiplegia 114, 138
ambulatory electroencephalograph 23
ambulatory seizure 55
amnesia by the sea 257
amygdala 305
anosmia 154
anoxic-epileptic seizure 117
anoxic seizure 100
anterior cerebral artery, ACA 255
anterior inferior cerebellar artery, AICA 166
antidepressant 231
antiepileptic drug, AED 11, 83
antipsychotic 232
Anton 症候群 150
anxiety disorder 277
aphasic seizure 60
apiculate wave form 19
apnea 92
arousal parasomonia 109
astatic seizure 53
asterixis 216, 228
athetosis 181
atonic seizure 53
attention-deficit hyperkinetic disorder, ADHD 59
attention lapse 58
auditory hallucination 154
auditory illusion 154
auditory symptom 154
aura 73, 135, 148
aura continua 149

autonomic seizure 56
autonomic symptom 156
autosomal dominant cortical myoclonus and epilepsy 188
autosomal dominant nocturnal frontal lobe epilepsy, ADNFLE 6, 293
awake apnea syndrome 106

B

ballismus 181
basilar artery, BA 256
basilar-type migraine 137, 257
bathing epilepsy 60
benign childhood epilepsy with centrotemporal spikes 37
benign childhood epilepsy with occipital paroxysms 45
benign epileptiform transients of sleep, BETS 241
benign hereditary chorea 181
benign hypnic myoclonus 245
benign myoclonus of early infancy 94, 116
benign neonatal sleep myoclonus 92, 110
benign nocturnal alternating hemiplegia of childhood 114
benign nonepileptic infantile spasm 94, 116
benign occipital epilepsy of childhood with occipital paroxysms, BOEP 139
benign paroxysmal positional vertigo, BPPV 164, 174
benign paroxysmal tonic upgaze of childhood 113
benign paroxysmal torticollis in infancy, BPT 113, 138
benign paroxysmal vertigo, BPV 95, 138, 165
—— of childhood 114
benign partial epilepsy with affective symptoms 109
blackout 125
blepharospasm 182, 195

brainstem auditory evoked response, BAER 170
brainstem release phenomenon 52, 91
breath-holding spell 85, 96, 105
bruxism 245
burst-suppression 217

C

CADASIL 234
carotid allegro 255
carpopedal spasm 229
catamenial epilepsy 137
cataplexy 115, 246
catathrenia 227
catatonia 65
celiac disease 230
central anticholinergic syndrome 234
central pontine myelinolysis, CPM 228
cerebrovascular disease 149
Charles Bonnet 症候群 153
Chiari 1 型 116
chorea 181, 234
clonic seizure 90
clonus 128
close field 18
cocaine 233
Coffin-Lowry 症候群 115
complex auditory hallucination 174
complex partial seizure, CPS 124, 149
complex partial status epilepticus 219
compulsive Valsalva 105
confusional arousal 26, 109
confusional migraine 137
conversion disorder 108, 276, 277, 285
convulsive epileptic seizure 71
convulsive nonepileptic seizure 71
convulsive syncope 72, 126
coprolalia 193
cortical reflex myoclonus 188

cortical spreading depression, CSD
　　　　　　　　　　　　24, 140, 252
craniocervical dystonia　195
craniocervical junction disorder　116
culture-bound syndrome　210
cyanotic syncope　96
cyclic vomiting　138

D

dacrystic seizure　62
dancing eye　96
daydream　107
daytime sleepiness　242
debriefing　8
decerebrate posturing　96
decorticate posturing　96
deeper structure　46
déjà vu　41, 62
delusion　215
dementia　127
derilium　212
diffuse tonic posturing　90
dissociative disorder　277
Dix-Hallpike 検査　168
dizziness　127
downbeat nystagmus　74
dreaming　245
dreamy state　58
drop attack　126, 258
dyscognitive seizure　57
dysmnestic seizure　62
dysosmia　154
dyssomnia　238
dystonia　182
dystonia musculorum deformans
　　　　　　　　　　　　　182
dystonic drug reaction　95
dystonic posture　42

E

ecstasy　233
electroconvulsive therapy, ECT　83
electronystagmography　169
embolism　256
encephalopathy　129, 212
ephaptic transmission　155
epilepsia partialis continua, EPC
　　　　　　　　　　　37, 78, 180
epilepsia tornado　156, 173
epileptic cry　72
epileptic negative myoclonus, ENM
　　　　　　　　　　　　　221
epileptic spasm　53
epileptic-nonepileptic seizure　291
epileptic vertigo　160

epileptiform hystereia　283
epileptogenesis　19
epileptogenicity　98
episodic ataxia, EA　113, 190
episodic vertigo　258
Epstein-Barr ウイルス脳炎　151
essential myoclonus　186
evening hallucination　153
excessive daytime sleepiness　246
experiential seizure　57
extracranial vertebral artery, ECVA
　　　　　　　　　　　　　256
eye deviation　40

F

fabrication　108
factitious disorder　106, 277
familial adult myoclonic epilepsy　188
familial hemiplegic migraine, FHM
　　　　　　　　　　　113, 142
familial rectal pain syndrome　106
focal clonic seizure　37
focal seizure　35
fortification spectra　135
frontal eye-field　40
frontal lobe　6
frontal lobe absence seizure　39
frontal lobe complex partial seizure
　　　　　　　　　　　　　38
frontal lobe seizure　35
frontal sharp transient　97
fugue　55
functional blinking　115

G

GABA 系調節異常　303
gamma hydroxybutyric acid, GHB
　　　　　　　　　　　　　233
gastroesophageal reflux　106
gaze-paretic nystagmus　167
gelastic seizure　46, 62
generalized anxiety disorder, GAD
　　　　　　　　　　　　　306
generalized asynchronous slow waves
　　　　　　　　　　　　　217
generalized epilepsy　21
generalized fast activity　217
generalized tonic clonic seizure, GTC
　　　　　　　　　　　　71, 83
geste antagoniste　182
Gilles de la Tourette 症候群　193
gratification　107
gustatory symptom　155

H

hallucination　62, 215
harlequin color change　107
Hashimoto's encephalopathy　234
head tremor　115
head-drop　115
head-shaking nystagmus　167
head-up tilt test　85, 102
headache phase　137
hearing loss　168
hemifacial spasm, HFS　195
hepatic encephalopathy　227
hippocampus　305
homunculus　36
Horner 症候群　255
human leukocyte antigen, HLA　246
Huntington 病　181
hyperekplexia　93, 106, 207
hyperkinetic seizure　53
hypermotor automatism　38
hyperventilation syncope　103
hyperventilation syndrome　7, 262
hypnagogic hallucination　246
hypnagogic hypersynchrony　238
hypnagogic myoclonus　92
hypocalcemia　229
hypoglycemia　229
hypokinetic seizure　53
hypomagnesemia　229
hypomotor seizure　94
hyponatremia　228
hypoparathyroidism　116
hypothalamic hamartoma　46
hypsarythmia　94
hysteria　108, 276, 283
hysteroepilepsy　280, 283

I

ictal amaurosis　44, 294
ictal aphasia　43
ictal blindness　45
ictal headache　139
ictal laughter　46
ictal pain　44, 293
ictal paralysis　41
ictal psychosis　220
ictal vomiting　43
illusion　64
imbalance　164
imposed upper airway obstruction
　　　　　　　　　　　　　106
imu　210
inattention　215
incubus attack　243

infant 52
infantile convulsions and choreoathetosis syndrome, ICCA 112
infantile spasm 53, 94
inhibitory glycine receptor 208
insomnia 242
intercalated seizure 141
interictal psychosis 220
intermediate paroxysmal nonkinesigenic dystonic choreoathetosis 190
internal carotid artery, ICA 255
intolerance to visual motion 163
intoxication 150
intracranial vertebral artery, ICVA 256
irritable heart 262
Isaacs 症候群 184

J・K

Jackson のマーチ 37
Jackson 発作 253
jactatio capitis nocturna 110
jamais vu 41, 62
Jervell & Lange-Nielsen 症候群 103
jitteriness 92
juvenile myoclonic epilepsy, JME 72, 187
Klüver-Bucy 症候群 62

L

la belle indifférence 278
Lafora 病 188
Lance-Adams 症候群 187
Landau-Kleffner 症候群 60
language 60
language dysfunction 215
late-onset migrainous accompaniment 138
lateral temporal neocortical seizure 42
lightheadedness 4, 164
limb shaking spell 255
long QT syndrome 103
lucid interval 216, 220

M

M2e 53
malingering 3, 277
mania 64
masticatory seizure 39
masturbation 95, 107
MDMA 233
Meadow 症候群 106, 108

Meige 症候群 195
MELAS 症候群 139
memory disturbance 126
Ménière 病 166, 173
mesial frontal lobe seizure 292
mesial temporal lobe epilepsy, MTLE 42
mesial temporal lobe seizure 41
metabolic encephalopathy 129
middle cerebral artery, MCA 255
migraine 24, 86, 134, 150, 256
migraine aura without headache 138
migraine dissocié 150
migraine equivalent 113, 138
migraine variant 137
migraine-epilepsy syndrome 139
migraine-related disorder 113
migraine-triggered epilepsy 139
minipolymyoclonus 189
Minnesota Multiphasic Personality Inventory, MMPI 26, 280
mitochondrial disease 139
monoamine oxydase inhibitor, MAOI 308
morning myoclonus 187
multifocal sharp transient 97
multiple sclerosis, MS 151, 272
multiple sleep latency test, MSLT 246
Münchausen 症候群 106, 277
muscle cramp 184
musicogenic epilepsy 60
myoclonic epilepsy 187
myoclonic seizure 91
myoclonus 115, 128, 185
myoclonus epilepsy with ragged red fibers, MERRF 188
myoclonus multiplex 227
myoclonus simplex 227
myokymia 113, 184

N

narcolepsy 246
narcolepsy-cataplexy syndrome 111
negative myoclonic seizure 53
negative myoclonus 185
negative seizure 53
negative symptom 252
neocortical epilepsy 21
neonate 52
neonate seizure 90
neurally mediated syncope 100
neuroendocrine tumor 229
neuroleptic malignant syndrome, NMS 232
neuromyotonia 184

neuronal ceroid-lipofuscinosis 188
nightmare 246
night terror 109
nocturnal head banging 110
nocturnal panic 300
nocturnal paroxysmal dystonia 6, 77, 293
non-motor seizure 56
non-REM arousal disorder 109
non-REM 睡眠 238
non-REM 睡眠覚醒障害 109
nonconvulsive status epilepticus, NCSE 59, 129, 218
nonepileptic seizure 285
nontropical sprue 230
nystagmus 161, 166, 172

O

obsessive-compulsive disorder, OCD 306
obstructive sleep apnea 243
occipital lobe seizure 44, 294
oculogyric crisis 95
oculomotor apraxia 96
olfactory symptom 154
open field 18
opisthotonic posturing 56
opsoclonus 96
orgasmic epilepsy 40
orientation 215
oroalimentary automatism 42
orthostatic hypotension 103
oscillopsia 163
otolith organ 161
out-of-body experience 64, 101, 107

P・Q

painful seizure 44
palinopsia 153
pallid syncope 96
panic attack 66, 108, 300
panic disorder 300
paramyoclonus multiplex 185, 227
parasomnia 109, 238
paresthesia 264
parietal lobe seizure 44, 293
paroxysmal dyskinesia 77, 112, 189, 259
paroxysmal dystonic choreoathetosis 112
paroxysmal exercise-induced dyskinesia, PED 77, 112
paroxysmal exercise-induced dystonia 190

paroxysmal hypnogenic dyskinesia, PHD 77
paroxysmal kinesigenic choreoathetosis, PKC 189, 292
paroxysmal kinesigenic dyskinesia, PKD 77, 112, 292
paroxysmal movement disorder 111
paroxysmal nonkinesigenic choreoathetosis, PNKC 190
paroxysmal nonkinesigenic dyskinesia, PNKD 77, 112
paroxysmal torticollis 96
partial seizure 35
pathologic myoclonus 93
pavor nocturnus 109, 243
pediatric autoimmune neuropsychiatric disorder associated with streptococcal infection, PANDAS 151, 193
peduncular hallucinosis 150, 153
penetrating artery 256
perilymph fistula 164
periodic alternating nystagmus, PAN 167
periodic lateralized epileptiform discharges, PLEDs 141
periodic limb movement, PLM 78, 231, 244
periodic limb movement disorder, PLMD 78
phencyclidine 232
pheochromocytoma 230, 307
phonatory seizure 60
photosensitive epilepsy 187
polymyoclonus 227
polysomnography 246
poriomania 55
porphyria 230
positive occipital sharp transient of sleep, POSTS 238, 241
positive symptom 252
post streptococcal syndrome 193
post-stroke epilepsy 180
post-stroke movement disorder 180
post-traumatic stress disorder, PTSD 108, 306
postdrome 137
posterior arrhythmic delta 29
posterior cerebral artery, PCA 256
posterior inferior cerebellar artery, PICA 163
postictal aphasia 43
postictal encephalopathy 221
postictal headache 139
postictal nose wiping 43
postictal paralysis 41
postictal psychosis 220

postural orthostatic tachycardia syndrome, POTS 103
posturography 170
prefrontal cortex 35
preictal headache 139
premonitory phase 135
presyncope 103, 157
primary generalized myoclonus 189
PRL 促進因子 82
PRL 抑制因子 82
prodrome 3
progressive myoclonus epilepsy, PME 188
prolactine, PRL 82
prolactine inhibiting factor, PIF 82
prolactine releasing factor, PRF 82
prolonged expiratory apnea 105
prolonged postictal encephalopathy, PPIE 221
propriospinal myoclonus 187
pseudo-absence seizure 58
pseudo pseudoseizure 285, 291
pseudoseizure 276, 284
pseudotumor cerebri 150
psychic phenomenon 156
psychic seizure 61
psychogenic amaurosis 294
psychogenic episode 8, 25, 75, 190, 276, 286
psychomotor activity 216
psychomotor status 218
psychomotor variant 19
psychoparetic seizure 294
QT 延長症候群 103

R

raised intracranial pressure attack 116
Rasmussen 脳炎 37
reactive automatism 219
reading epilepsy 60
reduplicative paramnesia 215
reflex anoxic seizure 100
reflex asystolic syncope, RAS 100
reflex epilepsy 3
reflex seizure 60
release hallucination 150
REM sleep behavior disorder, RBD 79, 247
REM 睡眠 239
REM 睡眠期障害 109
REM 睡眠行動障害 79, 247
reprise phenomenon 4
restless legs syndrome, RLS 78, 111, 244
reticular reflex myoclonus 189

Rett 症候群 105, 194
reversible inhibitor of monoamine oxydase A, RIMA 308
rhythmic delta 27, 28
rising sensation 164
Rolandic epilepsy 60
Romano-Ward 症候群 103
rotary chair testing 170

S

Sandifer 症候群 95, 116
scotoma 45, 135, 253
secondary bilateral synchrony 21
seizure 1
semicircular canal 161
sensory seizure 56
serotonin 141
serotonin norepinephrine reuptake inihibitor, SNRI 308
serotonin selective reuptake inhibitor, SSRI 231, 303, 308
serotonin syndrome 232
serum prolactin 9
sexual automatism 40
shuddering attack 95, 116
sialidosis 188
simple partial seizure, SPS 148
sleep apnea 243
sleep attack 246
sleep disorder 26, 108, 150
sleep drunkenness 242
sleep enuresis 244
sleep paralysis 246
sleep starts 111, 242, 245
sleep terror 26, 243
sleep-wake transition disorder 110
sleep walking 26, 109
small sharp spike, SSS 19, 241
social anxiety disorder, SAD 306
sodium oxybate 233
somatoform disorder 277, 285
somatosensory evoked potential, SEP 188
somatosensory seizure 44
somatosensory symptom 152
somatotopic representation 37
somnambulism 244
somniloquy 244
spasm 184
spasmus nutans 96
specific phobia 306
spike discharge 20
spike-wave stupor 218
spinal myoclonus 187
spreading oligemia 139
startle disease 93, 106, 207

startle epilepsy 209
startle reflex 207
stereotyped automatism 219
stereotypy 95, 194
stiff baby 症候群 93, 207
stiff-person 症候群 184
strokelike episode 139
subtle seizure 90
suffocation 106
supplementary motor area seizure 37, 291
Sydenham 舞踏病 39, 181
symptomatic myoclonus 187
syncope 25, 73, 85, 100, 126, 156
syndrome of continuous spikes and waves during slow wave sleep, CSWS 60

T

tardive dyskinesia 85, 191
tardive dystonia 192
teichopsia 135
temper tantrum 105
temporal lobe epilepsy 21
temporal lobe seizure 41
temporal lobe syncope 126
tetany 116, 229, 263
thought disorder 215
thyrotoxicosis 230

tiagabine 232
tic 115, 193
tinnitus 169
Todd 麻痺 6, 41
tonic posturing 93
tonic reflex seizure 116
tonic seizure 91
tonic spasm 272
top-of-the-basilar syndrome 150
torsades de pointes 103
torticollis 182
Tourette 症候群 38, 193
toxic encephalopathy 129
transient global amnesia, TGA 25, 128, 143, 257
transient ischemic attack, TIA 127, 149, 165, 252, 255
tremor 128
tricyclic antidepressant, TCA 308
triphasic wave 217
Tullio 現象 164, 169, 174
Tumarkin otolithic crisis 173
Tumarkin 耳石クリーゼ 173, 174

U

uncinate fit 62
Unverricht-Lundborg 病 188
uremia 228
urinary incontinence 40

V

vagovagal syncope 101, 103
Valsalva 強迫 105
vertebrobasilar artery 255
vertex sharp wave 241
vertiginous seizure 171
vertigo 4, 155, 163
vestibular cortex 161
vestibular evoked myogenic potential, VEMP 174
vestibular system 161
vestibulo-ocular reflex, VOR 161
vestibulogenic seizure 173
visual allesthesia 153
visual aura 135
visual hallucination 45, 152
visual illusion 45, 153
visual seizure 44
visual symptom 152
visual synesthesia 153
vocal seizure 60

W

Wandertrieb 55
Whipple 病 231
wicket spike 19
writer's cramp 182

和文索引

あ

アウェアネス 5
アテトーゼ 181
アルファ昏睡 217
アルプラゾラム 308
悪性症候群 232
悪夢 246
肢ふるえ発作 255
暗点 45,135,253

い

イム 210
胃食道逆流 106
異型片頭痛 137
移動本能 55
息止め発作 85,96,105
一過性全健忘 24,25,128,143,257
一過性脳虚血 24,127,149,165,252,255
陰性症状 252
陰性発作 53
陰性ミオクローヌス 185
陰性ミオクロニー発作 53

う

ウィケット棘波 19
運動亢進性自動症 38
運動亢進性発作 53
運動低下発作 94

え

エクスタシー 233
エファプス伝達 155
鋭波形 19
炎症性疾患 151

お

オーガズムてんかん 40
おはようミオクローヌス 187
汚言症 193
音楽てんかん 60
温度眼振 169

か

カタスレニア 227
カタプレキシー 115,246
カルチノイド症候群 229

ガンマアミノ酪酸 303
ガンマヒドロキシ酪酸 233
かんしゃく発作 105
下向性眼振 74
可逆性MAO阻害剤 308
家族性片麻痺性片頭痛 113,142
家族性成人ミオクロニーてんかん 188
家族性直腸痛症候群 106
過換気 24
過換気症候群 7,262
　——の疫学 262
　——の診断 263
　——の治療 271
　——の脳波 269
　——の病態生理 269
　——の予後 272
　——の臨床症状 265
　——の歴史的背景 262
　——の脳血流量 269
　——の脳波 269
過換気性失神 103
過剰驚愕症 93,106,207
寡運動性発作 53
介在てんかん発作 141
回転椅子検査 170
回転性めまい 4,155,163
海水浴健忘 257
海馬 305
開電場 18
解放性幻覚 150
解離性障害 277
外側側頭葉新皮質発作 42
外リンパ瘻 164
拡延性乏血 139
拡延性抑制 24,140,252
覚醒維持機構 212
覚醒時無呼吸症候群 106
覚醒障害 109
学童期 53
褐色細胞腫 230,307
肝性脳症 227
間代発作 90
感覚異常 264
感覚のミスマッチ 163
感覚発作 56
感情発作 61
感染症 151
眼球運動失行 96
眼球クローヌス 96
眼球偏位 40
眼瞼けいれん 182,195
眼振 161,166,172

き

既視感 41,62
記憶障害 126
起立性低血圧 103
機械的上気道閉塞 106
機能的瞬目 115
偽性欠神発作 58,59
偽脳腫瘍 150
擬似擬似てんかん発作 285,291
擬似発作 276,284
急性錯乱状態 212
急性ジストニア反応 193
急性頭蓋内圧亢進 116
嗅覚異常 154
嗅覚消失 154
嗅覚症状 154
虚偽性障害 106,277
胸痛 307
強直性けいれん 272
強直性姿位 93
強直性反射発作 116
強直発作 91
強迫性障害 306
橋出血 259
橋中心髄鞘融解症 228
驚愕てんかん 209
驚愕反射 207
局在決定 148
棘波放電 20
筋痙直 184
緊張病症候群 65

く

クローヌス 128
クロナゼパム 308
くも膜下出血 258
群発・抑制交代 217

け

けいれん性失神 72,74,126
経験性発作 57
痙性斜頸 182
携帯型脳波計 23,248
欠神発作重積 219
血管炎 234
血管迷走神経性失神 101
血清プロラクチン 9
血清プロラクチン濃度 290
月経てんかん 137
見当識 215

幻覚　62, 215
幻嗅　63
幻視　45, 63, 152
幻聴　63, 154
幻味　63
言語機能障害　215
原発性ジストニア　182
原発性全般性ミオクローヌス　189

こ

コカイン　233
こみ上げてくる感覚　164
固定姿勢保持困難　216, 228
口部自動症　42
広汎性強直性姿位　90
甲状腺中毒症　230
交代性片麻痺　114, 138
行動理論　302
抗うつ薬　231
抗精神病薬　82, 232
抗てんかん薬　11, 83
後下小脳動脈　163
後弓反張姿勢　56
後大脳動脈　256
後頭一過性陽性鋭波　238
後頭突発波を有する良性小児てんかん
　　　　　　　　　　　　　　　　45
後頭葉てんかん　294
後頭葉発作　44, 294
後発射　83
後半部非律動性デルタ　29
高プロラクチン血症　82
鉤発作　62
国際頭痛分類　134
骨髄移植　228

さ

詐病　3, 277
錯記憶発作　62
錯視　45, 153
錯聴　154
錯乱性覚醒　26, 109, 242
錯乱性片頭痛　137
錯覚　64
三環系抗うつ薬　308
三相波　217
酸素欠乏性てんかん発作　117
酸素欠乏性発作　100
残像視　153

し

シアリダーゼ欠損症　188
ジストニア　182
　——の治療　183

ジストニア姿位　42
ジストニアプラス症候群　182
ジッタリネス　92
思考症状　64
思考障害　215
視覚症状　152
視覚性異所感覚　153
視覚性共感覚　153
視覚性前兆　135
視覚発作　44
視床下部過誤腫　46
耳石器　161
耳鳴　169
自慰行為　95, 107
自己固有感覚性脊髄性ミオクローヌス
　　　　　　　　　　　　　　　　187
自動化されている行動　6
自律神経症状　156
自律神経発作　56
持続性前兆　149
持続性部分てんかん　37, 78, 180
失語発作　60
失神　25, 73, 85, 100, 126, 156
失神前駆症状　103, 157
失立発作　53
社交不安障害　306
若年ミオクロニーてんかん　72, 187
受容体設定点偏位仮説　304
周期性一側性てんかん様放電　141
周期性嘔吐症　138
周期性交代性眼振　167
周期性四肢運動　78, 231, 244
周期性四肢運動障害　78
重心動揺検査　170
重複記憶錯誤　215
書痙　182
徐波睡眠時に持続性棘徐波を示す症候
　　群　60
除脳硬直　96
除皮質硬直　96
小鋭棘波　19, 241
小児　85
小児良性後頭葉てんかん　139
小児良性発作性めまい　114
小児良性夜間交代性片麻痺　114
症候性ミオクローヌス　187
焦点性間代発作　37, 72
焦点性発作　35
城壁視　135
常染色体優性皮質ミオクローヌス・て
　　んかん　188
常染色体優性夜間前頭葉てんかん
　　　　　　　　　　　　　　　6, 293
常同型自動症　219
常同行為　194
常同症　95, 194
情動症状を伴う良性部分てんかん
　　　　　　　　　　　　　　　　109
心因性黒内障　294
心因性発作
　　　8, 24, 25, 75, 85, 107, 190, 276, 286
　——の疫学　278
　——の鑑別診断　278
　——の診断　289
　——の治療　280, 294
　——の予後　281, 295
　——の臨床症状　289
　——の続発型　288
　——の同時併発型　288
　——の歴史　283
心原性失神　2
心臓過敏症　262
心的外傷後ストレス障害　108, 306
身体因性非てんかん性発作　286
身体表現性障害　277, 285
神経セロイド・リポフスチン症　188
神経調節性失神　100
神経内分泌腫瘍　229
神経ミオトニー　184
振戦　128
進行性ミオクローヌスてんかん　188
新生児期　52, 85
新生児のてんかん発作　90
新皮質てんかん　21

す

スパズム　184
頭痛期　137
頭痛を伴わない片頭痛前兆　138
睡眠異常症　238
睡眠開始時 REM 期　246
睡眠覚醒移行期障害　110
睡眠時随伴症　109, 238
睡眠時ひきつけ　111, 242, 245
睡眠時無呼吸　243
睡眠障害　26, 108, 150
睡眠潜時反復検査　246
睡眠とてんかんの関係　240
睡眠発作　243, 246
睡眠麻痺　246
睡眠酩酊　242
睡眠遊行症　26, 109, 244

せ

セリアック病　230
セロトニン　141
セロトニン系調節異常　303
セロトニン症候群　232
セロトニン・ノルアドレナリン再取り
　　込み阻害剤　308
せん妄　212
瀬川病　183

正常睡眠 238
正常睡眠現象 242
生理的ミオクローヌス 185
性的虐待 278, 288
性的自動症 40
清明期 216, 220
精神運動活動 216
精神運動発作異型 19
精神現象 156
精神症状 64, 266
精神障害 152
精神発作 61
精神麻痺発作 294
精神力動理論 302
赤色ぼろ線維・ミオクローヌスてんかん 188
脊髄腫瘍 151
脊髄性ミオクローヌス 187
穿通動脈 256
選択的セロトニン再取り込み阻害薬 303, 308
遷延性呼気時無呼吸 105
遷延性発作後脳症 221
全般性間代強直間代発作 72
全般性強直間代発作 71, 83
全般性速波律動 217
全般性非同期性徐波 217
全般性不安障害 306
全般てんかん 21
前下小脳動脈 166
前駆症状 3
前大脳動脈 255
前兆 73, 148
前兆期 135
前庭眼反射 161
前庭系 161
前庭系皮質 161
前庭誘発筋電位 174
前庭誘発性てんかん発作 173
前頭眼野 40
前頭前皮質 35
前頭部一過性鋭波 97
前頭葉 6
前頭葉性欠神発作 39
前頭葉性複雑部分発作 38
前頭葉てんかん 291
前頭葉発作 35

そ

咀嚼発作 39
蒼白型息止め発作 100
蒼白性失神 96
躁状態 64
側頭葉性失神 126
側頭葉てんかん 21
側頭葉発作 41

塞栓症 256
続発性ジストニア 183
卒中様発作 139

た

立ちくらみ 164
多形性心室頻拍症 103
多焦点性一過性鋭波 97
多発性硬化症 151, 272
代謝障害 151
代謝性脳症 129
体位性起立性頻拍症候群 103
体外離脱体験 64, 101, 107
体性感覚症状 152
体性感覚発作 44
体性感覚誘発電位 188
体部位再現 37
代理人による Münchausen 症候群 106
竜巻てんかん 156, 173
脱力発作 53
単純部分発作 148

ち

チアノーゼ型息止め発作 105
チアノーゼ失神 96
チック 115, 193
遅発性ジスキネジア 39, 85, 191
遅発性ジストニア 192
窒息 106
窒息誤警報仮説 305
中間型発作性非運動誘発性ジストニア・舞踏アテトーゼ 190
中心側頭部に棘波を示す良性小児てんかん 37
中枢性抗コリン症候群 234
中大脳動脈 255
中毒 150
中毒性脳症 129
中脳幻覚症 150, 153
注意欠如多動性障害 59
注意障害 215
注意の欠落 58
注視クリーゼ 95
注視麻痺性眼振 167
聴覚症状 154
聴性脳幹反応 170

つ・て

椎骨脳底動脈 255
テタニー 116, 229, 263
デブリーフィング 8
てんかん外科治療 288
てんかん原性 19, 98

てんかん性陰性ミオクローヌス 221
てんかん性叫声 72
てんかん性けいれん発作 71
てんかん性幻覚 62
てんかん性スパズム 53
てんかん性精神病状態 220
てんかん性めまい 160
てんかん性めまい発作 171
てんかん発作 1, 83, 93, 252
――の時間経過 4
てんかん様ヒステリー 283
手足の痙縮 229
低カルシウム血症 229
低血糖 229
低ナトリウム血症 228
低マグネシウム血症 229
点頭 115
点頭スパズム 96
転換性障害 108, 276, 277, 285
転倒発作 126, 258
電気眼振計 169
電気けいれん療法 83

と

トンネル状視野 294
ドパ反応性ジストニア 182
ドパミン作動薬 82
疼痛発作 44, 293
頭蓋外椎骨動脈 255
頭蓋頂鋭波 241
頭蓋内椎骨動脈 256
頭頸接合部障害 116
頭頸部ジストニア 195
頭振眼振 167
頭頂葉てんかん 293
頭頂葉発作 44, 293
頭部挙上試験 85, 102
頭部振戦 115
動揺感 163
動揺視 163
特定恐怖 306
読書てんかん 60
遁走 55

な

ナルコレプシー 24, 246
ナルコレプシー・カタプレキシー症候群 111
泣き発作 62
内頸動脈 255
内側前頭葉発作 292
内側側頭葉てんかん 42
内側側頭葉発作 41
難聴 168

に

二酸化炭素過感受性　304
二次性両側同期　21
日中の居眠り　24
日中の過度の眠気　246
日中の眠気　242
入眠時過同期現象　238
入眠時幻覚　246
入眠時ミオクローヌス　92
乳児期早期の良性ミオクローヌス
　　94,116
乳児けいれん舞踏アテトーゼ症候群
　　112
乳児スパズム　53,94
乳幼児期　52
乳幼児突発性危急事態　92
尿失禁　40
尿毒症　228
認知行動療法　308
認知症　127
認知障害発作　57
認知理論　302

ね・の

寝言　244
ノルアドレナリン系調節異常　302
脳幹解放現象　52,91
脳血管障害　149
脳刺激　83
脳腫瘍　151
脳症　129,212
　——の脳波所見　217
　——の病態生理　213
　——の臨床症状　214
脳深部構造　46
脳卒中後運動障害　180
脳卒中後てんかん　180
脳底型片頭痛　137,257
脳底動脈　256
脳底動脈閉塞　259
脳波　9
　——の生物物理学的特性　18

は

ハーリキン発赤　107
バリスムス　181
パニック障害　300
　——の遺伝　305
　——の原因　301
パニック発作　24,66,108,300
　——の鑑別診断　306
　——の状況因　301
　——の予後　309

羽ばたき振戦　216
歯ぎしり　245
徘徊癖　55
白昼夢　107
橋本脳症　234
発声チック　39
発声発作　60
反射性酸素欠乏性発作　100
反射性心静止性失神　100
反射てんかん　3
反射発作　60
反応型自動症　219
反復現象　4
反復発作　84
半規管　161
晩発性片頭痛随伴症　138

ひ

ヒステリー　108,276,283
ヒステリーてんかん　280,283
ヒト白血球型抗原　246
ヒプスアリスミア　94
ビデオ脳波記録　279,290
びっくり病　93,106,207
日暮れ時幻覚　153
皮質反射性ミオクローヌス　188
非運動性発作　56
非けいれん性発作重積　59,129,218
　——の脳波　130-132,220
非心原性失神　2
非てんかん性けいれん発作　71
非てんかん性発作　91,94,285
　——の定義　285
非てんかん様てんかん発作　291
非熱帯性スプルー　230
非要素性幻聴　174
被殻出血　259
微細発作　90
光過敏性てんかん　187
表情変化　64
病的変動　83
病的ミオクローヌス　93
広場恐怖　301

ふ

フェンシクリジン　232
フェンシング姿位　37
ブラックアウト　125
プラセボ注射　8
プロラクチン　82
ふらつき　4
不安障害　277
不思議の国のアリス現象
　　107,135,151,257
不眠　242

部分発作　35,84
舞踏アテトーゼ　259
舞踏運動　181,234
副甲状腺機能低下症　116
腹性前兆　41
複雑部分発作　124,149,307
複雑部分発作重積　219
文化結合症候群　210

へ

平衡異常　164
閉塞性睡眠時無呼吸　243
閉電場　18
片頭痛　24,86,134,150,252,256
　——の神経薬理　141
　——の病態生理　139
片頭痛関連障害　113
片頭痛前兆　150
片頭痛てんかん症候群　139
片頭痛発作　4
片頭痛誘発性てんかん　139
片頭痛類縁障害　113,138
片側顔面けいれん　195
扁桃体　305
変形性筋ジストニア　182

ほ

ホムンクルス　37
ポリソムノグラフィ　246,248
ポルフィリン症　230
歩行発作　55
補足運動野発作　38,291
発作　2
　——の改善因子　4
　——の捏造　108
　——の誘導　7
発作間欠期精神病　220
発作間欠期脳波　19
発作後失語　43
発作後頭痛　139
発作後精神病　220
発作後の鼻こすり動作　43
発作後脳症　221
発作後変化　84
発作後麻痺　6,41
発作時嘔吐　43
発作時失語　43
発作時頭痛　139
発作時精神病　220
発作時麻痺　41
発作重積　84
発作性運動失調症　113,190
発作性運動障害　111
発作性運動誘発性ジスキネジア
　　77,112,189,292

発作性運動誘発性舞踏アテトーゼ
　　　　　　　　　　　189, 292
発作性恐怖　41
発作性黒内障　44, 294
発作性ジスキネジア
　　　　　　77, 112, 189, 259, 292
発作性ジストニア性舞踏アテトーゼ
　　　　　　　　　　　　　112
発作性斜頸　96
発作性睡眠誘発性ジスキネジア　77
発作性疼痛　44
発作性非運動誘発性ジスキネジア
　　　　　　　　　　　77, 112
発作性非運動誘発性舞踏アテトーゼ
　　　　　　　　　　　　　190
発作性めまい　258
発作性盲　45
発作性労作誘発性ジスキネジア
　　　　　　　　　　　77, 112
発作性労作誘発性ジストニア　190
発作性笑い　46
発作前頭痛　139
発作中
　——の意識　5
　——の行動　5
本態性ミオクローヌス　186

ま・み

末梢感覚器障害　151
ミオキミア　113, 184
ミオクローヌス　115, 128, 185
　——の分類　186
ミオクローヌス性ジストニア　183
ミオクロニーてんかん　187
ミオクロニー発作　91
ミトコンドリア病　139
ミネソタ多面人格検査　26, 280
未視感　41, 62

身振り拮抗　182
身震い発作　95, 116
味覚症状　155
満ち足りた無関心　278
水浴びてんかん　60

む

むずむず脚症候群　78, 111, 244
無呼吸　92
夢魔発作　243
夢様状態　58

め

めまい　127
迷走神経反射性失神　103

も

モノアミン酸化酵素阻害剤　308
毛様体反射性ミオクローヌス　189
妄想　215

や

夜間叩頭　110
夜間点頭けいれん　110
夜間のパニック発作　300
夜間発作性ジストニア　6, 77, 293
夜驚症　26, 109, 243
夜尿症　244
薬剤性脳症　231
薬剤誘発性運動障害　234
薬剤誘発性ジストニア　95

ゆ・よ

夢見　245

予兆期　135
夜泣き　109
要塞像　135
陽性症状　252
溶連菌感染後症候群　193
溶連菌感染後小児自己免疫性精神神経
　症候群　151, 193
抑制性グリシン受容体　208
欲求充足行為　107

ら・り

螺旋状視野　294
リチウム　232
律動性デルタ　27, 28
良性遺伝性舞踏病　181
良性小児発作性強直性上方視　113
良性新生児睡眠ミオクローヌス
　　　　　　　　　　　92, 110
良性入眠時ミオクローヌス　245
良性乳児発作性斜頸　113
良性非てんかん性乳児スパズム
　　　　　　　　　　　94, 116
良性発作性斜頸　138
良性発作性頭位めまい症　164
良性発作性めまい　95, 138, 165

れ・ろ

レボドパ離脱　232
ローランドてんかん　60
6 & 14 Hz 陽性棘波　19
6 Hz 棘徐波　22

わ

笑い発作　46, 62, 84